罕见病系列丛书

周围神经罕见病
Rare Peripheral Nerve Diseases

丛书主编　丁　洁　袁　云
主　　编　袁　云　刘明生

北京大学医学出版社

ZHOUWEI SHENJING HANJIANBING

图书在版编目（CIP）数据

周围神经罕见病 / 袁云，刘明生主编．—北京：
北京大学医学出版社，2025.2
ISBN 978-7-5659-2927-4

Ⅰ.①周… Ⅱ.①袁…②刘… Ⅲ.①神经系统疾病
—疑难病—诊疗 Ⅳ.①R741

中国国家版本馆 CIP 数据核字（2023）第 120765 号

周围神经罕见病

主　　编：袁　云　刘明生
出版发行：北京大学医学出版社
地　　址：（100191）北京市海淀区学院路 38 号　北京大学医学部院内
电　　话：发行部 010-82802230；图书邮购 010-82802495
网　　址：http://www.pumpress.com.cn
E-mail：booksale@bjmu.edu.cn
印　　刷：北京信彩瑞禾印刷厂
经　　销：新华书店
责任编辑：董　梁　　责任校对：靳新强　　责任印制：李　啸
开　　本：889mm×1194mm　1/16　印张：19.5　字数：576 千字
版　　次：2025 年 2 月第 1 版　2025 年 2 月第 1 次印刷
书　　号：ISBN 978-7-5659-2927-4
定　　价：185.00 元

版权所有，违者必究
（凡属质量问题请与本社发行部联系退换）

编者名单

主　　编　袁　云　刘明生

编　　者（按姓氏拼音排序）

安　利　中国人民解放军总医院第六医学中心
白文浩　中国人民解放军总医院第六医学中心
陈　彬　首都医科大学附属北京天坛医院
初旭珺　北京大学第一医院
戴昃旭　首都医科大学附属北京天坛医院
邸　丽　首都医科大学宣武医院
杜　康　曲靖市第一人民医院
方筱静　清华大学第一附属医院
付　俊　河南省人民医院
郭雪君　北京积水潭医院
韩晓琛　中国人民解放军总医院第六医学中心
洪道俊　南昌大学第一附属医院
冀　拓　郑州大学第一附属医院
李　凡　北京大学第一医院
李　佳　北京协和医院
李务荣　首都医科大学附属北京地坛医院
李　颖　首都医科大学附属北京安贞医院
李圳钰　北京大学第一医院
刘　畅　北京大学第一医院
刘明生　北京协和医院
刘　祺　厦门大学附属第一医院
陆云龙　北京大学第一医院
栾兴华　上海市第六人民医院
吕　鹤　北京大学第一医院
孟令超　北京大学第一医院
苗源峰　北京大学首钢医院
漆学良　南昌大学第二附属医院
孙　葳　北京大学第一医院

汪　伟　中日友好医院
王　晖　北京大学第一医院
王怡康　郑州大学第一附属医院
吴　锐　山东第一医科大学附属省立医院
徐洪亮　郑州大学第一附属医院
姚　生　中国人民解放军总医院第六医学中心
俞　萌　北京大学第一医院
袁　云　北京大学第一医院
张　巍　北京大学第一医院
赵丹华　北京大学第六医院
赵旭彤　北京积水潭医院

序 言

罕见病是一类发病率、患病率低的疾病，分散出现在不同的学科，因罕见而存在诊断难和治疗难，在过去几十年的医学发展中，罕见病因社会进步及科技发展而被逐步认识，其庞大的疾病类型以及同样庞大的患者群体在任何国家都不能被忽视。然而，在临床医学工作中，常见病的诊治基于社会公平的原则被广泛重视，而罕见病因其罕见而在现行的医疗制度下易于被忽视，相关领域从业者的匮乏，导致罕见病诊断困难和治疗困难。而医师的培训又需要一本能够全面而系统性介绍各种罕见病的书籍，为此我们以北京大学第一医院为主要力量，编写了该丛书。

中国罕见病事业在过去十余年取得长足的进步，在许多领域和世界同步，随着检查技术的广泛使用，许多罕见病被我国首先诊断，而且各种罕见病都在队列研究中逐步形成资源优势，易于罕见病领域的从业者快速积累相关的知识和经验，这为编写罕见病系列丛书提供了人才保障，也代表了国际罕见病领域的最高水平。

本系列丛书包括15个分册，每个分册涉及一个人体系统，各个分册的主编所邀请的专家除北京之外，也涵盖全国其他省市的专家，具有广泛的代表性，因此该书也是国内罕见病领域众多专家集体智慧的结晶；每个系统所涉及的罕见病远超国家罕见病目录所列的疾病种类，基本反映我国罕见病的整体状态。

该丛书不仅是各个临床科室高年资医师的必备参考书，特别适合于指导多学科团队的临床工作，也是基础研究者进行相关疾病研究的主要参考书，该丛书的出版将大力推进我国罕见事业的基础研究和临床诊治能力的提高。

丁洁

2024 年 8 月

前 言

绝大多数周围神经病属于罕见病的范畴。周围神经罕见病在国内外医学领域都属于疑难杂症，其诊治历来是神经内科的难点。因此本书从罕见病的角度去介绍各种周围神经病的诊治策略，是一本适合高年资住院医师以及中级和高级医师的查房参考书，特别是对于对周围神经病感兴趣的专业医师，可使其建立一个比较完整的周围神经病知识体系。也推荐本书给有志于周围神经疾病基础研究的各位同仁，利于理解不同周围神经病的临床知识。

要提高周围神经罕见病的诊治能力，需要有一套与之相配的临床创新思维。当我们拥有独立的意志去面对患者时，才能够建立临床创新思维能力。而独立的意志体现在独立的思考上，独立的思考需要我们拥有健全的周围神经罕见病的知识体系，该体系根植于我们的基本知识、基本理论以及基本技术，缺乏周围神经罕见病的知识体系，很难系统性从事周围神经病工作。为此本书通过对周围神经罕见病的发病机制、临床表现、辅助检查、诊断和鉴别诊断以及治疗进行论述，协助读者对周围神经罕见病有一个全面的了解。

本书是基于我们几十年周围神经罕见病的工作积累以及对相关文献的分析，经过十余年的构思准备以及数年的反复修改而成。为撰写本书我们聘请到一批有丰富周围神经病临床经验的专家学者，他们对各自撰写的章节所涉及的周围神经病都有亲身经验，将最新研究结果融入到本书对不同疾病的阐述之中，展现了其卓越的专业知识涵养和严谨的治学态度。近20年来一大批周围神经罕见病被诊断出来，面对日日增多的周围神经罕见病种类，首先梳理出周围神经罕见病的整体框架，在当今科学研究中并非每个研究都是出于追求真理的目的，也有些研究展现出推陈出新的特点，否定了既往的研究结果，但并没有形成一个符合实际的知识结构。我们在本书的撰写中采取横向对比思维，经过推敲，达到去伪存真的目的。其实在日常工作中，也需要临床医生建立横向鉴别思维，才可以提高识别不同周围神经罕见病的效率，目前每个周围神经罕见病的诊断并非都依靠一个特殊检查可以解决问题，大约40%的遗传性周围神经病没有已知的致病基因，90%的免疫性周围神经病缺乏特异性抗体，这导致周围神经罕见病有着极高的误诊率，在现实世界需要合理的分析方法，在那些具有类似的临床和辅助检查改变的不同疾病之间进行对比，以减少误诊。为便于理解不同周围神经罕见病的诊断思路，本书还附录了各个周围神经罕见病的真实病例供参考。

这本专著的便利之处在于它也是一本极具参考价值的论著。大量质量精湛的图像为本书增色，标注了我们对周围神经罕见病的思考。在介绍临床表现特点以及辅助检查的部分，我们归纳总结了相关的表格。尽管本书作者对每个章节的内容都反复进行了推敲，不尽人意之处万望批评指正，以便于在以后的再版中予以纠正或补充。

袁 云 北京
2024 年 3 月

目　录

第一章　周围神经系统疾病的管理策略……………**1**

第二章　遗传性髓鞘性运动感觉神经病…………**10**
　第一节　腓骨肌萎缩症 1A ……………………11
　第二节　腓骨肌萎缩症 1B ……………………14
　第三节　腓骨肌萎缩症 1C ……………………17
　第四节　*EGR2* 基因相关周围神经病 …………20
　第五节　先天性髓鞘发育不良神经病 3 型 ……23
　第六节　腓骨肌萎缩症 4D ……………………25
　第七节　遗传性压迫易感性神经病 ……………28

第三章　遗传性中间型运动感觉神经病…………**32**
　第一节　X 连锁运动感觉神经病 1 型…………33
　第二节　*PLEKHG5* 基因相关遗传性周围神经病 … 36
　第三节　常染色体显性中间型运动感觉
　　　　　神经病 E 型 …………………………39

第四章　遗传性轴索性运动感觉神经病…………**44**
　第一节　线粒体融合蛋白 2 相关遗传性运动
　　　　　感觉神经病 ……………………………45
　第二节　*RAB7A* 基因相关遗传性运动感觉
　　　　　神经病 …………………………………49
　第三节　常染色体显性遗传性 TRPV4 通道病 …50
　第四节　*NEFL* 基因相关遗传性运动感觉神经病 …53
　第五节　*GDAP1* 基因相关遗传性运动感觉
　　　　　神经病 …………………………………56
　第六节　*HSP22* 基因相关周围神经病 ………60
　第七节　*TFG* 基因相关神经病 ………………63
　第八节　山梨醇脱氢酶相关遗传性神经病 ……66

第五章　周围神经病合并脑病……………………**71**
　第一节　巨轴索神经病 …………………………71
　第二节　*C12orf65* 基因相关神经病 …………75
　第三节　磷酸核糖焦磷酸合成酶缺陷症 ………78
　第四节　常染色体隐性遗传性痉挛性共济失调
　　　　　Charlevoix-Saguenay 型 ………………82
　第五节　*COX20* 基因相关神经疾病……………85
　第六节　脑腱黄瘤病 ……………………………88
　第七节　*NOTCH2NLC* 基因相关神经病 ………94
　第八节　球形细胞脑白质营养不良 ……………97
　第九节　X 连锁肾上腺脊髓神经病 …………101
　第十节　法布里病 ……………………………104

第六章　遗传性神经病合并肌病………………**111**
　第一节　多酰基辅酶 A 脱氢酶缺乏症伴
　　　　　神经病 ………………………………111
　第二节　*BAG3* 基因相关神经肌病 …………115
　第三节　*POLG* 基因相关疾病 ………………118

第七章　运动神经元病…………………………**122**
　第一节　肌萎缩侧索硬化 ……………………122
　第二节　肌萎缩侧索硬化 8 型 ………………128
　第三节　肯尼迪病 ……………………………132
　第四节　脊髓性肌萎缩 ………………………136
　第五节　平山病 ………………………………140
　第六节　脊髓灰质炎后综合征 ………………144

第八章　远端型遗传性运动神经病……………**148**

第九章　家族性淀粉样多发性神经病……………**154**	第四节　冷球蛋白神经病 …………………… 228
第一节　转甲状腺素蛋白相关家族性淀粉样	
多发性神经病 ………………… 155	**第十五章　血液细胞增生性疾病相关神经病**……**232**
第二节　芬兰型家族性淀粉样变性 ………… 159	第一节　神经结节病 ………………………… 232
	第二节　周围神经淋巴瘤病 ………………… 236
第十章　卟啉性神经病………………………………**165**	第三节　周围神经白血病 …………………… 239
第十一章　遗传性感觉和自主神经病……………**173**	**第十六章　血管炎性神经病**…………………………**242**
第一节　遗传性感觉和自主神经病 1 型 …… 174	
第二节　遗传性感觉和自主神经病 2 型 …… 177	**第十七章　感染性周围神经病**………………………**248**
第三节　家族性自主神经功能障碍 ………… 179	第一节　HIV 相关周围神经病 ……………… 248
第四节　遗传性感觉和自主神经病的	第二节　麻风神经病 ………………………… 252
其他类型 ………………………… 181	第三节　莱姆病周围神经病 ………………… 255
	第四节　神经布鲁氏菌病 …………………… 259
第十二章　急性免疫性神经病………………………**185**	
第一节　免疫性自主神经病 ………………… 185	**第十八章　中毒性神经病**……………………………**263**
第二节　吉兰 – 巴雷综合征 ………………… 189	第一节　核苷类似物相关的神经肌病 ……… 264
	第二节　沙利度胺诱导性周围神经病 ……… 266
第十三章　慢性免疫性周围神经病………………**194**	第三节　免疫检查点抑制剂相关神经疾病 … 268
第一节　慢性炎性脱髓鞘性多发性神经根	
神经病 …………………………… 194	**第十九章　周围神经高兴奋综合征**………………**274**
第二节　郎飞结 / 结旁疾病 ………………… 201	第一节　痉挛束颤综合征 …………………… 274
第三节　多灶性运动神经病 ………………… 206	第二节　神经性肌强直 ……………………… 277
第四节　慢性特发性轴索性周围神经病 …… 209	第三节　Morvan 综合征 ……………………… 280
第五节　神经束膜炎 ………………………… 213	第四节　僵人综合征 ………………………… 283
第十四章　副蛋白血症神经病………………………**217**	**第二十章　周围神经原发性肿瘤**……………………**289**
第一节　单克隆丙种球蛋白病神经病 ……… 217	第一节　神经纤维瘤病 ……………………… 290
第二节　POEMS 综合征 ……………………… 220	第二节　神经膜瘤 …………………………… 296
第三节　轻链淀粉样变性神经病 …………… 225	

第一章 周围神经系统疾病的管理策略

周围神经疾病是由多种病因所致的脊神经和脑神经的运动、感觉和自主神经纤维的结构和功能障碍。其人群发病率为1%～7%，特别是老年人。周围神经病既有常见疾病，如糖尿病周围神经病、三叉神经痛、面神经麻痹、酒精性周围神经病等，也有许多罕见疾病，如各种免疫性周围神经病、遗传性神经病、肿瘤相关周围神经病、感染性周围神经病等。

不同病因所致的周围神经病，其临床表现可以有所不同；而相同临床表现者，可由不同病因所致。在周围神经病的诊断过程中，同样可遵循神经系统疾病诊断的通用原则，即在总结患者临床特点的基础上进行定位和定性诊断两个主要部分，其次是判断疾病的可治性。临床工作中首先需要获得完整的临床资料，包括发病年龄、起病形式、症状和体征、疾病演变特点、治疗反应，还要了解患者的既往病史、个人史和家族史，结合必要的辅助检查方法，最终明确定性诊断。

周围神经病诊断的难度可以分为三个层面，最为简单的是周围神经常见病的常见表现；其次为常见病的少见表现，以及罕见病的常见表现；最为困难的是罕见病的少见表现。在诊断和鉴别诊断过程中，从诊断的概率角度入手，通常需要首先考虑常见疾病的常见表现，对于常见周围神经病而言，临床诊断通常不难，熟练掌握常见病、常见表现的诊断，是诊断周围神经罕见病或疑难病的基础。在罕见病的诊断以及常见病的少见表现诊断过程中，则需要有扎实的临床基本功、广阔的知识积累、严密的临床推理能力，在具备完整的周围神经病知识体系基础上，日积月累形成的对某些临床线索的本能感知至关重要，即深厚的临床经验，否则往往会导致对临床中的重要线索视而不见，导致误诊或漏诊。

在问病史和查体中获得的有用临床信息与所付出的时间密切相关，善用信息具有事半功倍的效果。对于多种疾病，详细的病史询问可以直接提示病因线索。如发现中毒性物质接触史，对于诊断也具有关键性价值；获得明确的家族史，则直接将病因指向遗传性疾病；既往史中，十几年前出现一次无力的经历，再次出现了无力，结合查体基本可以确定是慢性炎性脱髓鞘性多发性神经根神经病（chronic inflammatory demyelinating polyradiculoneuropathy，CIDP）。如果询问病史不详细，导致遗漏重要的信息，则会导致大量不必要的辅助筛查，而最终仍一无所获。在门诊常有带着大量检查资料、反复就医的周围神经病患者，常常是由于医生忽略了神经系统临床基本功，没有抓住患者的临床特点，没有遵守先进行定位诊断后进行定性诊断的规矩；也有些是忽略了对患者既往史和家族史的详细验证，有时通过对陪同其就诊的直系亲属进行体格检查，证实存在相关临床表现，而直接将诊断指向了遗传性疾病。

一、周围神经病的定位诊断

周围神经病的定位诊断包括三个主要内容，都是分析周围神经病发病原因的关键起始步骤，万万不可忽略，这些要素在周围神经罕见病和常见病的诊断中，均为重要的基本功。

1. 周围神经病的临床分布特点

病变可位于神经元和周围神经，神经元病变的分布包括运动神经元病变、感觉神经元病变和自主神经元病变，运动神经元的细胞体位于脑干或脊髓内，感觉神经元位于后根神经节或脊髓灰质的后角，自主神经元位于效应器官。周围神经病变的分布包括多发性周围神经病、多发单神经病和局灶性神经病，可以是感觉神经、运动神经和自主神经单独累及或联合损害。根据不同的神经病变分布特点，其鉴别诊断谱有所不同。

（1）多发性周围神经病，临床症状和体征分布于四肢和（或）脑神经，一般从发病开始就存在双侧对称以及上下肢相对一致的特点，可为远端受累为主，也可为远端近端同时受累。

（2）多发单神经病，临床症状和体征表现具有明显不对称性，表现为双侧不对称或上肢下肢不对称，即使是同一肢体的不同神经，受累程度也有明显差异，比如同一侧的上肢可能有正中神经受累，而尺神经却完全正常，或者上肢神经明显受累，而下肢却正常。需要注意的是，随着病情进展，后期各个肢体均有受累时，这种不对称性变得不太明显，而类似多发性周围神经病，此时详细追问病史，获得神经受累的演变过程，对于判断神经分布至关重要。

（3）局灶性神经病，临床症状和体征表现相对局限，包括神经丛病、神经根病和单神经病。病变主要局限于某一区域，比如单侧臂丛病变，病变主要局限于一侧上肢。详细的查体可以进一步确认其更具体的病变范围，是臂丛的上干、中干、下干受累，还是某一个或几个神经根受累。而腕管综合征的病变则局限于正中神经腕横韧带下方的局部。

（4）神经元病，感觉神经元病的表现在发病早期不对称，类似根性分布，随着病情进展，逐渐扩展，早期即可出现感觉性共济失调。而运动神经元病表现为支配区域的肌肉无力和萎缩。自主神经病损害表现为支配区域的皮肤无汗或多汗、汗毛脱失、皮肤温度改变以及皮肤颜色改变。

2. 受累神经纤维的种类

神经纤维受累可分为运动纤维受累为主、感觉纤维受累为主、自主神经纤维受累为主，以及不同神经纤维的混合型损害。不同纤维的受累，其临床表现和功能障碍不同，对应的鉴别诊断也会有所差异。结合周围神经损害的临床症状分布形式，可以进一步缩小鉴别诊断的范围。

（1）运动纤维受累，主要表现为相应支配肌肉功能障碍、肌肉无力、萎缩、腱反射减低；部分病因可导致运动神经通路兴奋性异常，出现肌束震颤、肌肉抽搐或痉挛。

（2）感觉纤维受累，表现为刺激性症状和破坏性症状，前者出现各种特点的神经痛，后者出现不同感觉的减退或消失。

（3）自主神经受累，根据副交感和交感成分受累的不同，而出现皮肤出汗和皮肤颜色异常、心率血压的异常、腹泻或便秘、性功能异常、小便障碍、瞳孔大小和对光反射异常等。

3. 周围神经的轴索或髓鞘病变

这一个层次的定位，已经超出了查体所能解决的范围，需要通过神经传导、肌电图检测以及病理检查来协助。当明确为髓鞘病变为主时，其鉴别诊断范围可明显缩小。而轴索性周围神经病，则涉及更多种的病因。

二、周围神经病的定性诊断

周围神经病定性诊断的过程，就是基于定位诊断，寻找病因的临床诊断思维过程。面对不同患者，快速、准确、有效获取临床线索的能力，是一个医生在临床实践中逐渐培养的过程。每个医生在诊断周围神经病的临床工作中的具体思路会有所不同，主要可从以下几个方面入手。

（一）临床表现

1. 年龄特点

不同疾病的发病年龄有所不同，如腓骨肌萎缩症1A型（Charcot-Marie-Tooth disease type 1A，CMT1A）多为青少年发病，转甲状腺素蛋白相关家族性淀粉样多发性神经病多为中老年发病，某些疾病各个年龄段均可发病，如吉兰-巴雷综合征（Guillain-Barré syndrome，GBS）和CIDP等。需要注意的是，当提及某一年龄段为某一疾病的常见发病年龄，这只是一个概率的大小问题，并不意味着其他年龄不能发病，如CMT1A也有中年或儿童早期发病的患者，只是所占比例相对较小。

2. 性别特点

性别差异在某些疾病的诊断中有一定的价值，不同遗传性疾病有其特殊的遗传规律，特别是在X连锁的隐性遗传性疾病，男性发病，女性患者理论上不发病或轻微症状，除非另一条X染色体上存在功能缺失或异常。

3. 发展特点

主要观察患者的临床起病形式和演变特点，要注意起病是急还是慢，出现的症状是否对称，不同周围神经病的发展规律各不相同：如隐袭起病，逐渐进展，可见于多数遗传性周围神经疾病，也可见于未经干预的慢性中毒性或免疫性周围神经病等；急性起病，快速达到高峰，之后逐渐恢复好转，可见于免疫相关疾病，如GBS；急性或亚急性病程，之后逐渐进展或间断有稳定期，如CIDP；发作性症状，间断加重、好转，见于各种神经嵌压综合征，包括颈椎病的神经根型等。

4. 主要症状和体征

通过病史和查体明确周围神经病的分布特点、受累纤维是髓鞘还是轴索病变，对于定性诊断至关重要。周围神经病变的不同分布类型、不同受累纤维种类、不同髓鞘或轴索损害，其鉴别诊断谱有所不同。另外，由于多种周围神经病变为内科疾病的表现之一，或同时伴有其他系统的表现，详细的内科查体，发现皮肤、骨骼、内脏、眼部等其他部位的体征或特殊表现，对于定性诊断常有重要提示（表1-1和表1-2）。

表1-1 周围神经病患者的病史

主要特点	起病、病程、病情进展速度、诱因、早期征象、功能异常
运动	阴性症状：无力（远端、近端、非对称、弥漫性）、波动性、步态不稳
	阳性症状：肌束震颤、肌颤搐、痛性痉挛
感觉	阴性症状：麻木、感觉性共济失调
	阳性症状：疼痛、感觉异常、感觉倒错
自主神经	便秘、尿失禁，无汗或多汗，腹泻，勃起功能障碍，体位性低血压
家族史	家族中类似发病者的症状和体征
个人史	种族、职业、毒物接触或药物滥用、饮食习惯、性生活史
系统回顾	皮疹、不宁腿综合征、红斑肢痛、其他疾病或症状

表1-2 周围神经病患者的体征

运动	阴性体征：无力、萎缩
	阳性体征：肌束震颤，肌颤搐，痛性痉挛
感觉	小纤维：痛温觉缺失
	大纤维：触觉、振动觉及关节位置觉缺失，手足徐动，共济失调
自主神经	体位性低血压、心动过速、肠道动力改变
腱反射	长度依赖性降低或非对称性
步态	直线行走和站立不稳，足尖、足跟行走及单足蹦跳和蹲起能力下降
骨骼	弓形足，扁平足，锤状指，爪形手，脊椎后凸或侧弯
神经增粗	感染、脱髓鞘/髓鞘再生、神经肿瘤
皮肤损害	网状青斑、色素脱失或沉着、血管角质瘤、咖啡牛奶斑、鱼鳞病、溃疡
其他	牙龈铅线、砷和铊中毒的指甲米氏线、秃顶、头发卷曲

5. 治疗反应

治疗反应对于验证疾病的诊断有重要提示意义。周围神经病患者既往使用静脉点滴丙种球蛋白或糖皮质激素有所好转时，可能与免疫介导机制相关；当给予某些维生素治疗后临床症状好转，可能与营养缺乏有关。在某些特殊情况下，当患者病因不清楚，在可治性和难治性之间难以取舍时，基于倾向可治性的普世原则常常采用试验性治疗，通过观察疗效，做进一步的鉴别诊断同时不丧失治疗时机，如儿童CIDP和CMT1A鉴别困难时，可以尝试口服糖皮质激素或静脉注射免疫球蛋白治疗。在该情况下需要特别慎重判断治疗效果，仔细分析患者临床转归与治疗药物之间是因果关系，还是伴随关系或患者心理期望的作用。因为有些疾病有自愈的可能性，并非一定均为药物治疗的效果，如中毒性神经病脱离中毒因素之后可以自愈，有些药物可能为安慰剂效应或暗示治疗效应。应熟悉各种药物治疗的起效时间，如果进行了及时、足量的治疗后，症状仍在加重，并非都是药物治疗不当，有可能没有到起效时间，比如CIDP患者进行糖皮质激素治疗，发挥作用需要1个月左右的时间，利妥昔单抗需要4~5个月时间，不可能期望在治疗开始几天后就见到症状的好转。疗程足够的情况下还是无效，应当重新考虑诊断结果或更换其他药物进行治疗。

6. 既往史、个人史和家族史

既往史、个人史和家族史的详细询问，对于各种原因的周围神经病的诊断也具有关键性作用，有结缔组织病的病史，自然考虑周围神经病很可能与免疫相关，而明确的家族史可提示为遗传性周围神经病。工作中接触一些神经毒性物质或口服一些药物，都提示中毒性神经病的可能性。

（二）辅助检查

周围神经病的临床表现典型和不典型取决于每个临床医生的个人经验，或者说对所观察疾病的认知程度，因为使用知识总是难于掌握知识，掌握的知识不一定会使用，会使用知识才是临床经验的最佳体现。对每个大夫而言多数周围神经病的临床表现并不典型。有些周围神经病就是进行了多学科的会诊也不一定阐明病因，我们常常碰到那些临床隐源性周围神经病，重复再多辅助检查对其诊断而言也无济于事，因此不需要无意义的重复检查。

在周围神经病诊断过程中，有多种辅助检查可以协助诊断，需要结合初步的定位和定性诊断有针对性地安排。初步实验室评估包括全血细胞计数、叶酸、维生素 B_{12} 血清含量，明确是否为营养缺乏性神经病，空腹和餐后 2 h 血糖针对糖尿病神经病，红细胞沉降率、C 反应蛋白等针对免疫、感染或肿瘤相关周围神经病。如果初步评估未能发现病因线索，应考虑转诊给周围神经病诊治经验的医生，根据病情特点选择特殊检测项目，包括神经电生理测定、脑脊液检查、基因检查、特异性抗体检测、影像学检测和神经活检。如果怀疑小纤维神经病变，皮肤活检可用于评估表皮内神经纤维密度。神经科大夫应当明确这些检查各有其优缺点以及使用范围。周围神经病变的病因确定往往具有时间敏感性，涉及早期治疗问题，目前发现越来越多的周围神经病是可逆的或可治疗的。

1. 常规化验检查

由于周围神经病的病因繁多，大部分为内科疾病的神经系统表现之一，因此化验检查多种多样，需要根据临床背景和初步拟诊合理选择，有所指向，而不是不分男女老幼、千篇一律。血液检查在周围神经病患者重点是成年和老年周围神经病患者，包括血糖、维生素 B_{12} 以及代谢物、血清蛋白免疫固定电泳、尿蛋白电泳，以及肝和肾功能检查。其他常规检查包括全血细胞计数、红细胞沉降率和抗核抗体。重金属含量测定只在特殊临床情况才考虑。这些检查可以帮助分析常常发生在中老年人的代谢性、免疫性、中毒性和血液疾病相关的周围神经病。

2. 免疫学检查

周围神经病免疫学检查包括三部分，其一，针对结缔组织病的抗体，其中抗中性粒细胞胞质抗体（anti-neutrophil cytoplasmic antibody，ANCA）包括两种类型，分别是胞浆型（c-ANCA）和核周型（P-ANCA），前者主要与坏死性肉芽肿性血管炎有关，后者主要与变应性肉芽肿性血管炎及溃疡性结肠炎有关；干燥综合征相关抗原 A（anti-SSA/Ro）和干燥综合征相关抗原 B（anti-SSB/La）抗体提示干燥综合征；抗核抗体、双链 DNA 抗体和抗平滑肌抗体提示系统性红斑狼疮；抗拓扑异构酶Ⅰ/硬皮病-70 抗体见于硬皮病，抗着丝点抗体提示 CREST 综合征（钙质沉积，雷诺现象，食管动力异常，指端硬化，毛细血管扩张）；抗 U1 核糖核蛋白抗体提示混合性结缔组织病；类风湿因子和抗环瓜氨酸肽抗体提示类风湿关节炎。结缔组织病可以伴随周围神经病，患者常常采取了免疫抑制治疗，当难以确定其病因是否和结缔组织病有关时，需要进行神经活检；周围神经病特异性抗体（表 1-3），如抗神经节苷脂抗体、抗神经束蛋白-155 抗体等，相对于 GBS，临床医生更希望在 CIDP 发现致病抗体，如神经束蛋白-155 抗体

表 1-3 周围神经病的特异抗体

抗体种类	疾病种类
神经节苷脂 GM1	多灶性运动神经病、GBS、急性运动轴索神经病
神经节苷脂 GQ1b	Fisher 综合征、Bickerstaff 脑干脑炎，GBS 合并眼肌麻痹，共济失调性 GBS，咽-颈-臂 GBS，急性眼外肌麻痹
神经节苷脂 GT1a	咽-颈-臂 GBS
神经节苷脂 GD1b	眼肌麻痹共济失调神经病、IgM 副蛋白血症，冷球蛋白血症
神经束蛋白和接触蛋白	免疫性郎飞结和结旁神经病
髓鞘相关糖蛋白	单克隆 M 蛋白血症相关周围神经病
神经元核 Hu	感觉神经病、假性肠梗阻
折叠反应介导蛋白 5	混合性轴索脱髓鞘性神经病、视神经炎、假性肠梗阻
电压门控钾通道	获得性神经性肌强直，Morvan 综合征

阳性提示存在远端获得性脱髓鞘性神经病，周围神经病理检查可以发现郎飞结特征病变而有利于诊断；针对感染性神经病的抗体，如人类免疫缺陷病毒抗体、莱姆抗体、巨细胞病毒抗体检查，确定是否为感染性神经病，周围神经病理检查可以发现病原体。

3. 神经传导检测

神经传导检测最重要的作用之一是将多发性神经病分为原发性轴索病变和原发性脱髓鞘病变，在周围神经病的定位诊断过程中发挥关键作用。当神经传导检测提示脱髓鞘病变时，可以明显缩小鉴别诊断的范围，并增加找到可治疗病因的机会。比如，对于青少年起病的远端无力患者，神经传导检测显示为普遍均一的传导速度减慢，提示CMT1A，而运动神经传导检测发现传导阻滞或非对称性的损害时，则多见于CIDP、多灶性运动神经病（multifocal motor neuropathy，MMN）等免疫性髓鞘性周围神经病。而对于神经传导检测表现为轴索损害的患者，则鉴别诊断谱较为广泛。而某些神经兴奋性改变的线索，如F波检测中的后发放现象，则提示周围神经的离子通道病（表1-4）。需要注意的是，在髓鞘性周围神经病中，可以继发或伴随轴索损害，而出现异常自发电位和运动单位宽大的表现。

表1-4 肌电图脱髓鞘与神经纤维病变的关系

	髓鞘病变	轴索病变
运动远端潜伏期	明显延长	正常
运动传导速度	明显减慢	正常或轻微减慢
F波	出现率下降，速度减慢	出现率下降，速度正常
传导阻滞	可有	无
异常波形离散	可有	无，或仅有轻微离散
复合肌肉动作电位波幅	可有下降	下降
感觉传导速度	减慢	正常
感觉传导波幅	下降	下降
肌电图异常自发电位	无	有
肌电图运动单位	无异常	早期正常，慢性期宽大
肌电图募集相	减少	减少

4. 影像学检查

磁共振成像和超声检查在周围神经病变的评估方面也显示出良好的应用前景，在神经肌肉疾病诊断中的作用越来越大，已经写入多个周围神经病的国际指南中。

周围神经超声可以对肌电图能够检测的大部分神经进行检测，在周围神经病的神经干，如正中神经，可以采用神经超声进行连续扫描，从腕部一直扫描至腋部，操作简单快速，可以显示周围神经的横截面积、周径、神经束信号变化、有无血流信号异常，以及临近组织与神经干之间的关系，有无压迫损伤等。多种周围神经病出现神经横截面积增粗的表现，不同疾病的异常也有所不同，在特定的临床背景下有助于鉴别诊断，目前神经超声在CIDP、MMN、CMT1A、血液系统疾病伴随周围神经损害等诊断和鉴别中的应用较多（表1-5）。

表1-5 伴随神经增粗的周围神经病

疾病	超声特点
慢性炎性脱髓鞘神经根神经病	多神经节段性增粗
郎飞结和结旁病	神经根和周围神经弥漫性增粗
多灶性运动神经病	多神经多节段性增粗
神经结节病	周围神经结节性增粗
血管炎周围神经病	多神经多节段性增粗
冷球蛋白血症神经病	多神经多节段性增粗
POEMS综合征	多神经多节段性增粗
神经淋巴瘤	单根或多根神经明显增粗
神经白血病	单根或多根神经明显增粗
单克隆丙种球蛋白病神经病	多神经节段性增粗
类淀粉神经病	神经根和周围神经弥漫性增粗
腓骨肌萎缩症1型	神经根和周围神经弥漫性增粗

但神经超声的影像学改变并不特异，必须与临床和神经传导检测联合进行分析，才有一定的价值。神经超声也可以对臂丛进行检测，但由于腰骶丛位置较深，超声无法探测到。

磁共振主要用于臂丛、腰骶丛以及嵌压部位的成像，可以清晰地显示神经根的结构异常，特别有利于观察周围神经弥漫性增粗的疾病，比如CMT1A、周围神经淋巴瘤病、朗飞结病、结节病神经病以及腰骶神经根炎。但较为费时，并且较难对神经的增粗程度进行定量分析。

5. 基因检测

遗传性和获得性周围神经病的鉴别是临床诊断中最关键问题之一。基因检测的普及，明显提高了遗传性疾病的确诊率。在不同遗传性疾病，根据基因突变模式的不同，可选择不同的基因检测方法，以便高效经济地检测出阳性结果。但需要注意的是，对于基因检测结果的解释需要密切结合临床表现。在众多遗传性周围神经病，基因检测仍只能证实部分患者的诊断，如CMT2患者中，基因检测的阳性率仅为40%左右。在许多患者所发现的基因变异是否具有致病性，也难以确定，几乎所有的遗传性周围神经病的发病机制依然是一个未解之谜，目前仍不清楚已知的绝大多数致病基因通过什么信号通路而导致周围神经病的发生。

6. 神经活检

一般而言那些临床表现典型的周围神经病患者，从诊断疾病的角度看没有必要进行神经活检，包括病因明确的中毒或代谢性周围神经病、基因突变明确的家族遗传性周围神经病，以及典型的GBS、副肿瘤性周围神经病。尽管神经活检发现的病理改变可能符合患者的临床诊断，但这些周围神经病的诊断通常可以通过病史、体格检查、电生理检查、无创性实验室检查进行确诊。只有出现非典型表现的周围神经病患者才需要进行腓肠神经活检，比如病情发展快速的CMT1A患者提示合并CIDP，或者感觉神经传导测试不能引出动作电位波幅，难以确定是传导阻滞还是轴索损害严重，由于临床诊断的CIDP误诊率太高，以及误诊误治带来的副作用过于明显，为此还是需要进行病理检查。周围神经肿瘤、周围神经淋巴瘤、血管炎、血液细胞浸润性周围神经病以及一些感染性周围神经病需要病理检查证实，这些疾病必须进行病理检查。

根据我们的经验，神经活检能够协助解释多种周围神经罕见病的临床表现和神经传导的改变，指导进一步的具体检查和治疗，判断疾病的预后。神经活检在探索病理生理过程上无可替代，而明确病理生理机制是解决周围神经病发生和发展的基础，是认识疾病本质（特别是新发现疾病）的重要工具之一，对治疗疾病也至关重要。

神经活检最明确的指征是那些具有典型病理改变的周围神经病，当诊断不确定或无法用其他检查手段做出最终诊断，或无法确定是否可治以及预后时，神经活检常常可提供重要线索。分析不同周围神经病的神经活检的敏感性和特异性，可以确定该检查在各种周围神经病的适应证和价值。当临床疑诊的周围神经病有明确治疗方法，但全面检查后仍缺乏诊断依据，且周围神经是唯一受累组织时，神经活检尤其重要。对于所有病因不明的周围神经病都要进行神经活检，特别是老年人周围神经病患者，许多轴索神经病患者的神经活检显示出通常不可预见的病理改变，如血管炎神经病、系统性淀粉样变神经病、周围神经淋巴瘤等。神经活检的适应证见表1-6。

表1-6　周围神经活检适应证

诊断及可治性	诊断性
血管炎神经病	压迫易感神经病
冷球蛋白血症神经病	腓骨肌萎缩症1A型
神经淋巴瘤	巨轴索神经病
神经白血病	球细胞脑白质营养不良神经病
淀粉样变性	
神经结节病	X连锁肾上腺脑白质营养不良
慢性炎性脱髓鞘神经根神经病	
郎飞结病	异染性脑白质营养不良
麻风病	
莱姆病神经病	
免疫性自主神经病	
神经束膜炎	

要进行周围神经活检需要有技术精湛的外科大夫协助取材，有经验丰富的神经病理医师以及熟练的周围神经病理检查技术，包括石蜡或冰冻切片的组织学和免疫组织化学染色以及电子显微镜方法。满足这些条件，才可以开展该工作。

（三）建立诊断思路

周围神经病的一切诊断步骤均为从临床表现开始，而后借助肌酸激酶、肌电图和神经传导检查确定为周围神经病，在此基础上寻找周围神经病的原因（图1-1）。

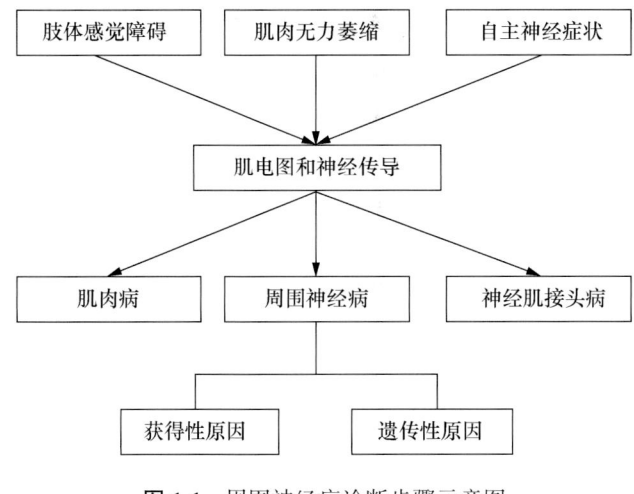

图 1-1 周围神经病诊断步骤示意图

1. 第一步，确定是否为周围神经病

评估和检查周围神经病变首先从详细的现病史、家族史、职业史、体格检查开始，能够初步确定患者存在感觉、运动和自主神经症状。确定周围神经病变的各种模式有助于基于定位诊断建立鉴别诊断范围。

2. 第二步，通过神经传导测试确定周围神经病

尽管血清肌酸激酶检查可以帮助确定患者的肢体无力是否为肌病导致，但发展比较快的运动神经损害也可以出现不同程度的肌酸激酶升高，在肌病合并周围神经病时更没有鉴别诊断价值，因此进行神经传导检查是周围神经病诊断最关键的一步，也是首要的选择，帮助定位，确定是否存在周围神经损害以及周围神经不同神经纤维损害程度，是脱髓鞘还是轴索损害。

从病变受累的解剖学部位入手，根据前述周围神经受累的分布特点、受累神经纤维种类以及髓鞘/轴索病变，并将解剖定位与发病机制结合，可以进一步简化鉴别诊断范围。比如，在纯运动系统受累疾病的病因诊断中，首先需要明确运动系统的受累是下运动神经神经元受累，还是周围神经的运动神经纤维髓鞘或轴索病变，还是神经肌肉接头病变，还是肌肉病变。下运动神经元受累时，还需要注意是否伴有上运动神经元的病变，如上运动神经元受累体征与下运动神经元体征为同一病因所致，则鉴别诊断相对简单，如肌萎缩侧索硬化，遗传性痉挛性截瘫复杂型等。在下运动神经元病变时，常见疾病包括脊髓性肌萎缩、进行性肌萎缩、脊髓延髓性肌萎缩（肯尼迪病）、脊髓灰质炎后综合征、青少年上肢远端肌萎缩（平山病）等，需要根据下运动神经元受累部位的不同，分析不同鉴别诊断。纯运动型周围神经病的病因相对少见，以髓鞘病为主者，主要是MMN、纯运动型CIDP等。以有髓神经纤维的轴索损害为主者如急性运动轴索神经病、遗传性运动神经病等。

3. 第三步，确定周围神经病的病因

任何疾病的初步诊断都可以区分为获得性和遗传性，周围神经病从病因和发病机制角度可以分为遗传性和获得性，这些区分需要结合发病年龄、发病的急性与慢性、不对称性与对称性，也要考虑导致感觉、运动、自主神经症状在每个患者的相对比重。而后在进一步通过鉴别诊断时分别查找病因，而所谓的鉴别诊断一定是在同一个档次的信息情况下的鉴别，单纯依靠临床症状和体征进行鉴别范围太大，周围神经病的鉴别应当是建立在完成神经传导检查之后，基于不同神经传导检查结果之上的鉴别才合乎逻辑。

在获得性周围神经病进一步考虑不同年龄发生的免疫、感染、肿瘤、营养、代谢、内分泌、外伤、中毒、危重病性神经病的概率等。每种病因又可以具体细分多种情况，如免疫相关可以细分为自身免疫性周围神经病，如GBS、CIDP和MMN等；结缔组织病相关神经病，如干燥综合征、系统性红斑狼疮等相关神经肌肉病；肿瘤相关神经病又可以分为肿瘤直接浸润周围神经和副肿瘤综合征；中毒相关又可以分为药物和各种毒物相关，具体又可以分为不同种类的药物或毒物。

遗传性疾病可以分为遗传代谢性和遗传变性疾病，前者包括线粒体疾病、有机酸和氨基酸代谢异常等。遗传性周围神经病分为遗传性感觉运动神经病、遗传性感觉神经病、遗传性运动神经病以及遗传性感觉自主神经病等。

对于疑难性疾病，当临床无法确认为某一种具体疾病时，也可先从发病机制方面，根据治疗的不同、现有条件，初步区分大致的病因或综合征，优先考虑那些可治性病因。

（四）掌握疾病的诊断要点

在临床诊断过程中，快速、准确、高效地收集有价值的临床信息，是获得正确诊断的基石。周围神经病的临床诊断思路，需要在临床工作中，通过实践不断总结和培养，看的患者越多，就越见多识广。不同临床医生，根据自己的知识背景和能力，会形成不同的诊断风格。临床思路和经验都还需要建立在对于每个疾病深刻认识的基础之上。这就要求临床医生，应该认真阅读神经肌肉疾病的相关专业书籍和相关文献，不断学习和掌握各种周围神经病的病因、发病机制、病理改变、临床表现特点、治疗方法、预后转归等，并在临床实践中不断加以运用和熟练。熟练掌握常见疾病的常见表现、罕见疾病的经典表现以及常见病的少见表现，同时了解罕见病的少见表现，并结合文献最新进展，丰富自己的疾病知识库，才能更好地建立自己的周围神经病知识体系。

临床诊断过程，是大脑处理复杂信息的过程，需要对临床线索有敏感的、本能的反应；可以想象，如果对某一疾病的具体临床特点并不了解，想要鉴别诊断该疾病，就无从谈起，在真正面对这种疾病的患者时，诊断思路中就不可能出现这种疾病，从而导致对疾病"视而不见"。如果在日常临床工作中初次认识和诊断了一种疾病，说明你以前把该病都误诊或漏诊了。比如，对于法布里病的皮肤血管角质瘤，因为缺乏相关认识而忽略这一重要信息，无疑会延迟该病的诊断，这在各种周围神经罕见病的诊断过程中常常碰到。当一个患者F波检测时，出现大量后发放波，如果不了解其意义，就可能将其忽略，而延误神经兴奋性异常的周围神经病的诊断。

三、疾病综合管理

许多周围神经病的诊断和治疗需要一个多学科的团队，特别是那些伴随多系统损害的患者，团队成员依据疾病的种类不同可包括神经科医生、整形外科医生以及物理治疗师等，伴随其他系统损害的疾病，还需要请相关专科的医师参与诊治。对于每个患者还需要注意心理问题的治理，特别是焦虑和抑郁的治疗。

（一）疾病发展监测

针对慢性周围神经病患者需要定期进行神经系统查体，针对不同周围神经病，可采用相关功能量表进行评分，动态随访比较。依据不同周围神经病伴随症状进行相关的检查，比如声带麻痹患者检查喉功能和耳鼻喉科监测，出现呼吸功能下降患者需要进行动态呼吸功能检查和胸部X线检查，对于骨骼发育不良，每年评估关节疼痛和脊柱侧凸；足下垂患者需要进行足部康复评估和手术评估。

不同周围神经病有各自的专用量表可以使用，对慢性周围神经病的量化管理，有利于不同研究中心之间的交流和病情的观察。对于遗传性周围神经病，可以根据9个标准对患者进行评分，包括感觉和运动症状的3个标准，感觉体征和力量测量的4个标准，电诊断评估的2个标准。每个标准的评分为0～4分。每个标准的评分总和为36分。评分在0～10分的患者被认为是"轻度"，评分在11～20分的患者被认为是"中度"，评分在20分以上的患者被认为是"重度"。这一指标的实用性在于它考虑了肌肉无力和萎缩对功能的影响，而不是仅仅依赖于神经传导速度测量，还可反映疾病症状的长度依赖性进展。

（二）疾病治疗

周围神经罕见病的治疗侧重于管理潜在的病因，除心理治疗之外，还包括症状治疗和对因治疗。

1. 症状治疗

合并呼吸困难的患者必要时可使用呼吸机辅助通气。喉功能障碍严重的患者需要进行手术。针对骨骼发育不良，进行物理治疗/运动和足跟拉伸以维持功能。踝足矫形器可以辅助患者行走，改善患者的平衡和步态。脊柱后凸畸形和（或）椎管狭窄压迫脊髓以及椎间盘突出压迫神经根时需要手术干预。康复训练可以延缓病情进展，预防进一步的关节畸形。出现神经痛的患者使用加巴喷丁、普瑞巴林、度洛西丁、文拉法辛、阿米替林等药物，可以帮助缓解神经性疼痛。

2. 病因治疗

对于中毒性神经病，治疗重点在于去除导致周围神经病的毒素。药物中毒神经病一般都存在剂量相关性，在达到一定的总剂量之前需要停止其治疗，比如沙利度胺在治疗白塞病过程中的中毒性神经病，要注意有些药物的周围神经毒性具有叠加作用，要避免联合使用，如拉米夫定和干扰素一起治疗乙型肝炎导致的周围神经病。

对于营养缺乏相关周围神经病，可补充相关营养物质进行治疗。由于某些营养缺乏相关周围神经病缺乏客观诊断指标，当病因不明时，由于B族维生素价格低廉，可尝试使用，观察治疗反应。在非营养缺乏相关周围神经病，常规使用多种B族维生素等营养神经的药物缺乏循证医学的证据，目前只是依据专家的个人经验在使用，收效甚微。

对免疫性周围神经病，可采取免疫调节治疗，包括糖皮质激素、免疫抑制剂、静脉注射免疫球蛋白（IVIg）、利妥昔单抗和血浆置换等，一些新型的生物制剂也在使用，针对FcRn的靶向治疗可以加速免疫球蛋白代谢。Bortezomib是一种蛋白酶抑制剂，会耗竭浆母细胞，主要用于对IVIg、霉酚酸酯和利妥昔单抗无效的患者。骨髓间充质干细胞移植在上述治疗都无效的情况下可以尝试。对于不同疾病，这些药物的疗效有所不同，应当结合患者的具体病因确定不同的治疗方案：血管炎相关周围神经病，通常选择糖皮质激素联合免疫抑制剂治疗；浆细胞增殖性疾病相关周围神经病，通常需要血液科进行化疗；GBS可选择IVIg或血浆置换；CIDP可选择糖皮质激素或IVIg治疗。在使用这些药物时需要及时、足量和足疗程，也要注意起效时间，一般在1～3个月出现疗效。并非所有免疫相关周围神经病均对某种免疫治疗有反应，比如，糖皮质激素治疗对部分CIDP患者可能无效，在MMN可能会加重疾病的发展，IVIg治疗对多数免疫相关抗郎飞结和结旁抗体周围神经病无效。

遗传性周围神经病一直是治疗的难点，多数仍缺乏有效的针对病因治疗。现在已经可以有药物治疗的遗传性周围神经病包括转甲状腺素蛋白类淀粉神经病、遗传性感觉和自主神经病1型、法布里病等，对改善患者预后有一定的帮助。随着发病机制研究的深入，针对发病机制的超适应证用药很有必要，基因治疗等技术的进步，对周围神经罕见病的特效治疗方法将会越来越多。

（刘明生　袁云）

【参考文献】

[1] CASTELLI G, DESAI K M, CANTONE R E. Peripheral Neuropathy: Evaluation and Differential Diagnosis. Am Fam Physician, 2020, 102 (12): 732-739.

[2] SIAO P, KAKU M. A Clinician's Approach to Peripheral Neuropathy. Semin Neurol, 2019, 39 (5): 519-530.

[3] NOLD C S, NOZAKI K. Peripheral neuropathy: Clinical pearls for making the diagnosis. JAAPA, 2020, 33 (1): 9-15.

[4] DOUGHTY C T, SEYEDSADJADI R. Approach to Peripheral Neuropathy for the Primary Care Clinician. Am J Med, 2018, 131 (9): 1010-1016.

[5] BASANTSOVA N Y, STARSHINOVA A A, DORI A, et al. Small-fiber neuropathy definition, diagnosis, and treatment. Neurol Sci, 2019, 40 (7): 1343-1350.

[6] LAU K H V. Laboratory Evaluation of Peripheral Neuropathy. Semin Neurol, 2019, 39 (5): 531-541.

[7] KATONA I, WEIS J. Diseases of the peripheral nerves. Handb Clin Neurol, 2017, 145: 453-474.

本章总结

本章重点介绍了周围神经病的临床表现特点，面对患者的临床表现首先提出定位诊断和初步的拟定诊断，在此基础上选择进行关键的辅助检查，其中任何一种周围神经病必做的检查就是神经传导速度检查，以此进一步确定患者的定位诊断，对于其他辅助检查，临床思路越严密和准确，需要的辅助检查项目越少，一般2～3个辅助检查就可以找到病因，提出定性诊断。

从临床表现开始到诊断和治疗的整个思维过程在不同周围神经病具有类似的规律，具体疾病如何操作，我们首先从遗传性周围神经病开始讲解，详见第二章对遗传性髓鞘性运动感觉神经病的介绍。

第二章　遗传性髓鞘性运动感觉神经病

遗传性运动感觉神经病（hereditary motor and sensory neuropathy，HMSN）是最常见的一组具有临床表现、神经电生理改变和遗传异质性的慢性进行性周围神经病，该类疾病于1886年由Charcot、Marie和Tooth首先报道，故又称为Charcot-Marie-Tooth病（Charcot-Marie-Tooth disease，CMT）或腓骨肌萎缩症，患病率为1：（1214～9200）。其遗传方式多为常染色体显性遗传，少部分为常染色体隐性遗传、X连锁遗传。CMT的主要临床特征为儿童或青少年起病，出现足内侧肌和腓骨肌进行性无力和萎缩，伴有轻到中度感觉减退、腱反射减弱和高弓足，其起病年龄、轻重程度以及临床表现在不同基因型、同一个基因型的不同个体间有较大差异。

根据神经电生理学和病理学特征，CMT主要分为显性遗传性CMT1（髓鞘性）、隐性遗传性CMT4（髓鞘性）、显性遗传性CMT2（轴索性）和CMT中间型（髓鞘和轴索兼有），后者包括X连锁的CMT（CMTX）。CMT1和CMT4的正中神经运动传导速度<38 m/s，复合肌肉动作电位波幅通常在正常范围或轻度降低；CMT2的正中神经运动传导速度>45 m/s或轻度降低，复合肌肉动作电位波幅显著降低；CMT中间型的正中神经运动传导速度通常在25～45 m/s，复合肌肉动作电位波幅降低。目前已发现超过100多个基因突变可导致CMT。以分子遗传学为依据，CMT1分为CMT1A～CMT1G，CMT3没有明确的分型，CMT4分为CMT4A～CMT4J，CMT2分为CMT2A～CMT2Z，并超出该排序范围；属于中间型的CMTX分为CMTX1～CMTX5。本章介绍的髓鞘性CMT包括CMT1、CMT3和CMT4（表2-1）。

不同类型的遗传性髓鞘性神经病在世界各国的发病率存在明显差异，而且一个基因突变可以导致多种疾病类型，比如CMT3可以同时由*PMP-22*、*MPZ*和*EGR2*基因突变引起。本章重点介绍其中的*PMP-22*基因突变导致的CMT1A/1E、*MPZ*基因突变导致的CMT1B/1E、*LITAF*基因突变导致的CMT1C、*EGR2*基因突变导致的CMT1D/4E、*NDRG1*基因突变导致的CMT 4D以及*PMP-22*基因突变导致的压迫易感神经病。个别基因突变导致的髓鞘性神经病在我国没有被充分报道，还有一些基因主要导致轴索性周围神经病，其中一个表型为髓鞘性神经病，比如*NEFL*基因突变导致的CMT1F、*GDAP1*基因突变导致的CMT4A，我们将在其他章节进行介绍。

表2-1　髓鞘性CMT的不同亚型和临床特点

疾病	基因	遗传	临床特点
CMT1A/1E	*PMP-22*	AD、AR	青少年远端无力，先天性髓鞘发育不良
CMT1B/1E	*MPZ*	AD、AR	儿童发病，远端无力，先天性髓鞘发育不良
CMT1C	*LITAF*	AD	青少年发病，远端无力，伴震颤
CMT1D/4E	*EGR2*	AD、AR	各年龄发病，远端无力，先天性髓鞘发育不良
CMT1F	*NEFL*	AD	各年龄发病，远端无力和萎缩
CMT1G	*PMP2*	AD	青少年发病，远端无力
CMT1	*FBLN5*	AD	成年发病，轻度远端无力
CMT1	*c1orf194*	AD	各年龄发病，远端无力和萎缩
CMT1A	*ITPR3*	AD	青少年发病，远端无力
HNPP	*PMP-22*	AD	不同年龄发病，反复非对称无力
CMT4A	*GDAP1*	AR	2岁前发病，远端无力，伴呼吸困难
CMT4B1	*MTMR2*	AR	4岁前发病，四肢无力

疾病	基因	遗传	临床特点
CMT4B2	*SBF2*	AR	青少年发病，远端无力
CMT4B3	*SBF1*	AR	儿童发病，远端无力
CMT4C	*SH3TC2*	AR	各年龄发病，远端无力，伴脊柱侧弯
CMT4D	*NDRG1*	AR	儿童发病，远端无力，伴耳聋
CMT4F	*Periaxin*	AR	儿童早期发病，严重无力
CMT4G	*HK1*	AR	儿童发病，远端无力
CMT4H	*FGD4*	AR	幼儿发病，远端无力
CMT4J	*FIG4*	AR	各年龄发病，非对称无力

AD，常染色体显性遗传；AR，常染色体隐性遗传。

CMT 1 不同类型患者尽管发病年龄存在明显差异，但都出现长度依赖性周围神经病，通过神经传导测定提示髓鞘性神经病，结合患者的临床特点排除其他髓鞘性神经病，考虑到 CMT1 的可能性，各亚型之间的鉴别仅从临床表现很难做出，最后进行基因检查既可以确定诊断。

第一节　腓骨肌萎缩症 1A

腓骨肌萎缩症 1A（Charcot-Marie-Tooth disease type 1A，CMT1A）是最常见的 CMT 亚型，占 CMT1 的 70%～80% 和所有 CMT 病例的 60%，该病的发生和编码周围神经髓鞘蛋白 22（peripheral myelin protein-22，PMP22）基因重复突变有关，*PMP22* 在人类由保守的六个外显子组成，重复序列包括 17p11.2-12 上的两个 24 kb 序列，位于 1.5 Mb 区域（包含 *PMP22* 基因）的两侧。PMP22 蛋白通过调节施万细胞内质网中电压门控钙通道的 Ca^{2+} 内流来调节电流的幅度。其基因发生约 1.5 Mb 的重复突变导致 *PMP22* 的 mRNA 升高以及编码蛋白过表达，而蛋白的暴露也可以导致巨噬细胞浸润，通过免疫系统引起神经纤维的损害。*PMP22* 的其他突变可以导致 CMT1E 或 CMT3。

周围神经的病理改变特点是有髓神经纤维密度显著降低以及髓鞘的形成障碍，髓鞘形成异常可贯穿整个神经，从神经根延展到神经末梢，远端神经的病理改变最为突出，可以看到大量而均匀分布的典型的有髓神经纤维洋葱球样结构（图 2-1），也可以看到部分患者伴随出现个别有髓神经纤维髓鞘的局部增厚改变，或出现少数有髓神经纤维再生簇，提示有继发性的轴索损害，病变在不同神经束分布均匀而不同于获得性免疫性周围神经病，但很少出现活动性的轴索变性或薄髓鞘的有髓神经纤维，除存在巨噬细胞浸润之外，没有明显的淋巴细胞浸润或其他炎症性病变。大脑白质存在弥漫性髓鞘减少，而皮层下的 U 纤维相对保留。

【临床表现】

1. 青年或成年期发病

青年或成年期起病者主要表现为慢性进行性对称性肢体远端肌无力与肌萎缩，常由下肢远端开始，伴随出现足部畸形，表现为马蹄内翻足、弓形足或"锤状趾"，少数患者伴有脊柱侧弯等。经过几年的发展逐渐累及上肢远端肌，导致手部的骨间肌和大小鱼际肌无力和萎缩，出现爪形手或猿手畸形。发病早的患者可出现肌张力低下、运动发育迟缓。发病晚的患者往往足部骨骼畸形不明显。部分患者可出现轻微的感觉异常，表现为深浅感觉减退，多出现在肢体远端，呈手套-袜套样分布，且下肢通常重于上肢。大量感觉神经纤维受累可使本体感受减退，远端音叉振动觉减退，很少出现丧失。足踝无力和本体感觉下降均会导致平衡障碍，但大多数患者仍然可以行走。患者冷热温度觉欠敏感，55%～70%

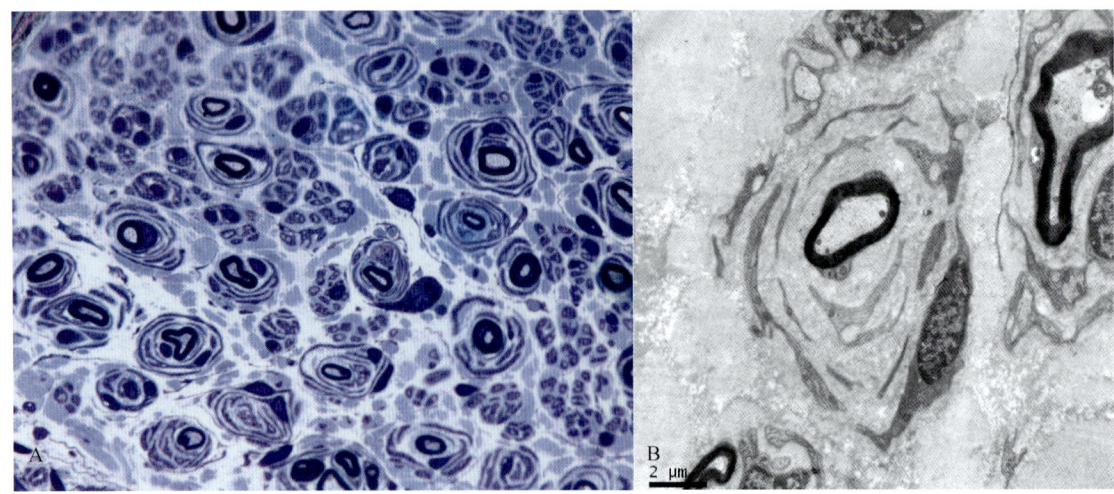

图 2-1 CMT1A 的有髓神经纤维洋葱球样结构。A.有髓神经纤维洋葱球样结构（半薄甲苯胺蓝染色）；B.有髓神经纤维的洋葱球结构电镜改变

的患者会出现疼痛，主要局限于足部。少数患者伴有自主神经功能障碍，出现皮肤的营养代谢障碍、肌肉痛性痉挛、双足发冷、发绀或过度角质化等症状和体征。部分患者症状轻微，仅出现弓形足，甚至无临床症状。

2. 少年发病

少年起病者的典型症状也是肢体远端肌无力、肌肉萎缩、感觉减退、腱反射减弱或消失。患者常表现为足下垂、跨阈步态和跑步困难。足部的肌肉萎缩可导致弓形足或锤状趾；小腿肌群和大腿下 1/3 的肌肉萎缩（如胫骨前肌、腓肠肌）可导致下肢呈"鹤腿样"。肌肉萎缩累及手部肌肉或前臂肌群，可影响手指的灵巧度，出现扣纽扣等精细动作困难，呈"爪形手样"。少数患者还可能出现脊柱侧弯畸形、双侧舌肌萎缩，吞咽困难和构音障碍很少出现，一般没有肢体近端无力，自主神经较少受累。大多数患者会出现反射减退甚至消失。

膈神经受累导致的平卧或夜间通气不足所引起的呼吸困难并不常见，在一些严重患者中还可伴有震颤以及肌痉挛。少数患者可出现非进展性感音神经性听力障碍，是耳蜗损伤或听觉神经功能障碍所致。声音检测均正常或接近正常，但仍可表现出明显的言语感知能力受损。伴有糖尿病的 CMT1A 患者运动神经和感觉神经受累更为严重。

个别患者也可出现中枢神经系统病变，如脑白质萎缩及轻度执行性认知障碍，一般没有锥体束征。

3. 婴儿发病

个别 *PMP22* 基因突变患者也可以在婴儿期发病，导致先天性髓鞘发育不良神经病。出生后运动迟缓，伴严重四肢无力和残疾。

【辅助检查】

1. 神经传导测试

可以发现普遍的、对称性、相对一致的感觉和运动神经传导速度减慢，上肢神经动作电位波幅可正常或仅轻度下降，提示存在髓鞘性神经病，下肢神经动作电位波幅可有明显下降或引不出波形。患者周围神经病变临床表现严重程度主要取决于有髓神经纤维的髓鞘和轴索功能障碍的程度，疾病的残疾度与复合肌肉动作电位和感觉神经动作电位波幅呈负相关，与运动神经传导速度及感觉神经传导速度无显著相关性。

2. 神经影像学检查

MRI 显示 70% 的患者大脑白质量出现减少。成人神经超声检测可见周围神经横截面积明显增大，横截面积增粗的程度明显重于慢性炎性脱髓鞘性神经病患者，除常见的嵌压部位外，呈现均一增粗的趋势，近端尤为明显。CMT1 周围神经很少出现梭形、局灶性增粗，这与炎性周围神经病不同。CMT1A 患者表现出选择性肌肉脂肪浸润，倾向于大腿前侧和外侧肌群。

3. 基因检查

一般采取特异性 PCR-双酶切法检查患者是否存在 *PMP22* 基因重复突变。新发突变的 CMT1A 患者往往症状轻，父系起源的比率高于母系，父系起源的 CMT1A 几乎都是非姐妹染色单体重排，而母系起源的 CMT1A 则是姐妹染色单体重排。

4. 脑脊液检查

非常规检查。大多数患者的脑脊液蛋白在正常范围，少数病例蛋白含量增高，细胞数目没有明显的改变，也可出现蛋白细胞分离现象。

5. 病理检查

该病一般不需要进行周围神经活检，除非是散发患者或临床表现提示伴随免疫性神经病的可能性，病理改变特点是不同神经束内出现均匀分布的神经纤维减少和有髓神经纤维洋葱球样结构，不同于慢性炎性脱髓鞘性神经病的不均匀性分布，合并免疫性周围神经病的患者在周围神经可见较多的巨噬细胞浸润以及活动性脱髓鞘改变。

【诊断】

根据患者隐匿起病，出现缓慢进展的对称性双下肢远端无力和肌萎缩，伴随垂足、弓形足等症状。神经系统查体可见受累肢体腱反射减弱或消失，伴或无末梢型感觉障碍。肌酸激酶检查排除远端性肌病，神经传导检查和肌电图检查可见周围神经对称性普遍的运动和感觉传导速度减慢，而上肢动作电位波幅下降可不明显，神经超声检查显示弥漫性周围神经增粗，无论是否存在家族史，都可以考虑为CMT1的可能性，进一步行基因检测可予以明确诊断。

明确诊断后要依据临床表现和电生理改变给青少年和成年患者进行CMT神经功能障碍评分，对儿童进行CMT儿童量表检查，以评估严重程度。

【鉴别诊断】

CMT1A和其他多种疾病具有类似的临床表现，即远端肢体无力，通过肌电图检查首先排除远端性肌病，神经传导检测发现是髓鞘性神经病时，可以排除遗传性和获得性轴索病变。

需要进行鉴别的疾病在青少年和成年患者首先是CMT1的其他亚型、CMT4各个亚型以及中间型CMT各亚型，而婴儿发病者需要和其他先天性髓鞘发育不良神经病进行鉴别。CMT1A和下一节介绍的CMT1B的以及CMT1的其他亚型的临床表现以及电生理改变基本类似，主要差异就是发病的概率后者都非常低，和CMT4的差异在于后者为隐性遗传，和中间型CMT的差异在于上肢的神经传导速度下降的程度，进一步的鉴别需要基因检查。

由于和治疗选择有关，CMT1A的鉴别要点是各种获得性脱髓鞘疾病，包括慢性炎性脱髓鞘性多发性神经根神经病、异常球蛋白血症周围神经病以及郎飞结或结旁病，需要结合特殊的病理和基因检查才可以完成鉴别诊断。

1. 异常球蛋白血症周围神经病

患者多在成年发病，出现四肢远端无力，神经传导检查可以发现周围神经传导速度减慢以及波幅下降，提示周围神经脱髓鞘伴随轴索改变。但血清学检查可以发现伴有意义不明的单克隆丙种球蛋白，对鉴别诊断至关重要。

2. 慢性炎性脱髓鞘性多发性神经根神经病

该病在任何年龄发病，出现亚急性和慢性发展的肢体远端和近端均有无力，肢体近端无力不同于CMT1A，部分患者可以表现为远端无力，近端正常，即远端获得性脱髓鞘神经病。周围神经超声检查可以发现节段性的增粗、轻度增粗或正常，而不同于CMT1A的均匀性普遍增粗，神经传导检查发现非对称性周围神经传导速度减慢或传导阻滞现象，不同于CMT1A的均匀性改变。

3. 郎飞结或结旁病

出现亚急性和慢性的运动感觉性周围神经病，具有长度依赖性，磁共振检查可以发现神经根增粗，脑脊液蛋白-细胞分离，电生理检查提示周围神经传导速度减慢和传导阻滞，但传导阻滞很少出现在CMT1A，通过抗体检查发现NF-155或NF-186等抗体而明确诊断。

【治疗】

目前CMT以多学科的综合治疗为主。管理团队的成员应包括神经内科医生、康复科医生和手足外科医生。严重足下垂的患者使用特殊鞋子和（或）踝足矫形器，用于矫正足下垂和辅助行走，踝足矫形器有助于CMT患者的踝关节背屈，并改善髋关节代偿性活动，可改善CMT患者的平衡和步态。前部弹性踝足矫形器已被用于CMT1A患者，以减少行走时的能量消耗。足部和脊柱畸形严重者可根据情况予以矫形手术；物理治疗和康复训练可以延缓疾病进展。

药物治疗方面，缓解疼痛的药物可以帮助患者提高生活质量。采取巴氯芬、纳曲酮和山梨醇的方案可以改善患者的临床评分，还需要更多的研究进行验证。部分患者由于存在巨噬细胞浸润，为糖皮质激素反应性CMT，对这些患者给予免疫抑制剂有一定的治疗效果。

【病例摘要】

患者,男性,23岁。四肢无力1年余,加重1个月。

患者1年多前出现双下肢无力,足抬起费力,走平地偶摔倒,蹲下站起尚可。半年前发现双手无力和肌肉萎缩。1个月前,四肢无力明显加重,行走欠稳。无肢体疼痛、麻木。体格检查:双手静止性、姿势性震颤,四肢近端肌力5级,双手握力4+级,对指肌力4-级,双下肢远端肌力3级,双足下垂。双侧第一骨间肌萎缩,双侧小腿肌肉萎缩。双踝关节以上10 cm以远针刺觉减退,四肢腱反射未引出。未见足部畸形。神经传导测试提示周围神经运动神经传导速度显著减慢伴随复合肌肉动作电位波幅降低,感觉神经动作电位波幅不能引出。神经超声显示正中神经全程增粗、回声减低,左侧腓总神经多处节段性增粗、回声减低。定位诊断:多发性周围神经,感觉和运动神经;定性诊断:CMT或CIDP。基因检查发现PMP22基因杂合重复,明确为CMT1A。病例详细资料见二维码数字资源2-1。

数字资源2-1

(栾兴华 袁 云)

【参考文献】

[1] WU R, LV H, ZHANG W, et al. Clinical and Pathological Variation of Charcot-Marie-Tooth 1A in a Large Chinese Cohort. Biomed Res Int, 2017, 2017: 6481367.

[2] LEE A J, NAM D E, CHOI Y J, et al. Paternal gender specificity and mild phenotypes in Charcot-Marie-Tooth type 1A patients with de novo 17p12 rearrangements. Mol Genet Genomic Med, 2020, 8 (9): e1380.

[3] 刘明生,牛婧雯,李亦,等.神经超声在Chacot-Marie-Tooth 1型和慢性炎性脱髓鞘性多发性神经根神经病鉴别诊断中的价值.中华神经科杂志,2016, 49 (6): 434-438.

[4] ZHOU Y, BORCHELT D, BAUSON JC, et al. Subcellular diversion of cholesterol by gain- and loss-of-function mutations in PMP22. Glia, 2020, 68 (11): 2300-2315.

[5] VANOYE C G, SAKAKURA M, FOLLIS R M, et al. Peripheral myelin protein 22 modulates store-operated calcium channel activity, providing insights into Charcot-Marie-Tooth disease etiology. J Biol Chem, 2019, 294 (32): 12054-12065.

[6] LOUSA M, VAZQUEZ-HUARTE-MENDICOA C, GUTIERREZ A J, et al. Genetic epidemiology, demographic, and clinical characteristics of Charcot-Marie-tooth disease in the island of Gran Canaria (Spain). J Peripher Nerv Syst, 2019, 24 (1): 131-138.

[7] LERAT J, MAGDELAINE C, ROUX A F, et al. Hearing loss in inherited peripheral neuropathies: Molecular diagnosis by NGS in a French series. Mol Genet Genomic Med, 2019, 7 (9): e839.

[8] FELICE K J. Distal Myopathies. Neurol Clin, 2020, 38 (3): 637-659.

[9] FRASQUET M, ROJAS-GARCÍA R, ARGENTE-ESCRIG H, et al. Distal hereditary motor neuropathies: Mutation spectrum and genotype-phenotype correlation. Eur J Neurol, 2021, 28 (4): 1334-1343.

[10] KIEPURA A J, KOCHAŃSKI A. CharcotMarieTooth type 1A drug therapies: role of adenylyl cyclase activity and Gprotein coupled receptors in disease pathomechanism. Acta Neurobiol Exp (Wars), 2018, 78 (3): 198-209.

第二节 腓骨肌萎缩症1B

腓骨肌萎缩症1B(Charcot-Marie-Tooth disease type 1B, CMT1B)占CMT1病例的10%~20%,属于CMT1中第二常见的周围神经病,与编码髓鞘蛋白0(myelin protein zero, MPZ)的基因突变有关,MPZ主要分布在髓鞘,占周围神经髓鞘蛋白的50%,其主要功能是作为髓鞘两个板层之间的黏附分子,调节施万细胞的功能,具有形成和维护髓鞘致密结构的作用。MPZ基因突变时,周围神经髓鞘蛋白减少,导致髓鞘形成障碍和施万细胞的增殖失调,而且结构缺陷的髓鞘蛋白0可能使周围神经易受免疫攻击。目前已经发现200多种MPZ的不同突变,这些突变导致三种特征临床表型:第一类是婴儿或幼儿期发病的先天性髓鞘发育不良神经病;第二类是成年发病,神经传导速度正常或接近正常,归类为表型较轻的CMT2I;第三类表现为神经传导速度减慢和缓慢进行性的周围神经病,类似于CMT1A

的表型。

周围神经的主要病理改变是有髓神经纤维明显丢失，各个神经束的改变非常均匀，可见有髓神经纤维的髓鞘异常增厚（或折叠）、大量薄髓神经纤维，也可见有髓神经纤维的洋葱球样结构（图2-2）。这些病变在先天性髓鞘发育不良神经病更为显著。电镜检查显示髓鞘过度外翻或局部折叠的异常髓鞘，以及髓鞘疏松，无髓神经纤维保留相对较好。同时可见神经束内成纤维细胞增生和大量胶原沉积。

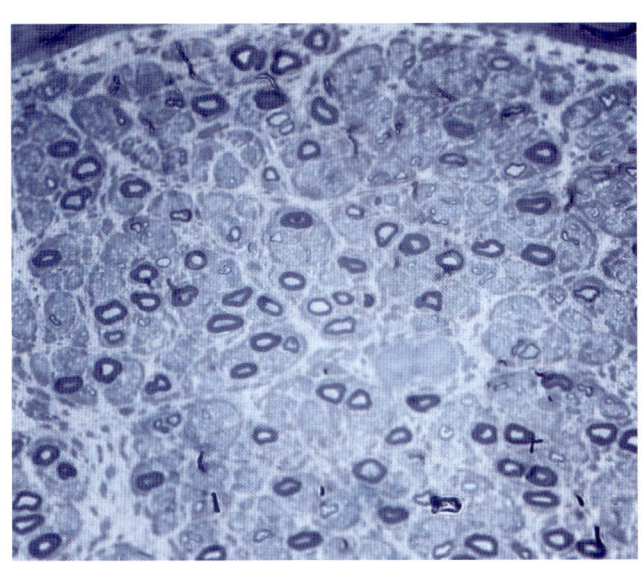

图2-2 *MPZ*基因突变导致的CMT1B（半薄切片）

【临床表现】

临床表型通常与特定的*MPZ*突变有关，即不同的突变位点导致不同的临床表型。且病情严重程度与起病年龄具有相关性。也有个别基因携带者没有明显的临床表现。

1. 儿童、青少年发病

儿童、青少年和成年发病者与典型CMT1A相似，临床主要表现为慢性进行性对称性肢体远端肌无力与肌萎缩，常由下肢远端开始逐渐发展到上肢。可见爪形手和弓形足畸形。四肢远端深浅感觉减退，呈手套-袜套样分布，下肢重于上肢。四肢腱反射减弱或消失。少数患者可伴有多发性神经卡压表现，包括腕管综合征和马尾综合征等。瞳孔对光反射消失、听力障碍、三叉神经痛、面肌痉挛等脑神经受累亦有报道。此外，一些患者亦可出现肢体肌肉痉挛、不宁腿综合征、神经疼痛、双手姿势性震颤、共济失调、脊柱侧弯等。个别患者重叠免疫介导的多发性神经根神经病，出现反复发作的四肢瘫痪和脑神经麻痹。

2. 婴儿发病

婴儿起病往往是最严重的先天性髓鞘发育不良神经病2型，也和*PMP22*基因突变导致的先天性髓鞘发育不良神经病类似，可表现为运动发育迟缓、四肢严重无力，导致重度残疾。

【辅助检查】

该病的关键检查是周围神经传导检查和基因检查，基于鉴别诊断的需要可以进行神经超声检查和脑脊液检查。

1. 神经电生理

患者神经电生理可表现为广泛性、对称性、均匀性感觉和运动神经传导速度减慢，远端潜伏期延长，复合肌肉动作电位和感觉神经动作电位波幅下降，但没有传导阻滞。不同发病年龄组的神经传导速度存在差异，其中表现为先天性髓鞘发育不良神经病患者的神经传导速度重度减慢，正中神经的运动神经传导速度低于10 m/s。复合肌肉动作电位波幅明显下降，且感觉神经动作电位常常不能引出。成人发病者运动神经传导速度仅有轻度减慢，甚至正常，运动神经和感觉神经的动作电位波幅正常或轻度下降。而合并免疫性神经病的患者可以观察到神经传导阻滞现象。

2. 神经影像学

神经超声可见前臂正中神经横断面积增加，合并脑神经病变的患者亦可发现迷走神经横断面积增加。在合并三叉神经痛的患者中，头颅神经磁共振可见三叉神经增粗。双下肢肌肉磁共振可见双下肢肌肉不同程度的脂肪浸润，两腿前、外侧肌肉的脂肪浸润呈对称分布，且脂肪浸润程度与疾病持续时间相关。

3. 基因检查

可以发现*MPZ*基因错义突变、同义突变、移码突变或剪切突变。临床可采用单链构象多态性法或DNA测序法检测*MPZ*基因的点突变，采用全基因组测序法检测*MPZ*基因的剪切突变。

【诊断】

患者主要表现为缓慢进展的对称性双下肢远端无力和肌萎缩，神经系统查体可见受累肢体腱反射减弱或消失。超声检查可见周围神经增粗，运动神经传导速度检查提示存在髓鞘损害，在排除了最常见的 CMT1A 的情况下，可以考虑 CMT1 不同亚型，基因检测可予以明确诊断为 CMT1B 亚型。

【鉴别诊断】

由于该病的发病年龄跨度很大，而且临床表现在婴儿和晚发病者之间存在明显差异，因此其鉴别诊断范围也依据发病年龄而有明显的不同。一般在进行常规的肌酸激酶检查没有异常改变的情况下先排除远端肌病，再依据神经传导和神经超声检查进一步锁定为脱髓鞘性周围神经病，而后再进行鉴别诊断。

1. 儿童、青少年和成年发病的 CMT1B

和典型 CMT1A 表现非常相似，也和 CMT4 以及中间型 CMT 各亚型类似，首先通过基因检查排除 CMT1A，参考 CMT1A 的鉴别诊断范围，通过基因检查排除其他遗传性周围神经病以及其他获得性周围神经病，而后重点与 CIDP、异常球蛋白血症周围神经病以及郎飞结或结旁病进行鉴别。应当注意 *MPZ* 基因突变导致的 CMT 可以合并免疫性神经病，因此和 CIDP 的鉴别需要进行基因、神经传导测试或周围神经病理检查。

2. 婴儿发病的先天性髓鞘发育不良神经病

首先通过肌电图检查排除先天性肌病和先天性肌无力综合征，在此基础上能够确定患者存在神经源性骨骼肌损害而且神经传导检查能够确定存在周围神经的脱髓鞘改变，基本排除各种类型的早发性脊髓性肌萎缩，鉴别诊断重点是各种先天性髓鞘发育不良神经病，后者包括 *EGR2* 基因相关的先天性髓鞘发育不良神经病 1 型、*CNTNAP1* 基因相关的先天性髓鞘发育不良神经病 3 型以及上一节介绍的 *PMP22* 基因相关的先天性髓鞘发育不良神经病，这些疾病可以参考本章的第五节有关先天性髓鞘发育不良的介绍，由于临床表现在各个亚型之间非常类似，主要依靠基因检查进行鉴别。

【治疗】

目前 CMT1B 以多学科的综合治疗为主。治疗措施可以参考 CMT1A。泼尼松和环磷酰胺治疗对合并免疫性神经病的患者有一定的效果。

MPZ 的移码突变可导致内质网中突变蛋白的细胞内累积，从而诱导细胞凋亡和随后的神经病变。姜黄素是一种从姜黄中提取的化合物，将内质网保留的 *MPZ* 突变体释放到细胞质中，导致细胞凋亡显著减少。姜黄素通过降低内质网应激、减少未折叠蛋白反应的激活和促进施万细胞分化来改善小鼠的神经病变，人体的观察在进行之中。

【病例摘要】

患者，男性，39 岁。双下肢无力 2 年，进行性加重。

患者 2 年前出现双下肢无力，自觉平地行走不稳，蹲下站起尚可，症状逐渐加重。无肢体麻木、疼痛，上肢无明显不适。既往无糖尿病、高血压、心脏疾病史。家族中父亲及一哥哥、一姐姐有双下肢无力史。体格检查：一般内科查体无特殊。意识及高级皮层功能正常。脑神经未见明显异常。双侧足背及小腿外侧针刺觉减退，双侧肢体关节运动觉、位置觉、音叉振动觉对称正常。双上肢近端和远端肌力 5 级，双下肢近端肌力 5 级，趾背屈肌力 2 级，双足内侧肌肉萎缩。共济运动正常。双上肢腱反射阳性，双下肢腱反射未引出，病理征未引出。自主神经系统未见明显异常。神经传导检测提示周围神经的运动传导速度显著减慢伴随复合肌肉动作电位波幅降低，感觉神经动作电位波幅不能引出。定位诊断：周围神经，感觉和运动神经纤维，髓鞘损害为主；定性诊断：遗传性运动感觉神经病可能性大。基因检查明确 CMT1B 的诊断。病例详细资料见二维码数字资源 2-2。

数字资源 2-2

（栾兴华　袁　云）

【参考文献】

[1] HAYASAKA K, HIMORO M, SATO W, et al. Charcot-Marie-Tooth neuropathy type 1B is associated with mutations of the myelin P0 gene. Nat gene, 1993, 5 (1): 31-34.

[2] VAN DOORMAAL TP, VAN RUISSEN F, MILLER KJ, et al. Effective cauda equina decompression in two siblings with Charcot-Marie-Tooth disease type 1B. Neuromuscul Disord, 2016, 26 (12): 837-840.

[3] CARTWRIGHT MS, BROWN ME, EULITT P, et al. Diagnostic nerve ultrasound in Charcot-Marie-Tooth disease type 1B. Muscle Nerve, 2009, 40 (1): 98-102.

[4] HOWARD P, FEELY SME, GRIDER T, et al. Loss of function MPZ mutation causes milder CMT1B neuropathy. J Peripher Nerv Syst, 2021, 26（2）: 177-183.

[5] FABRIZI GM, TAMBURIN S, CAVALLARO T, et al. The spectrum of Charcot-Marie-Tooth disease due to myelin protein zero: An electrodiagnostic, nerve ultrasound and histological study. Clin Neurophysiol, 2018, 129（1）: 21-32.

[6] TANIGUCHI T, ANDO M, OKAMOTO Y, et al. Genetic spectrum of Charcot-Marie-Tooth disease associated with myelin protein zero gene variants in Japan. Clin Genet, 2021, 99（3）: 359-375.

[7] HSU YH, LIN KP, GUO YC, et al. Mutation spectrum of Charcot-Marie-Tooth disease among the Han Chinese in Taiwan. Ann Clin Transl Neurol, 2019, 6（6）: 1090-1101.

[8] CORTESE R, ZOCCOLELLA S, MUGLIA M, et al. A rare association between multiple sclerosis and Charcot-Marie-Tooth type 1B. Brain Behav, 2016, 6（12）: e00580.

[9] SUN B, CHEN Z, LING L, et al. Clinical and genetic spectra of Charcot-Marie-Tooth disease in Chinese Han patients. J Peripher Nerv Syst, 2017, 22（1）: 13-18.

[10] SUBRÉVILLE M, BONELLO-PALOT N, YAHIAOUI D, et al. Genotype-phenotype correlation in French patients with myelin protein zero gene-related inherited neuropathy. Eur J Neurol, 2021, 28（9）: 2913-2921.

[11] ZHAO X, JIANG M M, YAN Y Z, et al. Screening for SH3TC2, PMP2, and BSCL2 Variants in a Cohort of Chinese Patients with Charcot-Marie-Tooth. Chin Med J（Engl）, 2018, 131（2）: 151-155.

第三节　腓骨肌萎缩症1C

腓骨肌萎缩症1C（Charcot-Marie-Tooth disease type 1C，CMT1C）是一种超级罕见病，仅占CMT1的0.6%，与脂多糖介导的肿瘤坏死因子-α因子基因（lipopolysaccharide induced tumor necrosis factor-α factor，LITAF；SIMPLE；EET1；PIG7）突变有关。该基因位于染色体16p12-13，由4个外显子组成，编码的脂多糖介导肿瘤坏死因子-α因子分子量为17.1 kDa。致病突变位点多聚集在LITAF基因的跨膜结构域内或周围，导致突变蛋白在胞质内异常定位，与野生型蛋白相比，突变的蛋白更不稳定而易于聚集，沉积的蛋白经蛋白酶体和自噬途径降解。此外，炎症信号调节异常也在CMT1C的发病过程中起作用。

周围神经病理改变特点是有髓神经纤维和无髓神经纤维的数量轻度减少，有髓神经纤维的髓鞘变薄，并见少数有髓神经纤维的洋葱球样结构和再生簇形成，没有血管炎或其他炎症迹象。

【临床表现】

该病的发病年龄存在非常大的变异，同一个家族内差异也非常巨大。

儿童发病者存在运动发育延迟，均在18个月或之前学会行走，最初的症状主要表现为跑步慢、脚尖行走或足部畸形，所有患者均存在足部或腿部痉挛疼痛，常在运动后或傍晚时更严重。

成人期起病者可延迟到70岁发病。呈慢性进行性对称性肢体远端肌无力与肌萎缩，伴随突出的四肢远端末梢型深浅感觉减退，双足高弓畸形，个别患者出现足底疼痛、双侧足底溃疡、共济失调、下肢肌张力障碍、听力障碍。少数患者主要表现为感觉障碍，属于感觉为主的CMT型。个别患者开始表现为单侧上肢进行性无力，类似于获得性炎性神经病，此后出现多发性神经病的临床表现。也有个别患者伴随中枢神经系统损害。

【辅助检查】

该病的关键检查是周围神经传导检查和基因检查，基于鉴别诊断的需要可以进行神经超声检查和脑脊液检查。在没有家族史的情况下可以做其他导致周围神经病的辅助检查，依据发病年龄的不同选择血常规、血糖、血免疫球蛋白、抗核抗体谱和周围神经抗体检查。

1. 神经传导测定

运动神经传导速度下降符合CMT1的特点，部分患者的神经传导速度在30 m/s左右，属于中间型CMT的范围，尺神经和正中神经传导速度比CMT1A患者快，比压迫易感神经病要慢，部分患者可见传导阻滞，但无明显波形离散。也有个别患者可见传导阻滞和波形离散同时存在。

2. 神经影像学

神经超声显示患者大多数神经的横截面积都有

所增加，神经束状结构回声正常，但通常会增大。在更严重的患者中，有些小束有较浅的高回声。个别患者可以出现脑白质脱髓鞘改变，提示合并中枢神经系统损害。

3. 基因检查

LITAF/SIMPLE 突变是 CMT1 中较为罕见的类型，到目前为止报道的突变主要为错义突变，大多聚集在第 3 和第 4 号外显子上，提示该区域在周围神经髓鞘化中起到重要作用。

【诊断】

该病以缓慢进展的对称性双下肢无力和肌萎缩、足底疼痛、足底溃疡和感觉障碍为主要表现。神经传导检测提示中间型 CMT，为脱髓鞘性周围神经病。进一步行基因检测如发现 *LITAF/SIMPLE* 基因存在致病突变，则可明确诊断。

【鉴别诊断】

在完成病史采集和进行了神经传导检查发现患者为脱髓鞘性神经病，在此基础上主要和其他原因导致的脱髓鞘性神经病进行鉴别，其鉴别诊断分儿童发病者和成年发病者。

1. 儿童发病

主要和隐性遗传 CMT4 型的不同亚型进行鉴别（表 2-2）。多数患者幼年起病，不同亚型的临床表现存在差异，特别是听力改变、舌肌无力和萎缩、呼吸功能、脊柱侧弯强直。

2. 成年发病

包括 CMT1A、遗传性感觉自主神经病、CIDP、中枢和周围神经联合脱髓鞘以及其他合并中枢神经损害的遗传性周围神经病，可以参考第五章周围神经病合并脑病的介绍。

（1）CMT1A、CMT1B，这两种疾病以缓慢发展的四肢远端的无力和萎缩以及高弓足为主要临床表现特点，但肢体无力的严重程度以及运动神经传导速度下降程度比 CMT1C 严重，感觉障碍不如 CMT1C 明显，三种疾病都可以在超声下看到神经增粗，病理改变有所不同，基因检查可以进一步确定诊断。

（2）遗传性感觉和自主神经病，多种基因突变可以导致感觉和自主神经病，包括 *MFN2*、*SPTLC1* 和 *SPTLC2* 基因突变，其中 *SPTLC1* 基因突变导致的遗传性感觉和自主神经病 1A 多在 20 岁以后出现感觉和自主神经损害症状，伴随足部无痛性水疱和溃疡，类似以感觉神经损害为主的 CMT1C。通过基因检查进一步明确诊断。

（3）慢性免疫性神经病，主要包括慢性炎性脱髓鞘性多发性神经根神经病、异常球蛋白血症周围神经病以及郎飞结或结旁病，亚急性和慢性发展的肢体远端和近端无力，肢体近端无力不同于 CMT1C，电生理检查可以发现传导速度减慢、异常波形离散和传导阻滞，超声检查发现周围神经增粗，这些与 CMT1C 类似，因此对于免疫抑制治疗不能持续好转的慢性免疫性神经病患者，需要进行病理检

表 2-2 CMT4 不同类型的临床表现

疾病	遗传方式	基因	临床表现
CMT4A	隐性遗传	GDAP1	2 岁前发病，迅速发展的四肢远端无力和感觉障碍，伴随脊柱强直和呼吸衰竭
CMT4B	隐性遗传	MTMR2	4 岁前发病，出现对称性四肢近端和远端无力，伴随面肌力弱、脊柱侧弯，晚期呼吸衰竭
CMT4C	隐性遗传	SH3TC2	在不同年龄发病，长度依赖性周围神经病，伴随脊柱侧凸和（或）听力丧失
CMT4D	隐性遗传	NDRG1	10 岁前出现四肢远端为主的无力和感觉减退，伴随舌肌萎缩和耳聋
CMT4E	显性遗传	EGR2	多于新生儿期及婴儿期发病，四肢远端肌无力、肌张力减退和腱反射减低，伴随四肢远端肌萎缩、上睑下垂、舌肌束颤、构音及吞咽困难，呼吸衰竭
CMT4F	隐性遗传	PRX	7 岁前发病，出现严重四肢远端无力，感觉减退明显，伴随共济失调
CMT4G	隐性遗传	HK1	11 岁前发病，出现严重四肢远端无力和轻度感觉减退，高弓足和爪形手
CMT4H	隐性遗传	FGD4	2 岁前发病，出现严重四肢远端无力和轻度感觉减退，高弓足和脊柱侧弯
CMT4J	隐性遗传	FIG4	各年龄发病，出现严重四肢远端无力和轻度感觉减退，高弓足，可以伴随中枢损害

查确定是否存在炎性脱髓鞘改变，通过抗体检查或基因检查进一步确定诊断。

（4）中枢合并周围神经脱髓鞘，中枢和外周联合脱髓鞘不仅出现在神经系统慢性炎症性疾病，也见于其他成年发病的遗传性脑白质营养不良伴随周围神经病。前者如多发性硬化、视神经脊髓炎谱系障碍或任何其他已知与炎性脱髓鞘性神经病有关的中枢神经系统疾病，如慢性炎性脱髓鞘性多发性神经根神经病。后者包括成人多聚糖小体病、成年型Alexander病、成年型Krabbe病、异染性白质营养不良、肾上腺脑白质营养不良，出现周围神经脱髓鞘改变。这组患者的诊断需要病理和基因检查。

【治疗】

目前由多学科团队进行CMT1C的治疗，团队的组成和CMT1A类似，包括神经科医生、理疗师、整形外科医生。对于足下垂患者可以给予特殊鞋和（或）踝足矫形器，用于纠正足部下垂和辅助行走。严重高弓足畸形需要手术。

合并多发性硬化以及慢性炎性脱髓鞘性多发性神经根神经病的患者需要进行免疫抑制治疗，患者可以有部分疗效。

【病例摘要】

患者，女性，47岁，肢体麻木无力5年。

患者5年前出现左手掌小指侧麻木、无力及肉跳感，无明显肌肉萎缩，症状逐渐累及左手掌心侧；3年前出现右手手指指端麻木，症状持续。半年前出现左手手指僵硬，进行性精细动作（穿衣、系扣子、刷牙等）不协调，并出现双下肢僵硬、行走不稳、踩棉花感，症状逐渐加重，上下楼梯均需扶行，可自行蹲起。否认糖尿病病史，有干燥综合征病史，曾服用小剂量糖皮质激素治疗。家族中无类似发病者。体格检查：神清语利；四肢肌力5级，肌肉未见萎缩或肥大；四肢肌张力对称性减低；四肢腱反射对称性减低，病理反射未引出；左上肢触觉减退，双侧髂前上棘以下音叉振动觉减退，双下肢膝关节下10cm以远触觉对称性减退；指鼻试验左侧欠稳准，右侧笨拙；Romberg（龙贝格）征阳性。神经传导测定提示周围神经运动神经传导复合肌肉动作电位波幅和感觉神经动作电位波幅不能引出，右胫神经H反射未引出，SEP、VEP均有异常。定位诊断：周围神经，感觉和运动神经，伴听神经损害；定性诊断：遗传性周围神经病。结合基因检测，最终明确CMT1C的诊断。病例详细资料见二维码数字资源2-3。

数字资源2-3

（栾兴华　袁　云）

【参考文献】

[1] LATOUR P, GONNAUD P M, OLLAGNON E, et al. SIMPLE mutation analysis in dominant demyelinating Charcot-Marie-Tooth disease: three novel mutations. J Peripher Nerv Syst, 2006, 11（2）: 148-155.

[2] STREET V A, BENNETT C L, GOLDY J D, et al. Mutation of a putative protein degradation gene LITAF/SIMPLE in Charcot-Marie-Tooth disease 1C. Neurology, 2003, 60（1）: 22-26.

[3] LI W, ZHU H, ZHAO X, et al. Dysregulated Inflammatory Signaling upon Charcot-Marie-Tooth Type 1C Mutation of SIMPLE Protein. Mol Cell Biol, 2015, 35（14）: 2464-2478.

[4] LUIGETTI M, FABRIZI G M, TAIOLI F, et al. A novel LITAF/SIMPLE variant within a family with minimal demyelinating Charcot-Marie-Tooth disease. Neurol Sci, 2014, 35（12）: 2005-2007.

[5] CIOTTI P, LUIGETTI M, GEROLDI A, et al. A novel LITAF/SIMPLE mutation within a family with a demyelinating form of Charcot-Marie-Tooth disease. J Neurol Sci, 2014, 343（1-2）: 183-186.

[6] GERDING W M, KOETTING J, EPPLEN J T, et al. Hereditary motor and sensory neuropathy caused by a novel mutation in LITAF. Neuromuscul Disord, 2009, 19（10）: 701-703.

[7] MICHAELIDOU K, TSIVERDIS I, ERIMAKI S, et al. Whole exome sequencing establishes diagnosis of Charcot-Marie-Tooth 4J, 1C, and X1 subtypes. Mol Genet Genomic Med, 2020, 8（4）: e1141.

[8] ERATH N U, SHY M E. Charcot-Marie-Tooth disease type 1C: Clinical and electrophysiological findings for the c.334G＞A（p.Gly112Ser）Litaf/Simple mutation. Muscle Nerve, 2017, 56（6）: 1092-1095.

[9] NICHOLSON G, MYERS S. Intermediate forms of Charcot-Marie-Tooth neuropathy: a review. Neuromolecular

第四节 *EGR2* 基因相关周围神经病

EGR2 基因相关周围神经病是早期生长因子 2（early growth response 2，*EGR2*）基因突变导致的周围神经病。早在 1994 年法国学者在小鼠实验中证实 EGR2 影响周围神经系统髓鞘形成。1998 年美国学者发现 *EGR2* 基因杂合突变导致腓骨肌萎缩症 1 型（Charcot-Marie-Tooth disease，CMT），后来命名为 CMT1D，该型在所有 CMT1 型患者中占比不到 2%。而 *EGR2* 基因纯合突变或复合杂合突变可以导致先天性髓鞘发育不良神经病，亦称为 CMT4E。2001 年 Cornelius 等人发现 EGR2 第一锌指结构域杂合突变可以导致 Dejerine-Sottas 神经病。2015 年西班牙学者发现该基因的突变可以导致迟发型轴索性 CMT 表型。我们发现 *EGR2* 基因突变可以导致中间型 CMT。

EGR2 基因编码锌指转录因子，调控施万细胞髓鞘形成所需基因的蛋白表达，包括缝隙连接蛋白 β1、髓鞘碱性蛋白、髓鞘蛋白 0、髓鞘相关糖蛋白、轴周蛋白和周围髓鞘蛋白 22，对于施万细胞分化、髓鞘形成和正常成熟髓鞘的维持有重要作用。其同源蛋白 *Krox20* 基因敲除后小鼠显示施万细胞早期分化障碍，髓鞘蛋白 0 和髓鞘基础蛋白的减少将导致周围神经髓鞘形成障碍。此外，EGR2 在脂类合成中起重要的作用，还参与调节胚胎发育过程中后脑的分化和形成，这也是造成脑神经病变的原因。

EGR2 基因相关周围神经病分脱髓鞘性神经病和轴索性神经病，其中脱髓鞘性神经病可见神经纤维的严重丢失，伴随有神经纤维的洋葱球样结构（图 2-3）和髓鞘局部折叠表现。轴索性神经病除存在有髓神经纤维大量丢失之外，还可以看到有髓神经纤维的再生簇结构，轴索内神经微丝聚集，神经丝在轴索的聚集通常与轴浆运输异常有关。

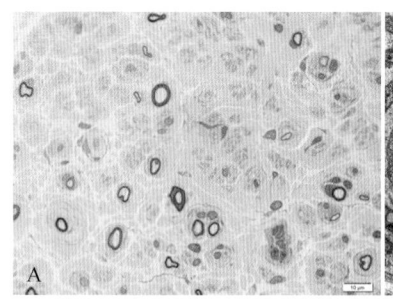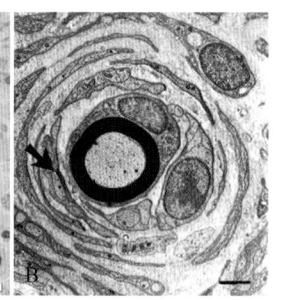

图 2-3 A. 有髓纤维丢失伴有髓鞘"洋葱球样"结构，个别薄髓鞘神经纤维和有髓神经纤维再生簇，标尺 20 μm。B. 有髓神经纤维被施万细胞包绕构成的洋葱球样改变，其中包含无髓鞘轴索（箭头），标尺 2 μm

【临床表现】

1. 先天发病

多于出生后发病，表现为软婴儿，运动发育迟缓，出现四肢远端肌无力、肌张力减退和腱反射减低，伴随手和足以及小腿肌肉萎缩，部分患者在 18～24 个月才能独立走路，于 20 岁以后拄拐或轮椅代步。部分患者不能独立走路，需借助支具站立或坐轮椅。可见上睑下垂、舌肌束颤、构音障碍及吞咽困难，由于呼吸肌无力导致限制性的肺通气功能障碍，严重者出现呼吸功能衰竭，在 6 岁左右因呼吸功能障碍而死亡。

2. 婴儿期发病

表现为 Dejerine-Sottas 神经病，也称为严重早发 CMT3 型，婴儿期发病，出生后有呼吸及进食困难，运动发育迟缓，3～4 岁能站立行走，四肢肌力差，平卧起身困难，易摔跤，智能正常，可伴有眼睑下垂、斜视、瞳孔异常、腱反射消失、下肢振动觉减退、痛觉丧失。骨骼畸形如脊柱侧弯、高弓足、槌状指也较常见。疾病进展较快，多数患者在 10 岁以后不能独立行走。呼吸衰竭是常见的致死原因。

3. 儿童到成年发病

（1）CMT1D，为常染色体显性遗传，多于儿童或成年后期发病，其特征是缓慢进展的四肢远端无力，常因足下垂而摔倒，随疾病发展出现腓肠肌萎缩，有些较为严重患者可以出现复视、听力下降等脑神经受损表现，甚至在手术等应激诱因后出现呼吸困难等。成年后起病的患者表型温和，不出现典型的高弓足和"香槟"腿，发病十年后还可以行走。

（2）轴索性CMT，一般10岁后起病，个别患者于40岁后起病，疾病发展速度缓慢，表现为四肢远端无力及感觉障碍，多在发病10～20年后依靠拐杖或轮椅代步。脑神经受累及呼吸功能障碍较少见，跟腱挛缩、高弓足和脊柱侧弯多见。

【辅助检查】

该病的发病年龄跨度很大，关键检查是周围神经传导检查、呼吸功能和基因检查，基于鉴别诊断的需要可以进行神经超声检查检查，在成年发病的患者在没有家族史的情况下可以做其他导致周围神经病的辅助检查。包括血常规、血糖、血免疫球蛋白、抗核抗体谱和周围神经抗体检查。

1. 神经电生理检查

先天性髓鞘发育不良的运动神经传导提示复合肌肉动作电位波幅下降、远端潜伏期延长，传导速度低于3 m/s或者测不出。Dejerine-Sottas神经病的运动神经传导速度一般在10 m/s以下。CMT1D的神经传导改变符合髓鞘性CMT的特点，即正中神经运动传导速度低于38 m/s。轴索性CMT的神经传导速度下降不明显，而动作电位波幅降低显著。针极肌电图可以表现为下肢远端肌肉慢性神经源性改变。此外部分患者出现听觉诱发电位的异常，提示耳蜗及以上核团听觉传导障碍。个别患者出现视觉诱发电位P100潜伏期延长。

2. 神经影像学

*EGR2*基因相关周围神经病患者的腰骶神经根出现对称性神经根在椎间孔外部分明显增厚，腰骶神经干及神经丛弥漫性对称增大。

3. 肺功能检查

先天性髓鞘发育不良和Dejerine-Sottas神经病患者存在呼吸肌无力，造成限制性肺通气功能障碍。

4. 基因检测

*EGR2*基因的第1个锌指结构域的大多数突变引起Dejerine-Sottas神经病或严重的CMT1型，而位于第2个锌指结构域的突变导致相对温和的CMT1D型，也可以表现为严重的Dejerine-Sottas神经病或先天性髓鞘发育不良神经病。第3个锌指结构域的基因突变表现为CMT2型。一些先天性髓鞘发育不良患者为双杂合突变。

【诊断】

*EGR2*基因相关周围神经病既可以是脱髓鞘为主的先天性髓鞘发育不良、Dejerine-Sottas神经病和CMT1D，也可以是轴索性CMT，发病年龄也从新生儿到成年期，因此对于任何年龄出现的隐匿发病的长度依赖性运动感觉神经病，都需要进行该基因的检测，发现致病性*EGR2*突变就可以明确诊断。

【鉴别诊断】

由于*EGR2*基因相关周围神经病包括髓鞘性神经病和轴索性神经病，因此其鉴别诊断要分别和其他不同年龄发病的髓鞘性或轴索性神经病进行鉴别，前者包括婴幼儿发病的系统性髓鞘发育不良神经病、隐性遗传髓鞘型CMT、CMT1型的其他亚型、慢性炎性脱髓鞘性多发性神经根神经病和异常球蛋白血症周围神经病，后者包括CMT2的其他亚型、转甲状腺球蛋白家族性淀粉样多神经病和慢性特发性轴索性神经病。

1. 婴幼儿发病的脱髓鞘神经病

（1）其他先天性髓鞘发育不良神经病，需要和*PMP22*基因相关的先天性髓鞘发育不良神经病、*MPZ*基因相关的先天性髓鞘发育不良神经病2型、*CNTNAP1*基因相关的先天性髓鞘发育不良神经病3型进行鉴别，可以参考表2-3所介绍疾病的临床特点，上一节介绍的CMT1C没有婴幼儿发病者。

（2）*EGR2*基因突变导致的Dejerine-Sottas神经病和隐性遗传髓鞘型CMT，为上一节表2-2所列的CMT4型的不同亚型。包括*GDAP1*基因相关的CMT4A、*MTMR2*基因相关的CMT4B、*SH3TC2*基因相关的CMT4C、*NDRG1*基因相关的CMT4D、*EGR2*基因相关的CMT4E、*PRX*基因相关的CMT4F、*HK1*基因相关的CMT4G、*FGD4*基因相关的CMT4H、*FIG4*基因相关的CMT4J。这些周围神经病均可以在幼年起病，进展迅速，肢体无力症状严重，要进行鉴别诊断也是依靠基因检查，在基因不能明确诊断的情况下可以进行周围神经的病理检查。

2. 儿童和成年人发病的慢性脱髓鞘性神经病

（1）CMT1型的其他亚型以及中间型CMT的各个亚型，CMT1A和CMT1B以及后续的CMT1其他亚型和中间型CMT各亚型也在儿童到成年的不同年龄发病，具有长度依赖性运动感觉神经病的临床和电生理改变特点，神经超声检查可以发现周围神经弥漫性增粗。这些改变都可以出现在CMT1D，感觉障碍突出和伴随足部溃疡多出现在上一节介绍的CMT1C，此外听力下降也可以出现在其他CMT1型，其鉴别靠基因检测。

（2）慢性免疫性神经病，主要包括慢性炎性脱髓鞘性多发性神经根神经病、异常球蛋白血症周围神经病以及郎飞结或结旁病，亚急性和慢性发展的非对称性肢体远端和近端无力，其肢体近端无力不同于CMT1D，电生理检查可以发现传导速度减慢、异常波形离散和传导阻滞，通过神经超声、病理检查、抗体检查或基因检查进一步确定诊断。

3. 慢性轴索性神经病

（1）CMT2的其他亚型，包括显性遗传和隐性遗传类型，也可以在不同年龄段发病，出现长度依赖性运动感觉神经病，临床表现和神经传导检测均和 EGR2 基因突变导致的轴索性CMT类似，但EGR2相关的轴索神经病可以伴随不同程度的脱髓鞘病理改变。主要依靠基因检查进行不同类型的区分。

（2）淀粉样多神经病，和免疫球蛋白轻链或转甲状腺球蛋白沉积有关，成年发病，以下肢感觉障碍和自主神经功能障碍为早期特征，随疾病发展出现远端肢体无力，也可以出现心脏或肾的损害，神经超声也可以发现周围神经增粗，而 EGR2 基因相关的轴索性CMT出现肢体无力为首发症状，没有心脏或肾的损害，病理检查发现刚果红阳性物质沉积可以区分两者。

（3）慢性特发性轴索性神经病，该病成年晚期发病，不同于发病晚的 EGR2 相关CMT2，二者相同之处在于缓慢进展的下肢为主的运动和感觉神经病，神经传导检测提示轴索损害，但神经活检可以发现活动性轴索损害，采取免疫抑制治疗有一定效果，这些特点一般不出现在 EGR2 相关CMT2。

【治疗】

其多学科团队依据病情而定，发病早和病情严重的患者需要神经科医生、理疗师和呼吸科医生的联合管理。影响行走的可给予支具和矫形治疗，以提高生活质量。对于出现呼吸肌累及的先天性髓鞘发育不良和Dejerine-Sottas神经病患者积极预防受凉、误吸等诱发肺部感染的因素，加强康复训练，必要时呼吸机辅助呼吸。出现呼吸障碍的患者必要时行气管切开或呼吸支持治疗。

对 EGR2 基因突变导致的CMT1D和轴索性CMT患者进行力量或耐力训练，能够改善患者的日常活动能力，足部矫形器或矫形鞋可以纠正患者的足下垂等足部畸形，适当的跟腱拉伸可以避免跟腱挛缩及骨关节并发症，严重的骨关节畸形如脊柱侧弯可行外科手术。心理咨询和治疗也有助于改善患者的生活质量。

【病例摘要】

患者，男性，53岁，双下肢无力16年，加重伴双下肢麻木2年，双手萎缩1年。

患者16年前出现双下肢无力，不能用足尖或足跟站立。2年前双小腿变细，走快易摔倒，上楼及蹲起不受影响。双下肢发凉，双足持续性麻木伴有发作性针刺样疼痛。1年前双手掌轻微变薄，不伴无力及感觉异常。既往史：患者15岁查体发现双侧足弓高。糖尿病10年。高血压10余年。2个月前因"言语不清"在我院诊为"脑梗死"给予抗血小板聚集和降脂等治疗。家族史：一女儿10余岁时发现足弓较高。神经系统查体：跨阈步态，高弓足。神志清楚，言语流利，脑神经检查未见明显异常。双手骨间肌、鱼际肌轻度萎缩，右侧明显，双侧腓肠肌轻度萎缩，双上肢近端肌力5级，双手拇指外展、拇指对指肌力5－级。双下肢近端5级，双足背屈、跖屈肌力2级。感觉：双侧髋关节以下音叉振动觉减退，双足针刺觉减退。定位诊断：多发性，周围神经，感觉和运动神经，脱髓鞘型；定性诊断：遗传性髓鞘性周围神经病，经基因检查明确为EGR2相关CMT1D。病例详细资料见二维码数字资源2-4。

数字资源2-4

（初旭珺　陈　彬）

【参考文献】

[1] JOSEPH L J, LE BEAU M M, JAMIESON G A Jr, et al. Molecular cloning, sequencing, and mapping of EGR2, a human early growth response gene encoding a protein with "zinc-binding finger" structure. Proc Natl Acad Sci U S A, 1988, 85 (19): 7164-7168.

[2] WARNER L E, MANCIAS P, BUTLER I J, et al. Mutations in the early growth response 2 (EGR2) gene are associated with hereditary myelinopathies. Nat Genet, 1998, 18 (4): 382-384.

[3] JANG S W, SRINIVASAN R, JONES E A, et al. Locus-wide identification of Egr2/Krox20 regulatory targets in myelin genes. J Neurochem, 2010, 115 (6): 1409-1420.

[4] TOPILKO P, SCHNEIDER-MAUNOURY S, LEVI G, et al. Krox-20 controls myelination in the peripheral nervous system. Nature, 1994, 371 (6500): 796-799.

[5] BOERKOEL C F, TAKASHIMA H, BACINO C A, et al. EGR2 mutation R359W causes a spectrum of Dejerine-Sottas neuropathy. Neurogenetics, 2001, 3 (3): 153-157.

[6] SEVILLA T, SIVERA R, MARTÍNEZ-RUBIO D, et al. The EGR2 gene is involved in axonal Charcot-Marie-Tooth disease. Eur J Neurol, 2015, 22 (12): 1548-1555.

[7] TOZZA S, MAGRI S, PENNISI E M, et al. A novel family with axonal Charcot-Marie-Tooth disease caused by a mutation in the EGR2 gene. J Peripher Nerv Syst, 2019, 24 (2): 219-223.

[8] 陈彬, 张在强, 陈娜, 等. 腓骨肌萎缩症1D一家系的临床、电生理和基因研究. 中华神经科杂志, 2015 (10): 5.

[9] HOULDEN H, REILLY M M. Molecular genetics of autosomal-dominant demyelinating Charcot-Marie-Tooth disease. Neuromolecular Med, 2006, 8 (1-2): 43-62.

[10] GROSZ B R, GOLOVCHENKO N B, ELLIS M, et al. A de novo EGR2 variant, c.1232A > G p.Asp411Gly, causes severe early-onset Charcot-Marie-Tooth Neuropathy Type 3 (Dejerine-Sottas Neuropathy). Sci Rep, 2019, 9 (1): 19336.

[11] FUSCO C, SPAGNOLI C, SALERNO G G, et al. Charcot-Marie-Tooth disease with pyramidal features due to a new mutation of EGR2 gene. Acta Biomed, 2019, 90 (1): 104-107.

第五节　先天性髓鞘发育不良神经病3型

先天性髓鞘发育不良神经病3型（congenital hypomyelinating neuropathy type 3, CHN3）是 *CNTNAP1* 基因突变导致的一种先天发病的周围神经病，属于先天性髓鞘发育不良神经病的一种。先天性髓鞘发育不良神经病的诊断最初由 Dejerine 和 Sottas 在19世纪晚期提出，以非进行性无力、无反射、张力降低、神经传导速度严重降低为特征。而病理改变特点是周围神经的有髓神经纤维髓鞘没有发育，涉及的基因有 *EGR2*、*MPZ*、*CNTNAP1* 和 *PMP22* 等。此外可逆性的细胞色素氧化酶缺乏也可能是此病的原因之一。CHN 分3个类型，其中 CHN1 通常与 *EGR2* 基因突变相关，而 CHN2 与 *MPZ* 基因突变相关，我们分别在 *EGR2* 基因相关神经病和 *MPZ* 基因相关神经病进行了介绍。本节只介绍 *CNTNAP1* 相关的 CHN3。

周围神经病理改变特点是神经束内有髓神经纤维严重缺乏，仅偶见个别神经纤维存在极少量的髓鞘结构。半薄切片检查发现神经束内仅存在个别有髓神经纤维，这些有髓神经纤维表面存在极薄的髓鞘结构，可以看到许多裸露的轴索（图2-4）

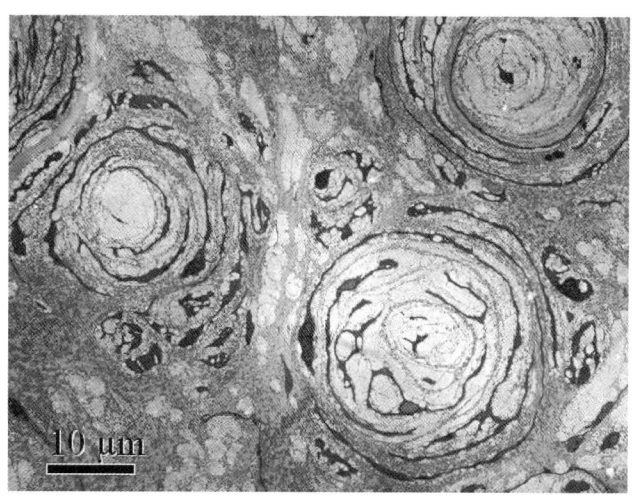

图2-4　先天性髓鞘发育不良神经病。没有轴索的洋葱球样结构（*MPZ* 基因突变）

和小洋葱球样结构，有髓神经纤轴索无变性形成的髓球样结构。在电镜下可以发现郎飞结明显变宽，导致结旁区髓鞘环的附着点丢失，并且缺少穿过结旁区连接间隙的典型横带。肌肉活检可发现早期肌肉神经支配紊乱，包括全身性小肌纤维和神经源性肌萎缩。

【临床表现】

多在婴儿早期发病，影响中枢神经和周围神经系统，没有明确的表型-基因型相关性。

1. 周围神经病

患者在出生时均表现为严重张力过低、呼吸窘迫和多发性脑神经麻痹。其主要临床表现为远端为主的肌无力、肌张力低、腱反射低或不能引出。多数患者在出生后几个月死亡，最短寿命是出生后 1 h，最长寿命约为 13 岁，存活超过婴儿期需要长期机械通气。严重的患者可出现关节挛缩、多关节挛缩综合征。

2. 中枢神经损害

出现智力发育落后。癫痫发作在幸存患者中很常见。

【辅助检查】

该病发病比较早，主要进行周围神经传导和基因检查，出现脑功能障碍的患者需要头部核磁共振检查。

1. 电生理检查

神经传导测定可以发现潜伏期明显延长，神经传导速度明显减慢，通常 < 10 m/s，甚至无波形引出。脑电图显示不连续的未成熟模式，而肌电图和神经传导则集中于神经源性模式。听觉和视觉诱发电位可有非特异性改变。

2. 基因检测

基因检查是鉴别早发周围神经病的重要方法，对于 CHN 的患者可进行全外显子或者全基因组检测。重点关注 *EGR2*、*MPZ*、*CNTNAP1* 和 *PMP22* 等。

3. 磁共振成像

在个别患者可以发现大脑白质出现低髓鞘化和脑萎缩。

【诊断】

婴幼儿发病，出现严重的周围神经病变加中枢神经系统损害表现，周围神经传导速度显著减慢，可以考虑为 CHN，通过基因检测可以明确诊断。

【鉴别诊断】

新生儿发病的肢体无力和低张力的鉴别诊断是一项复杂的任务，可能是不同潜在原因的表现征象，包括外周和中枢神经系统受累的遗传和代谢疾病。

在排除中枢神经系统疾病之后，应当考虑到 X 连锁婴儿型脊髓性肌萎缩、先天性肌病、先天性肌无力综合征，这些疾病通过肌电图检查可以排除，出生后发病的周围神经病也包括先天性感觉神经病伴随无汗以及其他先天性轴索神经病，这些疾病通过周围神经传导测试基本可以排除，对于电生理检查诊断的先天性发病的脱髓鞘神经病，临床鉴别诊断主要包括其他早发的遗传性髓鞘性周围神经病，分别是幼儿发病和先天性发病的类型。

1. CHN 不同亚型

MPZ、*EGR2*、*PMP22* 和 *CNTNAP1* 导致先天性髓鞘发育不良之间的鉴别（表 2-3）。CHN3 的脑神经损害和大关节挛缩比较突出，周围神经传导检查均可见复合肌肉动作电位波幅和感觉神经动作电位波幅不能引出。通常需要通过基因测序进行区分。

表 2-3 不同类型先天性髓鞘发育不良的临床表现

疾病	遗传方式	基因	临床表现
先天髓鞘发育不良 1/CMT4E	AD	*EGR2*	新生儿及婴儿期发病，出现四肢远端肌无力、肌张力减退，伴随手和足以及小腿肌肉萎缩、上睑下垂、舌肌束颤、构音及吞咽困难，呼吸衰竭
先天髓鞘发育不良 2	AD	*MPZ*	婴儿起病的患者往往是最严重的先天性髓鞘发育不良神经病，可表现为运动发育迟缓、四肢严重无力、重度残疾
先天髓鞘发育不良 3	AR	*CNTNAP1*	在出生时均表现为严重的低张力、呼吸窘迫和多发性脑神经麻痹，伴多发性远端关节挛缩或癫痫
PMP22 先天髓鞘发育不良	AR	*PMP22*	出生后运动迟缓，伴严重四肢无力和残疾。

AD，常染色体显性遗传；AR，常染色体隐性遗传。

2. 其他

当患者早年发病伴随运动发育延迟，难以确定是先天性还是幼儿早期发病的 CMT，此情况需要排除上一节介绍的 *EGR2* 基因突变导致的 Dejerine-Sottas 神经病，还要鉴别下一节介绍的 CMT4D 以及表 2-2 所列的其他隐性遗传髓鞘型 CMT4。

【治疗】

治疗以对症支持治疗为主，同时应注重心理治疗、康复治疗和日常护理。严重吞咽困难患者行胃造口术，严重呼吸困难患者行气管切开术以及相应的支持性治疗，可以提高患者的存活率。

【病例摘要】

患者，男性，5岁，肢体无力2年。

2年前出现缓慢进展的行走不稳，近期出现站立和行走困难。无感觉异常主诉。自幼运动发育落后。父母近亲结婚。家族中无类似发病者。体格检查：意识及高级皮层功能正常。脑神经检查未见明显异常。双手屈指、伸指肌力4/5，足背伸、跖屈、屈趾、伸趾3/5，四肢近端肌力正常。四肢腱反射未叩出。四肢肌张力减低。指鼻试验、跟膝胫试验不稳准，直线行走不能。Romberg征阳性。双侧掌指关节以远及踝关节以远痛觉、位置觉减退，踝关节、趾关节音叉振动觉消失。神经传导速度测试显示运动神经和感觉神经传导速度显著下降。定位诊断：周围神经，感觉和运动神经，髓鞘为主；定性诊断：遗传性周围神经病可能性大，经基因检查和腓肠神经病理检查明确CHD的诊断。病例详细资料见二维码数字资源2-5。

数字资源2-5

【参考文献】

[1] LESMANA H, VAWTER LEE M, HOSSEINI S A, et al. CNTNAP1-Related Congenital Hypomyelinating Neuropathy. Pediatr Neurol, 2019, 93：43-49.

[2] WARNER L E, MANCIAS P, BUTLER I J, et al. Mutations in the early growth response 2 (EGR2) gene are associated with hereditary myelinopathies. Nat Genet, 1998, 18 (4)：382-384.

[3] GHAMDI M, ARMSTRONG D L, MILLER G. Congenital hypomyelinating neuropathy: a reversible case. Pediatr Neurol, 1997, 16 (1)：71-73.

[4] PHILLIPS J P, WARNER L E, LUPSKI J R, et al. Congenital hypomyelinating neuropathy: two patients with long-term follow-up. Pediatr Neurol, 1999, 20 (3)：226-232.

[5] LYON G. Ultrastructural study of a nerve biopsy from a case of early infantile chronic neuropathy. Acta Neuropathol, 1969, 13 (2)：131-142.

[6] WU R, FU J, MENG L, et al. Homozygous splice-site mutation c.78＋5G＞A in PMP22 causes congenital hypomyelinating neuropathy. Neuropathology. 2019 Dec, 39 (6), 441-446.

[7] SEVILLA T, LUPO V, SIVERA R, et al. Congenital hypomyelinating neuropathy due to a novel MPZ mutation. J Peripher Nerv Syst, 2011, 16 (4)：347-52.

[8] SABBAGH S, ANTOUN S, MÉGARBANÉ A. CNTNAP1 Mutations and Their Clinical Presentations: New Case Report and Systematic Review. Case Rep Med, 2020, 2020：8795607.

[9] FUSCO C, SPAGNOLI C, SALERNO G G, et al. Charcot-Marie-Tooth disease with pyramidal features due to a new mutation of EGR2 gene. Acta Biomed, 2019, 90 (1)：104-107.

（吴 锐 袁 云）

第六节　腓骨肌萎缩症4D

腓骨肌萎缩症4D（Charcot-Marie-Tooth disease type 4D，CMT4D）也称为遗传性运动和感觉神经病Lom型，是一种伴有迟发性耳聋的脱髓鞘性神经病，约占基因明确诊断CMT的2.5%。其致病基因为位于8号染色体的N-myc下游调节基因1（N-myc downstream regulated gene 1，NDRG1）。1998年Kalaydjieva等通过对保加利亚、意大利的35位吉普赛患者的研究，总结了该病的临床、电生理及病理的特点，并将该病命名为遗传性运动感觉神经病Lom型。该病神经传导测试表现为脱髓鞘性改变，在儿童期出现神经传导速度减慢，大部分患者在15岁后肢体的神经传导无法测出，但可测出面神经和腋神经的神经传导速度的异常改变，听觉诱发电位显著异常。2000年确定致病基因为NDRG1基因的

7号外显子出现c.564C＞T纯合突变，进而产生终止密码子，导致148位精氨酸转录终止（p.R148X），并命名为CMT4D。

NDRG1蛋白作为细胞质和细胞核之间穿梭信号蛋白，广泛表达于多种组织，在细胞生长、分化中发挥作用。该蛋白在外周神经施万细胞中高度表达，介导神经轴突存活所需信号传递。NDRG1在少突胶质细胞和髓鞘中富集，在发育期髓鞘形成和铜唑嗪诱导成人胼胝体脱髓鞘后的再髓鞘形成过程中高表达，对维持少突胶质细胞形成髓鞘非常重要，因此基因突变也可能导致中枢神经系统的脱髓鞘。病理改变特点为周围神经的有髓神经纤维显著丢失，残存的有髓纤维髓鞘较薄，年轻患者可见个别有髓神经纤维的洋葱球样结构。无髓纤维相对保留。

【临床表现】

患者运动发育里程碑通常正常或轻微延迟，多在1～1.5岁会走路。儿童早期发病，平均发病年龄为6岁，主要表现为进行性发展的周围神经病和感音神经性耳聋。首发症状为双下肢远端萎缩无力造成的步态异常，随后几年出现双手萎缩无力，高足弓和爪形手常见。大部分患者在30岁之前出现听力下降、舌肌不同程度萎缩，四肢腱反射减弱或消失。少数患者可存在眼球震颤，瞳孔对光反射异常。可出现脊柱侧弯，一般20～50岁丧失行走及自理能力。少数患者病情较重，没有独立行走的能力。

一般没有感觉异常，没有膀胱和直肠等自主神经功能异常，个别患者可伴有脑白质病变。

【辅助检查】

该病主要的检查是周围神经传导速度以及听神经的电生理检查，其次是头颅磁共振检查和基因检查。

1. **电生理检查**

患者神经传导速度普遍一致减慢，伴有远端潜伏期延长，呈脱髓鞘性改变。10岁以内儿童患者的运动神经传导速度为20 m/s左右，大部分患者在15岁后无法测出神经传导的动作电位波形。纯音测听提示感音性耳聋，高频明显，少数患者为混合性耳聋。脑干听觉诱发电位的潜伏期延长。

2. **磁共振成像**

显示小脑、延髓和上颈髓轻度萎缩（图2-5）。

3. **基因检查**

已知 *NDRG1* 多种突变均可致病，其中纯合终止突变最常见，也有纯合错义变异的报道。

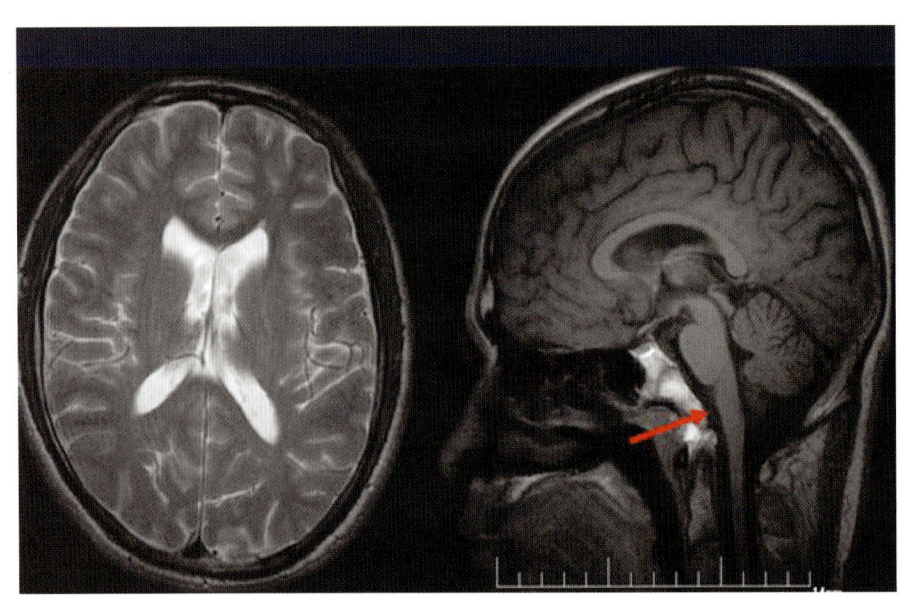

图2-5　大脑的侧脑室前角变钝，脑干和小脑萎缩

【诊断】

根据患者出现早发的长度依赖性周围神经病，疾病后期伴随听力下降，神经传导检查提示存在严重的传导速度减慢，比先天性髓鞘发育不良周围神经病轻，比CMT1A严重，应当考虑为早发的CMT类型，通过基因检查明确诊断。

【鉴别诊断】

该病发病较早，出现肢体无力表现，因此需要通过肌酸激酶检查排除先天性肌营养不良以及先天性肌病，也可以通过神经传导和重复神经电刺激检测排除先天性肌无力综合征。在进行了神经传导检测发现神经传导明显减慢之后，需要和其他早期发病的周围神经病进行鉴别，包括先天性髓鞘发育不良神经病、儿童慢性炎性多发性神经根神经病。

1. CMT1 的早发型

主要为 *NEFL* 基因突变相关的 CMT1F，患者的发病年龄从出生到成年不等，神经传导测定显示为脱髓鞘改变或不能引出动作电位波幅。最终的鉴别还是需要进行基因检查。

2. 隐性遗传 CMT4 型的不同亚型

见本章表 2-2 的疾病介绍，包括 *GDAP1* 基因相关的 CMT4A、*MTMR2* 基因相关的 CMT4B、*SH3TC2* 基因相关的 CMT4C、*EGR2* 基因相关的 CMT4E、*PRX* 基因相关的 CMT4F、*HK1* 基因相关的 CMT4G、*FGD4* 基因相关的 CMT4H、*FIG4* 基因相关的 CMT4J。多数患者都可以在幼年发病，不同亚型的临床表现和基因突变存在差异。

3. 儿童慢性炎性多发性神经根神经病

该病在儿童期亚急性或慢性发病，出现四肢近端和远端无力伴随感觉障碍；神经传导检查显示周围神经的运动神经传导速度减慢，伴有波形离散和传导阻滞等，不同神经之间存在明显差异，腓肠神经活检提示存在炎性脱髓鞘改变，且病变存在神经束间差异，这些特点不同于 CMT4D。

4. 其他伴随耳聋的周围神经病

见于多种遗传性周围神经病（表 2-4），脱髓鞘神经病包括 *EGR2* 基因相关的 CMT1D、*SH3TC2* 基因相关的 CMT4C、*NDRG1* 基因相关的 CMT4D、*PTRH2* 基因相关的儿童多系统疾病。轴索性运动感觉神经病伴随耳聋出现在 *TRPV4* 基因相关的 CMT2C、*NEFL* 基因相关的 CMT2E、*MPZ* 基因相关的 CMY2I、*AARS* 基因相关的 CMT2N、*AIFM1* 基因相关的 CMTX4、*PRPS1* 基因相关的 CMTX5 以及 *MYH14* 基因相关的远端遗传性运动神经病。

表 2-4　儿童遗传性周围神经病伴随耳聋

疾病	遗传方式	基因	临床表现
CMT1D	AD	*EGR2*	多于儿童或成年后期发病，缓慢进展的四肢远端无力和肌萎缩，严重患者可以出现复视、耳聋等脑神经受损表现
CMT4C	AR	*SH3TC2*	在不同年龄发病，长度依赖性周围神经病，伴随脊柱侧凸和（或）听力丧失。
CMT4D	AR	*NDRG1*	10 岁前出现四肢远端为主的无力和感觉减退，伴随舌肌萎缩和耳聋
中间型 CMTE	AR	*INF2*	青少年发病，感觉运动神经病，伴耳聋和肾病
婴儿多系统疾病	AR	*PTRH2*	婴儿发病，出现脱髓鞘性神经病，伴随耳聋、生长迟缓、共济失调、踝关节挛缩，面部变形伴眼间距过大、外斜视、上唇薄，一些人的手指和脚趾畸形
CMT2C	AD	*TRPV4*	多于 25 岁前起病，出现肢体远端的无力和肌萎缩，伴有声带麻痹、膈肌无力、耳聋、膀胱急迫症
CMT2E/1F	AD	*NEFL*	儿童发病，感觉运动神经病，伴耳聋，共济失调
CMT2N	AD	*AARS*	儿童至成年发病，感觉运动神经病，伴耳聋
CMT2I/J	AD	*MPZ*	成年发病，感觉运动神经病，伴耳聋和咳嗽
CMTX4	X	*AIFM1*	儿童发病，出现轴索性周围神经病加耳聋和智力障碍
CMTX5	X	*PRPS1*	男性儿童期出现运动感觉神经病加耳聋和视神经萎缩，女性症状轻微
dHMN	AD	*MYH14*	儿童发病，远端运动神经病，伴耳聋

AR，常染色体隐性遗传；AD，常染色体显性遗传；X，X 连锁遗传

【治疗】

该病以多学科综合治疗为主，团队的组成包括神经科医生、理疗师、整形外科医生和耳科医师，针对不同症状进行管理，如足部矫形改善患者行走、长期的肢体康复训练有助于维持患者的行走能力等。

【病例摘要】

患者，男性，21 岁，行走无力 13 年。

患者 6 岁时出现走路易摔跤。约 7 岁时不能跑步，写字时双手抖。13 岁发现双足内翻，走路困难。14 岁发现双手肌肉萎缩，精细动作较差。17 岁时出

现声音嘶哑及双耳听力下降，行"双足矫形术"。19岁丧失行走能力。否认家族史，父母非近亲结婚。体格检查：高弓足。神志清楚，轻度构音障碍，双耳听力下降，舌肌轻度萎缩。四肢近端肌力4级，双手伸和屈指肌力2级，双足背伸和跖屈肌力1级，双手骨间肌、鱼际肌萎缩、双侧腓肠肌、胫骨前肌萎缩，四肢肌张力低。双侧髋关节以远音叉振动觉减退，双膝关节以远针刺觉减退，四肢腱反射消失。神经传导检查显示运动和感觉神经动作电位波幅不能引出。定位诊断：周围神经，感觉和运动神经；定性诊断：遗传性周围神经病可能性大，基因检查显示 *NDRG1* 纯合突变，确定为CMT4D。病例详细资料见二维码数字资源2-6。

数字资源 2-6

（陈　彬）

【参考文献】

[1] KALAYDJIEVA L, HALLMAYER J, CHANDLER D, et al. Gene mapping in Gypsies identifies a novel demyelinating neuropathy on chromosome 8q24. Nat Genet, 1996, 14（2）：214-217.

[2] KALAYDJIEVA L, NIKOLOVA A, TURNEV I, et al. Hereditary motor and sensory neuropathy--Lom, a novel demyelinating neuropathy associated with deafness in gypsies. Clinical, electrophysiological and nerve biopsy findings. Brain, 1998, 121（Pt 3）：399-408.

[3] KALAYDJIEVA L, GRESHAM D, GOODING R, et al. N-myc downstream-regulated gene 1 is mutated in hereditary motor and sensory neuropathy-Lom. Am J Hum Genet, 2000, 67（1）：47-58.

[4] CHEN B, NIU S, CHEN N, et al. A novel homozygous NDRG1 mutation in a Chinese patient with Charcot-Marie-Tooth disease 4D. J Clin Neurosci, 2018, 53：231-234.

[5] LI L X, LIU G L, LIU Z J, et al. Identification and functional characterization of two missense mutations in NDRG1 associated with Charcot-Marie-Tooth disease type 4D. Hum Mutat, 2017, 38（11）：1569-1578.

[6] PISCOSQUITO G, MAGRI S, SAVERI P, et al. A novel NDRG1 mutation in a non-Romani patient with CMT4D/HMSN-Lom. J Peripher Nerv Syst, 2017, 22（1）：47-50.

[7] ŠAFKA BROŽKOVÁ D, PAULASOVÁ SCHWABOVÁ J, NEUPAUEROVÁ J, et al. HMSN Lom in 12 Czech patients, with one unusual case due to uniparental isodisomy of chromosome 8. J Hum Genet, 2017, 62（3）：431-435.

第七节　遗传性压迫易感性神经病

遗传性压迫易感性神经病（hereditary neuropathy with liability to pressure palsies，HNPP）为周围神经髓鞘蛋白22（peripheral myelin protein 22，*PMP22*）基因突变导致的常染色体显性遗传性周围神经病，又称腊肠样神经病、家族性复发性多神经病，是最常见的复发性无痛性局灶性感觉运动神经病，患病率为（7～16）/10万。

该病于1947年由Koehler P J首先报道，1993年Chance等研究发现其基因定位于17p11.2，编码人类PMP22，约85%的HNPP患者存在该基因大片段的缺失，另有一小部分（约15%）的HNPP为 *PMP22* 基因点突变所致，散发性HNPP病例可能是由于减数分裂过程中父系起源不平等杂交导致的新发突变。特征性病理改变为周围神经的有髓神经纤维数量减少不明显，但出现腊肠样改变，位于郎飞结旁的髓鞘局灶性增厚，电镜下见轴索结构正常，而髓鞘板层的层厚增加，间隔以正常的髓鞘区域，撕单根神经的方法或神经的纵切面可以看到有髓神经纤维，形成腊肠样结构（图2-6）。

【临床表现】

患者多于20～30岁发病，亦有新生儿发病或超过80岁的病例报道。男性患者的症状似乎比女性更常见。儿童期或青少年期发病者的临床表现与成年患者无明显差异，以反复发作的、局灶性单神经病为典型特征。85%患者的首发症状为急性无痛性肢体麻木无

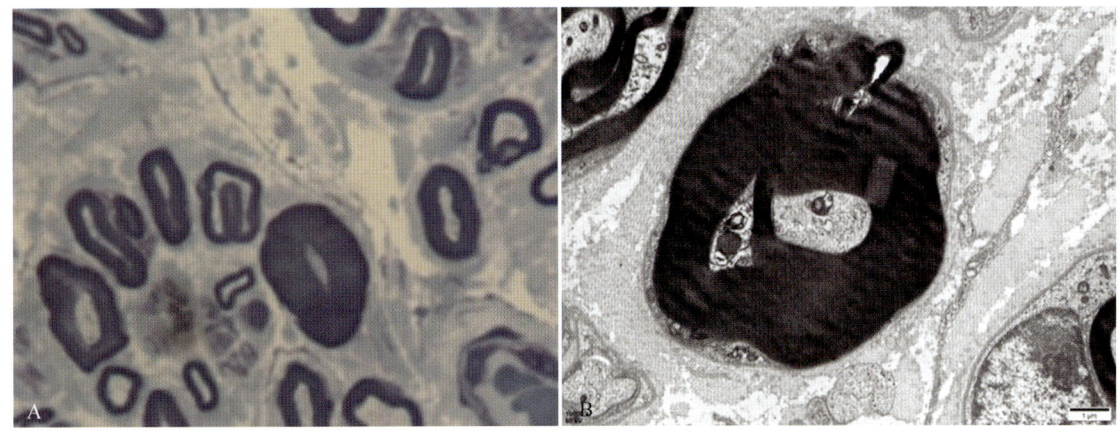

图 2-6　A. 个别有髓神经纤维的髓鞘明显增厚（半薄切片甲苯胺蓝染色）；B. 电镜下可见有髓神经纤维的髓鞘明显增粗

力，表现为周围神经受到轻微的牵拉、压迫、外伤或没有明确的诱因下出现该神经支配区域的麻木、肌无力、肌萎缩和腱反射减弱，约75%的患者会有持续性疼痛。最常受累的神经是那些容易受创伤和卡压部位的神经，特别是臂丛神经、腋神经、正中神经、桡神经、尺神经及下肢的腓总神经。神经受损发生频率依次为腓总神经（36%）、尺神经（28%）、臂丛（20%）、桡神经（13%）、正中神经（11%）。急性单神经病的症状可能会在几天或几周内消失，约有50%的患者会遗留持续性的神经缺损症状。偶见高弓足。

少数患者具有非典型表现，如腕管综合征、臂丛神经病、对称性长度依赖性神经病、进行性肌萎缩、坐骨神经病以及肌肉痉挛，个别患者出现下背痛和慢性炎性脱髓鞘性多发性神经根神经病样表现。脑神经较少受累，个别患者出现喉返神经和膈神经麻痹，表现为吞咽困难、声音嘶哑、轻度呼吸困难。伴发中枢神经系统脱髓鞘也有报道，一般没有自主神经损害的表现。

【辅助检查】

该病的辅助检查主要是周围神经传导速度、周围神经超声检查、基因检查。基于鉴别诊断，还需要进行周围神经抗体检查和血管炎的相关免疫学检查。

1. 神经电生理检查

需测定至少两个神经卡压部位的运动传导，尤其是肘部的尺神经，并测定腓肠神经的感觉传导。神经传导测定的典型表现为多灶性周围神经嵌压部位传导速度明显减慢，运动神经其他节段传导速度仅轻度减慢，感觉神经则呈显著的弥漫性远端传导速度减慢，无症状患者也有这些改变。电生理诊断标准见表2-5。

表 2-5　神经电生理诊断标准

（1）	双侧正中神经远端潜伏期延长，伴正中神经掌腕段神经传导速度减慢
（2）	至少一根腓总神经远端潜伏期延长或运动神经传导速度减慢
（3）	肘部的尺神经运动神经传导速度减慢
（4）	下肢神经运动神经传导速度轻度减慢
（5）	上肢感觉神经动作电位波幅降低

2. 影像学检查

高分辨率超声检查可见多灶性神经横截面积增加，尤其是在常见的神经卡压部位（如手腕、肘部和腓骨小头处），但也可在易卡压以外部位。肘部尺神经的横截面积高于腕部尺神经的横截面积，腕关节正中神经的横截面积大于肘部，踝关节胫神经的横截面积较大。磁共振成像可见尺神经和腓总神经的不对称肿胀和单个束的强化，以及神经直径的增加。个别患者的头颅MRI显示额叶散在脱髓鞘。

3. 基因分析

可采用多重连接探针扩增技术（MLPA）方法检测*PMP22*基因大片段缺失突变，PCR结合Sanger测序行*PMP22*基因点突变检测。*PMP22*缺失是目前HNPP患者的主要遗传改变。如果对缺失的初步调查为阴性，则必须考虑其他疾病。在80%～90%的HNPP病例中发现典型的缺失，其余大多数与基因内*PMP22*突变有关。

【诊断】

依据患者轻微牵拉或挤压后出现的无痛性单神经性感觉运动障碍，神经电生理检查发现卡压部位的传导异常，伴随正中和腓总神经远端运动潜伏期延长，提示存在 HNPP 的可能性。下列情况时应考虑 HNPP：①脱髓鞘性神经病伴腕管综合征；②除正中神经外的一根运动神经传导异常（肘部尺神经传导速度、尺神经复合肌肉动作电位远端潜伏期、腓总神经传导速度）；③腓肠神经或桡神经感觉神经在非卡压部位传导异常。结合基因分析可明确诊断。

儿童期或青少年期发病患者的神经电生理表现有所不同，远端运动潜伏期延长，以及双侧腕管和其他部位的节段性脱髓鞘可并不明显，采用成年 HNPP 患者的典型神经电生理学特征并不能有效识别此类患者。15 岁以前发病者神经电生理异常表现与成人不同，前述的 HNPP 电生理诊断标准仅适用于 15 岁以上患者。

诊断明确后需要常规定期进行神经系统检查，重点是肌肉萎缩、肌力、感觉丧失和神经病理性疼痛；粗大运动和精细运动技能以及日常生活活动的物理和职业治疗评估；注意检查足部是否有压疮、鞋子是否合脚。

【鉴别诊断】

HNPP 是最不像遗传性周围神经病的遗传病，其临床表现主要为急性非对称性肢体无力和麻木症状，神经传导检查提示为多发脱髓鞘神经病的改变特点，和前面介绍的各种脱髓鞘神经病的临床表现均不同，周围神经脱髓鞘改变特点排除了以轴索损害为主的血管炎神经疾病、冷球蛋白血症神经病以及莱姆病神经病，在此基础上主要与几个获得性非对称性脱髓鞘神经病进行鉴别，包括 Lewis-Sumner 综合征、多灶性运动神经病。

1. Lewis-Sumner 综合征

40～50 岁发病，出现不对称的肢体无力，远端重于近端，上肢重于下肢。神经传导检查可见传导速度慢、传导阻滞、波形弥散。远端运动和感觉潜伏期延长，一条或多条运动神经 F 波延迟或缺失。

2. 多灶性运动神经病

任何年龄发病，表现为疼痛、不对称和运动性周围神经病变，随着进展而变得对称，脱髓鞘特征出现在多个神经，存在运动传导阻滞，感觉神经动作电位正常。

【治疗】

HNPP 管理的重点是防止长时间的活动和特定姿势对周围神经造成拉伸或压迫损伤，应该避免可能引起压力性损伤的活动，包括长时间交叉双腿坐、手腕的重复运动、长时间肘部屈曲等。不要进行需要手腕重复运动的职业、快速减肥，也不要使用有神经毒性的药物，如长春新碱。

对足下垂、腕管综合征、尺神经卡压、神经病理性疼痛，以及永久性感觉丧失的主要治疗方法为对症处理。足下垂或腕管综合征患者可以使用踝-足矫形器或腕夹板进行临时支撑；若是永久性足下垂，则需要长期使用踝-足矫形器或行肌腱矫形手术改善功能。腕管综合征或尺骨压迫减压手术对 HNPP 患者的作用尚未确定。肘部或膝盖处的保护垫可以避免潜在的神经压迫损伤。对于神经痛，可予抗神经病理性疼痛药物。

【病例摘要】

患者，男性，14 岁，右手麻木无力 50 天。

患者约 50 天前无明显诱因出现右手麻木感，以右侧小指及无名指明显，伴右手手指无力、活动受限，五指并拢不严，精细动作难以完成，右手肌肉萎缩，左手及双下肢活动无明显异常。体格检查：右手尺侧两指及手背针刺觉减退。右手骨间肌、大小鱼际肌萎缩，右手手指分开和并拢力量 4 级，拇指内收肌力 4 级，不能对指。无名指和小指末节屈曲不能。肢体其他部位的肌力 5 级。双上肢腱反射正常引出，双下肢腱反射亢进，病理征未引出。神经传导测试提示四肢神经远端潜伏期延长，尺神经、腓总神经和胫神经在卡压部位出现运动传导速度减慢。定位诊断：多发性单神经损害；定性诊断：压迫易感神经病可能性大。基因检查发现为 PMP22 基因大片段缺失，证实为压迫易感神经病。病例详细资料见二维码数字资源 2-7。

数字资源 2-7

（栾兴华　袁云）

【参考文献】

[1] ATTARIAN S, FATEHI F, RAJABALLY Y A, et al. Hereditary neuropathy with liability to pressure palsies. J

Neurol, 2020, 267 (8): 2198-2206.

[2] PRIDMORE M, CASTORO R, MCCOLLUM M S, et al. Length-dependent MRI of hereditary neuropathy with liability to pressure palsies. Ann Clin Transl Neurol, 2020, 7 (1): 15-25.

[3] CHEN B, NIU S, WANG X, et al. Clinical, electrophysiological, genetic, and imaging features of six Chinese Han patients with hereditary neuropathy with liability to pressure palsies (HNPP). J Clin Neurosci, 2018, 48: 133-137.

[4] BEALES D, FARY R, LITTLE C, et al. Characterisation of pain in people with hereditary neuropathy with liability to pressure palsy. J Neurol, 2017, 264 (12): 2464-2471.

[5] TAKAHASHI S, CHUM M, KIMPINSKI K. Electrodiagnostic Characterization of Hereditary Neuropathy With Liability to Pressure Palsies. J Clin Neuromuscul Dis, 2017, 18 (3): 119-124.

[6] PADUA L, CORACI D, LUCCHETTA M, et al. Different nerve ultrasound patterns in charcot-marie-tooth types and hereditary neuropathy with liability to pressure palsies. Muscle Nerve, 2018, 57 (1): E18-E23.

[7] HARADA Y, PUWANANT A, HERRMANN D N. Hereditary Neuropathy With Liability to Pressure Palsies: Diverse Phenotypes in Childhood. J Clin Neuromuscul Dis, 2016, 18 (2): 79-83.

本章总结

CMT1隐匿发病和非常缓慢的发展是这类疾病的临床特点。不同类型患者尽管发病年龄存在明显差异，但都出现长度依赖性周围神经病，通过神经传导测定提示脱髓鞘型神经病，结合患者的临床特点排除其他获得性髓鞘性神经病，考虑到CMT1的可能性，各亚型之间的临床表现，在发病率、发病时间和发病速度方面均存在差异，通过基因检查可以确定诊断。

尽管基因检查在该类疾病的诊断发挥重要的作用，但基因检查有时发现的结果经常是意义未明，因此需要通过临床和电生理检查和中间型CMT进行鉴别，中间型CMT是介于CMT1和CMT2之间的类型，其各个亚型存在哪些特点以及如何和CMT1的各个亚型鉴别，详见第三章中间型运动感觉神经病的介绍。

第三章 遗传性中间型运动感觉神经病

腓骨肌萎缩症（Charcot-Marie-Tooth disease，CMT）依据正中神经运动传导速度分为髓鞘性CMT、轴索性CMT和中间型CMT。多种基因突变可以导致中间型CMT（表3-1），中间型CMT具有以下特征：① 典型的CMT临床表现；②正中神经的运动神经传导速度为25～45 m/s；③远端运动潜伏期延长，平均（5.0±1.3）ms；④平均复合肌肉动作电位波幅为4.6 mV；⑤神经活检显示轴索变性、有髓神经纤维再生簇、大直径神经纤维丢失以及比CMT1更少片层的早期洋葱球结构。

表 3-1 中间型 CMT 分类和临床特点

疾病	基因	遗传	临床特点
CMTX1	GJB1	X连锁	青少年发病，远端无力、震颤，短暂脑病
DRP2病	DRP2	X连锁	青少年到成年发病，远端麻木无力
DI-CMTA	GBF1	AD	青少年发病，远端麻木无力
DI-CMTB	DNM2	AD	青少年发病，远端麻木无力，震颤
DI-CMTC	YARS	AD	青少年到成年发病，远端麻木无力
DI-CMTD	MPZ	AD	青少年发病，远端麻木无力
DI-CMTE	INF2	AD	青少年发病，远端麻木无力，痉挛、蛋白尿
DI-CMTF	GNB4	AD	儿童到老年发病，远端麻木无力
DI-CMTG	NEFL	AD	同CMT1F
DI-CMT	EBP50	AD	成年发病，远端麻木无力
RI-CMTA	GDAP1	AR	儿童早期发病，远端麻木无力
RI-CMTB	KARS	AR	远端麻木无力，发育延迟，听神经瘤
RI-CMTC	PLEKHG5	AR	青少年到成年发病，远端麻木无力
RI-CMTD	COX6M	AR	儿童发病，远端麻木无力

AD，常染色体显性遗传；AR，常染色体隐性遗传。

X连锁中间型CMT包括最常见的GJB1基因相关CMT和DRP2基因相关CMT。常染色体显性遗传中间型CMT包括6种不同类型，分别涉及DNM2、YARS、MPZ、INF2和GNB4基因。常染色体隐性中间型CMT包括四种类型，分别涉及GDAP1、KARS、PLEKHG5和COX6A1基因。由于一个基因突变可以导致多种临床表型，中间型CMT是有些基因谱系疾病之一，MPZ基因突变导致的显性中间型CMTD分别在第一章和第二章中介绍，NEFL基因突变导致的显性中间型CMT和GDAP1基因突变导致的隐性中间型CMTA在第二章予以介绍。本章重点介绍GJB1基因突变导致的X连锁遗传CMTX1、INF2基因突变导致的显性中间型CMTE以及PLEKHG5基因突变导致的隐性中间型CMTC。

中间型CMT的诊断思路和其他类型的CMT一样，患者出现的长度依赖性周围神经病的临床表现，无论是否伴随其他系统的损害，都需要通过神经传导测定检查正中神经和尺神经的神经传导速度，确定是否为中间型周围神经病，患者的非周围神经症状对于中间型CMT的亚型诊断具有重要的提示意义。最后进行基因检查即可以确定诊断。

第一节 X连锁运动感觉神经病1型

X连锁腓骨肌萎缩症1型（X-linked Charcot-Marie-Tooth disease type 1，CMTX1）是编码髓鞘缝隙连接蛋白32的缝隙连接B1基因（gap-junction beta-1，*GJB1*）基因突变导致的一种中间型CMT，约占CMTX的90%，是继CMT1A之后的第二个最常见的CMT基因型。迄今为止已鉴定出400多种不同的*GJB1*基因突变，大多数为错义突变，其他包括无义、移码突变等，非编码区突变亦有报道。

髓鞘缝隙连接蛋白32是一种分布于周围神经施万细胞和中枢神经少突胶质细胞的髓鞘缝隙连接蛋白，对维持细胞内环境的稳定、信号传导及细胞的增殖和凋亡均起重要作用。*GJB1*基因突变导致髓鞘缝隙连接蛋白32正常功能丧失和（或）获得毒性功能，引起髓鞘功能改变和髓鞘-轴索间相互作用异常，导致周围神经病变，少数患者也可合并可逆性脑白质病变。周围神经的病理改变特点是有髓神经纤维密度减少，出现薄髓鞘的有髓神经纤维以及有髓神经纤维的洋葱球样结构，也可以看到有髓神经纤维的再生簇，提示髓鞘和轴索同时存在病变（图3-1）。单个神经纤维和纵向半薄切片可见郎飞结的结旁区出现脱髓鞘，郎飞结间隙增宽，结间段的髓鞘脱失/髓鞘再生程度较轻。肌肉活检显示为神经源性肌萎缩。

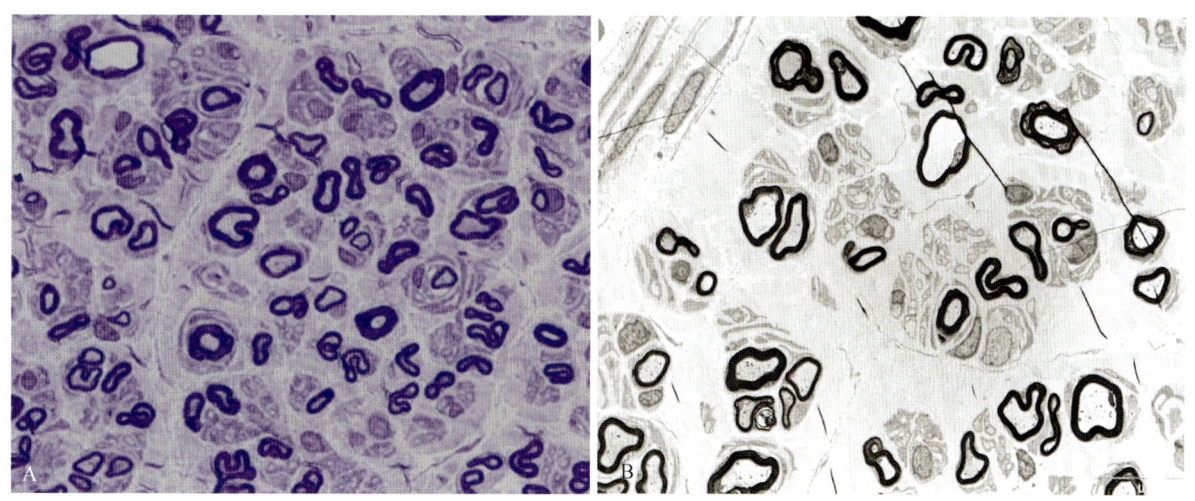

图 3-1 周围神经混合型损害。A. 薄髓鞘神经纤维和有髓神经纤维洋葱球样结构；B. 薄髓鞘神经纤维和再生簇

【临床表现】

所有患者出现长度依赖性周围神经病，在个别患者伴随出现脑部损害表现。

1. 周围神经病

发病年龄多在20岁前，平均发病年龄为（21.56±17.63）岁，29.7%患者在10岁之前出现症状，只有9.4%的患者在30岁之后出现症状。女性由于髓鞘化施万细胞的X染色体失活也可以发病，平均发病年龄35.53±23.72岁，约2/3的女性为症状轻微且不进展表型，1/3的女性具有随年龄增长而加重的中度严重表型，还有一小部分女性无临床症状。和其他多种性连锁疾病类似，男性发病比较严重，年龄和疾病严重程度之间有很强的相关性。主要临床表现为缓慢进展的对称性肢体远端肌无力与肌萎缩，由下肢开始，逐渐发展到上肢，小腿肌肉萎缩形成典型的"鹤腿"样外观，伴有肢体远端轻度的感觉障碍和腱反射减弱或消失，大多数患者存在足跟行走困难，呈跨阈步态，还可出现垂足、高弓足、足趾呈屈曲状畸形及爪形手。

2. 中枢神经系统损害

约22.7%的患者伴有中枢神经系统损害，绝大多数（95.7%）为男性患者，表现为运动发育迟缓、感音神经性耳聋、震颤、反复发作的中枢神经系统功能障碍，也可以是患者的首发症状。短暂性中枢神经系统功能障碍表现为构音障碍、偏侧肢体无力、麻木等，也可以表现为吞咽困难、四肢轻瘫或完全瘫痪、共济失调、运动性失语、复视、眩晕和呼吸困难，其中一些表现为急性播散性脑脊髓膜炎样发作或脑卒中样表现，发作性症状的持续时间从几分钟到 6 个月不等。个别患者出现持续性中枢神经系统受累。最常见的诱发因素是感染或发热、高原旅行和剧烈运动。

【辅助检查】

1. 脑脊液检查

少数出现脑病的患者，其脑脊液可见蛋白增加，细胞数不增加。

2. 神经传导速度检测

可以发现原发性轴索性神经病伴脱髓鞘特征。男性的运动和感觉神经生理学参数下降更严重，男性患者正中神经或尺神经的神经传导速度为 30～40 m/s，女性为 30～50 m/s。正中神经和尺神经的复合肌肉动作电位和感觉神经动作电位的波幅均降低，年龄较大的男性正中神经和尺神经运动神经符合肌肉动作电位的波幅受影响更严重。

3. 影像学检查

出现脑病的患者 MRI 通常显示双侧深部白质和胼胝体的 T2/FLAIR/DWI 信号增加，在大脑后部区域更为明显，皮质下 U 型纤维通常保留。胼胝体异常主要出现在膝部，异常 MRI 信号具有可逆性，T2/FLAIR 异常信号的恢复时间晚于临床症状，或长期存在。周围神经超声检查提示没有明显的神经增粗，和 CMT1A 有明显的差异。

4. 基因分析

CMTX1 的最终诊断依赖于 *GJB1* 基因的测序。由于 CMTX1 的表型广泛，且与其他形式的 CMT 重叠，对出现周围神经病的患者可以采取二代基因测序方法。那些中风样发作且未考虑 CMTX1 诊断的患者更可能通过全基因组学方法进行检查。目前发现 *GJB1* 基因大约有 400 多个不同形式的突变和该病的发病有关，其中 *GJB1* 基因编码区的突变与发作性脑白质损害有关。

【诊断】

青少年隐匿起病，出现慢性进行性发展的肢体远端无力和萎缩，伴有末梢型感觉障碍和高弓足，应当考虑到遗传性周围神经病，而神经传导提示中间型 CMT，就需要考虑发病率最高的 CMTX1，如果伴随出现发作性脑病更提示该病的可能，选择进行基因检测以明确诊断。

【鉴别诊断】

1. 周围神经病鉴别

青少年期发病的周围神经病，当进行了神经传导测定确定存在周围神经脱髓鞘伴随轴索损害后，CMTX1 的鉴别诊断主要包括慢性炎性脱髓鞘性多发性神经根神经病、髓鞘性 CMT、中间型 CMT 其他类型。

（1）慢性炎性脱髓鞘性多发性神经根神经病，儿童或青少年起病，出现慢性进展的下肢为主的运动感觉神经病，脑脊液检查可以发现蛋白增加，腰骶神经根 MRI 检查以及周围神经超声检查可以发现神经增粗，神经传导检测可以发现周围神经非对称性的传导速度减慢的特点不同于 CMTX1。

（2）CMT1 和 CMT4 各个类型，上一章介绍的 CMT1 各个亚型除压迫易感神经病之外都具有长度依赖性神经病的特点，CMT4 也和 CMT1 类似，临床表现更为严重，都可以儿童早期发病，患者更容易出现早发疾病、足部畸形和腱反射消失。也可以出现脑白质的损害，但电生理检查显示周围神经的传导速度下降明显，复合肌肉动作电位波幅下降不明显，具有髓鞘性周围神经病的特点，神经超声检查可以发现周围神经明显增粗而不同于 CMTX1。

（3）中间型 CMT 其他类型，包括表 3-1 所列到所有中间型 CMT，在不同年龄出现肢体远端的无力和萎缩，同时可以伴随其他脏器损害，有些类型发展迅速。神经传导测定提示中间型损害特点，其鉴别主要依靠基因检查。

2. 周围神经病合并中枢神经系统损害

周围神经病伴脑损害见于第五章表 5-1 所列的多种遗传性疾病。对于合并中枢神经系统损害的 CMTX1 的鉴别主要包括急性间歇性卟啉病伴随可逆性后部白质脑病综合征、神经细胞核内包涵体病和中枢重叠周围神经脱髓鞘病。

（1）显性中间型 CMTE，儿童或青少年发病，出现运动感觉神经病的临床表现，伴随一过性脑病表现、感音神经性耳聋、颅脑 MRI 脑白质高信号，患者出现明显的肾损害不同于 CMTX1，基因检测发现 *INF2* 致病性变异可以明确诊断。

（2）急性间歇性卟啉病伴随可逆性后部白质脑病综合征，儿童或青少年发病，腹痛、神经精神障碍和周围神经病变是该病的典型表现,不同于CMTX1。个别患者在发病期间出现可逆性后部白质脑病综合征,出现腹痛不同于CMTX1,基因检查可以发现 HMBS 基因移码缺失。

(3)神经细胞核内包涵体病,成年发病,患者出现发作性脑病,伴随四肢远端的无力和感觉障碍以及突出的自主神经功能障碍,头部 MRI 检查在部分患者可以发现皮层下的飘带征,神经电生理检查提示髓鞘损害为主的周围神经病;对这些患者的皮肤及神经活检发现 p62 阳性的嗜酸性核内包涵体可以提示本病。

(4)中枢重叠周围神经脱髓鞘病,可以在任何年龄发病,主要表现为肢体麻木、无力,可以伴随脑神经受累和腱反射亢进,周围神经传导速度出现减慢,MRI 可见病灶分布不同于 CMTX1,可见于皮层下、脑室周围、幕下病变、脊髓长 T2 信号病灶。免疫学检查在部分患者可以发现 NF-155 抗体升高。

【治疗】

患者的多学科团队包括神经病学家、理疗师、整形外科医生。诊断明确后由神经科医生进行定期的临床检查,以评估周围神经和脑病的进展。应避免导致周围神经病加重的因素,包括肥胖,避免已知导致神经损伤的药物,特别是长春新碱、异烟肼、呋喃妥因,不要饮酒。由于 GJB1 突变引起的短暂性白质脑病并非炎性病变,没有必要使用免疫抑制剂或丙种球蛋白治疗。

周围神经病的对症处理措施可以极大地改善患者的肢体功能和生活质量,例如物理疗法、矫形器和矫形外科手术。物理治疗和适度的活动有利于保持肢体的力量和灵活性。踝足矫形器有助于控制足下垂和脚踝不稳定,改善身体功能,减少疼痛。肢体和椎骨畸形的患者可予矫形手术,如软组织手术、关节固定术、肌腱延长或移位等。穿着合适的鞋子、修剪趾甲、保持手脚温暖、日常活动不负重、避免摔倒以及心理支持和疏导也可以提高患者的生活质量。

【病例摘要】

患者,女性,35岁。双手无力3年。

患者3年前无明显原因出现双手无力,表现为拧瓶盖费力。半年前发现双手肌肉较前明显萎缩,伴无力加重,未给予特别重视,自觉病情进行性发展,自觉双脚肌肉逐渐萎缩。体格检查:四肢末端针刺觉呈手套、袜套样减退。双手骨间肌和大小鱼际肌萎缩。四肢近端肌力5级,四肢远端肌力4+级。四肢腱反射未引出。患者父亲查体:双手骨间肌、大小鱼际肌萎缩,四肢腱反射未引出,双侧弓形足。神经传导测试显示周围神经的运动神经和感觉神经传导速度不同程度减慢,伴随运动神经复合肌肉动作电位和感觉神经动作电位波幅下降,F波潜伏期延长。定位诊断:周围神经的感觉和运动神经,髓鞘和轴索;定性诊断:遗传性运动感觉神经病,经基因检查明确 CMTX1 的诊断。病例详细资料见二维码数字资源 3-1。

数字资源 3-1

(栾兴华 袁 云)

【参考文献】

[1] TIAN D, ZHAO Y, ZHU R, et al. Systematic review of CMTX1 patients with episodic neurological dysfunction. Ann Clin Transl Neurol, 2021, 8(1): 213-223.

[2] PANOSYAN F B, LAURA M, ROSSOR A M, et al. Cross-sectional analysis of a large cohort with X-linked Charcot-Marie-Tooth disease(CMTX1). Neurology, 2017, 89(9): 927-935.

[3] HONG Y B, PARK J M, YU J S, et al. Clinical characterization and genetic analysis of Korean patients with X-linked Charcot-Marie-Tooth disease type 1. J Peripher Nerv Syst, 2017, 22(3): 172-181.

[4] HARDY D I, LICHT D J, Vossough A, et al. X-linked Charcot-Marie-Tooth Disease Presenting with Stuttering Stroke-like Symptoms. Neuropediatrics, 2019, 50(5): 304-307.

[5] YANG Q, XIAO X, YUAN Z, et al. Expansion of the phenotypic spectrum of X-linked Charcot-Marie-Tooth(CMT)disease. J Clin Neurosci, 2020, 73: 311-313.

[6] YUAN J H, SAKIYAMA Y, HASHIGUCHI A, et al. Genetic and phenotypic profile of 112 patients with X-linked Charcot-Marie-Tooth disease type 1. Eur J Neurol, 2018, 25(12): 1454-1461.

[7] 栾兴华,郑日亮,陈彬,等. 儿童慢性炎症性脱鞘性多

神经病的临床和病理改变特点. 中国神经精神疾病杂志, 2008, 34 (12): 715-719.
[8] LIANG Y, LIU J, CHENG D, et al. Recurrent episodes of reversible posterior leukoencephalopathy in three Chinese families with GJB1 mutations in X-linked Charcot-Marie-tooth type 1 disease: cases report. BMC Neurol, 2019, 19 (1): 325.
[9] MCKINNEY J L, DE LOS REYES E C, LO W D, et al. Recurrent central nervous system white matter changes in charcot-Marie-tooth type X disease. Muscle Nerve, 2014, 49 (3): 451-454.
[10] LU Y Y, LYU H, JIN S Q, et al. Clinical and Genetic Features of Chinese X-linked Charcot-Marie-Tooth Type 1 Disease. Chin Med J, 2017, 130 (9): 1049-1054.
[11] WANG Y Q, CHEN H, ZHUANG W P, et al. The clinical features of combined central and peripheral demyelination in Chinese patients. J Neuroimmunol, 2018, 317: 32-36.

第二节　PLEKHG5 基因相关遗传性周围神经病

Pleckstrin 同源结构域的家族 G 成员 5（Pleckstrin homology domain containing family G member 5, PLEKHG5）可以导致 2 种遗传性周围神经病，分别是脊髓性肌萎缩症Ⅳ或下运动神经元病以及中间型腓骨肌萎缩症 C 型（Recessive intermediate Charcot-Marie-Tooth disease type C, RI-CMTC）。两者都为常染色体隐性遗传模式。

PLEKHG5 编码运动神经元中特异表达的鸟嘌呤交换因子，该因子也在周围神经的施万细胞中表达，在 RhoA 信号通路的激活和调节中发挥作用，从而控制神经元和施万细胞的细胞分化并维持稳定的细胞-细胞接触。此外，PLEKHG5 也参与到脑细胞的极性迁移，是核因子 κB（nuclear factor κB, NF-κB）激活基因，在激活 RhoA 交换因子和 NF-κB 信号通路中发挥作用，还可作为 Rab26 鸟嘌呤交换因子调节运动神经元轴突末端突触小泡的自噬。也在巨噬细胞和破骨细胞中表达，影响巨噬细胞和破骨细胞的细胞极性迁移、黏附和降解等活动。NF-κB 转导途径的功能丧失和 PLEKHG5 突变体的聚集可能导致神经毒性，出现迟发性周围神经病疾病。

病理检查可见 RI-CMTC 患者的周围神经出现不同直径有髓神经纤维缺失，伴随轴索萎缩、髓鞘局灶性折叠和神经内膜中胶原纤维增加（图 3-2），g 比值＞0.7（髓鞘异常薄）占有髓神经纤维的 10%，g 比值＜0.4（髓鞘异常厚）占 1.7%。有髓神经纤维的再生簇较为少见。而脊髓性肌萎缩或下运动神经元病的周围神经有髓神经纤维丢失不明显，但存在有髓神经纤维的髓鞘折叠现象，可见轴索内独立髓鞘环、髓鞘偏心性增厚、髓鞘内折叠等现象。肌肉活检可见神经源性肌萎缩。

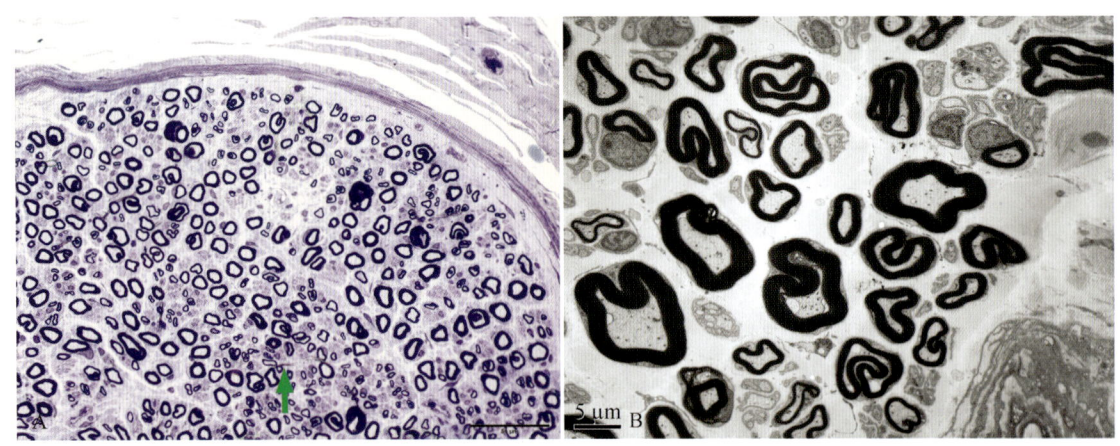

图 3-2　A. 半薄切片偏心性局灶性髓鞘增厚（长箭头）和髓鞘内折叠（短箭头）；B. 电子显微镜示有髓纤维的髓鞘内折。比例尺：A. 50 μm，B. 5 μm

【临床表现】

1. RI-CMTC

一般在 20 岁后发病，早期的运动发育没有延迟，隐匿发病，开始时下肢远端肌肉无力，出现频繁的跌倒，行走有跨域步态，神经系统检查显示双侧远端肌肉无力和萎缩，下肢重于上肢，四肢远端对针刺、触摸、位置和振动的敏感性降低。振动觉和关节位置觉下降更为明显，膝关节和踝关节反射不能引出。伴随出现高弓足，数年后出现翼状肩胛，需要搀扶行走。

2. 脊髓性肌萎缩

在儿童期隐匿发病，出现进行性对称性近端和远端肢体肌无力、萎缩，伴随翼状肩胛、髋关节和肘关节挛缩，没有感觉障碍，我们的患者表现为近端肌无力，如脊髓性肌萎缩。十几岁丧失行走能力，伴随呼吸麻痹。

【辅助检查】

该病需要进行常规的神经电生理检查、肌肉磁共振检查以及基因检查。个别患者需要进行头部磁共振检查以及肌酸激酶检查。

1. 实验室检查

RI-CMTC 和脊髓性肌萎缩都可以出现 CK 水平升高，脑脊液蛋白含量轻度升高。

2. 电生理检查

RI-CMTC 患者的神经传导速度检查符合中间型 CMT 特点，双侧正中神经和尺神经的运动神经传导速度在 30 m/s 左右。腓神经和胫神经的运动和感觉神经动作电位不能引出。针刺肌电图显示肌肉变性的神经源性模式。视觉诱发电位和脑干听觉诱发电位正常。

脊髓性肌萎缩患者的肌电图表现为神经源性损害，但周围神经的运动神经传导速度和复合肌肉动作电位波幅正常、不同于 RI-CMTC。患者可以无感觉神经传导速度以及动作电位波幅的异常改变，也可以伴随感觉神经损害。

3. 磁共振检查

大腿和小腿肌肉出现脂肪化，小腿肌肉脂肪化更严重，伴随严重萎缩，符合长度依赖性轴索性周围神经病的特点。大腿的股外侧肌和半膜肌出现脂肪化。缝匠肌、股薄肌、股二头肌和股直肌脂肪化相对轻微。可以观察到明显的肌肉受累模式；选择性累及前群和外侧群肌肉；后群肌肉显示轻度表现。

大脑 MRI 可见个别患者存在弥漫性双侧白质病变。脊髓性肌萎缩的肌肉 CT 显示臀肌和大腿前肌群出现萎缩改变。

4. 基因检查

推荐使用二代测序方法进行基因检测，可见 *PLEKHG5* 基因突变。报道的基因包括 p.Leu686Arg 和 p.Gly918Leu、p.Pro630His 和 p.Phe647Ser，影响基因的 PH 结构域的核心和 C- 末端。目前还看不出两种临床表型的基因突变是否存在差异。

【诊断】

成年期前出现肢体远端无力，无论是否伴随感觉障碍，正中神经的运动神经传导速度符合中间型 CMT 的范畴，伴随感觉神经损害症状，应当考虑到 *PLEKHG5* 基因相关周围神经病的可能性。脊髓性肌萎缩只出现运动神经元的损害表现，没有运动传导速度以及复合肌肉动作电位波幅的明显改变，有或无感觉神经病变的证据。基因检查进一步明确诊断。

【鉴别诊断】

PLEKHG5 基因相关周围神经病包括 RI-CMTC 和脊髓性肌萎缩，因此其鉴别诊断需要在完成神经传导检查的基础上分开进行。

1. RI-CMTC

（1）中间型 CMT 的其他类型，中间型 CMT 包括一组遗传异质性的周围神经病，和多种基因突变有关。其共同临床特征都是进行性肢体远端肌无力、萎缩和感觉障碍。RI-CMTC 的临床表现不同于有严重肾损害的 DI-CMTE，但和其他类型之间的临床差异不大，依靠基因检查进行鉴别。

（2）CMT1 和 CMT4，CMT1 为显性遗传，和 RI-CMTC 一样，都在青少年或成年隐匿发病，CMT4 为隐性遗传，在儿童早期发病，和 RI-CMTC 不同，三类 CMT 均以四肢远端进行性的肌无力和萎缩为主要表现，伴有轻微感觉障碍；神经电生理检查呈对称性的感觉及运动传导减慢。基因检查可资鉴别。

（3）慢性炎性脱髓鞘性多发性神经根神经病，在各个年龄段发病，出现慢性进展的下肢为主的运动感觉神经病，脑脊液检查可以发现蛋白增加，腰骶神经根 MRI 检查以及周围神经超声检查可以发现神经增粗，神经传导检测可以发现周围神经传导速度减慢，伴随动作电位波幅下降，但病变神经的分布非常不对称，不同于中间型 CMT。

（4）异常球蛋白血症周围神经病，患者多在成年发病，出现四肢远端无力，神经传导测试可以发现周围神经传导速度减慢以及波幅下降，提示周围神经脱髓鞘伴随轴索改变，传导速度下降后也可以在 25～45 m/s。但血清学检查可以发现伴有意义未明单克隆丙种球蛋白血症，对鉴别诊断至关重要。

2. 脊髓性肌萎缩

主要和儿童发病的运动神经元病进行鉴别（表3-2），包括 *SMN1*、*DYNC1H1*、*BICD2* 和 *PLEKHG5* 基因突变导致的脊髓性肌萎缩，其共同临床特征是进行性肢体远端肌无力，伴有肌萎缩和低/无腱反射，无感觉障碍。神经传导检查一般没有明显异常。这些综合征的分类复杂且不标准，和多种基因突变有关。相互间的症状经常重叠，表型和基因型差异很大，不同亚型之间的鉴别诊断主要依靠基因检查。

表 3-2 儿童发病的脊髓性肌萎缩

疾病	遗传方式	基因	临床表现
SMN 相关	隐性遗传	*SMN1*	出生到成年期均可发病，出现近端重于远端的无力
下肢为主 1 型	显性遗传	*DYNC1H1*	新生儿到成年发病，下肢近端无力大于远端，上肢正常
下肢为主 2 型	显性遗传	*BICD2*	新生儿到成年发病，下肢近端无力大于远端，上肢轻度无力
PLEKHG5 相关	隐性遗传	*PLEKHG5*	3 岁后发病出现肢体近端无力，后期呼吸困难

【治疗】

其多学科团队包括神经内科医师和康复科医师以及呼吸科医师，多为对症支持及康复，如拉伸、康复锻炼等，可以参考其他章节有关 CMT 康复和管理的内容。对于疾病进展迅速、出现呼吸困难的患者，呼吸机支持治疗是必要的。

【病例摘要】

患儿，女，12 岁，肢体无力 7 年。

患儿 5 岁时出现行走困难和频繁跌倒；8 岁时难以爬楼梯和从蹲姿起身。力弱症状在 12 岁时缓慢进展至上肢，表现为举重困难，无感觉异常及呼吸困难。父母非近亲结婚。体格检查显示四肢近端肌力为 4 级，下肢远端肌力为 4 级。下肢腱反射消失。双侧跟腱挛缩，高弓足。肌肉磁共振显示大腿肌肉轻微脂肪浸润。肌电图示神经源性损害。周围神经传导检查可见运动神经和感觉神经的传导速度减慢伴随动作电位波幅下降，正中神经的运动神经传导速度中度减慢。定位诊断：周围神经感觉和运动神经纤维，轴索和髓鞘；定性诊断：中间型遗传性运动感觉神经病，基因检查示 *PLEKHG5* 基因复合杂合突变而明确诊断。病例详细资料见二维码数字资源 3-2。

数字资源 3-2

（苗峰源　袁　云）

【参考文献】

[1] MAYSTADT I, REZSOHAZY R, BARKATS M, et al. The nuclear factor kappa B-activator gene PLEKHG5 is mutated in a form of autosomal recessive lower motor neuron disease with childhood onset. Am J Hum Gene, 2007, 81(1): 67-76.

[2] LÜNINGSCHRÖR P, BINOTTI B, DOMBERT B, et al. Plekhg5-regulated autophagy of synaptic vesicles reveals a pathogenic mechanism in motoneuron disease. Nat Commun, 2017, 8(1): 678.

[3] MAYSTADT I, ZARHRATE M, LECLAIR-RICHARD D, et al. A gene for an autosomal recessive lower motor neuron disease with childhood onset maps to 1p36. Neurology, 2006, 67(1): 120-124.

[4] IWATAKE M, NISHISHITA K, OKAMOTO K, et al. The Rho-specific guanine nucleotide exchange factor Plekhg5 modulates cell polarity, adhesion, migration, and podosome organization in macrophages and osteoclasts. Exp Cell Res, 2017, 359(2): 415-430.

[5] CORTESE A, WILCOX J E, POLKE J M, et al. Targeted next-generation sequencing panels in the diagnosis of Charcot-Marie-Tooth disease. Neurology, 2020, 94（1）: e51-e61.

[6] ÖZOĞUZ A, UYAN Ö, BIRDAL G, et al. The distinct genetic pattern of ALS in Turkey and novel mutations. Neurobiol Aging, 2015, 36（4）: 1764.e1769-1764.e1718.

[7] KIM H J, HONG Y B, PARK J M, et al. Mutations in the PLEKHG5 gene is relevant with autosomal recessive intermediate Charcot-Marie-Tooth disease. Orphanet J Rare Dis, 2013, 8: 104.

[8] MIAO Y, YU M, MENG L, et al. PLEKHG5-related autosomal recessive lower motor neuron disease with dysmyelination in peripheral nerves. Clin Neuropathol, 2021, 40（6）: 328-332.

[9] GONZALEZ-QUEREDA L, PAGOLA I, FUENTES PRIOR P, et al. Novel PLEKHG5 mutations in a patient with childhood-onset lower motor neuron disease. Ann Clin Transl Neurol, 2021, 8（1）: 294-299.

[10] CHEN Z, MAROOFIAN R, BAŞAK A N, et al. Novel variants broaden the phenotypic spectrum of PLEKHG5-associated neuropathies. Eur J Neurol, 2021, 28（4）: 1344-1355.

[11] VILLAR-QUILES R N, LE V T, LEONARD-LOUIS S, et al. Leukoencephalopathy and conduction blocks in PLEKHG5-associated intermediate CMT disease. Neuromuscul Disord, 2021, 31（8）: 756-764.

第三节　常染色体显性中间型运动感觉神经病 E 型

常染色体显性中间型运动感觉神经病 E 型（Charcot-Marie-Tooth disease, dominant intermediate E, DI-CMTE）是由调控因子蛋白 2（inverted formin 2, INF2）基因突变导致的遗传性周围神经病。INF2 蛋白为 formin 蛋白家族成员之一。伴有肾损害的少见 CMT 亚型最早报道于 1967 年。2011 年 Boyer 教授等通过对一组 CMT 伴肾损害患者的研究，将其致病基因确定为位于 14q32 的 INF2 基因，该组患者神经电生理改变符合中间型特点，其家族史符合常染色体显性遗传，命名为常染色体显性中间型运动感觉神经病亚型。我国对 DI-CMTE 患者的认识始于 2014 年，汪伟等通过神经活检、肾活检及基因检测确诊并报道了国内的首例患者，此后该病在我国不同地区被报道。

formin 蛋白家族的 6 个基因 DAAM2、DEPH2、DEPH3、FMN2、INF2 和 FHOD3 为多种遗传性人类疾病的遗传原因，包括智力残疾、肾病、周围神经病、血小板减少、原发性卵巢功能不全、听力丧失和心肌病。也与心脏、神经系统和肾的发育缺陷、衰老相关疾病和癌症有关。

INF2 蛋白主要表达于肾足细胞、周围神经施万细胞中，其功能参与加速肌动蛋白微丝的聚合及解聚过程；INF2 基因突变将影响肌动蛋白依赖的线粒体分裂融合动态平衡及髓鞘形成过程。显性中间型 CMTE 患者周围神经可见大有髓神经纤维密度下降，出现有髓神经纤维的洋葱球样结构、薄髓鞘有髓神经纤维及有髓神经纤维再生簇，符合神经髓鞘及轴索同时受累的中间型 CMT 特点。电镜下无髓纤维的施万细胞形成异常延长的突起为该病特征性病理改变（图 3-3）。

【临床表现】

DI-CMTE 患者的两个主要症状分别为周围神经病和肾损害，个别患者可伴有中枢神经系统受累。

1. 周围神经病

周围神经病变是该病最常见的首发症状与体征，多在儿童期或成年早期出现，最早在 4 岁左右发病，平均发病年龄在 13 岁左右，起病年龄分布在 5～28 岁。超过 80% 患者在明确诊断时，其周围神经损害已较严重。其主要临床表现为肢体远端无力和肌肉萎缩，伴随足部变形、步行困难及手部功能障碍，四肢腱反射减低或消失，伴有高弓足。感觉障碍不明显。

2. 肾损害

病程早期表现为早发无症状性蛋白尿，其出现年龄平均为 18 岁，年龄分布在 10～21 岁，肾损害进展迅速，平均 3～5 年发展为终末期肾病状态。出现终末期肾病的平均年龄为 21 岁，年龄分布在 12～47 岁。

3. 其他表现

约 33% 的患者伴有轻中度感音神经性耳聋。明显的认知损害仅偶见报道，表现为早发的智力发育迟滞。汪伟等报道的一例 DI-CMTE 患者伴有发作性脑病表现。

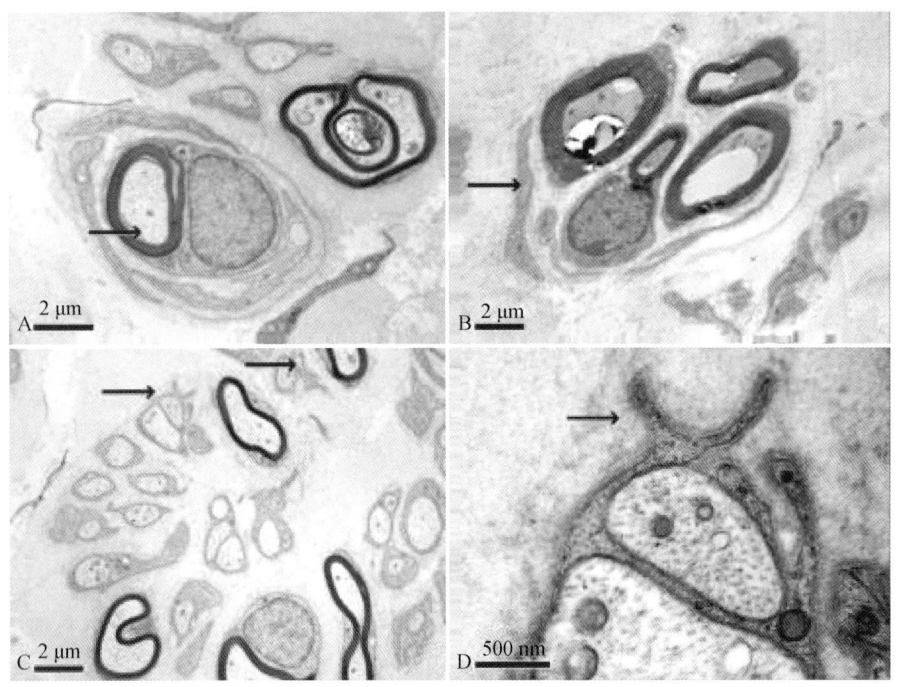

图 3-3　DI-CMTE 的神经病理改变。A. 有髓神经纤维的洋葱球样结构；B. 有髓神经纤维的再生簇结构；C 及 D. 无髓神经纤维施万细胞的异常延长的突起

【辅助检查】

1. 实验室检查

出现周围神经病伴随肾病的疾病比较多，因此实验室检查包括血液学检查（血常规、血糖、糖化血红蛋白、血同型半胱氨酸水平、肝肾功能等）、血尿免疫固定电泳检查以及抗核抗体谱与抗中性粒细胞胞浆抗体谱筛查。DI-CMTE 患者除肾功能异常外均为阴性。

2. 神经传导测定

患者的周围神经运动纤维及感觉纤维均有受累，电生理损害下肢重于上肢，其尺神经运动传导速度符合中间型 CMT 特点。

3. 肾损害相关评估

所有 CMT 患者均需进行尿常规、24 h 尿蛋白定量、血清白蛋白定量、血肌酐等化验检查。少数患者肾损害病因未明，但病情进展迅速时需考虑肾穿刺病理检查。其肾病理符合局灶性节段性肾小球硬化。

4. 影像学检查

对拟诊 DI-CMTE 患者，临床常规进行颅脑 MRI 检查。患者的 MRI 检查可以发现脑室旁白质高信号及侧脑室扩大。其中脑白质高信号是 DI-CMTE 患者常见的影像学病变，主要出现在侧脑室周围白质（图 3-4）及基底节区。

5. 基因检测

对于临床高度拟诊 DI-CMTE 的患者可进行 INF2 基因序列分析（至少包括 2 及 3 号外显子）。出现新发突变是其最经典的突变形式，多为杂合错义突变，主要出现 2 号外显子突变，其次是 3 号外显子。导致 DI-CMTE 的突变主要位于编码 INF2 蛋白 N 末端的 Diaphanous 抑制结构域。一些较少见的 INF2 基因突变还包括插入或缺失突变、剪切突变等。

【诊断】

当患者出现慢性隐匿发病的运动感觉神经病的临床表现，电生理检查符合中间型 CMT 特点，特别是伴随尿蛋白等肾损害特点时，首先需考虑到 DI-CMTE 的临床诊断，出现一过性脑病表现、感音神经性耳聋、颅脑 MRI 脑白质高信号，更支持该病的诊断。进行基因检测发现致病变异可以明确诊断。

【鉴别诊断】

多种遗传性和非遗传性疾病可以表现为肾病伴随周围神经病（表 3-3 和表 3-4），DI-CMTE 的临床鉴别诊断主要是那些伴随肾病的慢性遗传性和获得性周围神经病。而在遗传性脱髓鞘神经病的范畴内只有 DI-CMTE 可以伴随肾损害。

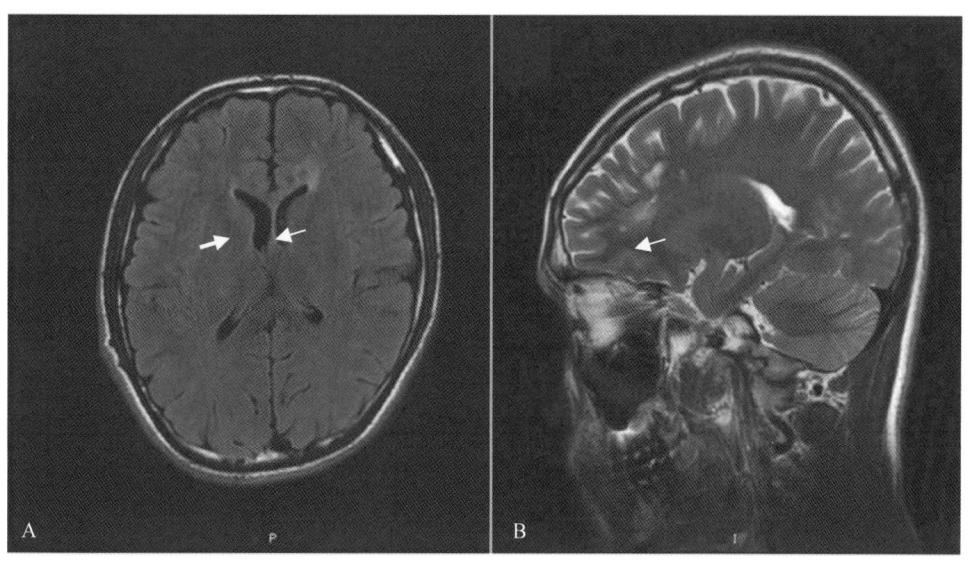

图 3-4 DI-CMTE 的 MRI 改变。A. 左侧侧脑室前角旁白质高信号（T2-FLAIR 序列横断位，箭头）；B. 左侧侧脑室前角旁白质高信号（T2 序列矢状位，箭头）

表 3-3 伴随肾损害的遗传性神经病

疾病	临床表现
DI-CMTE	青壮年发病，慢性进展，四肢远端无力和感觉障碍，合并肾病
急性间歇性卟啉病	青少年和成年发病，出现腹痛、神经精神障碍和周围神经病变。个别患者在发病期间出现肾损害
转甲状腺球蛋白家族性淀粉样多神经病	在 20～45 岁起病，以下肢感觉障碍和自主神经功能障碍为早期特征，随疾病发展出现远端肢体无力，也可以出现心脏或肾损害，病理检查发现刚果红阳性物质沉积以及基因检查可以区分两者
神经病、共济失调和视网膜色素变性综合征	表现为精神运动迟缓、癫痫、共济失调、神经病变和肌病，部分患者伴随心脏、消化、眼科和肾损害。发病数年后发展为终末期肾病

表 3-4 伴随肾损害的非遗传性神经病

疾病	标志物	临床表现
慢性炎性脱髓鞘性多发性神经根神经病	磷脂酶 A2 受体	急性至亚急性发病，出现肢体远端无力和浅、深部感觉障碍，伴随肾病综合征，神经传导测定显示脱髓鞘改变
郎飞结/结旁疾病	CNTN1 NF186	亚急性和慢性的运动感觉性周围神经病，伴肾病，电生理检查提示周围神经脱髓鞘
血管炎性神经病	ANCA	亚急性或慢性发病，出现非对称性的下肢无力、疼痛和麻木，神经传导提示轴索损害
AL 淀粉样神经病	轻链沉积	多发单神经病，伴随肾和心脏损害。神经传导提示轴索损害
冷球蛋白血症	冷球蛋白	关节痛、轻度可触及紫癜、疲劳到具有皮肤坏死模式的严重血管炎特征、周围神经病，神经传导提示轴索损害

1. 遗传性周围神经病伴随肾病

除 DI-CMTE 之外，还包括显性家族性类淀粉变性病、卟啉病和神经病、共济失调和视网膜色素变性综合征（表 3-3）。主要依靠基因和病理检查进行鉴别。

2. 非遗传性神经病伴随肾病

这里所列出的肾病伴随周围神经病不包括慢性肾衰竭导致的周围神经病，而是周围神经病和肾病共病现象，常见于结缔组织病和糖尿病，这些疾病在常规实验室筛查中就可以排除，其他少见的疾病包括慢性炎性脱髓鞘性多发性神经根神经病、郎飞结/结旁疾病、血管炎性神经病、AL 淀粉样神经病、冷球蛋白血症和血管炎周围神经病（表 3-4）。

【治疗】

患者的临床管理可参考其他遗传性周围神经病。治疗以对症支持治疗为主，同时应注重心理治疗、康复治疗和日常护理。患者的多学科团队包括神经病学家、理疗师和肾病科医生。

饮食及生活方式的调整并不能治愈CMT，但饮食均衡及适当控制体重有助于减少功能残障；尚无证据表明多种维生素的补充以及辅酶Q10对于CMT治疗有效；适当有氧运动及康复锻炼在保持CMT患者生活质量方面有重要作用。足部矫形及跟腱延长手术：足部畸形及跟腱挛缩影响下肢行走功能时，适时考虑足部矫形及跟腱延长手术可能改善DI-CMTE患者生活质量。

血液透析、腹膜透析及肾移植：DI-CMTE患者出现进展迅速的肾损害，经适当的血液透析、腹膜透析及肾移植等对症治疗方法可能改善患者生活质量并延长患者的生存期。

【病例摘要】

患者，男性，20岁，肢体无力6年。

患者6年前开始出现双下肢力弱，远端为著，伴有足部变形，缓慢进展，逐渐下蹲时足跟不能着地。病程中出现数次发作性言语不利，数分钟缓解。否认家族史。入院查体：神清语利，双上肢肌力5级，下肢近端5级，远端2级，上肢腱反射减低，下肢腱反射未引出，双侧高弓足。化验：尿蛋白1 g/L，血肌酐241.0 μmol/L（35～106 μmol/L）。腹部超声提示双肾皮髓质分界欠清、肾实质回声增强。神经传导检查提示慢性多发性周围神经病（右侧尺神经MCV 35.1 m/s）。定位诊断：周围神经，感觉和运动，髓鞘和轴索，肾损害；定性诊断：慢性多发性周围神经病伴肾损害，遗传性可能大，经基因检查和腓肠神经活检病理检查明确DI-CMTE的诊断。病例详细资料见二维码数字资源3-3。

数字资源3-3

（汪 伟）

【参考文献】

[1] BOYER O, NEVO F, PLAISIER E, et al. INF2 mutations in Charcot-Marie-Tooth disease with glomerulopathy. N Engl J Med, 2011, 365(25): 2377-2388.

[2] 汪伟，董明睿，曹娅丽，等. INF2基因突变导致显性遗传中间型腓骨肌萎缩症E亚型一例. 中华神经科杂志，2014, 1(47): 65-66.

[3] LEMIEUX G, NEEMEH J A. Charcot-Marie-Tooth disease and nephritis. Can Med Assoc J, 1967, 97(20): 1193-1198.

[4] JIN S, WANG W, WANG R, et al. INF2 mutations associated with dominant inherited intermediate Charcot-Marie-Tooth neuropathy with focal segmental glomerulosclerosis in two Chinese patients. Clin Neuropathol, 2015, 34(5): 275-281.

[5] MADEMAN I, DECONINCK T, DINOPOULOS A, et al. De novo INF2 mutations expand the genetic spectrum of hereditary neuropathy with glomerulopathy. Neurology, 2013, 81(22): 1953-1958.

[6] BUKHARI S, BETTIN M, CATHRO H P, et al. Anti-Neurofascin-Associated Nephrotic-Range Proteinuria in Chronic Inflammatory Demyelinating Polyneuropathy. Kidney Med, 2020, 2(6): 797-800.

[7] WANG W, WANG C, DAWSON D B, et al. Target-enrichment sequencing and copy number evaluation in inherited polyneuropathy. Neurology, 2016, 86(19): 1762-1771.

[8] MATHIS S, FUNALOT B, BOYER O, et al. Neuropathologic characterization of INF2-related Charcot-Marie-Tooth disease: evidence for a Schwann cell actinopathy. J Neuropathol Exp Neurol, 2014, 73(3): 223-233.

[9] QUEK A M, SOON D, CHAN Y C, et al. Acute-onset chronic inflammatory demyelinating polyneuropathy with focal segmental glomerulosclerosis. J Neurol Sci, 2014, 341(1-2): 139-143.

[10] NG P S, PINTO M V, NEFF J L, et al. Mitochondrial cerebellar ataxia, renal failure, neuropathy, and encephalopathy(MCARNE). Neurol Genet, 2019, 5(2): e314.

[11] JASTI D B, MALLIPEDDI S, APPARAO A, et al. A Clinical and Electrophysiological Study of Peripheral Neuropathies in Predialysis Chronic Kidney Disease Patients and Relation of Severity of Peripheral Neuropathy with Degree of Renal Failure. J Neurosci Rural Pract, 2017, 8(4): 516-524.

[12] STEIN P E, BADMINTON M N, REES D C. Update review of the acute porphyrias. Br J Haematol, 2017, 176(4): 527-538.

[13] HASHIMOTO Y, OGATA H, YAMASAKI R, et al.

Chronic Inflammatory Demyelinating Polyneuropathy With Concurrent Membranous Nephropathy: An Anti-paranode and Podocyte Protein Antibody Study and Literature Survey. Front Neurol, 2018, 9: 997.

[14] MAO Y, ZHANG M, LIU S, et al. Inflammatory demyelinating neuropathies with focal segmental glomerulosclerosis: Two case reports. Medicine (Baltimore), 2018, 97 (49): e13304.

本章总结

对中间型 CMT 的诊断思路和 CMT1、CMT4 一样，这三大类都属于脱髓鞘性遗传性周围神经病。患者表现为隐匿发病和非常缓慢发展的长度依赖性周围神经病，无论是否伴随其他系统的损害，都需要通过神经传导测定检查正中神经和尺神经的神经传导速度，确定是否为中间型周围神经病，这是和 CMT1 的主要差异，非周围神经症状对于中间型 CMT 的亚型诊断具有重要的提示意义。最后进行基因检查即可以确定诊断。

CMT2 以及此后介绍的各种遗传性周围神经病均属于轴索性周围神经病，都是通过神经传导检查进行区分。和 CMT2 的诊治差异详见下一章有关遗传性轴索性运动感觉神经病的介绍。

第四章 遗传性轴索性运动感觉神经病

遗传性轴索性运动感觉神经病也称为腓骨肌萎缩症 2 型（Charcot-Marie-Tooth disease type 2，CMT2），多为常染色体显性遗传，也有隐性遗传的报道，在所有 CMT 病例中占 12%～36%，目前已发现超过 50 个基因突变与该病的发生有关，大致可以划分为青年期前发病（表 4-1）和成年或成年前不同年龄发病组（表 4-2）。最常见的为线粒体融合蛋白 2（mitofusin 2，*MFN2*）基因突变所导致的 CMT2A，其他类型相对少见。

大多数类型的临床变异性很大，表现在周围神经病的发病年龄和疾病严重程度上的差异，和脱髓鞘神经病的最大差异是出现自主神经损害的表现。但所有类型患者的神经传导测定可以发现周围神经的动作电位波幅下降非常显著，而传导速度在正常范围或轻度下降，提示存在轴索性神经病，正中神经的运动神经传导速度中位数一般大于 38 m/s，该运动神经传导速度的数值常被用作区分 CMT1 和 CMT2 的电生理诊断标准。

CMT2 除存在周围神经病之外，还偶尔出现不同程度的中枢神经损害、听力和视力下降以及骨骼发育障碍或畸形等，超出了周围神经病的范畴，因此其诊断主要是结合基因编码蛋白名称进行命名。不同类型的遗传性轴索性神经病在世界各国的发病率存在明显差异，而且和许多遗传性脱髓鞘性神经病一样，一个基因突变可以导致多种疾病类型。本章重点介绍其中的 *MFN2* 基因突变导致的 CMT2A、*RAB7* 基因突变导致的 CMT2B、*TRPV4* 基因突变导致的 CMT2C、*NEFL* 基因突变导致的 CMT2E 和 CMT1F、*GDAP1* 基因突变导致的 CMT2H、CMT2K 和 CMT4A、*HSPB8* 基因突变导致的 CMT2L 以及 *TFG* 基因突变导致的 HMSN-P。少数基因突变导致的轴索性神经病在我国没有被充分报道，在本章不予介绍。还有一些

表 4-1 青年期前发病的 CMT2

疾病	基因	遗传方式	临床表现
CMT2R	*TRIM2*	AR	婴儿发病，感觉运动神经病，伴呼吸衰竭、声带麻痹
CMT2B1	*LMNA*	AR	儿童发病，感觉运动神经病
CMT2E/1F	*NEFL*	AD	儿童发病，感觉运动神经病，伴耳聋、共济失调
CMT2H/K	*GDAP1*	AR、AD	儿童发病，感觉运动神经病，伴声带麻痹
CMT2O	*DYNC1H1*	AD	儿童发病，感觉运动神经病，认知障碍、关节挛缩
CMT2Z	*MORC2*	AD	儿童发病，感觉运动神经病，伴痉挛
CMT2HH	*JAG1*	AD	儿童发病，感觉运动神经病，伴声带麻痹
CMT2	*DGAT2*	AD	儿童发病，感觉运动神经病，伴共济失调
CMT2X	同 *SPG11*	AR	儿童到青年发病，非对称感觉运动神经病，伴痉挛截瘫
CMT2	*BSCL2*	AD	儿童到青年发病，感觉运动神经病，伴痉挛步态
CMT2EE	*MPV17*	AR	青少年发病，远端运动神经病，伴共济失调、关节挛缩
CMT2FF	*CADM3*	AD	青少年发病，感觉运动神经病或远端运动神经病
CMT2Q	*DHTKD1*	AD	青少年发病，感觉运动神经病
CMT2S	*IGHMBP2*	AR	少年发病，感觉运动神经病
CMT2	*DNAJB2*	AR	青年发病，感觉运动神经病

AD，常染色体显性遗传；AR，常染色体隐性遗传。

表 4-2　成年或成年前不同年龄发病的 CMT2

疾病	基因	遗传	临床表现
CMT2A	*MFN2*	AD、AR	幼儿到成年发病，感觉运动神经病，伴视神经病
CMT2B2	*PNKP*	AR	幼儿到成年发病，感觉运动神经病
CMT2C	*TRPV4*	AD	幼儿到成年发病，感觉运动神经病，伴声带和膈肌麻痹
CMT2D	*GARS*	AD	幼儿到成年发病，感觉运动神经病，上肢严重
CMT2F	*HSPB1*	AR	幼儿到成年发病，感觉运动神经病，感觉轻微
CMT2CC	*NEFH*	AD	幼儿到成年发病，感觉运动神经病，伴锥体束征
CMT2GG	*GBF1*	AD	幼儿到成年发病，感觉运动神经病或远端运动神经病
CMT2M	*DNM2*	AD	幼儿到成年发病，感觉运动神经病，伴白内障
CMT2N	*AARS*	AD	儿童到成年发病，感觉运动神经病，伴耳聋
CMT2V	*NAGLU*	AD	儿童到成年发病，疼痛性轴索神经病，伴共济失调
CMT2W	*HARS*	AD	儿童到成年发病，感觉运动神经病或远端运动神经病
CMT2Y	*VCP*	AD	儿童到成年发病，感觉运动神经病
CMT2DD	*ATP1A1*	AD	儿童到成年发病，感觉运动神经病
CMT2L	*HSPB8*	AD	青少年到成年发病，感觉运动神经病
CMT2G/P	*LRSAM1*	AR、AD	青年到成年发病，感觉运动神经病
CMT2I/J	*MPZ*	AD	成年发病，感觉运动神经病，伴耳聋和咳嗽
CMT2T	*MME*	AR	成年发病，感觉运动神经病或远端运动神经病
CMT2U	*MARS*	AD	成年发病，感觉运动神经病
CMT2	*TFG*	AD	成年发病，感觉运动神经病，伴痉挛、疼痛、共济失调
CMT1/2	*EGR2*	AR	成年发病，感觉运动神经病
CMT2A1	*KIF1B*	AD	成年发病，感觉运动神经病，伴脑白质损害
CMT2B	*RAB7*	AD	成年发病，严重感觉运动神经病，伴溃疡

AD，常染色体显性遗传；AR，常染色体隐性遗传。

基因主要导致脱髓鞘性周围神经病，其一个表型为轴索神经病，比如 *MPZ* 基因突变导致的 CMT2I、CMT2J，我们在第一章的第二节进行了介绍，*EGR2* 基因突变导致的 CMT 在第一章的第四节中进行了介绍，而 *MME*、*NEFH*、*CADM3* 和 *GBF1* 基因突变导致运动神经病，在第八章远端型运动神经病介绍。

轴索性 CMT 的诊断思路和髓鞘性 CMT 一样，患者的长度依赖性周围神经病，出现肢体远端的运动和感觉障碍，通过神经传导测定提示轴索性神经病，考虑到 CMT2 的可能性，患者的非周围神经症状对于 CMT2 的分型诊断具有重要的提示意义。最后进行基因检查即可以确定诊断。

第一节　线粒体融合蛋白 2 相关遗传性运动感觉神经病

遗传性运动感觉神经病 2A（hereditary motor sensory neuropathy type 2A，即 Charcot-Marie-Tooth disease type 2A，CMT2A）是线粒体融合蛋白 2（mitofusin 2，*MFN2*）基因突变引起的运动感觉神经病，占 CMT 的 5.9%，在 CMT2 中所占的比例为 30%～40%，包括显性和隐性遗传方式。*MFN2* 基因编码动力蛋白家族的鸟苷三磷酸酶，在体内广泛表达，主要定位于线粒体外膜。MFN2 有两个功能，分别是促进不同线粒体间融合和介导线粒体与内质网膜的结合，调节许多关键的细胞功能，包括脂质和钙稳态以及线粒体行为，参与线粒体的轴索运输、调节细胞的能量代谢和细胞凋亡。MFN2基因突变会使线粒体融合过程受阻，线粒体与内质网连接发生障碍，进而导致线粒体形态异常及线粒体在轴索转运障碍，引起轴索能量供应在轴索内的分布不均匀，特别是远端的不足，导致远端轴索的损害。

周围神经的主要病理改变是有髓神经纤维丢失以及再生簇结构形成（图4-1），在少数患者中也可以看到不典型的有髓神经纤维洋葱球样结构，提示周围神经的施万细胞也受到损害。电镜检查可以看到有髓神经纤维的轴索内线粒体变圆、变小以及线粒体分布异常等，提示存在线粒体融合和轴索内转运障碍。部分无髓神经纤维的轴索内出现神经丝的聚集。MFN2基因还可以导致脂肪瘤和脂肪营养不良综合征，可以发现脂肪瘤组织主要为增生性单房脂肪细胞，少数为多房细胞，细胞内线粒体改变。

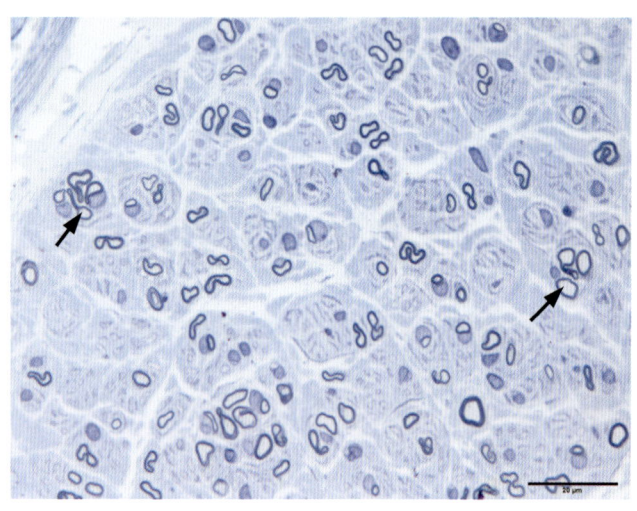

图4-1 CMT2A的周围神经改变，神经纤维丢失伴随再生簇（箭头）

【临床表现】

1. 常染色体显性遗传性CMT2A

常染色体显性遗传方式占90%，中位发病年龄为12岁，婴儿至成人发病均有报道，在发病年龄上可以进一步分为早发型（10岁以内）和晚发型（10岁以后）。临床特征是四肢远端出现无力、肌肉萎缩，感觉障碍轻微或不明显，一般下肢受累程度比上肢更严重，随着神经病变的进展，上肢远端也受累，常见体位性肢体震颤，腱反射降低和高弓足。该病的临床表现和基因型的相关性尚不明确，即使同一位置的氨基酸发生改变，临床表型也可差异很大。

早发型所占的比例较高，儿童期常染色体显性CMT2A的发病是疾病严重程度最具预测性的标志，患者临床表现更重，病情进展迅速，与成人常染色体显性遗传CMT2A相比，踝足矫形器的使用率和轮椅的使用率更高，肢体灵巧性更差，在发病初期的CMT检查评分和CMT神经病评分都较高。

晚发型患者临床表现较轻，疾病发展缓慢，除存在肢体远端的肌肉无力、萎缩之外，个别患者还可出现视神经萎缩、声带麻痹和听觉障碍，视神经萎缩的患病率约为7%。个别患者还伴随出现呼吸肌瘫痪，需要气管切开和机械通气。也有患者出现单纯的感觉神经病表现。

2. 常染色体隐性遗传CMT2A

常染色体隐性遗传方式占10%。隐性遗传型患者的发病年龄小，中位发病年龄为8岁。除周围神经病的表现之外，视神经萎缩的患病率约为20%。MFN2纯合突变的患者还可出现面部畸形、骨骼异常、白内障、生长发育迟缓以及小脑受累等症状。

3. 脂肪瘤和脂肪营养不良综合征

少数患者表现为脂肪萎缩、低瘦素血症和脂联素血症、高甘油三酯血症、胰岛素抵抗和（或）糖尿病。伴随不同程度的周围神经病。

【辅助检查】

该病的辅助检查主要是周围神经传导速度、周围神经超声检查、基因检查。基于鉴别诊断，还需要进行周围神经抗体检查和血管炎的相关免疫学检查。

1. 神经电生理检查

患者的正中神经传导速度正常（＞42 m/s）或仅轻微降低（＞38 m/s），而运动神经的复合肌肉动作电位波幅或感觉神经动作电位波幅显著下降或引不出，下肢神经受累程度重于上肢，符合轴索性感觉运动神经病的特点。个别晚发患者表现为单纯的感觉神经损害，运动神经没有异常。

伴随视力下降的患者需要进行视觉诱发电位检查，伴随听力下降需要进行听觉诱发电位检查，都可以发现异常改变。

2. 基因检查

对于临床表现、电生理检查怀疑CMT2的患者可进一步行基因检测，常用的方法为基因二代测序，在90%的患者中可以发现MFN2基因单个杂合突变。通过鉴定双等位MFN2致病性变异，在10%的隐性遗传性患者中可明确诊断。对未能明确基因诊断者可进一步采用全外显子测序。

3. 影像学检查

周围神经在 CMT2A 没有明显的增粗。CMT2A 患者则倾向于下肢浅表的后部肌群脂肪化。早发性 CMT2A 患者的腿部肌肉萎缩和脂肪化比晚发性 CMT2A 患者更严重。在晚发性 CMT2A 中，比目鱼肌最早出现萎缩和脂肪浸润，并且比其他腿部肌肉受影响更严重。选择性累及足部固有肌肉是 CMT2A 的特征模式。

【诊断】

CMT2A 是所有遗传性轴索性神经病最常见的类型。任何年龄患者出现缓慢发展的对称性和长度依赖性感觉运动神经病都有可能是 CMT2A。神经传导检查提示轴索神经病变的证据。进一步行基因检测发现 *MFN2* 的致病突变可以明确诊断。

【鉴别诊断】

当神经传导检查排除各种遗传性和获得性脱髓鞘神经病，CMT2A 的鉴别诊断重点在各种慢性遗传性或获得性轴索性神经病，包括 CMT2 的其他亚型、远端遗传性运动神经病、遗传性感觉自主神经病、淀粉样多神经病以及慢性特发性轴索性神经病（表 4-3），一般通过基因检查进行鉴别。

表 4-3 CMT2A 的鉴别诊断

疾病	临床表现
CMT2B	长度依赖性周围神经病，伴随皮肤溃疡
其他 CMT2 亚型	各种类型的 CMT2 在不同年龄发病，以长度依赖性的对称性运动感觉性周围神经病为主要临床特点，各种亚型可以伴随非周围神经损害症状
远端遗传性运动神经病	包括多种亚型，在不同年龄出现对称性肢体远端的无力和肌萎缩，感觉障碍不明显，电生理检查显示单纯的运动神经轴索损害
遗传性感觉自主神经病	包括 *SPTLC1* 和 *SPTLC2* 基因突变，多在 20 岁以后出现感觉和自主神经损害症状，伴足部无痛性水疱和溃疡
淀粉样多神经病	成年发病，遗传性和获得性类型均以下肢感觉障碍和自主神经功能障碍为早期特征，随疾病发展出现远端肢体无力，伴随心脏或肾的损害，病理检查发现刚果红阳性物质沉积
慢性特发性轴索性神经病	在 60 岁左右发病。男性多见，起病隐匿，缓慢进行，感觉和运动障碍均具有长度依赖性分布特点，60% 的患者出现周围神经性疼痛

个别患者出现视神经萎缩，需要和其他周围神经病伴随视神经萎缩的疾病进行鉴别（表 4-4），包括 CMT2A、CMTX5、*C12orf65* 基因相关神经病、*C19orf12* 基因相关神经病、*SLC25A46* 基因相关神经病、*PDXK* 基因相关 CMT2 和 Behr 综合征。在鉴别诊断中注意其临床以及基因改变。

表 4-4 周围神经病伴随视神经病

疾病	临床表现
CMT2A	不同年龄发病，出现长度依赖性周围神经病，个别患者视神经萎缩
巨轴索神经病	5 岁之前发病，出现中枢和周围神经损害，伴随视神经萎缩和卷发
CMTX5	儿童早发周围神经病、耳聋和视神经萎缩
C12orf65 基因相关神经病	在 20 岁后出现缓慢进展的痉挛性截瘫，可以伴有周围神经病及视神经萎缩。没有智力受损
C19orf12 基因相关神经病	儿童发病，肢体远端无力，伴视神经病
SLC25A46 相关基因关神经病	儿童发病，肢体远端无力，伴共济失调和视神经病
PDXK 基因相关 CMT2	儿童发病，出现长度依赖性周围神经病和视力下降
Behr 综合征	在青少年发病，表现为早发严重视神经萎缩、感觉运动神经病变、共济失调和先天性白内障

CMT2A 患者出现中枢神经系统损害，应当注意与 *BSCL2* 和 *KIF5A* 等基因突变导致的周围神经病伴痉挛性截瘫进行鉴别。

【治疗】

诊断明确后需要进行定期的临床检查，以评估疾病进展，包括大运动技能和精细运动技能，也需要定期进行视力检查，评估视力改变。应避免导致周围神经病加重的因素，包括肥胖，已知致神经损伤的药物（如长春新碱、异烟肼、呋喃妥因），酒精和营养不良。

患者治疗的理想状态是有一个多学科团队进行评估和管理，该团队包括神经病学家、整形外科医生以及物理治疗师。目前多采用支持治疗，包括体育锻炼、理疗和针对足下垂和姿势异常的支具治疗。尽管最佳运动方式和强度以及运动的长期安全性尚不清楚，有必要在个人能力范围内进行锻炼，运动可以短期显著改善肢体力量、功能活动和生理适应。使用前臂拐杖或手杖可以增加步态稳定性，每天的跟腱拉伸练习有助于防止跟腱缩短。需要穿戴特殊的鞋，包括脚踝支撑良好的鞋，严重足下垂可以用脚踝/足部矫形器，用于纠正足部下垂并辅助行走。

对于周围神经受损导致的神经病理性疼痛和支具造成的机械性疼痛可给予对乙酰氨基酚或非甾体抗炎药治疗，用三环类抗抑郁药、卡马西平或加巴喷丁等药物治疗神经病理性疼痛。

针对存在严重的骨骼畸形或运动能力严重受损的患者可以选择手术治疗，以维持远端肢体的运动功能。

CMT2A 患者的预后具有异质性，但一般认为早发型的患者会更早丧失行走能力，晚发型患者预后相对良好。该病患者表型变异大，即使携带相同突变的患者表型也有差异，预后也不同。

【病例摘要】

患者，男性，26 岁，肢体无力 24 年。

患者 24 年前出现行走不稳，病情缓慢进展，无肢体麻木、疼痛、震颤，无视物模糊、听力下降。10 年前自觉双手无力，双侧小腿变细，足下垂。家族中无类似发病者。体格检查：脑神经无异常。四肢近端肌力 5 级，双手屈指、伸指肌力 3 级，足背伸、跖屈、屈趾、伸趾 2 级，四肢肌张力减低，双手骨间肌和小腿肌肉萎缩；双侧掌指关节以远及踝关节上 10 cm 远针刺觉减退，膝关节振动觉减退，踝关节和趾关节振动觉消失；双上肢腱反射存在，下肢腱反射消失，高弓足。神经传导检查：所检运动及感觉神经的动作电位波幅显著下降，传导速度轻度减慢。定位诊断：多发周围神经，双侧对称，感觉、运动纤维均受累，轴索、髓鞘均受累，以轴索损害为主；定性诊断：遗传性运动感觉神经病。经基因检查明确 CMT2A 的诊断。病例详细资料见二维码数字资源 4-1。

数字资源 4-1

（吴　锐　袁　云）

【参考文献】

[1] LARREA D, PERA M, GONNELLI A, et al. MFN2 mutations in Charcot-Marie-Tooth disease alter mitochondria-associated ER membrane function but do not impair bioenergetics. Hum Mol Genet, 2019, 28（11）：1782-1800.

[2] PIPIS M, FEELY S M E, POLKE J M, et al. Natural history of Charcot-Marie-Tooth disease type 2A: a large international multicentre study. Brain, 2020, 143（12）：3589-3602.

[3] GUERRIERO S, D'ORIA F, ROSSETTI G, et al. CMT2A Harboring Mitofusin 2 Mutation with Optic Nerve Atrophy and Normal Visual Acuity. Int Med Case Rep J, 2020, 13：41-45.

[4] CAPEL E, VATIER C, CERVERA P, et al. MFN2-associated lipomatosis: Clinical spectrum and impact on adipose tissue. J Clin Lipidol, 2018, 12（6）：1420-1435.

[5] GIUDETTI A M, GUERRA F, LONGO S, et al. An altered lipid metabolism characterizes Charcot-Marie-Tooth type 2B peripheral neuropathy. Biochim Biophys Acta Mol Cell Biol Lipids, 2020, 1865（12）：158805.

[6] FINSTERER J, FIORINI A C, SCORZA C A, et al. CMT2 due to homozygous MFN2 variants is a multiorgan mitochondrial disorder. Eur J Paediatr Neurol, 2018, 22（5）：889-891.

[7] MCCRAY B A, HURST W, CRAWFORD T O, et al. Fifteen-year longitudinal follow-up of a patient with severe early-onset Charcot-Marie-Tooth disease type 2A. Muscle Nerve, 2018, 57（5）：E126-E128.

[8] WU R, FU J, MENG L, et al. Late-onset hereditary sensory and autonomic neuropathy expands the phenotypic spectrum of MFN2-related diseases. Neuropathology, 2018, 38（5）：463-467.

[9] LV H, WANG L, ZHANG W, et al. A cohort study of Han Chinese MFN2-related Charcot-Marie-Tooth 2A. J Neurol Sci, 2015, 358（1-2）：153-157.

[10] CHOI B O, NAKHRO K, PARK H J, et al. A cohort study of MFN2 mutations and phenotypic spectrums in Charcot-Marie-Tooth disease 2A patients. Clin Genet, 2015, 87（6）：594-598.

[11] TAN C A, RABIDEAU M, BLEVINS A, et al. Autosomal recessive MFN2-related Charcot-Marie-Tooth disease with diaphragmatic weakness: Case report and literature review. Am J Med Genet A, 2016, 170（6）：1580-1584.

第二节　RAB7A 基因相关遗传性运动感觉神经病

RAB7A 基因突变导致的常染色体显性遗传性运动感觉神经病也称为腓骨肌萎缩症 2B（Charcot-Marie-Tooth disease type 2B，CMT2B），是 RAB7A 突变引起的一种遗传性周围神经病，目前已知的突变包括 p.L129F、p.K157N、p.N161T/I 和 p.V162M。RAB7A 基因编码一种控制晚期内吞转运的鸟苷三磷酸酶，该酶在人体广泛表达，其主要功能为调节溶酶体的细胞内转运、溶酶体的生成和自噬体−溶酶体的融合。在神经元中 RAB7A 还控制神经营养素运输和信号传导、神经突起生长和神经元迁移。其突变可导致鸟苷三磷酸酶活性下降，RAB7A 突变体在自噬体上的定位降低，导致自噬通量降低，进而引起轴索变性。此外，该基因突变可导致神经发育缺陷，包括早期发育阶段的感觉轴突生长缓慢，分支减少。

神经活检显示慢性轴索神经病变，有髓神经纤维中度丢失，伴随有髓神经纤维再生簇形成，部分患者存在无髓神经纤维的丢失。随着病程的延长，施万细胞代偿性增生并形成有髓神经纤维的洋葱球样结构。电镜显示成纤维细胞中溶酶体数量增多和功能活跃，提示存在溶酶体代谢途径的异常。

【临床表现】

患者通常在儿童期或青年期发病（多＜30 岁），主要表现为进行性的四肢感觉障碍、远端肌无力、肌萎缩、足部畸形和皮肤溃疡，复发性溃疡可继发感染和骨髓炎，伴随引流区域的腹股沟痛性淋巴结肿大，严重者可导致截肢，因此该病也被称为溃疡性周围神经病。

临床表现在不同患者存在明显差异，部分患者主要表现为肢体感觉丧失和皮肤溃疡，没有明显的肢体无力，具有感觉神经病的临床特点。也可以表现为早发性行走困难、进行性远端肌肉萎缩和下肢无力，仅有轻微的感觉体征，具有远端遗传性运动神经病的临床特点。个别患者可出现肌肉痉挛、出汗异常等少见症状。

【辅助检查】

1. 神经传导测试

神经传导改变与 CMT2A 类似，运动神经的复合肌肉动作电位和感觉神经动作电位波幅明显下降或引不出，而神经传导速度一般正常或仅有轻度下降，下肢神经受累程度重于上肢，符合轴索性感觉运动周围神经病的特点。此外，自主神经功能检查有助于发现小纤维受累，对于存在溃疡和感染风险的患者具有重要意义。

2. 基因检查

对于临床表现特点和神经电生理检查提示为 CMT2B 的患者，可进一步行基因二代测序，发现 RAB7A 基因的致病突变可以明确诊断。

【诊断】

根据患者 30 岁前起病，长度依赖性运动感觉周围神经病的特点为感觉障碍重于运动障碍，伴随足部溃疡，提示该病的可能性，神经传导测试进一步确定为轴索性周围神经病。基因检测发现 RAB7A 的致病突变可以明确诊断。

【鉴别诊断】

大多数 CMT2B 的感觉障碍非常突出，首先通过血糖、抗核抗体谱等检查排除糖尿病性或免疫性感觉和自主神经病；其隐匿发展的疾病过程也不同于发病相对较快的慢性炎症性脱髓鞘性神经根神经病。在进行了神经传导检查明确为轴索性神经病之后，其鉴别诊断依据不同病情需要排除其他 CMT2 亚型、遗传性感觉和自主神经病 1 型和远端遗传性运动神经病。

1. 其他 CMT2 亚型

主要和 CMT2B 的感觉运动神经病进行鉴别，各种类型的 CMT2 以长度依赖性的对称性运动感觉周围神经病为主要临床特点，包括前一节介绍的 CMT2A 和后一节介绍的 CMT2C，肢体无力和肌肉萎缩症状要明显重于感觉障碍的症状，MFN2 基因突变也可以导致感觉神经病，但一般没有明显的脚趾和足部的溃疡发生，而 CMT2B 可以出现足部溃疡。

2. 遗传性感觉和自主神经病 1 型

主要和以感觉障碍为主的 CMT2B 相鉴别，其主要临床表现为肢体远端的感觉障碍伴随足部溃疡，而运动神经没有明显改变，不同于 CMT2B，需要进行基因测序进行鉴别。

3. 远端遗传性运动神经病

主要和以运动神经损害为主的 CMT2B 相鉴别，

主要表现为不同年龄发病的缓慢发展的肢体远端肌肉萎缩和无力，先天性远端脊髓性肌萎缩在出生时发病，不同于 RAB7A 基因突变患者的儿童期发病，而 CMT2B 存在客观的感觉障碍以及明显的周围神经的感觉神经传导异常损害。

【治疗】

对于 CMT2B 的治疗要依据其临床表现特点进行安排，除注意不要使用或接触神经毒性物质之外，应当为患者组织一个适合该病评估和管理的多学科团队，包括神经病学家、理疗师、糖尿病足医师和外科医生。临床上以对症支持治疗为主，对肢体活动障碍的患者进行康复训练、支具治疗等。

所有患者都应当注意足部的卫生，穿柔软的鞋袜，防止皮肤溃疡的发生。发生足部感染和溃疡的患者，应注意及时清创并预防感染，防止进一步加重形成骨髓炎而截肢。

【病例摘要】

患者，男性，36 岁，肢体疼痛无力 22 年。

患者在 22 年前出现小腿肌肉抽搐，伴随进行性发展的下肢无力，出现行走困难和下肢远端肌肉萎缩，15 年前出现足尖行走，足跟不着地，10 年前行双侧跟腱延长手术和戴脚踝-足矫形器，行走姿势好转。发病以来上肢没有症状，下肢麻木也不明显。体格检查：脑神经没有明显异常，上肢近端肌力 5 级，手指分指和并指肌力 4 级，双手骨间肌轻度萎缩，下肢近端肌力 5 级，趾和足背伸肌力 0 级，跖屈肌力 3 级，小腿肌肉萎缩。小腿下部和足部针刺感觉丧失，振动感降低，四肢腱反射不能引出。神经传导检查显示腓神经无运动反应，胫神经复合肌肉动作电位波幅 0.2 mV，尺神经感觉动作电位波幅降低 3.4 μV，腓肠神经感觉动作电位不能引出。肌电检查下肢远端肌肉神经源性改变。定位诊断，周围神经，感觉和运动，轴索损害，定性诊断，遗传性感觉运动神经病，基因检查发现 RAB7A 基因突变证实诊断。病例详细资料见二维码数字资源 4-2。

数字资源 4-2

（吴 锐 袁 云）

【参考文献】

[1] GIUDETTI A M, GUERRA F, LONGO S, et al. An altered lipid metabolism characterizes Charcot-Marie-Tooth type 2B peripheral neuropathy. Biochim Biophys Acta Mol Cell Biol Lipids, 2020, 1865（12）: 158805.

[2] Cogli L, Piro F, Bucci C. Rab7 and the CMT2B disease. Biochem Soc Trans, 2009, 37（Pt5）: 1027-1031.

[3] SAVERI P, DE LUCA M, NISI V, et al. Charcot-Marie-Tooth Type 2B: A New Phenotype Associated with a Novel RAB7A Mutation and Inhibited EGFR Degradation. Cells, 2020, 9（4）: 1028.

[4] WANG X, HAN C, LIU W, et al. A novel RAB7 mutation in a Chinese family with Charcot-Marie-Tooth type 2B disease. Gene, 2014, 534（2）: 431-434.

[5] BUCCI C, DE LUCA M. Molecular basis of Charcot-Marie-Tooth type 2B disease. Biochem Soc Trans, 2012, 40（6）: 1368-1372.

[6] COLECCHIA D, STASI M, LEONARDI M, et al. Alterations of autophagy in the peripheral neuropathy Charcot-Marie-Tooth type 2B. Autophagy, 2018, 14（6）: 930-941.

[7] COGLI L, PROGIDA C, THOMAS C L, et al. Charcot-Marie-Tooth type 2B disease-causing RAB7A mutant proteins show altered interaction with the neuronal intermediate filament peripherin. Acta Neuropathol, 2013, 125（2）: 257-272.

第三节 常染色体显性遗传性 TRPV4 通道病

常染色体显性遗传性 TRPV4 通道病（autosomal dominant TRPV4 channopathies）是 TRPV4 基因突变引起一组神经和骨骼疾病，是遗传性轴索性神经病伴随其他系统损害的常见原因，临床表型包括神经系统损害以及骨关节损害，前者包括腓骨肌萎缩症 2C 型（Charcot-Marie-Tooth disease type 2C，CMT2C）、肩胛腓骨肌脊髓性肌萎缩、先天性脊髓性肌萎缩，后者是多种脊柱骨关节发育不良。其中 CMT2C 在 CMT2 中所占的比例约为 7%。确切的疾病表现不仅取决于 TRPV4 基因的特异性突变，还取决于其他基因的表达和环境因素，同一家系或相同突变的不同家系患者具有不同表现，甚至没有症状。

该基因编码的瞬时感受器电位离子通道香草素受体4，属于瞬时感受器电位离子通道家族中的一员，是一种非选择性阳离子通道，介导细胞外钙离子的流入，激活导致钾离子和氯离子分泌以及细胞内水分子流出。目前尚不清楚该系统的功能紊乱如何影响到神经轴突的结构和功能。腓肠神经活检显示有髓神经纤维丢失以及再生簇结构形成。皮肤的病理检查可以发现有髓神经纤维末梢和Meissner囊明显减少。

【临床表现】

TRPV4突变引起的CMT2C、肩胛腓骨脊髓性肌萎缩、先天性脊髓性肌萎缩表现差异见表4-5。也有报道依据病情轻重把该病区分为轻型、中间型和严重型。

表4-5　*TRPV4*突变相关神经肌肉病的临床表现

表现	CMT2C	SPSMA	CDSMA
发病	出生到成年	出生到成年	出生前
神经病	远端	远端为主	下肢瘫痪
声带麻痹	+	+	±
听力丧失	+	+	-
呼吸衰竭	+	+	±
关节挛缩	-	-	下肢

CMT2C，腓骨肌萎缩症2C；SPSMA，肩胛腓骨脊髓性肌萎缩；CDSMA，先天性脊髓性肌萎缩。

1. CMT2C

多于25岁前起病，出现肢体远端的无力和肌肉萎缩，且在寒冷的环境中无力症状加重。伴有声带麻痹和膈肌无力，其他症状包括感音神经性听力损失、膀胱急迫症、以及因喘鸣而出现的呼吸道症状，少数患者可因膈肌或肋间肌无力而导致呼吸困难。感觉正常或轻度减退。

2. **肩胛腓骨肌脊髓性肌萎缩**

成年发病，最初以肩胛腓骨肌萎缩、无力和肩胛翼为特征，而后进展为下肢远端肌肉萎缩，常伴有声带麻痹和呼吸喘鸣。

3. **先天性脊髓性肌萎缩**

也称为先天性远端遗传性运动神经病，在出生时有严重的远端运动神经病，以肢体远端的肌肉萎缩、无力为特征，主要局限于下肢。其他症状包括脊柱弯曲、马蹄内翻足、舌肌痉挛、膝关节和髋关节挛缩。

4. **周围神经病伴骨骼发育不良**

出现短躯干骨骼发育不良患者很少出现周围神经病变或声带麻痹等神经症状。而表现为周围神经病的患者倾向于伴随骨骼畸形或发育不良。以短躯干为特征的各种形式的侏儒症，患者身材矮小、手脚缩短、扁平、弥漫性骨质疏松和关节病。

【辅助检查】

该病的辅助检查主要是进行神经传导检查和基因检查，此外依据病情进行肌酸激酶检查、耳鼻喉科的检查以及骨科检查。

1. **血液检查**

部分患者的血清肌酸激酶水平升高。

2. **神经传导测定**

神经传导速度一般正常或仅有轻度下降，而周围神经的肌肉复合动作电位和感觉神经动作电位波幅明显降低或引不出，表现为轴索性周围神经病的特点，少数患者可合并远端潜伏期延长。

3. **基因检测**

基因检测首先分析*TRPV4*的序列，以检测小的基因内缺失/插入以及错义、无义和剪接位点突变，可能无法检测到单外显子、多外显子或全基因缺失/复制。外显子组分析使用的其他方法包括序列分析、删除/重复分析和（或）其他基于非序列的测试。

4. **其他相关检查**

存在声音嘶哑、吸气喘鸣的患者行喉镜检查可发现呼吸时声带开放和关闭受限。纯音测听检查可以发现少数患者存在听力减退。存在呼吸受累者行胸部透视检查可发现膈肌活动度下降。骨骼X线检查可显示骨骼发育畸形。

【诊断】

三种临床类型的诊断策略各不相同，患者在儿童期到成年发病，出现长度依赖性周围神经病的临床和神经电生理改变特点，伴随骨骼发育不良表现、声音嘶哑和呼吸困难，要考虑CMT2C的可能；出现肩胛肌无力和萎缩，考虑为肩胛腓骨肌脊髓性肌萎缩；患者出生发病，出现下肢无力，感觉正常，可以考虑为先天性脊髓性肌萎缩的可能性，通过基因检查可以明确诊断。

【鉴别诊断】

TRPV4基因突变导致多种临床表型，和下一节介绍的NEFL基因突变类似，不同的临床表型需要鉴别的疾病各不相同，一般在进行了周围神经传导速度测定之后，进行分类鉴别诊断。

1. CMT2C

其他类型的轴索性CMT也表现为对称性、长度依赖性运动感觉神经病，但CMT2A、CMT2B以及CMT2的其他亚型都没有该病的声音嘶哑以及肌酸激酶升高表现。伴随耳聋的患者需要和其他伴随耳聋的轴索性周围神经病进行鉴别，轴索性运动感觉神经病伴随耳聋出现在TRPV4基因相关的CMT2C、NEFL基因相关的CMT2E、MPZ基因相关的CMT2I、AARS基因相关的CMT2N、AIFM1基因相关的CMTX4、PRPS1基因相关的CMTX5以及MYH14基因相关的远端遗传性运动神经病。基因检查可以进一步确定诊断。

2. 肩胛腓骨肌脊髓性肌萎缩

多种基因突变可以导致肩胛带肌肉和腓骨肌的无力和萎缩，伴随出现肌酸激酶升高，但肌肉病等肌电图提示存在肌源性损害，也不出现骨骼畸形而不同于TRPV4基因相关的肩胛腓骨肌脊髓性肌萎缩，肌电图检查发现神经源性损害可以排除肌病的可能性。

3. 先天性远端脊髓性肌萎缩

该类型需要和其他表现为肢体远端的肌肉萎缩和无力的脊髓性肌萎缩（表4-6）进行鉴别，该组疾病属于远端遗传性运动神经病。这些疾病尽管肌电图提示神经源性损害，但很少出现声音嘶哑、耳聋及脊柱发育异常，血清肌酸激酶不高，而和该病的临床表现不同。

表4-6 婴幼儿发病的远端遗传性运动神经病

遗传模式	基因	疾病
AD	TRPV4	先天性脊髓性肌萎缩伴远端大关节畸形、呼吸衰竭、声带麻痹
AR	EXOSC8	婴儿起病，远端脊髓性肌萎缩，伴小脑发育不良
AR	TBCD	婴儿发病，远端脊髓性肌萎缩，伴脑病
AR	IGHMBP2	婴儿发病，远端脊髓性肌萎缩1型伴呼吸窘迫
AR	LAS1L	婴儿发病，远端脊髓性肌萎缩伴呼吸窘迫
AR	EXOSC3	幼儿起病，远端脊髓性肌萎缩，伴脑桥和小脑发育不良
AR	EXOSC9	幼儿发病，远端脊髓性肌萎缩，伴小脑萎缩
AR	C12orf65	幼儿发病，远端脊髓性肌萎缩，伴随视神经病

AD，常染色体显性遗传；AR，常染色体隐性遗传。

【治疗】

治疗侧重于症状管理。患者由一个多学科团队进行评估和管理，团队成员包括神经病学家、理疗师和骨科医生。针对该病要每年进行神经系统检查、喉功能的耳鼻喉科监测、动态呼吸胸部X线检查。对于骨骼发育不良，每年评估关节疼痛和脊柱侧凸；在儿童达到学龄前和涉及全身麻醉的外科手术前评估齿状突发育不良。

合并呼吸困难的患者必要时可使用呼吸机辅助通气。喉功能障碍严重患者需要手术。针对骨骼发育不良，进行物理治疗/运动和足跟拉伸以维持功能。踝足矫形器可以辅助患者行走，改善CMT2C患者的平衡和步态。脊柱后凸畸形或颈脊髓病时需要手术干预。康复训练可以延缓病情进展，预防进一步的关节畸形。

【病例摘要】

患者，男性，9岁，肢体无力8年。

患者8年前出现走路不稳，易摔倒，伴跳跃费力，尚能跑步。7个月前出现足尖下垂，伴行走姿势异常。患儿母亲及外公有双小腿萎缩，母亲12岁时出现手脚畸形。体格检查：四肢近端肌力5级，手指外展4级，并指4级，足背伸5－级，跖屈5级；双上肢腕以远针刺觉减退，双下肢远端振动觉减退；双上肢腱反射不能引出，双膝腱反射亢进，跟腱反射活跃。定位诊断：多发周围神经，双侧对称，感觉、运动纤维均受累，轴索损害伴锥体束损害；定性诊断：遗传性周围神经病。基因检查发现 *TRPV4* 致病突变，明确 CMT2C 的诊断。病例详细资料见二维码数字资源4-3。

数字资源 4-3

（吴　锐　袁　云）

【参考文献】

[1] CHEN D H, SUL Y, WEISS M, et al. CMT2C with vocal cord paresis associated with short stature and mutations in the TRPV4 gene. Neurology, 2010, 75（22）: 1968-1975.

[2] DENG S, FEELY S, SHI Y, et al. Incidence and Clinical Features of TRPV4-Linked Axonal Neuropathies in a USA Cohort of Charcot-Marie-Tooth Disease Type 2. Neuromolecular Med, 2020, 22（1）: 68-72.

[3] AJROUD-DRISS S, DENG H X, SIDDIQUE T. Recent advances in the genetics of hereditary axonal sensory-motor neuropathies type 2. Curr Neurol Neurosci Rep, 2011, 11（3）: 262-273.

[4] MCENTAGART M. TRPV4 axonal neuropathy spectrum disorder. J Clin Neurosci, 2012, 19（7）: 927-933.

[5] LIU Y, YAN X, CHEN Y, et al. Novel TRPV4 mutation in a large Chinese family with congenital distal spinal muscular atrophy, skeletal dysplasia and scaly skin. J Neurol Sci, 2020, 419: 117153.

[6] ECHANIZ-LAGUNA A, DUBOURG O, CARLIER P, et al. Phenotypic spectrum and incidence of TRPV4 mutations in patients with inherited axonal neuropathy. Neurology, 2014, 82（21）: 1919-1926.

[7] ARNTZEN K A, HOYER H, ORSTAVIK K, et al. Charcot-Marie-Tooth disease type 4C in Norway: Clinical characteristics, mutation spectrum and minimum prevalence. Neuromuscul Disord, 2018, 28（8）: 639-645.

[8] MANGANELLI F, NOLANO M, PISCIOTTA C, et al. Charcot-Marie-Tooth disease: New insights from skin biopsy. Neurology, 2015, 85（14）: 1202-1208.

[9] VELILLA J, MARCHETTI M M, TOTH-PETROCZY A, et al. Homozygous TRPV4 mutation causes congenital distal spinal muscular atrophy and arthrogryposis. Neurol Genet, 2019, 5（2）: e312.

第四节　*NEFL* 基因相关遗传性运动感觉神经病

神经丝轻链蛋白（neurofilament light，NEFL）基因突变导致的遗传性感觉运动神经病是少见的 CMT 亚型，在所有 CMT 中所占比例 < 1%，包括常染色体显性遗传性 CMT2E（47%）、CMT1F（27%）、中间型 CMTG（9%）以及更为罕见的常染色体隐性遗传性 CMT。还有 17% 的患者难以确定类型，还有个别患者表现为神经肌肉病（表4-7）。

NEFL 相关 CMT 的研究可回溯到 2000 年，Mersiyanova 等在一个 CMT2 型大家系中鉴定出 *NEFL* 基因 p.Q333P 杂合突变，将该亚型命名为 CMT2E。2003 年 Jordanova 等发现 *NEFL* 基因突变可以导致常染色体显性 CMT1F。2009 年 Abe 等与 Yum 等各报道 1 个常染色体隐性遗传 CMT 家系，并发现患者存在 *NEFL* 基因纯合终止突变，我们曾报道第 3 个 *NEFL* 基因纯合突变型 CMT，从而揭示了 *NEFL* 基因突变可导致显性遗传及隐性遗传 CMT。

表 4-7　*NEFL* 相关疾病

类型	遗传方式	神经传导
CMT1F	AD	脱髓鞘
CMT2E	AD	轴索性
CMTDIG	AD	中间型
CMT2E	AR	轴索性
肌肉病	AD	肌源性

AD，常染色体显性遗传；AR，常染色体隐性遗传。

NEFL 基因定位于常染色体 8p21.2，编码含有 543 个氨基酸残基的神经丝轻链蛋白。神经丝轻链是中间丝的主要亚单位，参与构成细胞的骨架结构，对于维持轴索的直径及完整性，以及轴索的轴浆转运起到重要作用。基因突变可能通过影响轴索的细胞骨架结构而影响线粒体在轴索转运，进而引起轴索性周围神经病，通过影响施万细胞导致脱髓鞘神经病。在骨骼肌可以导致肌纤维内 Z 盘的结构紊乱，出现杆状体结构。对 NEFL 基因相关疾病的分类更多依据疾病表现，而不是潜在致病机制的差异，具有相同突变的不同个体可归类为轴索性、脱髓鞘性、显性中间型周围神经病以及肌肉病。

腓肠神经病理检查可以发现大直径有髓神经纤维减少，将使神经传导速度下降，在 67% 的患者中观察到脱髓鞘和再髓鞘化的特征（有髓神经纤维等洋葱球样结构和薄髓鞘有髓神经纤维）。也可以发现有髓神经纤维的再生簇结构（图 4-2），特殊结构包括巨大轴索、轴索内线粒体聚集、微管增多、神经丝丢失或聚集。线粒体聚集也表明 NEFL 突变导致线粒体转运障碍。个别报道提示该基因突变可以导致先天性肌肉病，骨骼肌出现杆状体或非特异性改变。

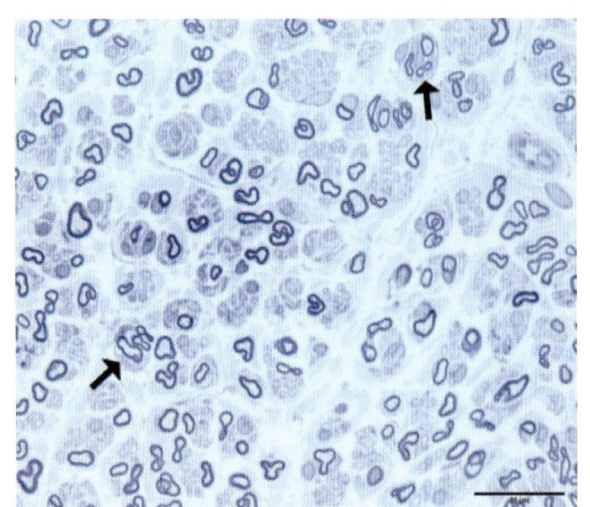

图 4-2 NEFL 突变 CMT 患者腓肠神经半薄切片：有髓神经纤维密度减小，可见小有髓神经纤维再生簇结构（箭头）

【临床表现】

1. CMT2E

发病年龄及严重程度异质性明显，发病年龄可从出生后到 60 岁，分早发型和晚发型，多数患者表现为早发严重型（≤3 岁），该型患者在生后出现运动发育落后，主要表现为长度依赖性感觉运动周围神经病，即肢体远端为主的肌无力、肌肉萎缩，不同程度的远端感觉减退，腱反射减低或消失。晚发型患者伴随锥体束征或小脑萎缩或痉挛性截瘫。部分患者伴随骨骼畸形。个别成年患者的肢体无力不明显，主要表现为疼痛性感觉神经病。

2. 隐性遗传轴索性 CMT

在幼儿期发病，先出现下肢无力伴随小腿肌肉萎缩，而后出现手部肌肉无力和萎缩，症状进行性加重，到 10 多岁丧失行走能力。

3. 显性遗传中间型 CMT

发病从儿童早期到成年晚期，同时具有周围神经病和中枢神经系统损害特点。儿童发病者存在运动发育延迟，十几岁发展为严重的运动感觉神经病，伴随爪状手、小脑共济失调、眼震和构音障碍。成年发病者临床表现为长度依赖性运动感觉神经病，伴随痉挛步态。可以出现上行性腿部无力，累及骨盆肌肉组织。

4. 先天性神经肌肉病

从婴儿早期就表现出张力过低，出现不同程度的运动发育延迟。随后出现面部和身体肌肉无力，尤其是肩部和下肢远端，伴随周围神经病。随疾病发展出现各种关节挛缩和足下垂，个别患者逐渐丧失行走能力。

【辅助检查】

该病的辅助检查主要是进行神经传导检查和基因检查，由于存在中枢神经系统损害，因此还需要进行头或颈的磁共振检查。肢体无力也需要进行肌酸激酶检查。伴随出现骨骼畸形，需要进行骨科相关检查。

1. 神经电生理检查

该病电生理表现异质性明显，但平均神经传导速度值均低于正常范围。10% 的患者上肢运动神经传导速度 > 45 m/s，64% 的患者在 25 ~ 45 m/s，8% 的患者 < 25 m/s，部分患者不能分类。针状肌电图显示以正锐波、纤颤电位和复杂重复放电形式广泛分布的异常自发活动符合神经源性损害的电生理特点。

超过 50% 的杆状结构域和尾部结构域突变患者的正中神经的 CMAP 在正常范围内，而头部结构域突变只有 13% 在正常范围内。基因头部区域突变患者的正中神经和尺神经的神经传导速度和复合肌肉动作电位波幅均低于杆和尾区域。

2. 神经超声检查

目前的检查均未显示周围神经增大，周围神经的横截面积在所有神经都在正常范围，证实 *NEFL* 基因突变主要为一种轴索性神经病，不同于脱髓鞘神经病。

3. 基因检测

NEFL 基因突变多为错义突变或终止突变，突变分布于蛋白全长，P8、P22位点及L93P、E396K突变为热点突变。基因的头部、杆部和尾部结构域的突变都可以导致疾病的早期发病和严重的神经损伤，并且头部结构域突变的患者趋向于更加严重。

4. 组织活检

周围神经活检可见神经纤维丢失的同时可见巨大轴索或神经纤维内神经管丢失，电生理改变可能为轴索损害的继发性改变。肌纤维直径变异加大，伴随核内移，结缔组织增生。个别肌纤维出现杆状体或环状肌纤维，也可以看到成群分布的小角状萎缩肌纤维。

【诊断】

NEFL 基因相关 CMT 的诊断应该综合分析患者的临床表现和电生理改变，患者的发病年龄和临床表现提示存在遗传性周围神经病，可合并中枢神经系统损害，提示存在该病的可能性，但该病存在不同的电生理亚型，个别患者表现为先天性肌病伴随周围神经病或单纯的感觉神经病，因此无法从临床预测该病，只有借助基因检查进行诊断。

【鉴别诊断】

由于 *NEFL* 基因相关 CMT 在电生理上表现为轴索性和中间型 CMT，后者也并非单纯脱髓鞘改变，因此其鉴别诊断应当主要在获得性和遗传性轴索性神经病范畴内进行鉴别。个别患者出现先天性肌病伴随周围神经病或单纯的感觉神经病，需要分别和先天性肌病或遗传性感觉神经病进行鉴别。

1. CMT2 的其他类型

包括显性遗传和隐性遗传类型，在不同年龄发病，出现长度依赖性运动感觉神经病，个别类型可以合并中枢神经系统损害，轴索性周围神经病合并中枢神经系统损害见第五章表5-1介绍的多种疾病，包括 POLG 相关神经病、巨轴索神经病、*C12orf65* 基因相关神经病病、*NOTCH2NLC* 基因相关神经病、*COX20* 基因相关神经病、常染色体隐性遗传性痉挛性共济失调 Charlevoix-Saguenay 型、球形细胞脑白质营养不良和肾上腺脊髓神经病，但周围神经活检可见巨大轴索不同于其他疾病，而和巨轴索神经病类似。这些疾病的鉴别需要基因检查。

2. 显性中间型 CMT 的其他亚型

包括表2-2介绍的常染色体显性中间型 CMT 各类型，分别涉及 *GBF1*、*DNM2*、*YARS*、*MPZ*、*INF2*、*GNB4* 和 *EBP50* 基因，其次要排除 X 连锁和隐性遗传性中间型 CMT。需要二代基因测序检查。

3. 巨轴索神经病

主要和出现巨轴索的 CMT2E 鉴别，常染色体隐性巨轴索神经病，在幼儿和青少年期表现为早发进行性感觉运动神经病，可伴有皮质脊髓束和小脑受累以及认知功能下降，不同寻常的卷发和磁共振检查可以发现小脑齿状核异常信号很少出现在 *NEFL* 基因相关的 CMT2E。

4. 特发性轴索性神经病

和 CMT2E 均属于慢性轴索性周围神经病，该病通常在60岁时被诊断出来，比大多数晚发型 CMT2E 患者发病晚，临床表现为缓慢进展或无进展的肢体感觉和运动障碍，但病理检查没有巨大轴索出现，也没有轴索内神经丝的丢失，通过基因检查可以进一步鉴别。

5. 先天性神经肌肉病

先天性神经肌肉病也在幼儿期发病，主要和 *NEFL* 基因突变导致的先天性神经肌肉病鉴别，*BAG3* 基因相关神经肌肉病的临床特点为成年期缓慢进展的四肢近端及中轴肌的无力，少数患者存在肢体远端无力及轴索性神经病，神经活检显示巨大轴索，肌肉活检可见神经源性损害的同时还存在肌原纤维肌病的病理改变特点，基因检查协助诊断。

【治疗】

多学科团队包括神经病学家、理疗师、整形外科医生，进行物理康复治疗。恰当的足踝矫形器或矫形鞋可以纠正患者的足下垂等足部畸形，适当的康复锻炼可以避免跟腱挛缩，严重的骨关节畸形需要进行外科手术治疗。

【病例摘要】

患者，女性，13岁。出生后下肢无力伴足内翻。

患儿出生后运动发育延迟，1岁半会走路，2岁会跑，容易摔倒，4岁出现双足内翻、足下垂，蹲起困难，双手轻微力弱，系扣子及写字不灵活。父母近亲结婚，家系内无类似患者。体格检查：脑神经检查正常；四肢痛触觉、音叉振动觉检查基本正常；双上肢近端肌力5级，伸屈腕5-级，伸指4级；双下肢近端肌力4+级，双足背伸4级，跖屈5级，足趾背伸4级，双侧大小鱼际肌和双小腿肌肉轻度萎缩；四肢腱反射未引出；病理征阴性；双足内翻、高弓足、跟腱挛缩。CK 302 U/L（40～200 U/L）。神经传导检查：正中神经的运动神经传导速度24 m/s，复合肌肉动作电位波幅为2.2 mV，尺神经的运动神经传导速度15 m/s，复合肌肉动作电位波幅为0.9 mV，腓总神经的运动神经传导未引出波形；正中神经、尺神经、腓肠神经感觉传导未引出波幅。定位诊断：多发性周围神经，感觉和运动神经，轴索+髓鞘；定性诊断：遗传性周围神经病。基因检查发现 *NEFL* 基因 c.487G＞T（p.E163*）纯合突变，分别来自无症状的父母，明确诊断为 *NEFL* 相关隐性遗传性CMT。病例详细资料见二维码数字资源4-4。

数字资源4-4

（付　俊）

【参考文献】

［1］STONE E J, KOLB S J, BROWN A. A review and analysis of the clinical literature on Charcot-Marie-Tooth disease caused by mutations in neurofilament protein L. Cytoskeleton (Hoboken), 2021, 78（3）: 97-110.

［2］FU J, YUAN Y. A novel homozygous nonsense mutation in NEFL causes autosomal recessive Charcot-Marie-Tooth disease. Neuromuscul Disord, 2018, 28（1）: 44-47.

［3］HORGA A, LAURÀ M, JAUNMUKTANE Z, et al. Genetic and clinical characteristics of NEFL-related Charcot-Marie-Tooth disease. J Neurol Neurosurg Psychiatry, 2017, 88（7）: 575-585.

［4］HASHIGUCHI A, HIGUCHI Y, NOMURA M, et al. Neurofilament light mutation causes hereditary motor and sensory neuropathy with pyramidal signs. J Peripher Nerv Syst, 2014, 19（4）: 311-316.

［5］YANG Y, GU L Q, BURNETTE W B, et al. N98S mutation in NEFL gene is dominantly inherited with a phenotype of polyneuropathy and cerebellar atrophy. J Neurol Sci, 2016, 365: 46-47.

［6］AGRAWAL P B, JOSHI M, MARINAKIS N S, et al. Expanding the phenotype associated with the NEFL mutation: neuromuscular disease in a family with overlapping myopathic and neurogenic findings. JAMA Neurol, 2014, 71: 1413-1420.

［7］LUIGETTI M, PADUA L, CORACI D, et al. Nerve ultrasound in CMT2E/CMT1F due to NEFL mutation: Confirmation of an axonal pathology. Clin Neurophysiol, 2016, 127（9）: 2990-2991.

［8］DOPPLER K, KUNSTMANN E, KRÜGER S, et al. Painful Charcot-Marie-Tooth neuropathy type 2E/1F due to a novel NEFL mutation. Muscle Nerve, 2017, 55（5）: 752-755.

［9］BERCIANO J, GARCÍA A, PEETERS K, et al. NEFL E396K mutation is associated with a novel dominant intermediate Charcot-Marie-Tooth disease phenotype. J Neurol, 2015, 262（5）: 1289-1300.

第五节　*GDAP1* 基因相关遗传性运动感觉神经病

神经节苷脂诱导分化相关蛋白1（ganglioside-induced differentiation associated protein 1，*GDAP1*）基因突变导致的遗传性感觉运动神经病包括常染色体隐性遗传性腓骨肌萎缩症4A（Charcot-Marie-Tooth disease, type 4，CMT4A）、隐性遗传性CMT2K、隐性遗传性中间型CMT以及显性遗传性CMT2K，提示这个基因和上一节介绍的 *NEFL* 基因突变一样，导致神经细胞和施万细胞的联合损害。

早在1993年Ben Othmane等将4个突尼斯常染色体隐性遗传脱髓鞘性CMT4A家系的致病基因定位于8q13-q21。2002年Baxter等在这些家系中发现 *GDAP1* 基因纯合突变，首次证实 *GDAP1* 基因是CMT4A的致病基因。同一年Cuesta等在3个西班牙"轴索型CMT4A"家系也发现 *GDAP1* 基因突变。2003年Senderek等发现 *GDAP1* 基因突变可导致隐性遗传的中间型CMT。2005年Claramunt等首次在西班牙显性遗传性CMT2家系中发现 *GDAP1* 基因杂合突变（表4-8）。

表 4-8 *GDAP1* 基因相关遗传性运动感觉神经病亚型

类型	遗传方式	神经传导
CMT4A	AR	脱髓鞘性
CMT2H	AR	轴索性
CMTRIA	AR	中间型
CMT2K	AD	轴索性

AD，常染色体显性遗传；AR，常染色体隐性遗传。

GDAP1 蛋白定位于线粒体外膜，是线粒体外膜的非典型谷胱甘肽 S-转移酶，介导线粒体分裂，维持线粒体网络结构以及线粒体膜与内质网的接触，也参与基础自噬，还通过与 PYKfyve 激酶相互作用促进溶酶体的成熟，其缺失影响线粒体膜与内质网接触、形成具有水解活性的巨大溶酶体、自噬溶酶体重组延迟和转录因子 EB 激活。周围神经病理改变特点是出现有髓神经纤维丢失，其中 CMT4A 可以发现脱髓鞘比较显著，但更多是慢性轴索损害，伴随不同程度的脱髓鞘改变。显性遗传和隐性遗传轴索性 CMT2K 表现为轴索变性与脱髓鞘混合改变。中间型 CMT 的病理改变特点也是有髓神经纤维丢失以及脱髓鞘改变。电镜检查可以发现神经轴索中线粒体聚集、变圆、空泡化（图 4-3），这些改变提示线粒体转运异常。

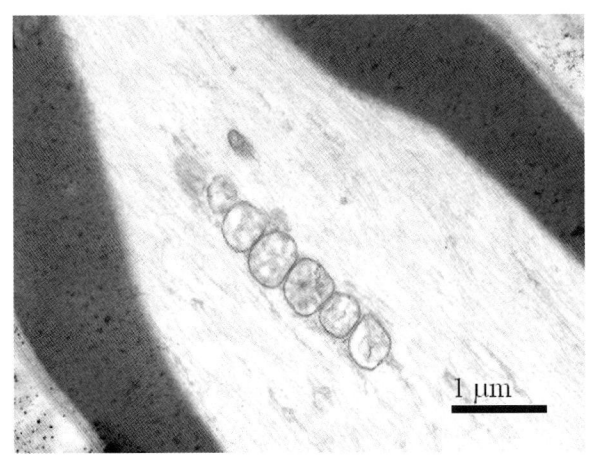

图 4-3 AD-CMT2K 有髓神经纤维轴索内线粒体串珠样聚集（×30 000）

【临床表现】

GDAP1 基因突变导致的隐性遗传性脱髓鞘性 CMT4A、隐性遗传性轴索性 CMT2K、隐性遗传性中间型 CMT 和显性遗传性轴索性 CMT2K 具有不同的临床表现特点。隐性遗传性患者比显性遗传性患者有更早和更严重的临床症状。显性遗传性患者中，即使在同一家族成员的表型变异也很明显。

1. 隐性遗传性 CMT

（1）隐性遗传性脱髓鞘性 CMT4A，在儿童早期发病，多数患者可以早到 2 岁前发病，甚至在新生儿期或婴儿早期发病，1 岁后发病患者一般运动发育没有异常，发病后出现严重和迅速发展的四肢远端无力，行走困难，因足下垂而常常摔倒，早期出现马蹄内翻足，随疾病发展伴随出现腓肠肌萎缩，10 岁后出现膈肌瘫痪和声音嘶哑，伴随下肢远端的感觉障碍，大部分患者十三四岁丧失行走能力，个别患者近 20 岁还可以行走。

（2）隐性遗传性轴索性 CMT2K，和 CMT4A 具有类似的临床表现，通常在 10 岁前发病，少数患者在婴儿期或新生儿期发病。病情比显性遗传患者严重，表现为下肢为主的肢体远端的无力和萎缩，行走困难，伴随腱反射降低或消失，常伴随出现感觉性共济失调以及手指震颤。声带麻痹和膈肌麻痹出现在大多数患者，而且伴随出现上肢近端无力或面肌无力。也可以看到脊柱侧弯、锥体束征、高弓足和足内翻。多数患者在十几岁到 30 多岁丧失行走能力。终止突变比错义突变患者发病年龄更早、病情更重，进展更快。

（3）隐性遗传性中间型 CMT，患者在儿童到成年期发病，表现为严重的肢体远端无力和肌肉萎缩，伴有突出的高弓足和爪状手。

2. 显性遗传性轴索性 CMT2K

通常在 10 岁以后的少年期发病，平均发病年龄在 19.5 岁，个别患者在 2~3 岁发病，或延迟到成年期或老年期发病。症状严重程度和临床进展方面存在显著的家族内异质性。主要症状为对称或非对称性足踝的背伸和跖屈无力，随病情发展出现肢体近端肌无力，伴随手部、足以及小腿的肌肉萎缩，可见肌肉痉挛和足畸形、脊柱侧弯。出现在 GST 区域的突变患者可能相对发病早，具有严重的临床表现，而出现其他非特异性区域的突变常常临床症状不严重。轻型患者仅出现感觉障碍或 30 岁前无临床症状及体征。

【辅助检查】

1. 神经电生理检查

经典的 CMT4A 出现神经传导速度下降，伴随复合肌肉动作电位波幅降低。隐性遗传性轴索性CMT2K一般测不到复合肌肉动作电位的波幅，在可以测到的患者中，运动神经复合肌肉动作电位和感觉神经动作电位波幅降低显著，而神经传导速度正常或减慢相对轻微。显性遗传性轴索性CMT2K具有轴索神经病的特点，神经传导速度正常或轻度减慢，下肢运动神经的复合肌肉动作电位波幅下降显著，上肢运动神经复合肌肉动作电位波幅正常或仅在个别患者轻度下降，感觉神经动作电位波幅在所有患者均下降。中间型CMT的神经传导速度为25～35 m/s。

2. **影像学检查**

显性遗传和隐性遗传类型患者的下肢肌肉MRI在脂肪浸润方面存在差异。开始为小腿肌肉脂肪浸润，随疾病发展出现双侧大腿近端至远端的肌肉脂肪浸润。小腿后部肌群早期脂肪化主要见于显性遗传患者，而隐性遗传患者则主要累及小腿前部肌肉。

3. **基因检测**

发现GDAP1基因致病突变可以明确诊断。神经传导尽管可以证实存在周围神经病，但多种类型的神经电生理改变无法预测致病基因，因此应当选择二代基因测序分析患者的基因突变规律。到目前为止，已经鉴定出80多种不同的突变。

【诊断】

GDAP1基因突变导致不同类型的CMT，发病年龄变异非常大，其隐匿发展的长度依赖性肢体无力可以提示存在遗传性运动感觉神经病的可能性，神经传导测试可以进一步确定脱髓鞘或轴索性周围神经病，通过基因检查而明确诊断。

【鉴别诊断】

GDAP1基因相关CMT可以分两大类，一类是比较严重的隐性遗传类型，包括脱髓鞘性CMT4A、隐性遗传性轴索性CMT2K和中间型CMT；另一类是临床表现比较轻的显性遗传性轴索性CMT2K，NEFL基因相关神经病类似，因此在完成神经传导检查之后依据电生理检查结果对其鉴别诊断分别进行。

1. **脱髓鞘性周围神经病**

（1）脱髓鞘CMT，主要和在儿童早期发病的CMT4的其他亚型进行鉴别，包括表2-2介绍的MTMR2基因相关的CMT4B、SH3TC2基因相关的CMT4C、EGR2基因相关的CMT4E、PRX基因相关的CMT4F、HK1基因相关的CMT4G、FGD4基因相关的CMT4H、FIG4基因相关的CMT4J。不同亚型的临床表现和基因突变存在差异，需要基因检查进行鉴别。

（2）中间型CMT，其隐性遗传规律不同于NEFL基因突变导致的显性遗传性中间型CMT。隐性遗传性中间型CMT需要和表3-1所列出的疾病进行鉴别，包括常染色体隐性中间型CMT的GDAP1、KARS、PLEKHG5和COX6A1基因突变的患者，其鉴别需要进行基因检查。

2. **轴索性神经病**

（1）CMT2的其他亚型，包括显性遗传和隐性遗传类型，在不同年龄发病，出现长度依赖性运动感觉神经病，各个类型的临床表现非常类似，特别是上一节介绍的CMT2E，基本依靠基因检查进行区分。

（2）淀粉样多神经病，包括遗传性和非遗传性类淀粉变性病，通常在成年期发病，以下肢感觉障碍和自主神经功能障碍为早期特征，随疾病发展出现远端肢体无力。病理检查可以发现类淀粉沉积，进行基因检查可以区分二者。

（3）慢性特发性轴索性神经病，该病成年晚期发病，出现慢性进展的下肢为主的运动和感觉神经病，神经传导检测提示轴索损害，和发病晚的CMT2K类似，神经活检可以发现活动性轴索损害，该特点一般不出现在遗传性轴索神经病，采取免疫抑制治疗有一定效果，如果无效应当进行二代测序检查。

【治疗】

症状治疗由多学科团队进行评估和管理，该团队包括神经学家、整形外科医生和理疗师。明确诊断的患者需要进行多学科小组定期评估，以确定神经功能状态和功能残疾程度。可以依据病情采取踝足矫形器、前臂拐杖或手杖、轮椅。恰当的踝足矫形器或矫形鞋可以纠正患者的足下垂等足部畸形，适当的康复锻炼以及跟腱拉伸可以避免跟腱挛缩及骨关节并发症，严重的骨关节畸形可行外科手术。应避免的因素包括已知会导致神经损伤的药物，心理咨询和心理支持也有助于提高患者的生活质量。

使用对乙酰氨基酚或非甾体抗炎药治疗肌肉骨

骼疼痛。若患者出现声带麻痹或呼吸肌麻痹，严重时需要行气管切开或呼吸支持治疗。

【病例摘要】

患者，女性，9岁，肢体无力6年。

患者出生后运动发育正常，3岁开始出现走路不稳，易摔倒，双下肢远端肌肉萎缩，5岁出现双手指轻微力弱，7岁开始戴足踝支具，蹲下起立困难，不伴感觉异常。父亲有类似症状。体格检查：四肢痛触觉、音叉振动觉无异常；双上肢近端肌力5级，伸指4级，双下肢近端肌力4级，双足背伸0级，跖屈2级，双侧手部肌肉、胫前肌、腓肠肌萎缩；四肢腱反射减低；病理征阴性；双足内翻。神经传导检查：正中神经的运动神经传导速度57.3 m/s，复合肌肉动作电位波幅2.7 mV，尺神经运动神经传导速度为53.5 m/s，复合肌肉动作电位波幅3.5 mV，腓总神经运动神经传导速度25.4 m/s，复合肌肉动作电位波幅0.02 mV；正中神经感觉神经传导速度14.4 m/s，感觉神经动作电位波幅5.5 μV，腓肠神经传导未引出波幅。定位诊断：多发性周围神经，感觉和运动神经，轴索损害；定性诊断：常染色体显性遗传轴索性神经病。基因检查明确 *GDAP1* 相关周围神经病的诊断。病例详细资料见二维码数字资源4-5。

数字资源4-5

（戴显旭　付　俊）

【参考文献】

[1] CANTARERO L, JUÁREZ-ESCOTO E, CIVERA-TREGÓN A, et al. Mitochondria-lysosome membrane contacts are defective in GDAP1-related Charcot-Marie-Tooth disease. Hum Mol Genet, 2021, 29（22）: 3589-3605.

[2] 张如旭, 唐北沙, 资晓宏, 等. 腓骨肌萎缩症GDAP1基因突变分析. 中华医学遗传学杂志, 2004, 21（3）: 207-210.

[3] 戴显旭, 付俊, 王朝霞, 等. 常染色体隐性遗传性腓骨肌萎缩症2K型临床特征. 中华神经科杂志, 2017, 50（4）: 292-296.

[4] FU J, DAI S, LU Y, et al. Similar clinical, pathological, and genetic features in Chinese patients with autosomal recessive and dominant Charcot-Marie-Tooth disease type 2K. Neuromuscul Disord, 2017, 27（8）: 760-765.

[5] PAKHRIN P S, XIE Y, HU Z, et al. Genotype-phenotype correlation and frequency of distribution in a cohort of Chinese Charcot-Marie-Tooth patients associated with GDAP1 mutations. J Neurol, 2018, 265（3）: 637-646.

[6] CHEN C X, LI J Q, DONG H L, et al. Identification and functional characterization of novel GDAP1 variants in Chinese patients with Charcot-Marie-Tooth disease. Ann Clin Transl Neurol, 2020, 7（12）: 2381-2392.

[7] PEZZINI I, GEROLDI A, CAPPONI S, et al. GDAP1 mutations in Italian axonal Charcot-Marie-Tooth patients: Phenotypic features and clinical course. Neuromuscul Disord, 2016, 26（1）: 26-32.

[8] MARTIN A M, MARADEI S J, VELASCO H M. Charcot Marie Tooth disease（CMT4A）due to GDAP1 mutation: report of a Colombian family. Colomb Med（Cali）, 2015, 46（4）: 194-198.

[9] LV H, WANG L, ZHANG W, et al. A cohort study of Han Chinese MFN2-related Charcot-Marie-Tooth 2A. J Neurol Sci, 2015, 358（1-2）: 153-157.

[10] 栾兴华, 郑日亮, 陈彬, 等. 儿童慢性炎症性脱髓鞘性多神经病的临床和病理改变特点. 中国神经精神疾病杂志, 2008, 34（12）: 715-719.

[11] YOSHIMURA A, YUAN J H, HASHIGUCHI A, et al. Clinical and mutational spectrum of Japanese patients with Charcot-Marie-Tooth disease caused by GDAP1 variants. Clin Genet, 2017, 92（3）: 274-280.

[12] FIGUEIREDO F B, SILVA W A Jr, GIULIATTI S, et al. GDAP1 mutations are frequent among Brazilian patients with autosomal recessive axonal Charcot-Marie-Tooth disease. Neuromuscul Disord, 2021, 31（6）: 505-511.

[13] KIM H S, KIM H J, NAM S H, et al. Clinical and Neuroimaging Features in Charcot-Marie-Tooth Patients with GDAP1 Mutations. J Clin Neurol, 2021, 17（1）: 52-62.

第六节 *HSP22* 基因相关周围神经病

热休克蛋白22（heat shock protein 22，*HSP22*）基因突变导致三种常染色体显性遗传周围神经病，分别是腓骨肌萎缩症2L（Charcot-Marie-Tooth disease type 2L，CMT2L）、远端性遗传性运动神经病2型、肌原纤维肌病和运动神经病。*HSP22*定位于染色体12q24.3，目前已经发现的*HSP22*的突变都位于K141的残基端。

人类小分子热休克蛋白有10个成员，HSP22是第8个被认识的成员，因此也称为热休克蛋白B8（heat shock protein B8，HSPB8），该蛋白在脊髓的运动神经元和感觉神经元高表达，具有分子伴侣的作用，在细胞应激时表达增加，可以稳定细胞结构，帮助新生多肽正确折叠，防止蛋白异常聚集，促进异常聚集物的降解，起到保护细胞的作用。

*HSP22*基因突变导致其编码蛋白失去稳态，赖氨酸残基位于HSP22的α-晶体蛋白结构域，该结构域是热休克蛋白超家族中高度保守的区域，α-晶体蛋白区域的突变会降低其伴侣活性，伴侣活性的降低被认为是周围神经病变的一种机制。细胞内错误折叠的蛋白异常增多而具有明显的细胞毒性作用，导致细胞损伤变性。HSP22也是DNAJB6的直接配体，都是CASA复合体的一部分，*DNAJB6*基因突变导致肢带型肌营养不良1D，表明CASA的功能失调可能与这两种病有关，导致肌原纤维肌病伴随运动神经病。

周围神经的病理改变是有髓神经纤维丢失和再生。在肌原纤维肌病伴随运动神经病除肌肉出现神经源性损害之外，还可以在肌纤维内出现镶边空泡和蛋白聚集，与肌原纤维性肌病相关的一系列蛋白如结蛋白、肌红蛋白和α-B-晶体蛋白呈阳性，还含有HSP22和其他CASA复合物伙伴DNAJB6和BAG3。自噬成分，如LC3、p62、TDP-43和SMI-31在肌纤维出现高表达。

【临床表现】

1. CMT2L

发病年龄为15～33岁，几乎均以双下肢远端对称性无力为首发症状，伴有不同程度的感觉缺失，偶有上肢受累，约30%患者可出现双手无力，踝反射、膝反射减弱或消失，远端反射受累明显，80%的患者出现高弓足以及爪形手（图4-4），15%的患者出现脊柱侧弯。个别患者出现中枢神经系统受累症状。

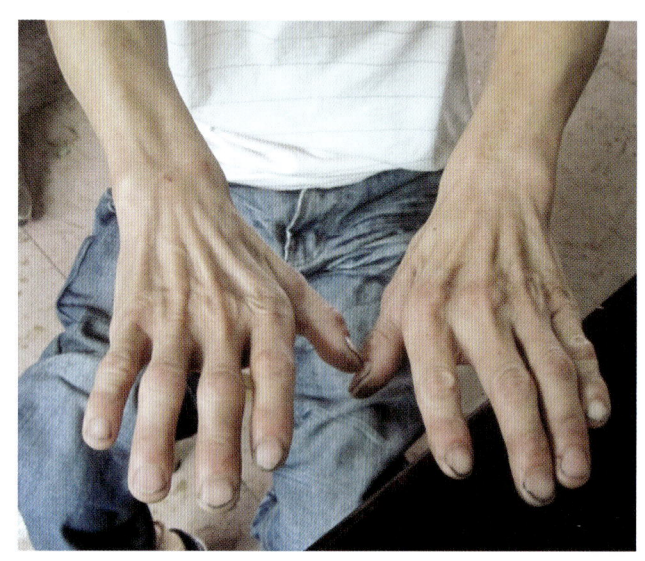

图4-4　双手骨间肌萎缩

2. 远端遗传性运动神经病2型

常于14～35岁发病，表现为缓慢进展的下肢远端肌无力，伴随肌萎缩，随疾病发展也可以出现上肢肌肉不同程度受累，没有明显的感觉障碍，也有高弓足和爪型手。部分变异型患者可出现运动神经病伴远端肌病。

3. 肌原纤维肌病伴随运动神经病

在儿童期和成年期发病，个别患者出现肢体近端和远端无力和肌肉萎缩，类似肢带型肌营养不良的临床表现。也可以表现为常染色体显性遗传性远端肌病和长度依赖性运动神经病，出现踝关节背屈、外翻和脚趾伸展/屈曲的无力。与单纯的运动神经病不同，在发病10～15年内会出现下肢近端无力，难以从坐位站起。

【辅助检查】

尽管GDAP1基因突变导致多个周围神经病亚型，但所需要的辅助检查主要是神经传导和基因检查。成年人发病者可能还需要进行肌酸激酶、血免疫球蛋白检查。对于基因检查不能明确的患者需要进行神经活检。

1. **实验室检查**

部分患者出现肌酸激酶升高，提示存在肌原纤维肌病。

2. **神经电生理检查**

运动神经传导速度轻度减低或者正常，而复合肌肉动作电位波幅明显下降。在CMT2L可见感觉神经的动作电位波幅下降或不能引出，而远端遗传性运动神经病2型的感觉神经传导没有异常改变。神经生理学检查在肌原纤维肌病和运动神经病可以发现长度依赖性轴索性运动神经病，肌电图显示远端下肢失神经支配和近端肌病改变的证据。

3. **肌肉磁共振**

根据病程长短，大腿、小腿肌肉可见不同程度肌萎缩及脂肪化，一般小腿的肌肉脂肪化程度更重。在肌原纤维肌病伴随运动神经病患者的下肢肌肉在疾病的早期出现腓肠肌、深趾屈肌和腓骨肌弥漫性萎缩和脂肪化。p.P173SfsX43突变的胫前肌的脂肪化更为明显。在疾病晚期大腿近端肌肉以及小腿出现严重的脂肪化。

4. **肌肉活检**

肌肉活检对诊断分析非常重要。肌原纤维肌病伴随运动神经病患者的肌肉活检可见肌纤维内蛋白沉积伴镶边空泡，同时出现神经源性损害，表现为1型和2型角状萎缩肌纤维成组分布，伴随肌纤维群组化改变。单纯CMT2L和远端运动神经病缺乏肌肉活检研究。

5. **基因检测**

可以发现 *HSP22* 基因致病突变，有3种不同基因突变在K141残基处发生错义变化，包括c.421A＞G（K141E）、c.423 G＞c（K141N）和c.423 G＞T（K141N）。

【诊断】

HSP22 基因相关神经肌肉病，均以青少年发病的缓慢发展的肢体远端无力为主要表现，通过神经传导检测可以确定患者的临床表型是一种运动感觉神经病或远端性运动神经病，但肌酸激酶的升高提示存在肌病伴随运动神经病，需要进行肌肉活检发现肌原纤维肌病的病理改变，最后选择基因测序明确诊断。

【鉴别诊断】

由于 *HSP22* 突变导致的临床表现有三种类型，因此其鉴别诊断需要结合患者的临床表型分开进行。由于患者发病年龄在青少年期，因此主要和这一时间段发病的神经肌病进行鉴别。

1. **CMT2L**

主要和其他类型的CMT2以及慢性特发性轴索性周围神经病进行鉴别。

（1）其他CMT2类型，也可以在青少年隐匿发病，出现不同程度的肢体远端无力、肌萎缩和不同程度的感觉减退。本章第四节介绍的CMT2E以及其他类型在临床上很难和CMT2L进行区分，进一步的区分需要依靠基因检查。

（2）慢性特发性轴索性神经病，该病通常在60岁左右发病，明显晚于CMT2L的发病年龄。该病在男性中更多见，起病隐匿，缓慢进行，感觉和运动障碍均具有长度依赖性分布特点，60%的患者出现疼痛。其发病可能和自身免疫有关。

2. **远端遗传性运动神经病2型**

（1）其他类型的远端遗传性运动神经病，见于多种基因突变，都表现为远端肢体无力和肌肉萎缩，神经传导检查提示轴索损害，从临床上无法鉴别，需要基因检查加以区分。

（2）远端获得性脱髓鞘神经病，是一种在青少年亚急性发病的免疫性周围神经病、肢体远端无力为主要临床表现特点，该病和神经丝蛋白155抗体有关，超声检查可以发现周围神经明显增粗，神经传导检查可以发现脱髓鞘改变的特点而不同于远端运动神经病。

3. **肌原纤维肌病伴随运动神经病**

多种遗传性神经病可以伴随肌病（表4-9），包括线粒体tRNALys相关神经肌肉病、*HSPB1*、*HSPB5*和*HSPB8*基因相关神经肌肉病、*BAG3*相关的周围神经病伴随肌病、上肢显性遗传性CMT伴随肌病以及*NOTCH2NLC*基因相关周围神经病伴随肌病，鉴别诊断需要病理活检加基因检查。和本章第四节介绍的*NEFL*基因突变导致的先天性神经肌肉病发病不同之处是发病晚。

【治疗】

由多学科团队进行评估和管理，该团队包括神经病学家、整形外科医生和理疗师。治疗的重点是对*HSP22*基因相关神经肌病患者及其家属进行预后的宣教、康复指导和对症治疗，改善患者的功能和生活质量。

肌无力是困扰患者的主要症状，长期被迫的静态生活使得生活质量下降，增加了患者焦虑症状以

表 4-9 遗传性周围神经病加肌肉病

疾病	遗传方式	基因	临床表现
线粒体病	M	mtDNA	青少年出现肌无力、运动不耐受、轴索性周围神经病，小脑性共济失调和肌阵挛，肌酸激酶高
远端神经肌病	AD	*HSPB1*	儿童发病，远端空泡肌肉病伴随运动神经病
晶格蛋白病	AD	*HSPB5*	儿童发病，肌肉病、心肌病伴随白内障和周围神经病
肌原纤维肌病伴运动神经病	AD	*HSPB8*	在儿童到成年早期发病，出现下肢躯干肌肉无力，运动性轴索神经病，肌酸激酶高，空泡肌肉病
肌原纤维肌病伴周围神经病	AD	*BAG3*	在儿童期出现进行性肢体无力和脊柱僵硬，轴索性感觉运动性神经病，血清肌酸激酶高
CMT4C	AD	*SH3TC2*	青春期前发病，肢体无力、脑神经受累、呼吸困难，严重脊柱和足部畸形，肌酸激酶高
线粒体三功能蛋白缺乏症	AR	*HADHA*、*HADHB*	婴儿发病，出现周围神经病加骨骼肌溶解
神经元核内包涵体病	AD	*NOTCH2NLC*	成年发病的肌肉病伴随运动神经病

AD，常染色体显性遗传；AR，常染色体隐性遗传；M，母系遗传。

及睡眠障碍等发生率。适当有氧锻炼可以改善肌无力症状，被动拉伸肌肉可缓解肌肉挛缩引起的疼痛。

【病例摘要】

患者，男性，37岁，肢体无力萎缩21年。

患者21年前开始出现双下肢无力，伴行走不稳，渐出现双下肢远端变细，无力由远端向近端发展，后累及双上肢远端。家族中有多位成员有类似症状。体格检查：高级皮质功能、脑神经检查无异常。四肢深浅感觉无异常。双足下垂，双上肢近端肌力5级，远端肌力3级，双下肢近端肌力4级，双足背伸肌力2级，四肢肌张力稍减低，双下肢膝关节以下肌肉对称性萎缩，双上肢远端肌肉对称性萎缩，爪形手。膝腱、跟腱反射消失，双侧病理征阴性。血清肌酸激酶667 IU/L。神经传导测试提示周围神经的运动、感觉神经轴索损害。定位诊断：周围神经的运动和感觉纤维，运动神经纤维的轴索损害为主，其次是骨骼肌；定性诊断：遗传性神经肌病，经基因检查确定为*HSP22*基因突变，诊断为*HSP22*基因相关神经肌病。病例详细资料见二维码数字资源4-6。

数字资源 4-6

（漆学良）

【参考文献】

[1] EKINS S, LITTERMAN N K, ARNOLD R J, et al. A brief review of recent Charcot-Marie-Tooth research and priorities.F1000Res, 2015, 4: 53.

[2] 陈蕊，漆学良，王卫东，等. 腓骨肌萎缩症2L型的临床特点（附1家系报告）. 临床神经病学杂志, 2016, 29（5）: 336-339.

[3] TANG B S, LUO W, XIA K, et al. A new locus for autosomal dominant Charcot-Marie-Tooth disease type 2（CMT2L）maps to chromosome 12q24. Hum Genet, 2004, 114（6）: 527-533.

[4] TANG B S, ZHAO G H, LUO W, et al. Small heat-shock protein 22 mutated in autosomal dominant Charcot-Marie-Tooth disease type 2L. Hum Genet, 2005（3）, 116: 222-224.

[5] NAKHRO K, PARK J M, KIM Y J, et al. A novel Lys141Thr mutation in small heat shock protein 22（HSPB8）gene in Charcot-Marie-Tooth disease type 2L. Neuromuscul Disord, 2013, 23（8）: 656-663.

[6] ZHANG R, ZHANG F, LI X, et al. A novel transgenic mouse model of Chinese Charcot-Marie-Tooth disease type 2L.Neural Regen Res, 2014, 9（4）: 413-419.

[7] ECHANIZ-LAGUNA A. The shifting paradigm of Charcot-Marie-Tooth disease.Rev Neurol, 2015, 171（6-7）: 498-504.

[8] BAETS J, DE JONGHE P, TIMMERMAN V. Recent advances in Charcot-Marie-Tooth disease. Curr Opin Neurol, 2014, 27（5）: 532-540.

[9] EL-ABASSI R, ENGLAND J D, CARTER G T. Charcot-Marie-Tooth disease: an overview of genotypes, phenotypes, and clinical management strategies. PM R, 2014, 6（4）: 342-355.

[10] IROBI J, VAN IMPE K, SEEMAN P, et al. Hot-spot residue in small heat-shock protein 22 causes distal motor neuropathy. Nat Genet, 2004, 36（6）: 597-601.

第七节　TFG 基因相关神经病

原肌球蛋白受体激酶融合基因（TRK-fused gene，TFG）的复合杂合突变导致常染色体显性近端型遗传性运动感觉神经病（hereditary motor and sensory neuropathy with proximal predominance，HMSN-P），而纯合突变导致痉挛性截瘫 57 型。HMSN-P 在 1997 年首次由日本学者 Takashima 报道了一组来自日本冲绳县的常染色体显性遗传性周围神经病患者，主要表现为成年起病的肢体近端无力，命名为近端型遗传性运动感觉神经病。2012 年 Ishiura 确定 TFG 基因为 HMSN-P 的致病基因，p.Pro285Leu 杂合突变为热点突变，此后其他亚洲国家如中国、韩国、伊朗也有报道，巴西、秘鲁和美国对该病也进行报道，大多数患者为日本冲绳裔。2013 年发现该基因的纯合突变可以导致痉挛性截瘫。

TFG 最初作为导致多种癌基因形成的融合伴侣被发现，其编码蛋白定位于内质网输出位点，参与调节细胞内蛋白质早期分泌。尸体解剖发现患者的大脑皮层、脑干、脊髓运动神经元大量丢失，背根神经节的感觉神经元部分丢失，运动神经元内存在视神经蛋白阳性包涵体，提示该病具有运动神经元病的属性。周围神经的病理改变特点是大直径有髓神经纤维显著丢失，小直径有髓神经纤维中度丢失，无有髓神经纤维的洋葱球样结构（图 4-5），也未见有髓神经纤维的再生簇结构。电子显微镜检查可见无髓神经纤维丢失，内质网管腔扩张、聚集和空泡形成，线粒体变小，以及轴索内微管、神经丝密度减低。骨骼肌除存在神经源性肌萎缩改变之外，还可以发现肌纤维内存在 TFG、TDP-43、p62/SQSTM1 蛋白沉积，具有肌病的一些特点。

【临床表现】

1. 近端型遗传性运动感觉神经病

多数患者在 40 岁左右发病，伊朗报道的 HMSN-P 的平均发病年龄在 32.3 岁，发病年龄没有性别差异。隐匿发病，首发症状多为肢体近端无力，日本患者先出现上肢无力，我国已报道的患者以下肢无力起病为主，伊朗患者下肢非对称性肌无力是最常见的首发症状。典型表现为缓慢进展的肢体近端无力、肌萎缩，也可以表现为肢体远端无力，伴随四肢远端的感觉障碍、痛性痉挛、束颤、腱反射减低或消失。肢体无力先出现在下肢，后出现在上肢，最后近端和远端肌肉均受累。大多数患者的痛性痉挛出现在四肢及腹壁肌肉，在疾病后期逐渐减少。个别患者存在手部震颤。伊朗患者有脑神经受累的表现，包括面神经、迷走神经和舌下神经。部分患者出现感觉障碍，轻中度感觉减退具有长度依赖性特点。伊朗患者还出现阵发性咳嗽、排尿功能障碍。

大多数患者的病情进展缓慢，日本患者发病后 10 余年丧失行走能力。伊朗个别患者在发病后不到 3 年丧失行走能力，国内个别患者在发病后 5 年内丧失行走能力。疾病晚期出现吞咽困难、呼吸衰竭，肺炎、呼吸衰竭为主要死因。

2. 隐性遗传性痉挛性截瘫 57 型

主要出现在中东患者中，表现为儿童期发病的进行性无力和下肢痉挛，部分患者伴随视神经萎缩和周围神经病，也有部分患者出现智力低下、言语发育不全、面部萎缩、眼球震颤、皮肤高弹性、隐睾、多毛症、后凸畸形和漏斗胸。

【辅助检查】

该病的辅助检查以神经传导和基因检查为主，其次是影像学检查和血生化检查。

1. 实验室检查

大部分患者疾病早期肌酸激酶轻度升高，后期

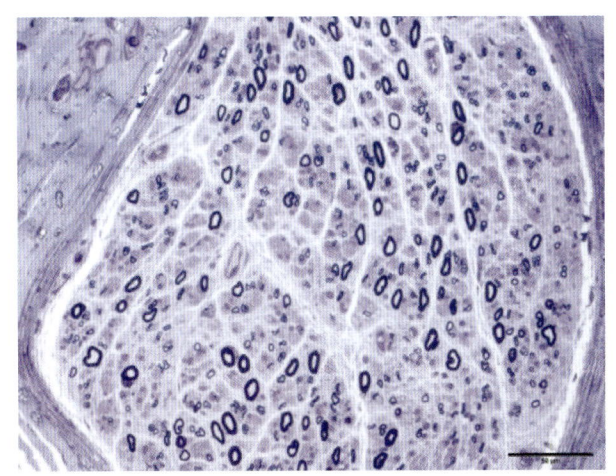

图 4-5　HMSN-P 患者腓肠神经半薄切片：有髓神经纤维重度丢失，以大直径有髓神经纤维丢失为主

肌肉萎缩严重，肌酸激酶水平逐渐下降。个别患者伴有高脂血症、糖耐量异常、糖尿病等代谢性疾病。

2. 神经传导检查

肌电图呈广泛的神经源性改变，疾病早期可见束颤、纤颤等自发电位，晚期运动单位电位可见多相波，时限增加，波幅增宽。周围神经传导测定呈轴索性运动感觉周围神经病的特点，运动神经的复合肌肉动作电位波幅减低或不能引出，而运动神经传导速度可正常或稍减低，远端潜伏期正常，部分患者的周围神经传导检查没有异常，提示存在脊髓前角运动神经元受累。感觉神经的动作电位波幅减低或不能引出，远端潜伏期和传导速度基本正常，提示感觉神经轴索损害。部分患者感觉神经动作电位波幅和传导速度都没有异常，提示周围神经没有被累及。

3. 磁共振

肌肉萎缩和无力患者的臀部、大腿和小腿的肌肉出现脂肪浸润，表现为肢体骨骼肌脂肪浸润呈现由近端至远端按一定顺序出现的特点（图4-6），病程早期髋部肌肉出现明显的脂肪浸润和萎缩，臀小肌脂肪浸润较弥漫，臀中肌受累较轻，内收肌、股内侧肌、股中间肌、胫前肌相对保留。在痉挛性截瘫患者可以发现脑萎缩表现。

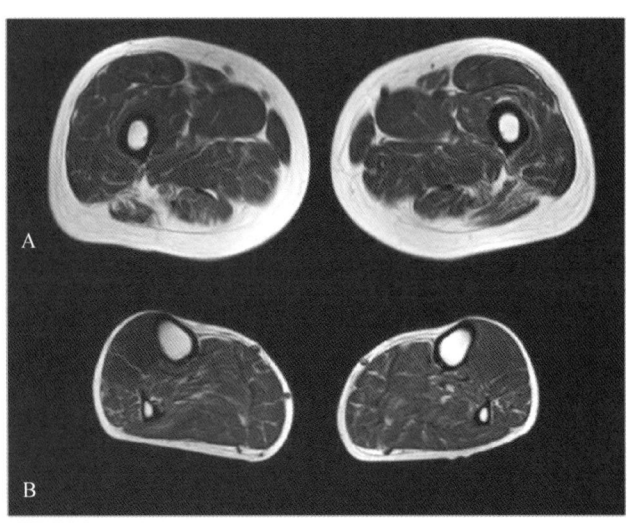

图4-6 肌肉MRI（T1WI序列）。A. 大腿前外侧肌群和后侧肌群脂肪浸润；B. 小腿肌肉脂肪浸润，胫前肌保留

4. 基因检查

对表现为HMSN-P的患者需进行基因检查，可采取全外显子测序或包括TFG的二代测序组套方法进行检查，目前已知致病性突变均为TFG基因点突变。在痉挛性截瘫57型患者可以发现TFG基因纯合突变。

【诊断】

HMSN-P的诊断要点：30岁后缓慢发病，进行性加重的肢体无力和肌萎缩，一般以下肢近端为主，伴随肌肉痛性痉挛和肌束震颤，感觉障碍轻微。有或无家族史。神经传导检测提示轴索性运动感觉神经病。基因检测发现TFG单个杂合致病性突变即可诊断。

痉挛性截瘫57型的诊断要点：儿童期发病，出现痉挛性截瘫，伴随其他系统损害表现，基因检测发现TFG纯合致病性突变即可诊断。

【鉴别诊断】

1. 遗传性近端型运动感觉神经病

根据临床特点需要与其他成年起病、慢性进展的肢体无力、肌酸激酶高和神经传导检查提示存在轴索性周围神经病进行鉴别，包括CMT2CC、Kennedy病、家族性肌萎缩侧索硬化、肌原纤维疾病伴随周围神经病、转甲状腺球蛋白家族性淀粉样多神经病和慢性特发性轴索性周围神经病（表4-10），基本需要通过基因检查协助鉴别。

2. 隐性遗传的痉挛性截瘫57型

主要和其他伴随周围神经病和视神经病的痉挛性截瘫进行鉴别（表4-11），包括痉挛性截瘫7型、痉挛性截瘫30型、痉挛性截瘫50型、痉挛性截瘫55型以及肾上腺脑白质营养不良，从临床表现上难以区分，需要基因检查进行鉴别诊断。

【治疗】

由多学科团队进行评估和管理，该团队包括神经病学家、整形外科医生和理疗师。进行对症支持及护理，可进行适当的康复训练增强肌肉力量，缓解肌肉萎缩和骨关节综合征症状。在随访过程中应关注患者的运动功能。此外，TFG可形成促进肿瘤发生的融合基因表达，随访过程中仍应关注患者肿瘤发生情况。

HMSN-P患者存在明显的肌肉痉挛和疼痛，可以使用肌肉松弛药物加抗焦虑药物进行治疗。主要死因为肺部感染、呼吸衰竭，因此应注意定期评估肺功能、吞咽功能，对疾病晚期患者加强呼吸、饮食方面护理，减少呛咳、误吸、痰堵等风险。

对于痉挛性截瘫患者需要给予松弛肌张力的药

表 4-10　遗传性近端型运动感觉神经病的鉴别诊断

疾病	临床表现
CMT2CC 亚型	青少年和成年发病，在病程早期出现肢体近端无力。部分患者有早期踝关节跖屈无力
Kennedy 病	在成年期发病，出现肢体近端无力，其突出的构音障碍、明显的舌肌萎缩以及肌酸激酶高
家族性肌萎缩侧索硬化	在成年期发病，出现进行性加重的肢体非对称性无力和萎缩，也可以出现肢体近端无力，感觉障碍不明显
HSPB8 基因相关肌原纤维肌病伴运动神经病	在儿童期和成年期发病，出现肢体近端和远端无力和肌肉萎缩，也可以表现为常染色体显性遗传性远端肌病和长度依赖性运动神经病
转甲状腺球蛋白家族性淀粉样多神经病	通常在 20～45 岁起病，以下肢感觉障碍和自主神经功能障碍为早期特征，随疾病发展出现远端肢体无力，少数患者伴随出现肢体近端无力

表 4-11　痉挛性截瘫神经病

疾病	遗传方式	基因	临床表现
痉挛性截瘫 57 型	AR	TFG	儿童期发病的进行性无力和下肢痉挛，伴随视神经萎缩和周围神经病、智力低下、言语发育不全、面部萎缩、眼球震颤、皮肤高弹性、隐睾、多毛症
痉挛性截瘫 7 型	AR	SPG7	在青少年和成年出现共济失调、构音障碍、吞咽困难、视神经萎缩、眼震、斜视、上睑下垂、耳聋、周围神经病、脊柱侧凸、高弓足和尿失禁
痉挛性截瘫 30 型	AR	KIF1A	青少年出现严重痉挛和（或）肌张力障碍，伴自主神经障碍、癫痫、感觉运动神经病和视神经萎缩
痉挛性截瘫 55 型	AR	C12orf65	在 20 岁后出现缓慢进展的痉挛性截瘫，可以伴有周围神经病及视神经萎缩。没有智力受损
肾上腺脑白质营养不良	X	ABCD1	青少年出现下肢为主的周围神经病，伴锥体束征、二便障碍、视神经萎缩、皮肤色素沉、肾上腺功能不全
Charlevoix-Saguenay 型痉挛性共济失调	AR	SACS	青少年发病出现周围神经病、共济失调和痉挛性截瘫，伴随视网膜病变

AD，常染色体显性遗传；AR，常染色体隐性遗传；X，X 连锁遗传。

物进行治疗，严重患者在评估肌肉力量后可以进行脊髓后根的部分切断手术治疗，降低肌张力。

【病例摘要】

患者，女，53 岁，肢体无力伴随肌肉痉挛疼痛 7 年。

患者 46 岁时出现腹壁、下肢痛性痉挛，48 岁时出现双下肢无力，右侧较重，上楼困难，50 岁时走路摇摆，蹲下不能站起，取物时手抖，双侧手指及双脚麻木，偶有双下肢肌肉跳动。家族中另有 4 人有类似症状。体格检查：认知功能和脑神经无异常。双侧手套、袜套样针刺觉减退，右大拇指内侧缘、双足触觉减退，四肢远端音叉振动觉消失，双侧膝关节音叉振动觉减退。屈髋肌力左侧 4 级，右侧 4 -级，双侧髋内收、屈膝、足背屈 4 级。肌张力正常。

双手大鱼际肌、第一骨间肌轻度萎缩。双手姿势性震颤。四肢腱反射减低，病理征阴性。电生理检查符合轴索性运动感觉神经病改变特点。定位诊断：周围神经的运动、感觉纤维，轴索损害为主；定性诊断：遗传性周围神经病，经基因检查发现 TFG p.Pro285Leu 杂合突变，证实 HMSN-P 的诊断。病例详细资料见二维码数字资源 4-7。

数字资源 4-7

（李　佳　袁　云）

【参考文献】

[1] ISHIURA H, SAKO W, YOSHIDA M, et al. The TRK-fused gene is mutated in hereditary motor and sensory neuropathy with proximal dominant involvement. Am J Hum Genet, 2012, 91（2）: 320-329.

[2] TAKASHIMA H, NAKAGAWA M, NAKAHARA K, et al. A new type of hereditary motor and sensory neuropathy linked to chromosome 3. Ann Neurol, 1997, 41（6）: 771-780.

[3] FUJISAKI N, SUWAZONO S, SUEHARA M, et al. The natural history of hereditary motor and sensory neuropathy with proximal dominant involvement（HMSN-P）in 97 Japanese patients. Intractable Rare Dis Res, 2018, 7（1）: 7-12.

[4] LI J, MENG L, WU R, et al. Sural nerve pathology in TFG-associated motor neuron disease with sensory neuropathy. Neuropathology, 2019, 39（3）: 194-199.

[5] YAMASHITA S, KIMURA E, ZHANG Z, et al. Muscle pathology of hereditary motor and sensory neuropathy with proximal dominant involvement with TFG mutation. Muscle Nerve, 2019, 60（6）: 739-744.

[6] KHANI M, TAHERI H, SHAMSHIRI H, et al. Continuum of phenotypes in hereditary motor and sensory neuropathy with proximal predominance and Charcot-Marie-Tooth patients with TFG mutation. Am J Med Genet A, 2019, 179（8）: 1507-1515.

[7] HE J, LIU X, TANG L, et al. Whole-exome sequencing identified novel KIF5A mutations in Chinese patients with amyotrophic lateral sclerosis and Charcot-Marie-Tooth type 2. J Neurol Neurosurg Psychiatry, 2020, 91（3）: 326-328.

[8] WU D W, LI Y, YIN X, et al. A novel TFG c.793C > G mutation in a Chinese pedigree with Charcot-Marie-Tooth disease 2. Brain Behav, 2020, 10（9）: e01724.

[9] KHORRAMI M, TABATABAIEFAR M A, KHORRAM E, et al. Homozygous TFG gene variants expanding the mutational and clinical spectrum of hereditary spastic paraplegia 57 and a review of literature. J Hum Genet, 2021, 66（10）: 973-981.

[10] TARIQ H, NAZ S. TFG associated hereditary spastic paraplegia: an addition to the phenotypic spectrum. Neurogenetics, 2017, 18（2）: 105-109.

第八节　山梨醇脱氢酶相关遗传性神经病

山梨醇脱氢酶相关遗传性神经病，是山梨醇脱氢酶（sorbitol dehydrogenase，SORD）突变引起的一种常染色体隐性遗传疾病，SORD 基因突变携带频率约为 3/1000，是迄今为止发现的周围神经病最常见的隐性遗传基因突变。该病于 2020 年被 Andrea Cortese 等首次报道，至今已经发现至少 4 个临床亚型，包括遗传性运动感觉神经病 2 型、中间型遗传性运动感觉神经病、远端型遗传性运动神经病和青少年肌萎缩侧索硬化。

山梨醇脱氢酶相关遗传性神经病的发病机制和糖尿病神经病非常类似，SORD 基因定位在 15 号染色体，编码 SORD，该酶在人体各器官广泛表达，主要功能是参与多元醇反应过程，多元醇反应的第一步为醛糖还原酶催化葡萄糖转化为山梨醇，第二步为 SORD 催化山梨醇转化为果糖，后者经过肝转化为葡萄糖而被人体利用。SORD 突变会引起转录产生该酶的 mRNA 减少，导致翻译产生的 SORD 减少，各种细胞催化山梨醇转化为果糖的能力下降，从而导致血浆中山梨醇水平升高，神经元内出现大量山梨醇和果糖堆积，导致细胞内出现高渗损伤和氧化应激，引起神经元、米勒胶质细胞、血管周细胞和内皮细胞的肿胀和变性。此外，糖基化终产物的增加导致神经组织的蛋白质糖基化，使得轴索的逆行转运出现障碍，导致轴索变性，氧自由基产生增加引起血管内皮激活，导致血管基底膜增厚，神经内膜血流减少、缺氧。

腓肠神经活检在远端遗传性运动神经病显示轻微病理病变，轴突与髓鞘轻微分离，很少有神经纤维出现薄髓鞘。在遗传性运动感觉神经病 2 型可以看到腓肠神经的有髓神经纤维密度不同程度下降，个别有髓神经纤维变性形成的髓球样结构以及有髓神经纤维再生形成的再生簇结构，偶见有髓神经纤维的不典型洋葱球样结构，一般没有薄髓鞘的神经纤维，神经束内毛细血管基底膜增厚。电镜除了观察到以上病变（图 4-7），还可见无髓神经丢失形成的胶原袋样结构，以及部分再生的小无髓神经纤维，可见毛细血管基底膜增厚出现的分层和褶皱。

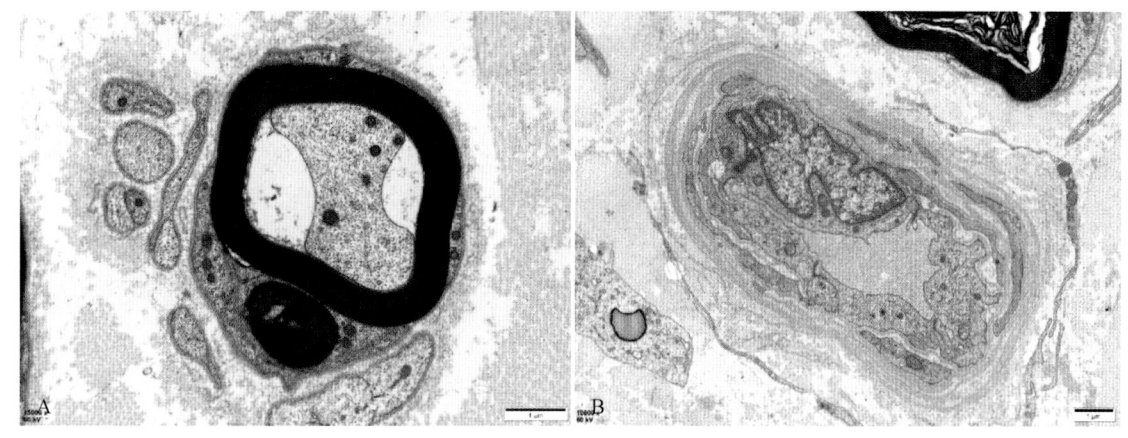

图 4-7　A. 电镜超微结构显示髓鞘轴索分离；B. 神经束间毛细血管基底膜增厚

【临床表现】

SORD 基因突变是常染色体隐性遗传运动感觉神经病和远端型遗传性运动神经病最常见的原因之一，在未确诊的遗传运动感觉神经病 2 型和远端型遗传性运动神经病病的发病率高达 10%，其中 p.Ala253GlnfsTer27 突变可能在遗传性轴索神经病占比与 MFN2 基因突变导致显性遗传性运动感觉神经病 2 型类似。

患者通常在青少年期起病（12～17 岁），男性患者居多，临床表现包括多种类型。不同类型之间存在临床表现的重叠，提示不同观察者具有各自的观点，并无实质的差异，主要以运动神经损害导致的运动能力下降和肌萎缩为主要表现。根据 CMTNS 评分区分出 98%～100% 的患者为轻中度受累，仅 2% 的患者表现为严重受累。

1. 非对称性远端运动神经病

SORD 突变是儿童期发病的轻度常染色体隐性遗传性远端运动神经病最常见的原因。患者在十几岁发病，逐渐出现下肢远端非对称性无力，可出现脊柱侧弯，特别是身体右侧更为明显。伴随小腿的肌肉萎缩，上肢没有明显的症状，也没有感觉障碍。神经系统查体可进一步发现患者四肢腱反射减退甚至消失，以跟腱反射消失为主，可以伴随出现锥体束征，提示和青少年肌萎缩侧索硬化重叠。个别患者存在下肢远端感觉障碍，认为是隐性遗传运动感觉神经病和远端型遗传性运动神经病的重叠并不妥，应当就是隐性遗传性运动感觉神经病。

2. 隐性遗传性运动感觉神经病

表现为长度依赖性感觉运动周围神经病，出现进行性的肢体远端肌无力和肌萎缩，以下肢为主，伴随出现足部畸形，表现为高弓足和锤状趾。前臂和脚部的烧灼性神经性疼痛也有报道，饮酒会加剧疼痛，戒酒会改善。部分患者伴随出现上肢震颤，部分患者出现肥胖超重。神经系统查体可进一步发现部分患者上肢针刺觉减退、下肢深浅感觉减退，四肢腱反射减退甚至消失。

3. 中间型运动感觉神经病

临床表现和隐性遗传运动感觉神经病类似，只有周围神经电生理检查的差异。表现为长度依赖性感觉运动周围神经病，个别患者合并多发性硬化，出现锥体束征。神经系统查体可进一步发现患者下肢针刺觉和振动觉的减退，患者膝腱反射和跟腱反射消失。

4. 青少年肌萎缩侧索硬化

该类型就是非对称性远端运动神经病伴随锥体束损害。青年期发病，表现为不对称的肢体远端肌无力，上下肢均可累及，下肢为主。伴随进行性远端肌萎缩。无明显感觉异常。伴有锥体束征，出现踝阵挛和髌阵挛。

【辅助检查】

1. 血液山梨醇浓度

患者血清山梨醇浓度明显升高，最高可达正常上限的几十倍，为 9.99～51.9 mg/L，健康对照为 0.27～2.17 mg/L，血清山梨醇浓度与病程发展无明显相关。

2. 神经电生理检查

非对称性远端运动神经病患者的电生理检查显示不对称运动神经病变，有报道发现只有胫神经和单侧的腓深神经的复合肌肉动作电位波幅出现降低，神经传导速度正常，符合轴索性运动神经病的特点。

下肢的针肌电图检查出现神经源性损害。

隐性遗传性运动感觉神经病和中间型遗传性运动感觉神经病没有明显的差异，前者的神经传导检查可见下肢运动神经传导速度下降，但上肢的周围神经运动传导速度在正常范围，中间型遗传性运动感觉神经病的患者神经传导检查提示正中神经传导速度减慢的程度为 25～38 m/s；运动神经及感觉神经的动作电位波幅下降更为明显，提示轴索损害。针肌电图出现神经源性损害。

青少年肌萎缩侧索硬化患者的神经传导提示双下肢的复合肌肉动作电位波幅下降，出现分裂手特征，运动和感觉神经传导无明显异常。针极肌电图出现慢性失神经现象，可见纤颤电位和正锐波。

3. 基因检测

SORD 基因包含 9 个外显子，各外显子均存在突变位点，采用全外显子策略的二代测序即可检出绝大多数患者的致病位点，热点突变为 p.A253Qfs*27。

4. 病理检查

并非该病的必需检查，当基因检查不明确时可以进行该检查，发现周围神经的毛细血管基底膜明显加厚而没有其他因素可以解释时，应当考虑该病的可能性，进行该病基因的内含子或特殊突变方式的检查。

【诊断】

青少年期起病，出现进行性加重的下肢远端为主的肌无力及肌萎缩，无论是否合并锥体束征，电生理检查提示轴索损害，应当考虑到 SORD 相关遗传性神经病的可能性。患者血清山梨醇水平升高以及基因检测发现 SORD 基因致病突变，即可明确诊断。

【鉴别诊断】

该病的临床表现以远端肌无力为主，首先通过肌酸激酶、针极肌电图检查可排除远端肌病的可能，其次通过神经传导检查排除髓鞘型周围神经病的可能，在此基础上需要按照临床表现和病理改变特点排除其他具有类型临床表现的不同疾病。

1. 远端遗传性运动神经病

远端遗传性运动神经病是一大组疾病，可以在不同年龄发病，最常见的原因是 HSPB1、GARS1、BICD2 和 DNAJB2 基因突变。其中 3.1% 的患者被发现是 SORD 双等位基因突变的携带者。临床表现中青少年发病，非对称性下肢无力和多发单神经损害为其特点，毛细血管基地膜加厚也不同于其他类型的远端遗传性运动神经病。

远端获得性脱髓鞘神经病，也出现下肢远端为主的肢体无力和震颤，但神经传导测试提示存在脱髓鞘神经病，伴随运动神经传导阻滞和神经肿胀，血清学检查可以发现 NF155 抗体。

2. 隐性遗传性运动感觉神经病

隐性遗传性运动感觉神经病是一类轴索神经病，在青少年发病的类型包括 PNKP 基因突变导致的遗传性运动感觉神经病 2B2、MPV17 基因突变导致的遗传性运动感觉神经病 2EE、IGHMBP2 基因突变导致的遗传性运动感觉神经病 2S 以及 DNAJB2 基因突变导致的遗传性运动感觉神经病 2 型，患者的感觉障碍多突出，和 SORD 相关的隐性遗传性运动感觉神经病以运动神经损害和突出的毛细血管基底膜增厚明显不同。

3. 中间型遗传性运动感觉神经病

中间型遗传性运动感觉神经病包括常染色体显性遗传、隐性遗传和性连锁遗传，在青少年发病的隐性遗传性中间型遗传性运动感觉神经病主要包括 PLEKHG5 基因突变导致的中间型遗传性运动感觉神经病 C 型，性连锁遗传的中间型遗传性运动感觉神经病主要包括 GJB1 基因突变导致的性连锁遗传遗传性运动感觉神经病 1 型和 DRP2 基因突变导致的 DRP2 病，这些疾病的感觉障碍更为突出，也没有 SORD 相关的隐性遗传性运动感觉神经病的毛细血管基底膜加厚。

4. 青少年肌萎缩侧索硬化

青少年肌萎缩侧索硬化是一组罕见的运动神经元疾病，40% 的病例与基因相关。最常见的隐性遗传的基因突变是 ALS2 和 ALS6，ALS2 主要在北非和中东国家发现。基因编码鸟嘌呤核苷酸交换因子。发病年龄为 3～20 岁。所有患者均表现为痉挛性假性延髓麻痹综合征和痉挛性截瘫。有些人在 12～50 岁时卧床不起。ALS6 以 FUS 基因突变导致的快速进展的四肢无力和萎缩为主要特点，此外还需要排除 GM2 神经节苷脂病和遗传性运动神经元病伴随锥体束征。这些疾病在病理改变上也缺乏毛细血管的基底膜改变。

【治疗】

细胞中山梨醇水平增加既可以作为 SORD 相关

CMT 的生物标志物，也可以作为治疗干预的靶点，包括减少底物的形成，基因替换或校正以及 SORD 酶替代治疗。

针对 *SORD* 突变相关周围神经病，可使用醛糖还原酶抑制剂进行治疗。使用醛糖还原酶抑制剂可显著降低患者血清山梨醇水平，改善下肢无力的运动症状。伊帕司塔（Epalrestat）目前已经用于治疗糖尿病并发症，而 Ranirestat 已进入临床试验的后期阶段。这两种药物在糖尿病神经病变患者中都显示出良好的安全性。鉴于这些药物存在脱靶效应和诱导更广泛的代谢改变的已知风险，是否也可以安全有效治疗 SORD 相关遗传性神经病，还需要通过未来的研究来解决。

针对足部畸形以及脊柱侧弯，可通过与康复医师和骨科医师形成多学科诊疗团队，进行渐进性康复训练、佩戴足踝矫形器以及手术矫形。

【病例摘要】

患者，男性，21 岁，进行性双下肢无力 6 年。

患者 6 年前出现双下肢远端进行性肌肉萎缩，出现行走时足尖抬起费力，伴随出现高弓足，没有明显的肢体麻木症状。家族中没有类似的发病者。体格检查：高级皮层功能及脑神经检查无明显异常。双足以远振动觉减退。双上肢近、远端肌力 5 级，没有明显肌肉萎缩。双下肢近端肌力 5 级，足背伸和跖屈肌力 4 级。胫前肌和腓肠肌萎缩。肌张力无明显异常。马蹄内翻足。上肢腱反射和下肢膝腱反射可以引出，跟腱反射未引出。双侧锥体束征阴性。肌电图提示下肢肌肉神经源性损害，周围神经的感觉和运动神经传导速度正常，而下肢的运动神经和感觉神经的动作电位波幅明显下降。腓肠神经活检，有髓神经纤维密度轻度下降。可见少数薄髓鞘的有髓神经纤维，个别有髓神经纤维轴索变性形成的髓球样结构，可见个别小有髓神经纤维再生形成的再生簇。毛细血管基底膜增厚。

定位诊断：周围神经运动、感觉纤维，轴索损害。

定性诊断：遗传性运动感觉神经病，经基因检测确定为 *SORD* 基因突变，确定为 *SORD* 突变相关遗传性运动感觉神经病 2 型。病例详细资料见二维码数字资源 4-8。

数字资源 4-8

（李圳珏　袁　云）

【参考文献】

[1] CORTESE A, ZHU Y, REBELO A P, et al. Biallelic mutations in SORD cause a common and potentially treatable hereditary neuropathy with implications for diabetes. Nat Genet, 2020, 52（5）：473-481.

[2] ALLUQMANI M, BASIT S. Association of SORD mutation with autosomal recessive asymmetric distal hereditary motor neuropathy. BMC Med Genomics, 2022, 15（1）：88.

[3] GROSZ BR, STEVANOVSKI I, NEGRI S, et al. Long read sequencing overcomes challenges in the diagnosis of SORD neuropathy. J Peripher Nerv Syst, 2022, 27（2）：120-126.

[4] CHEN B, ZHANG Z, ZHANG C, et al. Clinical and pathological study of SORD-related distal motor neuropathy caused by novel compound heterozygous mutations in a Chinese patient. Clin Neurol Neurosurg, 2022, 213：107118.

[5] BERNARD E, PEGAT A, VALLET AE, et al. Juvenile amyotrophic lateral sclerosis associated with biallelic c.757delG mutation of sorbitol dehydrogenase gene. Amyotroph Lateral Scler Frontotemporal Degener, 2022, 23（5-6）：473-475.

[6] YUAN RY, YE ZL, ZHANG XR, et al. Evaluation of SORD mutations as a novel cause of Charcot-Marie-Tooth disease. Ann Clin Transl Neurol, 2021, 8（1）：266-270.

[7] LIU X, HE J, YILIHAMU M, et al. Clinical and Genetic Features of Biallelic Mutations in *SORD* in a Series of Chinese Patients With Charcot-Marie-Tooth and Distal Hereditary Motor Neuropathy. Front Neurol, 2021, 12：733926.

[8] LAŠŠUTHOVá P, MAZANEC R, STANĚK D, et al. Biallelic variants in the SORD gene are one of the most common causes of hereditary neuropathy among Czech patients. Sci Rep, 2021, 11（1）：8443.

[9] PONS N, FERNáNDEZ-EULATE G, PEGAT A, et al. SORD-related peripheral neuropathy in a French and Swiss cohort：Clinical features, genetic analyses, and sorbitol dosages. Eur J Neurol, 2023, 30（7）：2001-2011.

[10] NOGUEIRA E, ALARCóN J, GARMA C, et al. ALS2-related disorders in Spanish children. Neurol Sci, 2021, 42（5）：2091-2094.

本章总结

对轴索性 CMT 的诊断思路和脱髓鞘性 CMT 存在差异，尽管患者出现的长度依赖性周围神经病均具有隐匿发病和非常缓慢发展的特点，通过神经传导测定提示轴索型神经病，考虑到 CMT2 的可能性，这是和脱髓鞘性 CMT 进行鉴别的要点。也应当看到 CMT2 中的的致病基因可以导致更广泛的损害，包括肌病以及脱髓鞘改变，也再次说明一个基因突变导致多种细胞损害以及相关临床表型，最后进行基因检查确定诊断。

尽管基因检查在该类疾病的诊断发挥重要的作用，但基因检查有时发现的结果经常是意义未明，这在前两章介绍的脱髓鞘神经病也是如此，为了鉴别诊断的需要，可以进行周围神经活检。一些遗传性轴索性神经病可以叠加中枢神经系统以及非神经系统症状，CMT2 的各个亚型如何和后续的其他轴索性神经病的各个亚型鉴别，详见第五章周围神经病合并脑病的介绍。

第五章 周围神经病合并脑病

周围神经病合并脑病（peripheral neuropathies combined with encephalopathy）出现在多种获得性或遗传性疾病中，在获得性疾病中可以看到糖尿病周围神经病伴随脑梗死或白质疏松、中毒性周围神经病伴随脑病，多种免疫性疾病导致的脑和周围神经联合损害，如中枢神经叠加周围神经联合脱髓鞘、全自主神经病伴随脑病，自身免疫性脑炎伴随周围神经病。在遗传性疾病中第二章介绍的CMT1A、CMT1C、CMT4D可以偶尔伴随中枢神经系统损害，第三章介绍的CMTX1、DI-CMTE可以偶尔伴随中枢神经系统损害，第四章的CMT2A偶尔伴随中枢神经系统损害，而导致近端型CMT的 *TFG* 基因可以导致痉挛型截瘫伴随周围神经病，CMTX5的致病基因可以导致中枢神经系统损害为主的Arts综合征。其他如后续章节介绍的家族性淀粉样多发性神经病、线粒体病、卟啉病都可以伴随中枢神经系统损害。

在本章中我们介绍几种遗传性疾病的周围神经和中枢神经联合损害属于常见现象（表5-1），重点介绍 *Gigaxonin* 基因突变突变导致的巨轴索神经病、*C12orf65* 基因相关神经病、磷酸核糖焦磷酸合成酶缺陷症、*NOTCH2NLC* 基因相关神经病、*COX20* 基因相关神经病、球形细胞脑白质营养不良、脑腱黄瘤病常染色体隐性遗传性痉挛性共济失调Charlevoix-Saguenay型以及性连锁肾上腺脊髓神经病和法布里病。

表5-1 遗传性周围神经病伴随脑病

偶尔发生	频繁发生
CMT1A	POLG相关神经病
CMT1C	法布里病
CMT4D	巨轴索神经病
CMTX1	*C12orf65* 基因相关神经病
DI-CMTE	磷酸核糖焦磷酸合成酶缺陷症
CMT2A	*NOTCH2NLC* 基因相关神经病
TFG相关痉挛性截瘫	*COX20* 基因相关神经病
	脑腱黄瘤病
	常染色体隐性遗传性痉挛性共济失调Charlevoix-Saguenay型
	球形细胞脑白质营养不良
	肾上腺脊髓神经病

第一节 巨轴索神经病

巨轴索神经病（giant axonal neuropathy，GAN）是 *Gigaxonin* 基因致病突变导致的一种累及周围和中枢神经系统的常染色体隐性遗传性中间丝蛋白病。该病的 *Gigaxonin* 基因编码一种广泛表达的Cul3泛素连接酶底物特异性衔接蛋白，在人体大多数细胞中以极低的水平存在，而在大脑、心脏和骨骼肌中高表达。Gigaxonin蛋白由BTB结构域、Back结构域及Kelch重复结构域组成。BTB结构域和参与泛素化的蛋白及蛋白伴侣相互作用，而Kelch重复序列则与一些中间丝蛋白相互作用，包括波形蛋白、结蛋白、细胞角蛋白、胶质纤维酸性蛋白、外周蛋白和神经丝蛋白。Gigaxonin通过泛素-蛋白酶体系统调节中间丝蛋白的降解及更新，其功能丧失将导致各种中间丝蛋白在血管内皮细胞、成纤维细胞、肌纤维、施万细胞、星形胶质细胞和神经元的轴索内聚集，影响这些细胞的功能，其中以周围神经系统和中枢神经系统最明显。

神经病理改变主要出现在大脑及小脑的白质、小脑中脚、脑干被盖，可见巨大轴索，以皮质脊髓束、小脑中脚、脊髓后索最为明显，伴小脑浦肯野细胞及其他神经细胞丢失、脑白质脱髓鞘改变和胶质细胞增生。周围神经的主要病理改变为有髓神经纤维数量减少及出现巨大轴索（图5-1A和B），伴随有髓神经纤维的脱髓鞘改变及洋葱球样结构形成。胃肠道神经丛的轴索内也有异常的中间丝蛋白聚集。电镜检查可以发现大量紧密排列的细丝样物质出现

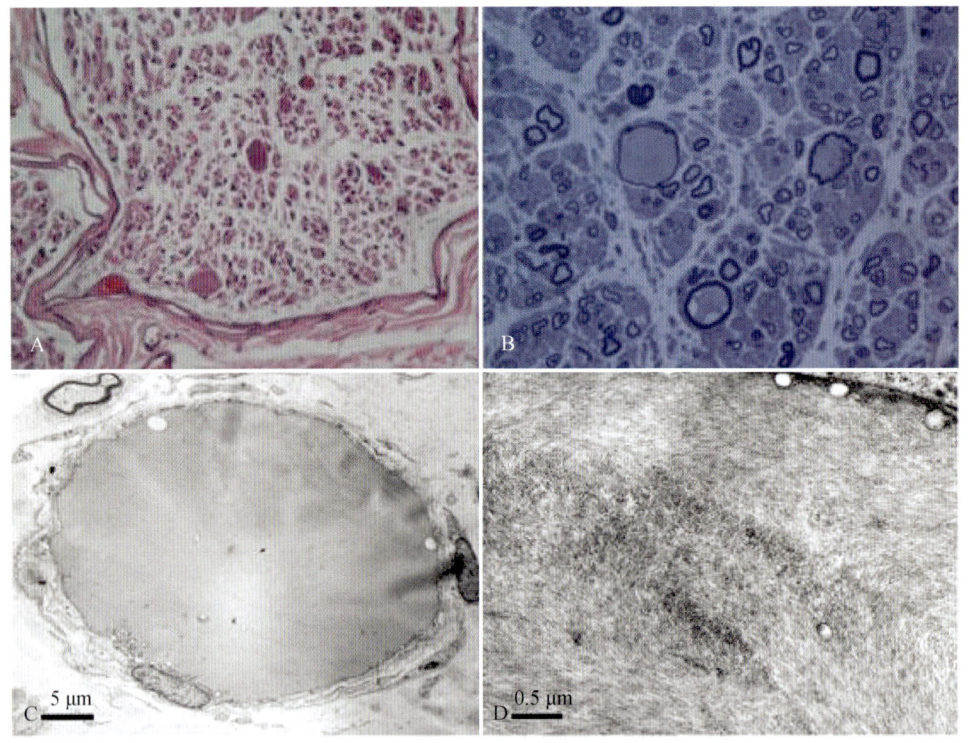

图 5-1　A.周围神经出现嗜酸性均质样团块样物质（HE 染色）；B.有髓神经纤维明显减少，可见巨大轴索，其髓鞘变薄（半薄切片甲苯胺蓝染色染色）；C 和 D.巨大轴索内充满密集排列的细丝样物质（电镜）

在巨大轴索内（图 5-1C 和 D），偶见不规则的微管样物质。

【临床表现】

该病分轻型和经典型，经典型患者 5 岁之前发病，临床表现包括中枢神经系统损害（智力残疾、癫痫发作、小脑征和锥体束征）和周围神经损害，大多数患者在 20 岁后丧失行走能力，因严重的多发性神经病、共济失调和痴呆症卧床不起，严重患者在 30 岁后因呼吸衰竭死亡；轻型非经典患者的发病年龄较晚、存活时间延长或中枢神经系统损害轻，临床表现类似于 CMT，没有卷发，有时被称为轴索型 CMT 叠加综合征。

1. 周围神经损害

出现在发病后的不同阶段，主要表现为肢体远端肌无力及肌萎缩，四肢远端深、浅感觉障碍，腱反射消失，伴随高弓足、跟腱挛缩及脊柱侧弯等，临床表型酷似 CMT。但有些患者可因近端肌无力而出现鸭步及翼状肩胛。个别患者还可以出现脑神经损害，以动眼神经、视神经及面神经最为常见，导致面部无力、视力下降和眼肌麻痹，偶尔因舌咽神经损害出现声带麻痹表现。

2. 中枢神经损害

可以出现在经典型患者的发病早期，常常作为首发症状，表现为下肢肌无力及共济失调导致的步态异常，随后小脑症状（共济失调、眼球震颤、眼动失用、辨距不良和构音障碍）逐渐明显，患儿频繁跌倒，此后病情进行性加重，出现吞咽困难、精神发育迟滞及痴呆以及锥体束症状（下肢痉挛）。许多儿童早期智力发育几乎正常，能够正常上学，严重的智力障碍通常发生于 20 岁前。癫痫及听力损害也有报道。

3. 其他系统损害

经典型患者存在特征性的紧密卷曲的无光泽头发及长睫毛，早于神经系统症状出现。毛发异常与临床严重程度存在相关性，轻型患者没有毛发异常。部分患者出现性早熟或胃肠道症状，如便秘、胃食管反流、乳糖不耐受。糖尿病及肾小管酸中毒也有报道。皮肤异常包括鱼鳞病和毛囊角化症。

【辅助检查】

该病的辅助检查主要包括周围神经传导和脑磁共振，在此基础上进行基因检查和周围神经病理检查。发生癫痫还需要进行脑电图检查。此外个别患者需要进行血糖和肾功能检查。

1. 神经传导检查

可见周围神经的运动神经复合肌肉动作电位波幅和感觉神经动作电位波幅显著降低或未引出,提示轴索损害,同时运动神经传导的远端潜伏期延长,传导速度减慢,提示伴随髓鞘损害。针极肌电图显示骨骼肌在安静状态下出现纤颤电位和正锐波,轻收缩时时限延长,重收缩呈单纯相或单纯-混合相,呈神经源性损害。听觉脑干诱发电位、视觉诱发电位和体感诱发电位通常也有异常表现。

2. 影像学检查

经典型患者的早期阶段头颅 MRI 可见小脑齿状核及周围白质出现长 T1 长 T2 信号,随着病情的发展出现累及枕叶白质,随后是内囊、侧脑室周围白质及额顶叶白质,晚期累及皮质下白质(图 5-2)。其他头颅 MRI 改变还包括大脑皮层、小脑或脑干的萎缩、Arnold-Chiari I 畸形,少数患者出现丘脑、苍白球及脑干的异常信号。磁共振波谱揭示了白质中明显脱髓鞘和胶质增生的证据,没有神经轴突丢失。轻型患者的大脑 MRI 正常,或出现轻度大脑和小脑萎缩的迹象。

3. 病理检查

周围神经可见有髓神经纤维数量减少及出现巨大轴索,超微病理检查可以发现大量紧密排列的细丝样物质出现在巨大轴索内。头发在显微镜下与门克斯病中的异常相似,头发干直径和扭曲出现异常变化;它还可以在扫描电子显微镜上显示纵向凹槽。

4. 基因检测

用一代或二代测序的方法检测到 *Gigaxonin* 基因致病性突变是诊断 GAN 的主要依据。目前全世界已经报道 80 余种突变,大多数为点突变所致的错义突变,散在分布于 BTB、Black 及 Kelch 三个不同的结构域,尚无热点突变。GAN 的基因型与临床表型之间没有明显的相关性。

【诊断】

当儿童和青少年同时出现运动感觉周围神经病及中枢神经系统损害,尤其是伴随致密的卷发时,首先考虑到 GAN 的临床诊断。如果有近亲结婚或阳性家族史,更支持该病的诊断。需要通过电生理检查确定周围神经损害,通过头颅 MRI 检查确定中枢神经系统损害,腓肠神经活检发现充满细丝样物质的巨大轴索可以明确该病的诊断,基因检测发现 *Gigaxonin* 致病突变可以进一步验证诊断。

【鉴别诊断】

GAN 的临床表现比较有特点,特别是卷发的识别,在进行了周围神经传导测定确定存在周围神经的轴索和髓鞘损害后,鉴别诊断依据临床表现涉及轻型单纯周围神经病、周围神经联合中枢神经系统损害以及卷发伴随中枢神经系统损害,轻型主要鉴别的疾病主要集中在伴巨大轴索 CMT2 型、CMT4A、CMT4C、中毒性巨轴索神经病和 *BAG3* 基因相关神经肌病;经典型的主要鉴别疾病包括婴儿型神经轴索营养不良、异染性脑白质营养不良及球形细胞脑白质营养不良,卷发伴随中枢损害主要是门克斯病。由于多种不同的疾病在病理上均可出现巨大轴索,亦需在病理检查中与之鉴别。

1. 轻型

轻型患者主要和其他具有类似临床病理改变特点的疾病鉴别,包括 CMT2E、*DCAF8* 基因相关早发严重运动感觉神经病伴心肌病、*TRIM2* 基因相关早发轴索性神经病、*BAG3* 基因相关神经肌病、CMT4A 和 CMT4C(表 5-2),这些疾病的临床表现

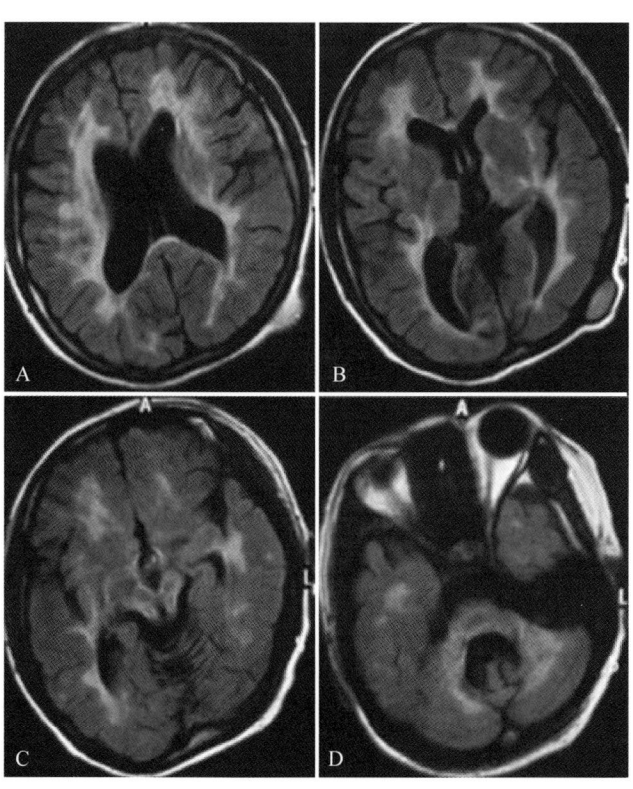

图 5-2 GAN 患者的颅脑 MRI 改变。A ~ C. 侧脑室周围白质、内囊后肢及外囊可见弥漫性 T2 Flair 高信号;D. 双侧颞极、桥臂及小脑白质 T2 Flair 高信号,小脑及脑干萎缩

表 5-2 轻型巨轴索神经病的鉴别诊断

疾病	遗传方式	基因	临床表现
CMT2E	显性遗传	NEFL	不同年龄发病，出现肌肉无力、肌肉萎缩、不同程度的远端感觉减退、腱反射减低或消失、神经电生理检查提示轴索性神经病
DCAF8 基因相关早发严重运动感觉神经病伴心肌病	显性遗传	DCAF8	从婴儿期或儿童期发病，出现步态异常、腓骨肌萎缩的踝关节无力和手部无力、高弓足、轻度心肌病、神经电生理检查提示轴索性神经病
TRIM2 基因相关轴索性神经病	隐性遗传	TRIM2	先天性张力过低和双侧马蹄内翻足，严重进行性轴索性神经病。声带麻痹、面部无力、吞咽困难、呼吸困难和听觉障碍，神经纤维轴索内神经丝聚集
BAG3 基因相关神经肌病	显性遗传	BAG3	缓慢进展的四肢近端及中轴肌的无力，少数患者存在肢体远端无力及轴索性神经病，肌酸激酶升高，神经电生理检查提示轴索性神经病
CMT4A	隐性遗传	GDAP1	婴儿期至儿童早期发病，出现四肢远端无力和麻木、步态异常及双足畸形，20余岁时丧失行走能力，声带麻痹常见，神经电生理检查提示脱髓鞘或轴索损害
CMT4C	隐性遗传	SH3TC2	儿童发病，表现为为运动感觉性周围神经病变伴脊柱侧弯、舌肌萎缩、面部无力/瘫痪、听力下降、构音障碍。神经电生理检查提示脱髓鞘改变

存在明显差异。

2. 经典型

本章内介绍的其他疾病都存在周围神经叠加中枢神经损害的表现，都应当在鉴别诊断范围之内，其鉴别可以参考相关的内容，重点鉴别的疾病包括：

（1）婴儿神经轴索营养不良，本病为婴儿期发病，同时出现中枢及周围神经系统受累，但缺少特征性的毛发改变。皮肤或神经活检显示椭圆体状巨大轴索，其内存在颗粒样物质或空泡-膜管样结构，不是神经丝的聚集。基因检测证实 PLA2G6 基因致病性突变。

（2）异染性脑白质营养不良，常染色体隐性遗传，同时累及中枢及周围神经系统。晚发型患者主要表现为步态异常、周围神经病、共济失调、构音障碍、痉挛、失明和痴呆，无卷发，颅脑 MRI 显示双侧白质对称性异常信号。神经传导检查提示周围神经脱髓鞘改变，生化检测证实溶酶体内芳基硫酸酯酶 A 缺乏，神经活检可见异染性物质沉积。

（3）球形细胞脑白质营养不良，该病由溶酶体中半乳糖脑苷脂酶缺乏所致，可导致中枢及周围神经系统受累，该病分为早发婴儿型及晚发型，可表现为易激惹、精神运动倒退、癫痫、痉挛性瘫痪、视力下降及周围神经病变。没有卷发。周围神经活检可见有髓神经纤维丢失，在施万细胞内可见大量丝样物质聚集，没有轴索内神经丝聚集形成的巨大轴索。基因检查可以发现 GALC 基因致病突变。

（4）门克斯病，该病是一种罕见的 X 连锁隐性遗传性疾病，以中枢神经系统损害及卷发为主要表现，患儿通常于 2～3 月龄时发病，主要表现为生长发育迟缓、肌张力减低及癫痫发作，头发稀疏、细脆卷曲，粗糙无光泽，因黑色素减少而呈白色、银色或灰色。没有周围神经病的表现，生化检测示血清铜和铜蓝蛋白水平降低，致病基因为铜转运 ATPase 基因突变。

【治疗】

GAN 的治疗以对症支持治疗为主，通常要建立一个包括神经内科医生、矫形外科医生、物理治疗师、心理学家的多学科团队，以协助身体和智力发育，完成日常生活活动。对于卧床的患者，应注意预防压疮、下肢深静脉血栓等并发症。伴随中性粒细胞减少症的患者可以给予粒细胞集落刺激因子治疗，改善中性粒细胞数量，减少感染次数。发烧热感染需要及时用抗生素治疗。目前，腺相关病毒介导的基因替代疗法正在进行Ⅰ期临床试验。

【病例摘要】

患者，女性，25 岁，肢体无力 21 年，言语不清、反应迟钝、听力下降和抽搐 9 年。

患者 4 岁时双足内翻，行走姿势异常，7 岁时四肢力弱、萎缩伴脊柱侧弯、后凸，16 岁时不能行走，且出现饮水呛咳、言语不清、反应迟钝，24 岁时双耳听力下降，25 岁出现发作性四肢抽搐伴意识丧失，持续 4～5 min 缓解。父母近亲结婚，家族中无类似患者。查体：双手挛缩，不能伸直；双足跟腱挛缩，双侧扁平足；脊柱侧弯并后凸畸形，毛发正常。神志清楚，构音障碍，高级皮层功能减退。左眼球居中，右眼球略外斜位，各向活动充分，左右注视时可见水平眼震，上下注视时可见垂直眼震，无复视。双侧睫毛征（+），双侧示齿力弱。双耳听力减退。四肢远端深浅感觉减退。双上肢肌力 3 级，双下肢肌力 0 级。四肢远端肌肉明显萎缩。双侧指鼻试验不稳。四肢腱反射未引出。病理征阴性。神经电生理检查示轴索性感觉运动神经病。颅脑 MRI 示：脑白质病变，大脑及小脑萎缩。定位诊断：周围神经损害，大脑、小脑及脑干病变。定性诊断：伴中枢神经系统损害的周围神经病，经基因检测和神经病理检查明确 GAN 诊断。病例详细资料见二维码数字资源 5-1。

数字资源 5-1

（赵丹华）

【参考文献】

［1］ECHANIZ-LAGUNA A，CUISSET J M，GUYANT-MARECHAL L，et al. Giant axonal neuropathy：a multicenter retrospective study with genotypic spectrum expansion. Neurogenetics，2020，21（1）：29-37.

［2］徐敏，刘璐，贾建平，等. 巨轴索神经病一例临床、病理与分子遗传学. 中华神经科杂志，2008，41（7），462-464.

［3］赵丹华，洪道俊，郑日亮，等. 轻型巨轴索神经病一例. 中华神经科杂志，2011；44：583-584.

［4］WANG L，ZHAO D，WANG Z，et al. Heterogeneity of axonal pathology in Chinese patients with giant axonal neuropathy. Muscle Nerve，2014，50（2）：200-205.

［5］XU X，YANG X，SU Z，et al. Identification of Novel Compound Heterozygous Mutations in the GAN Gene of a Chinese Patient Diagnosed With Giant Axonal Neuropathy. Front Neurosci，2020，14：85.

［6］ZHANG L P，ZOU L P. Clinical and genetic studies in a Chinese family with giant axonal neuropathy. J Child Neurol，2009，24（12）：1552-1556.

［7］Wang J，Ma Q，Cai Q，et al. Two novel pathogenic mutations of GAN gene identified in a patient with giant axonal neuropathy. Zhonghua Yi Xue Yi Chuan Xue Za Zhi，2016，33（3）：292-295.

［8］CAI S，LIN J，LIU Y Q，et al. Giant Axonal Neuropathy with Unusual Neuroimagings Caused by Compound Heterozygous Mutations in GAN Gene. Chin Med J（Engl），2018，131（19）：2371-2372.

［9］BHARUCHA-GOEBEL D X，NORATO G，SAADE D，et al. Giant axonal neuropathy：cross sectional analysis of a large natural history cohort. Brain，2021，144（10）：3239-3250.

［10］JOHNSON-KERNER B L，AHMAD F S，DIAZ A G，et al. Intermediate filament protein accumulation in motor neurons derived from giant axonal neuropathy iPSCs rescued by restoration of gigaxonin. Hum Mol Genet，2015，24（5）：1420-1431.

［11］IODICE A，SPAGNOLI C，SALERNO G G，et al. Infantile neuroaxonal dystrophy and PLA2G6-associated neurodegeneration：An update for the diagnosis. Brain Dev，2017，39（2）：93-100.

［12］BEEREPOOT S，NIERKENS S，BOELENS J J，et al. Peripheral neuropathy in metachromatic leukodystrophy：current status and future perspective. Orphanet J Rare Dis，2019，14（1）：240.

第二节　*C12orf65* 基因相关神经病

C12orf65 基因相关隐性遗传性神经病包括 3 个临床亚型，分别是轻度的周围神经病伴视神经病、中度的常染色体隐性痉挛性截瘫 55 型、重度的 Leigh 样综合征。

C12orf65 基因是一种编码线粒体基质蛋白的核基因，编码与 I 类肽链释放因子家族相关的可溶性线粒体基质蛋白，C12orf65 蛋白由 166 个氨基酸组成，包括 RF-1 结构域（残基 53-146）和 GGQ 基序（残基 71-73）。该蛋白不与线粒体核糖体共沉淀，也没有肽基 tRNA 水解酶活性。它与大核糖体亚单位相互作用，从 P 位点结合的肽基 tRNA 释放多肽链，在线粒体各种蛋白的翻译中起到重要作用。*C12orf65* 基因中的致病性突变损害线粒体氧化磷酸化呼吸链，患者的成纤维细胞在线粒体 DNA 编码蛋白的翻译出现缺陷，导致氧化磷酸化复合物 I、IV 和 V 严重减少，复合物 III 略有减少，线粒体氧化磷酸化缺陷导致神经系统损害。疾病的严重程度与 C12orf65 蛋白长度以及突变位点是否含有甘氨酸-甘氨酸-谷氨酰

胺序列有关。

脊髓上部、延髓、脑桥、中脑背侧和下丘脑内侧对称性囊性改变，伴随胶质细胞增生。电镜检查显示细胞含有大量异常线粒体。周围神经的主要病理改变为大有髓纤维明显减少，仅保留有髓神经纤维再生形成的小有髓神经纤维。没有活动性和慢性脱髓鞘改变，也没有活动性轴索变性的证据。残留的有髓纤维的髓鞘厚度正常。可以看到无髓神经纤维丢失后形成的胶原袋增加。

【临床表现】

临床症状主要包括神经萎缩、痉挛性截瘫、周围神经病，部分患者有智力障碍、脑肌病和眼肌麻痹等临床表现，这些症状相互重叠出现。

1. 周围神经病伴视神经病

属于 *C12orf65* 基因突变的轻型。在儿童早期出现肢体远端的无力和感觉障碍，下肢更为明显，伴随视力下降。查体可以发现双眼视力下降，双侧视神经萎缩，四肢远端肌力下降，上肢腱反射正常，下肢膝跳反射活跃、跟腱反射减退，个别患者仅存在运动神经受累，出现肢体远端无力和肌萎缩的临床特点。

2. 痉挛性截瘫伴视神经病

属于 *C12orf65* 基因突变的中型，也称为常染色体隐性痉挛性截瘫 55 型。在 20 岁及以后出现缓慢进展的痉挛性截瘫，表现为步态障碍、吞咽困难和病理反射。可以伴有周围神经病及视神经萎缩。没有智力受损。

3. Leigh 样综合征

属于 *C12orf65* 基因突变的严重型，早期运动发育正常，出现症状的中位年龄为 4 岁，早期出现呼吸衰竭和嗜睡，伴随出现运动发育倒退，视力下降、视野缺损、眼肌麻痹和视神经萎缩。还存在延髓功能障碍，出现吞咽困难和构音障碍以及下肢的锥体束征。伴有明显的发育障碍、认知障碍。症状进展迅速，很快出现呼吸功能衰竭和丧失行走能力。

【辅助检查】

依据该病的临床类型，需要完成的辅助检查包括周围神经传导、脑磁共振，眼科检查以及血液检查，最后需要进行基因检查，基因检查难确定的患者进行病理检查。

1. 实验室检查

血清乳酸升高，血氨基酸没有明显改变。个别患者出现肌酸激酶轻度升高。

2. 眼科相关检查

眼底照相可提示双侧视神经萎缩（图 5-3）。光学相干断层成像提示神经纤维层厚度广泛减低。视野检查可提示不同模式的视野缺损。

3. 电生理检查

上肢的运动和感觉神经传导速度轻微下降，动作电位波幅下降明显，下肢不能引出，提示轴索性神经病。运动单位电位减少。运动诱发电位检查显示皮质脊髓束中央运动传导时间延长。脑电图显示顶枕部癫痫样放电。

4. 磁共振检查

临床表现为 Leigh 病的患者 MRI 显示双侧高 T2/Flair 病灶位于脑室周围白质、内囊后肢和丘脑灰质；在大脑脚、中脑被盖、脑桥背盖和延髓也可以观察到 T2 高信号。脑磁共振波谱检查结果正常。

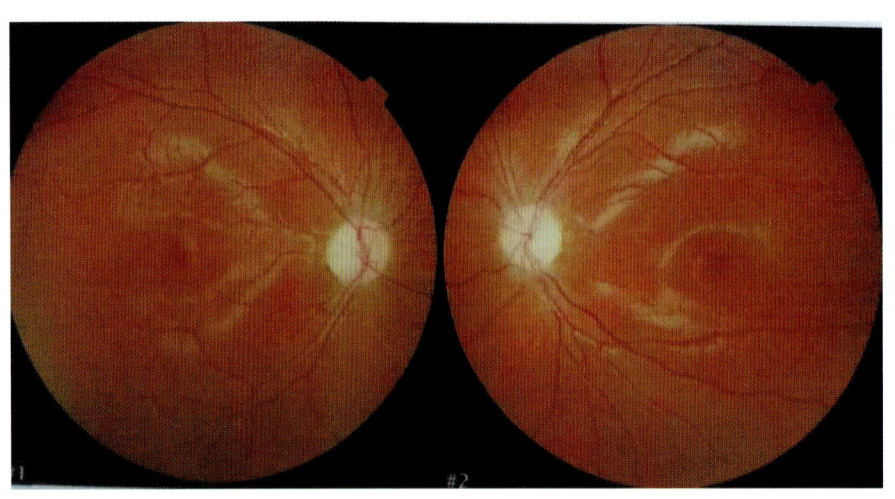

图 5-3　双眼视神经萎缩，视乳头苍白

5. 基因检查

可以发现 *C12orf65* 基因突变。突变位点与疾病严重程度相关。*C12orf65* 基因的 RF-1 结构域出现中断突变（p.L84X），导致严重婴儿期脑肌病，p.V116X 突变位点也导致较严重的表型。保留 RF-1 结构域的突变（p.R132X）导致周围神经病和痉挛性截瘫 55 型较温和表型。接近 C 末端的截断突变患者仅显示轻度认知障碍，截短终止于 N 端的患者表现出严重的表型。

【诊断】

C12orf65 基因相关神经病有三种核心表型，包括视觉困难（视神经萎缩）、大脑和脑干损害体征（眼肌麻痹、痉挛性截瘫）和周围神经病，以及各种认知障碍，当患者出现视神经萎缩及周围神经病的表现时，可以考虑为伴随视神经病的周围神经病；而出现痉挛性截瘫伴随视神经损害，考虑为常染色体隐性痉挛性截瘫 55 型；出现脑干症状伴随视神经病，结合脑磁共振检查考虑为 Leigh 样综合征。在此基础上进行包括 *C12orf65* 基因在内的二代基因检测，发现致病基因突变可以明确诊断。

【鉴别诊断】

依据临床表现确定鉴别诊断的范围，包括伴随视神经萎缩的 CMT2 型、痉挛性截瘫、视神经脊髓炎以及 Leigh 样综合征的鉴别诊断。

1. 伴随视神经病的周围神经病

（1）伴随视神经病的 CMT2A，平均发病年龄为（12±14）岁，出现长度依赖性的运动感觉神经病，少数患者出现视神经萎缩、声带麻痹或下肢痉挛。神经传导测试可见轴索性神经病改变特点，上述临床电生理改变和 *C12orf65* 基因突变导致的周围神经病伴视神经病类似，进一步的鉴别需要进行基因检查。

（2）CMTX5，是 *PRPS1* 基因突变导致，以周围神经病变、早发双侧深度感音神经性耳聋和视神经病变为特征。周围神经病变的发病年龄为 5～12 岁。下肢比上肢受到更早、更严重的影响，出现足下垂或步态障碍。视力障碍的发病年龄为 7～20 岁，进一步的鉴别需要进行基因检查。

（3）*PDXK* 基因相关 CMT2，*PDXK* 该基因编码一种吡哆醛激酶，该激酶将非活性 B6 维生素转化为活性辅因子吡哆醛 5'-磷酸，该基因突变导致 PDXK 酶活性几乎完全丧失。出现长度依赖性周围神经病和视力下降，电生理学提示轴索性神经病，该病对补充吡哆醛 5'-磷酸有反应，进一步的鉴别需要进行基因检查。

（4）贝尔综合征，是 *OPA1* 基因突变导致的常染色体显性遗传性疾病，在青少年发病，表现为早发严重视神经萎缩、感觉运动神经病变、共济失调和先天性白内障，白内障一般不出现在 *C12orf65* 基因相关神经病。

2. 伴随视神经病的痉挛性截瘫

在非遗传性疾病中首先要排除视神经脊髓炎，临床表现包括视神经萎缩和痉挛性截瘫，发病急、脊髓 MRI 检查发现长的 T2 高信号以及脑脊液蛋白增加而不同于 *C12orf65* 基因突变导致的痉挛性截瘫伴随视神经病。

遗传性视神经病伴随痉挛性截瘫出现在痉挛性截瘫 55 型、痉挛性截瘫 7 型、痉挛性截瘫 30 型和肾上腺脑白质营养不良（表 5-3），这些疾病尽管临床表现存在不同差异，但主要依靠基因检查进行鉴别。

3. Leigh 样综合征

青少年发病的 Leigh 样综合征存在不同的基因突变，其他类型的 Leigh 样综合征主要表现为眼球活动障碍以及下肢活动障碍，伴随构音障碍和睡眠障碍，部分类型也出现视力下降，MRI 改变主要集中在脑干，进一步通过基因检查确定基因突变类型。

表 5-3　遗传性视神经病伴随痉挛性截瘫

疾病	遗传方式	基因	临床表现
痉挛性截瘫 55 型	隐性遗传	*C12orf65*	在 20 岁后出现缓慢进展的痉挛性截瘫，可以伴有周围神经病及视神经萎缩。没有智力受损
痉挛性截瘫 7 型	隐性遗传	*SPG7*	在青少年和成年出现共济失调、构音障碍、吞咽困难、视神经萎缩、眼震、斜视、上睑下垂、耳聋、周围神经病、脊柱侧凸、高弓足和尿失禁
痉挛性截瘫 30 型	隐性遗传	*KIF1A*	青少年出现严重痉挛和（或）肌张力障碍，伴自主神经障碍、癫痫、感觉运动神经病和视神经萎缩
肾上腺脑白质营养不良	X 连锁	*ABCD1*	青少年出现下肢为主的肢体无力和麻木，伴随锥体束征和二便障碍，伴随视神经萎缩、皮肤色素沉着、肾上腺功能不全

【治疗】

主要是对症治疗,由于临床表现多样,其多学科团队包括神经学家、眼科医生、呼吸科医生、物理治疗师以及营养师。

该病可以给予实验性的线粒体维生素鸡尾酒疗法,包括硫胺素、核黄素、辅酶Q10、艾迪苯醌、生物素和L-肉碱,出现Leigh样综合征的患者在临床上很难改善。

【病例摘要】

患儿,女,8岁,视力丧失5年,肢体无力1年。

患儿3岁时表现出隐匿渐进性视力丧失。眼科检查显示双眼视力为20/100。5岁时下降到15/100。7岁时因足下垂出现跑步困难。8岁时足下垂进一步加重,走路时需要每天使用足踝矫形器。体格检查:双眼视力下降。双侧肢体痛触觉、深感觉对称正常。双上肢肌力正常,双下肢近端肌力5级,踝屈肌力为4级,踝背伸肌力为2级。肌张力正常,双下肢胫前肌萎缩,脚趾屈曲挛缩。双上肢腱反射对称正常,双侧膝反射、踝反射活跃,病理征阴性。神经传导测试提示下肢神经出现运动神经的肌肉复合动作电位波幅下降和神经传导速度减慢。定位诊断:双侧视神经,双下肢远端运动神经,双侧锥体束;定性诊断:遗传性周围神经病伴随视神经病,经基因检查诊断为 *C12orf65* 复合杂合突变,确定为该基因突变导致的视神经萎缩及远端运动神经病。病例详细资料见二维码数字资源5-2。

数字资源5-2

(方筱静 袁 云)

【参考文献】

[1] TUCCI A, LIU Y T, PREZA E, et al. Novel C12orf65 mutations in patients with axonal neuropathy and optic atrophy. J Neurol Neurosurg Psychiatry, 2014, 85(5): 486-492.

[2] PERRONE E, CAVOLE T R, OLIVEIRA M G, et al. Leigh syndrome in a patient with a novel C12orf65 pathogenic variant: case report and literature review. Gene Mol Biol, 2020, 43(2): e20180271.

[3] HEIDARY G, CALDERWOOD L, COX G F, et al. Optic atrophy and a Leigh-like syndrome due to mutations in the c12orf65 gene: report of a novel mutation and review of the literature. J Neuroophthalmol, 2014, 34(1): 39-43.

[4] SPIEGEL R, MANDEL H, SAADA A, et al. Delineation of C12orf65-related phenotypes: A genotype-phenotype relationship. Eur J Hum Genet, 2014, 22(8): 1019-1025.

[5] FANG X J, ZHANG W, HE L, et al. Compound Heterozygote Mutation of C12orf65 Causes Distal Motor Neuropathy and Optic Atrophy. Chin Med J, 2017, 130(2): 242-244.

[6] 林双竹,孙显婷,麻宏伟. 1例常染色体隐性痉挛性截瘫55型的临床特点和C12orf65基因突变分析. 中国当代儿科杂志, 2019, 21(11): 1094-1098.

[7] LEO-KOTTLER B, WISSINGER B. Leber's hereditary optic neuropathy. Ophthalmologe, 2011, 108(3): 739-743.

[8] TESSON C, KOHT J, STEVANIN G. Delving into the complexity of hereditary spastic paraplegias: how unexpected phenotypes and inheritance modes are revolutionizing their nosology. Hum Genet, 2015, 134(6): 511-538.

[9] MACEDO-SOUZA L I, KOK F, SANTOS S, et al. Spastic paraplegia, optic atrophy, and neuropathy is linked to chromosome 11q13. Ann of Neurol, 2005, 57(5): 730-737.

[10] NISHIHARA H, OMOTO M, TAKAO M, et al. Autopsy case of the C12orf65 mutation in a patient with signs of mitochondrial dysfunction. Neurol Genet, 2017, 3(4): e171.

第三节 磷酸核糖焦磷酸合成酶缺陷症

磷酸核糖焦磷酸合成酶缺陷症的临床描述可以追溯到1967年Rosenberg的报道,患者的临床特点是出现耳聋、视神经病和周围神经病。2007年韩国首尔的Kim等首次证实其致病基因为磷酸核糖焦磷酸合成酶(phosphoribosyl pyrophosphate synthetase,PRS)基因,确定为腓骨肌萎缩症

（Charcot-Marie-Tooth disease，CMT）5 型（CMTX5）。PRS 是嘌呤和嘧啶合成的关键酶之一，对三磷酸腺苷（adenosine triphosphate，ATP）和核糖 -5- 磷酸（ribose-5-phosphate，R5P）合成磷酸核糖焦磷酸（phosphoribosylpyrophosphate，PRPP）进行催化。PRPP 是核酸的组成部分，并在细胞信号和新陈代谢中起辅助因子的作用。无机磷和镁离子激活了 PRS-I 的酶活性，而腺苷二磷酸和嘌呤类化合物则抑制该酶的活性。

PRS 有 *PRPS1*、*PRPS2* 和 *PRPS1L1* 基因编码的三种异构体。*PRPS1*（MIM 311850）和 *PRPS2*（MIM 311860）定位于 X 染色体，并在许多不同的组织中表达。*PRPS1L1*（MIM611566）位于常染色体上，在睾丸中显著表达。*PRPS2* 和 *PRPS1L1* 的突变还不确定是否会导致疾病，表达最普遍的 *PRPS1* 的基因突变导致 PRS-I 活性改变，轻度的 PRS-I 活性下降，会导致 X 连锁非综合征性感音神经性耳聋（X-linked non-syndromic sensorineural hearing deafness，DFNX-2）。中度的 PRS-I 活性下降导致 CMTX5，表现为周围神经病变、视神经病变和进行性感音神经性耳聋。而严重的 PRS-I 活性缺陷导致 Arts 综合征，出现双侧感音神经性耳聋、肌张力减低、运动发育迟滞、智力缺陷、共济失调及感染的高风险。而 PRS-I 酶活性过度活跃导致患者出现尿酸过多、智力低下、共济失调、低眼压和听力障碍。

周围神经的病理改变特点是不同直径的有髓神经纤维密度减低，以大直径有髓神经纤维下降为主。伴随无髓神经纤维的丢失，可见有髓神经纤维再生簇及洋葱球样结构（图 5-4），提示存在混合性的病理改变。

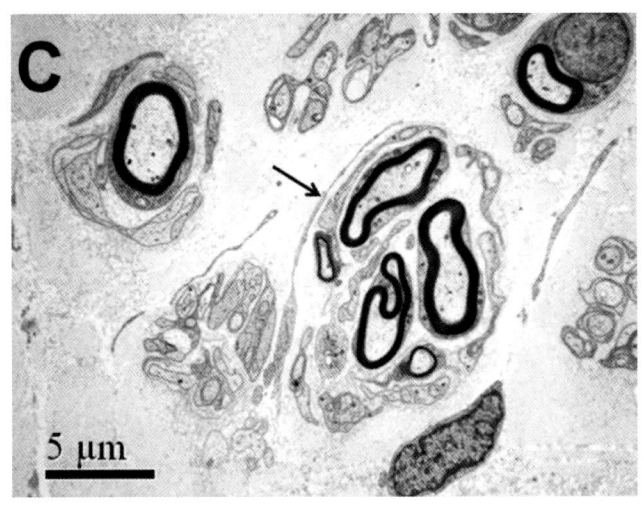

图 5-4　周围神经再生簇，伴随有髓神经纤维的洋葱球样结构

【临床表现】

该病的三个常见临床表现分别是 CMTX5、Arts 综合征和 DFNX2，可以出现在同一个家庭内，每个患者可以出现重叠的表型。家族史符合 X 连锁遗传规律，半合子男性出现发病，杂合子女性无症状或出现不同程度临床表现。

1. CMTX5

患者一般为男性，易受感染，特别是上呼吸道感染。主要表现为周围神经病、听力下降和视神经病三联征，女性患者比较严重时和男性类似，也出现该病的三联征，可以伴随共济失调。发病年龄可以从胎儿期到儿童期，出现早发性低眼压和运动发育迟缓。随着发育出现双侧深度感音神经性听力损失，出现听力障碍。伴随的视神经病导致视力下降，眼底镜检查显示双侧视盘苍白，提示视神经萎缩。视网膜斑片样萎缩，提示视网膜营养不良。随着年龄增长出现长度依赖性的感觉运动神经病，即从远端向近端发展的感觉障碍、无力和萎缩，出现跨阈步态，肌张力低下和腱反射丧失。

个别患者表现为发热后出现一过性的四肢近端无力伴随 Gower 征和蹒跚步态。上述这些症状与儿童反复感染有关，伴随出现轻到中度的精神和行为缺陷，提示重叠 Arts 综合征。也有报道患者不伴有明显的视力下降。

2. Arts 综合征

Arts 综合征和 CMTX5 一样都有周围神经病，包括听力障碍和视神经萎缩。Arts 综合征患者受到的影响更严重，伴随中枢神经病变和免疫系统受损。最严重的患者产前宫内生长受限、面部畸形、严重智能障碍和痉挛四肢瘫痪，伴有视网膜营养不良的黄斑缺损样病变、严重矮小和尿崩症。在 2 岁之前出现严重的双侧感音神经性听力损失、肌张力低、运动发育延迟、智力残疾、共济失调，以及上呼吸道感染风险增加。周围神经病变和视神经萎缩也发生在儿童早期。80% 的 Arts 综合征患者在 6 岁之前死亡。

3. X 连锁非综合征性感音神经性耳聋

临床特征是只有非综合征性听力损失，出现双侧、中度至深度、进行性或非进行性，以及语前或语后的耳聋。一些男性患者在 7～20 岁出现中度听力损失，音频轮廓向上倾斜，有低至中频听力障碍，但仍能听到高频声音，而另一些男性患者表现出严重听力损失，音频轮廓平坦，发病较晚。女性携带者也可以出现听力障碍，没有受影响的男性严重。这些患者还表现出临床和亚临床周围神经病变的迹象，轻度的感觉神经病，没有视神经萎缩。

4. PRS-I 酶活性过度活跃

超过 2/3 的患者存在轻度痛风，其临床表现仅限于成年早期出现痛风。病情较严重的患者中，受影响的半合子男性在婴儿或儿童早期表现出与神经发育异常，包括感觉神经性听力损失、低眼压、智力低下、肌张力低下、共济失调和发育迟缓。伴随痛风性关节炎、尿酸尿石症，以及肾衰竭。

【辅助检查】

临床上儿童期起病的慢性感觉运动神经病，伴有先天性耳聋，伴或者不伴有视神经萎缩的患者，需要考虑CMTX5的可能，需要进行周围神经传导测试、听力检查、眼科视网膜检查、头部磁共振检查、PRPS1酶学检查和基因检查，依据不同的临床表现类型，需要检查尿酸、肾功能。

1. 神经电生理检查

神经传导检查可见感觉及运动神经均受累，病变较为均匀。感觉神经动作电位常引不出，正中神经和尺神经的运动神经传导速度中度减慢，远端潜伏期延长，符合中间型神经病的特点，也有报道发现患者的运动神经的动作电位波幅降低明显，速度相对正常（正中运动 NCV ≥ 38 m/NCV38），与轴索性神经病一致。针肌电图可见神经源性损害。视觉诱发电位及听觉诱发电位检查出现异常。视觉诱发电位显示 P100 潜伏期延长，波幅降低。听觉诱发电位不能引出或感觉神经性听力损失。脑电图检查在个别儿童可以发现后脑区多个棘波和多棘波活动。

2. 听力测量和前庭功能检查

新生儿听力筛查将检测到中度至重度听力损失，但轻度听力损失不能检测到。听力图形状通常是残留的或平坦的。前庭功能正常。

3. 头部磁共振检查

个别患者出现较薄的穿窿体伴逐渐变细的压部，且没有峡部。侧脑室扩大，髓鞘成熟均延迟，白质数量减少，有轻度小眼球和视交叉明显萎缩或发育不良。可以发现顶叶和小脑萎缩。

4. 酶活性检测

不同的临床表型和PRPS1残留酶活性多少有关，可通过测定该酶的活性加以确定不同的类型，体外酶活性分析显示 Arts 综合征患者培养的成纤维细胞中的 PRS-I 活性降低了13倍。CMTX5患者外周血 PRS-I 酶活性降低非常显著，单纯表现为听神经病的患者红细胞和培养的成纤维细胞的体外酶活性降低 44%～45%。而无症状携带者可以正常。

5. 基因检测

PRPS1 基因检测是确诊CMTX5的金标准。对于临床高度怀疑该病的患者可以采取靶向二代基因测序，如果临床没有怀疑到该病，可以采取全外显子基因测序方法。不同的临床表型和 *PRPS1* 突变部位有关，最严重的表型是影响变构和活性部位的突变有关，而较温和的表型主要和导致局部破坏结构的突变有关。在女性患者的症状和X染色体失活的比率有关。

【诊断】

磷酸核糖焦磷酸合成酶缺乏症的三大主要疾病的诊断主要在临床表现的基础上进行基因和酶学检查，非综合征性感音神经性耳聋主要表现为耳聋，而CMTX5的主要表现为先天性感音神经性耳聋、慢性感觉运动神经病和视神经萎缩。而 Arts 综合征主要出现中枢神经系统损害和反复感染。外周血 PRS-I 酶活性降低，*PRPS1* 基因检测发现致病突变可以进一步确诊（表5-4）。

表 5-4 磷酸核糖焦磷酸合成酶缺乏症的初诊评估建议

听力	耳鼻咽喉科	评估感音神经性听力损失
发育	儿科	运动、认知和言语语言评价以及早期干预
神经系统	神经科	力量、运动技能和腱反射；平衡与协调
肌肉骨骼	骨科和康复科	肌肉骨骼、日常生活评估运动技能
眼睛	眼科	视力、最佳矫正视力
呼吸并发症	肺病学评估	反复上呼吸道感染，呼吸功能
遗传咨询	遗传学专业	告知家人该病的性质、影响以及医疗决策。
家庭支持	社区或在线资源	参与社会工作以获得父母的支持

【鉴别诊断】

患者出现听力、视力障碍和周围神经病的表现，尚需要与线粒体病及其他遗传代谢病进行鉴别。

1. X 连锁非综合征性感音神经性耳聋

一般都是在儿童期单纯出现听力下降，需要区分综合征性听力下降，特别是 Usher 综合征，后者除听力改变之外，还有视力下降，但周围神经损害不明显。通过 PRS-I 酶活性或基因检查进行明确诊断。

2. CMTX5

出现视神经损害的遗传性周围神经病可以见于遗传性运动感觉神经病 2A、巨轴索神经病、*C12orf65* 基因相关的周围神经病伴随视神经病、*PDXK* 相关 CMT2、Behr 综合征，相关鉴别诊断可以参考本章第二节有关 *C12orf65* 基因相关神经病的介绍，这些疾病很少出现听力下降，抗神经束蛋白抗体相关神经病和莱姆病也可以出现视神经和脊神经的损害。发病晚和出现相关抗体可以鉴别。

3. Arts 综合征

该综合征发病早，需要和本章第五节的 *COX20* 基因相关神经疾病进行鉴别，该病发病也在出生后出现小脑共济失调、肌张力障碍以及周围神经病，但视力丧失和听力丧失少见。球形细胞脑白质营养不良神经病也可以出现视神经、周围神经以及中枢神经系统损害，但脑白质营养不良的突出表现不同于 Arts 综合征。

【治疗】

对合并的痛风通常采取旨在降低嘌呤核苷酸和尿酸产量的措施，同时防止或逆转尿酸盐结晶沉积，包括联合使用别嘌醇减少尿酸生成，丙磺舒增加肾功能正常患者的尿酸清除，以及用柠檬酸钾进行尿碱化以增加尿酸的溶解度。别嘌醇可抑制黄嘌呤氧化酶，从而阻止次黄嘌呤和黄嘌呤转化为尿酸。服用别嘌醇还会导致嘌呤核苷酸从头合成的速度减慢。这一过程增强了抑制黄嘌呤氧化酶以减少尿酸的有益效果。

嘌呤核苷酸，特别是三磷酸腺苷可以利用 S 腺苷蛋氨酸作为底物的途径产生。甲基转移酶负责将腺苷同型半胱氨酸转化为 S-腺苷同型半胱氨酸，腺苷同型半胱氨酸在 S-腺苷同型半胱氨酸水解酶的催化下被分解为腺苷和 L-同型半胱氨酸，或者 S 腺苷蛋氨酸可以通过多胺途径直接转化为腺嘌呤，通过腺苷激酶回收腺苷以形成嘌呤核苷酸，而不需要 PRPP 作为辅因子。S 腺苷蛋氨酸在许多细胞甲基化反应中作为唯一的甲基供体发挥着重要的生物学功能，可以克服甲基化过程中可能存在的缺陷，包括髓鞘的合成。S 腺苷蛋氨酸能够穿过肠壁和通过血脑屏障，提高大脑中的嘌呤核苷酸水平。辅助性 S 腺苷蛋氨酸已被用于治疗抑郁症、神经紊乱、肝病和骨关节炎。口服补充剂量定为每天 30 毫克/公斤，对 Arts 综合征的共济失调和听力障碍有改善。由于同型半胱氨酸的产生和由此产生的血管毒性，在使用过程中应当加入维生素 B12 和叶酸。我们发现 CMTX5 患者也有一定的治疗效果，可以在临床上针对其他类型使用。

【病例摘要】

男性，13 岁，听力障碍 13 年，进行性四肢无力 10 年。

患者 13 年前（出生后）即出现双侧听力障碍，配戴助听器，可与他人言语交流。3 岁时患者出现双足抬起困难，行走时经常摔跤。7 岁时患者出现下肢无力加重，蹲下站起困难。10 岁时患者出现双手无力，逐渐加重至不能持筷。否认肢体麻木、疼痛，智力发育正常。既往史、个人史无特殊。父母非近亲。患者为家中独子，否认家族相关遗传病病史。神经科查体：神志清楚，言语缓慢，双耳听力下降，余脑神经检查未见明显异常。四肢手套袜套样痛触觉减退，深感觉正常。双上肢近端肌力 5 级，远端 2 级，双下肢近端肌力 4 级，远端足背屈 0 级，跖屈 4 级。双手及双小腿肌肉萎缩。共济运动检查配合不佳，四肢腱反射未引出，病理征阴性，脑膜刺激征阴性。周围神经传导检查提示感觉运动神经病，VEP 检查，P100 未引出，BAEP 检查未引出波形。定位诊断，四肢周围神经，感觉和运动神经纤维，视神经和听神经。定性诊断，遗传性周围神经病叠加视神经和听神经病，外周血 DNA 二代测序提示 X 染色体上 *PRPS1* 基因突变 c.334G > C，p.V112L。明确为磷酸核糖焦磷酸合成酶缺陷症。病例详细资料见二维码数字资源 5-3。

数字资源 5-3

（孟令超　袁云）

【参考文献】

[1] ROSENBERG R N, CHUTORIAN A. Familial opticoacoustic nerve degeneration and polyneuropathy. Neurology, 1967, 17(9): 827-832.

[2] KIM H J, HONG S H, KI C S, et al. A novel locus for X-linked recessive CMT with deafness and optic neuropathy maps to Xq21.32-q24. Neurology, 2005, 64(11): 1964-1967.

[3] KIM H J, SOHN K M, SHY M E, et al. Mutations in PRPS1, which encodes the phosphoribosyl pyrophosphate synthetase enzyme critical for nucleotide biosynthesis, cause hereditary peripheral neuropathy with hearing loss and optic neuropathy(cmtx5). Am J Hum Genet, 2007, 81(3): 552-558.

[4] AL-MAAWALI A, DUPUIS L, BLASER S, et al. Prenatal growth restriction, retinal dystrophy, diabetes insipidus and white matter disease: expanding the spectrum of PRPS1-related disorders. Eur J Hum Genet, 2015, 23(3): 310-316.

[5] ŠTAJER K, KOVAČN, ŠIKONJA J, et al. Clinical and genetic characteristics of a patient with phosphoribosyl pyrophosphate synthetase 1 deficiency and a systematic literature review. Mol Genet Metab Rep, 2023, 36: 100986.

[6] ALMOGUERA B, HE S, CORTON M, et al. Expanding the phenotype of PRPS1 syndromes in females: neuropathy, hearing loss and retinopathy. Orphanet J Rare Dis, 2014, 9: 190.

[7] NISHIKURA N, YAMAGATA T, MORIMUNE T, et al. X-linked Charcot-Marie-Tooth disease type 5 with recurrent weakness after febrile illness. Brain Dev, 2019, 41(2): 201-204.

[8] SHIRAKAWA S, MURAKAMI T, HASHIGUCHI A, et al. A Novel PRPS1 Mutation in a Japanese Patient with CMTX5. Intern Med, 2022, 61(11): 1749-1751.

[9] SONG M H, LEE K Y, CHOI J Y, et al. Nonsyndromic X-linked hearing loss. Front Biosci(Elite Ed), 2012, 4(3): 924-933.

[10] ROBUSTO M, FANG M, ASSELTA R, et al. The expanding spectrum of PRPS1-associated phenotypes: three novel mutations segregating with X-linked hearing loss and mild peripheral neuropathy. Eur J Hum Genet, 2015, 23(6): 766-773.

[11] SYNOFZIK M, MüLLER VOM HAGEN J, HAACK T B, et al. X-linked Charcot-Marie-Tooth disease, Arts syndrome, and prelingual non-syndromic deafness form a disease continuum: evidence from a family with a novel PRPS1 mutation. Orphanet J Rare Dis, 2014, 9: 24.

[12] MENG L, WANG K, LV H, et al. A novel mutation in PRPS1 causes X-linked Charcot-Marie-Tooth disease-5. Neuropathology, 2019, 39(5): 342-347.

[13] PARK J, HYUN Y S, KIM Y J, et al. Exome Sequencing Reveals a Novel PRPS1 Mutation in a Family with CMTX5 without Optic Atrophy. J Clin Neurol, 2013, 9(4): 283-288.

[14] DE BROUWER A P, VAN BOKHOVEN H, NABUURS S B, et al. PRPS1 mutations: four distinct syndromes and potential treatment. Am J Hum Genet, 2010, 86(4): 506-518.

第四节　常染色体隐性遗传性痉挛性共济失调Charlevoix-Saguenay型

常染色体隐性遗传性痉挛性共济失调Charlevoix-Saguenay型（autosomal recessive spastic ataxia of Charlevoix-Saguenay，ARSACS）是Charlevoix-Saguenay痉挛性共济失调（spastic ataxia of Charlevoix-Saguenay，SACS）基因突变导致的一种神经系统变性病。该病于1978年由Bouchard JP首次报道，介绍了加拿大魁北克法裔居住的Saguenay-Lac-Saint-Jean地区200个家庭的325例患者的临床表现特点，确定其经典的临床三联征为进行性小脑性共济失调、双下肢痉挛和多发性周围神经病。

该病的SACS基因定位于染色体13q12.12，有9个外显子共13 737个核苷酸。SACS基因编码含有4579个氨基酸的sacsin蛋白，该蛋白在中枢神经系统、骨骼肌和皮肤成纤维细胞均有表达，在细胞内定位于线粒体表面，其C-末端区和Hsp40蛋白的DnaJ区高度相似，提示可能作为分子伴侣在联系泛素-蛋白酶体通路和热休克蛋白装置之间发挥作用，导致神经丝骨架发生异常改变，进一步损害神经细胞内的线粒体动力学，因此也是一种线粒体功能障碍性疾病，出现周围神经的有髓神经纤维脱髓鞘和轴索损害。线粒体功能障碍导致视网膜节细胞轴浆运输瘀滞。造成视网膜神经纤维密度增加。

【临床表现】

ARSACS 典型患者出现该病的三联征，包括小脑性共济失调、双下肢痉挛截瘫和多发性周围神经病，临床表现在不同个体之间存在巨大差异。

1. 中枢神经系统损害

发病年龄早，部分患儿出现运动发育延迟，常于 12～18 月龄开始行走时表现为进行性步态不稳，22% 的患者伴随出现双下肢痉挛截瘫，到青少年期痉挛截瘫症状进行性加重。小脑共济失调出现在 11% 的患者中。

2. 周围神经病

多发性周围神经病出现于青少年晚期，表现为四肢远端无力和肌萎缩，具有长度依赖性感觉运动性周围神经病的表现特点，自主神经也受累，出现皮肤无汗和脱毛现象，也可以表现为尿急、尿失禁和勃起功能障碍。伴随高弓足、锤状趾和爪形手。至 30 余岁丧失独立行走能力，病程晚期卧床，50 多岁死于感染并发症。

3. 不典型表现

患者症状较轻，发病年龄较晚，于青少年或者成人期发病，三联征中缺少其中的 1～2 项，可以不出现双下肢痉挛和病理征、共济失调，也可以没有周围神经病，可以伴随认知功能障碍、精神异常、癫痫、听力下降、视网膜色素变性、尿失禁、勃起功能障碍等。

【辅助检查】

1. 眼底检查

眼底照相示双眼视盘边界不清（图 5-5），神经纤维围绕视盘呈放射状排列，视网膜血管出现白色的血管周围鞘。光学相干成像示双侧眼底视网膜神经纤维层增厚，视盘周围最显著。

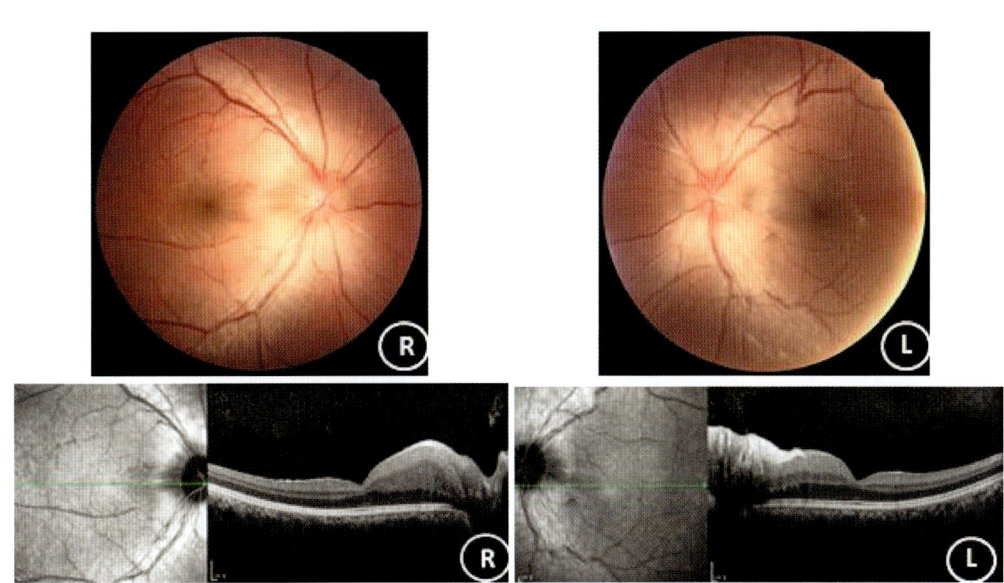

图 5-5 眼底：双侧视盘边界不清，神经纤维围绕视盘呈放射状排列，视网膜血管周围白色鞘。OCT：视网膜神经纤维层增厚，以视盘周围最显著

2. 神经影像学检查

双侧对称的脑桥基底部和被盖部 T2WI 和 T2 FLAIR 条纹状低信号，脑桥小脑脚增粗，伴有脑桥小脑脚与小脑交汇处 T2 低信号，为该病的特征性影像学改变。脊髓萎缩常见，多累及颈髓，也见于胸髓。此外常常出现小脑上蚓部萎缩，部分患者还出现外侧丘脑线状 T2 高信号、胼胝体后部和中部萎缩变薄、脑干萎缩、顶叶大脑皮层萎缩。

3. 神经传导检查

中枢运动、体感和听觉脑干诱发电位异常。神经传导测试显示轴索性和脱髓鞘性神经病变，上肢神经的运动传导速度中度减慢，感觉神经动作电位减弱或缺失。也有患者的神经传导研究显示纯轴索性损伤，特别是感觉神经的损害，没有脱髓鞘的证据。肌电图表现为神经源性损害。

4. 基因检测

基因检测为该病的金标准。魁北克地区患者中超过 90% 是由 SACS 基因的 6594delT 纯合缺失突变导致，其他地区有 200 多种不同突变，包括点突变、小片段缺失/重复突变和大片段缺失/插入突变，无热点突变。孙崴等首次报道的一例患者的新复合杂合突变均位于 SACS 基因的 DnaJ 结构域区域和 HEPN 结构域区域的上游。

【诊断】

患者幼儿早期发病，出现进行性小脑性共济失调、双下肢痉挛和周围神经病三种表现，结合眼底和颅脑 MRI 相对特征性表现，可以做出临床诊断。对于发病较晚、三联征表现不全者，确诊需要基因检测。

【鉴别诊断】

依据 ARSACS 的三个主要症状可以分不典型和典型两种类型，不典型 ARSACS 仅有周围神经病表现，需要和其他早发慢性轴索性周围神经病进行鉴别，可以参考第二章的 CMT2A 以及本章第一节巨轴索神经病的鉴别诊断；对于出现痉挛性截瘫伴随周围神经病，主要是排除第四章表 4-11 介绍的遗传性痉挛性截瘫伴随周围神经病，包括痉挛性截瘫 7 型、痉挛性截瘫 30 型、痉挛性截瘫 50 型、痉挛性截瘫 55 型以及肾上腺脑白质营养不良。

共济失调伴随周围神经病主要排除常染色体显性遗传脊髓小脑性共济失调伴随周围神经病，特别是脊髓小脑性共济失调的 1 型、4 型、8 型、25 型和 27 型，这些疾病伴随的周围神经病症状轻微，一般在成年期发病。典型 ARSACS 的鉴别诊断主要是那些在儿童和青少年期发病的共济失调周围神经病（表 5-5），包括遗传性共济失调伴维生素 E 缺乏、脑腱黄瘤病、植烷酸贮积病、Friedreich 共济失调、C12orf65 基因相关神经病、POLG 基因相关神经病、COX20 基因相关神经病、婴儿型脊髓小脑性共济失调。这些疾病没有典型 ARSACS 患者的视网膜病变。

【治疗】

在疾病早期，通过康复理疗和口服巴氯芬控制痉挛、预防跟腱短缩、关节挛缩，有助于延缓主要功能残疾的发生发展。低剂量阿米替林、奥昔布宁有助于控制尿频和尿失禁。学龄期间的语言治疗和心理支持有助于提高学习表现。改善线粒体功能的治疗理论上可能有效。基因治疗在研究中。

表 5-5　儿童和青少年遗传性共济失调神经病的鉴别诊断

疾病	遗传方式	基因	临床表现
脑腱黄瘤病	隐性遗传	CYP27A1	青少年痴呆、精神异常和共济失调，肢体无力和麻木。肌腱增厚。MRI 双侧小脑齿状核异常信号
植烷酸贮积病	隐性遗传	PAHX PEX7	儿童和青少年对称性肢体无力、肌萎缩和腱反射减弱，还有小脑性共济失调、夜盲、视网膜色素变性和脑脊液蛋白增高等特点
C12orf65 基因相关神经病	隐性遗传	C12orf65	在婴幼儿期和儿童期出现周围神经损害和视神经损害，伴随肌张力降低、痉挛、运动障碍、小脑共济失调和周围神经病
遗传性共济失调伴维生素 E 缺乏	隐性遗传	TTPA	在儿童晚期或青少年早期发病，出现小脑性共济失调、构音障碍、双手笨拙、本体感觉丧失、视力下降和锥体束征阳性
无 β 脂蛋白血症	隐性遗传	MTTP	婴儿期发育不良，血液病（棘红细胞增多症、贫血、出血倾向等）、神经肌病（脊髓小脑性共济失调、周围神经病、肌病等）和色素性视网膜炎
痉挛共济失调 Charlevoix-Saguenay 型	隐性遗传	SACS	青少年晚期出现四肢远端无力和肌萎缩，自主神经受累的皮肤无汗和脱毛、尿失禁和勃起功能障碍。伴高弓足、锤状趾和爪形手
COX20 基因相关神经病	隐性遗传	COX20	儿童发病，主要表现为肢体远端的麻木，部分患者出现小脑共济失调
Friedreich 共济失调	隐性遗传	frataxin	缓慢发展的共济失调、感觉丧失，伴随眼球运动异常、足畸形、心肌病和糖尿病
POLG 基因相关神经病	显性遗传	POLG	儿童发病，出现感觉性共济失调性神经病，伴随眼外肌瘫痪
婴儿型脊髓小脑性共济失调	隐性遗传	Twinkle	幼儿发病，出现共济失调、眼外肌瘫痪、耳聋和癫痫，女性感觉性轴索性轴突神经病、视神经萎缩、自主神经病和性腺功能减退
Marinesco-Sjogren 综合征	隐性遗传	SIL1	小脑共济失调、周围神经病、先天性白内障、智力低下、身材矮小、骨骼畸形、性腺功能减退

【病例摘要】

患者，男性，26岁，进行性双下肢力弱13年，行走不稳10年。

患者于13年前行走、活动时出现双下肢力弱，发僵感，以右侧为著，休息时可缓解。症状逐渐加重，行走变慢，上楼梯需扶扶手，下蹲后站立困难。10年前出现行走不稳，左右摇摆。体格检查：手指足趾弯曲变形，双手掌指关节和指间关节弹性过度，掌指关节和近端指间关节过伸，远端指间关节屈曲，手指呈天鹅颈样畸形，高弓足，锤状趾。双眼近视力Jr2，眼底视盘边界不清。音叉振动觉双下肢髂前上棘以远各部位明显减退，远端减退更明显，关节位置觉和运动觉存在。行走较慢，跨阈步态，步态基底宽。双上肢远端肌力4＋级，双下肢近端4＋级，远端4级，肌张力双下肢轻度折刀样增高。双手和足肌肉萎缩。双侧指鼻试验、跟膝胫试验睁闭目均欠稳准，双上肢快复轮替动作减慢，龙贝格试验睁、闭目均不稳。双侧膝腱反射对称活跃，右侧巴宾斯基征（＋），左侧查多克征（＋）。双足皮肤温度偏低，手足皮肤薄，毛发少。四肢感觉神经传导速度未引出。躯体运动诱发电位和脑干听觉诱发电位潜伏期延长。定位诊断：双侧视盘和视网膜神经纤维；多发性周围神经，累及感觉纤维和自主神经轴索；锥体束；双侧小脑、脑桥。定性诊断：痉挛性共济失调Charlevoix-Saguenay型，基因检查确定SACS基因突变，明确诊断。病例详细资料见二维码数字资源5-4。

数字资源5-4

【参考文献】

[1] BOUHLAL Y, AMOURI R, EI EUCH-FAYECHE G, et al. Autosomal recessive spastic ataxia of Charlevoix-Saguenay: an overview. Parkinsonism Relat Disord, 2011, 17（6）: 418-422.

[2] DUQUETTE A, BRAIS B, BOUCHARD J P, et al. Clinical presentation and early evolution of spastic ataxia of Charlevoix-Saguenay. Mov Disord, 2013, 28（14）: 2011-2014.

[3] SYNOFZIK M, SOEHN A S, GBUREK-AUGUSTAT J, et al. Autosomal recessive spastic ataxia of Charlevoix-Saguenay（ARSACS）: expanding the genetic, clinical and imaging spectrum. Orphanet J Rare Dis, 2013, 8: 41.

[4] MARTIN M H, BOUCHARD J P, SYLVAIN M, et al. Autosomal recessive spastic ataxia of Charlevoix-Saguenay: a report of MR imaging in 5 patients. AJNR, 2007, 28（8）: 1606-1608.

[5] SHIMAZAKI H, TAKIYAMA Y, HONDA J, et al. Middle cerebellar peduncles and Pontine T2 hypointensities in ARSACS. J Neuroimaging, 2013, 23（1）: 82-85.

[6] YU-WAI-MAN P, PYLE A, GRIFFIN H, et al. Abnormal retinal thickening is a common feature among patients with ARSACS-related phenotypes. Br J Ophthalmol, 2014, 98（5）: 711-713.

[7] PRODI E, GRISOLI M, PANZERI M, et al. Supratentorial and pontine MRI abnormalities characterize recessive spastic ataxia of Charlevoix-Saguenay. A comprehensive study of an Italian series. Eur J Neurol, 2013, 20（1）: 138-146.

[8] PILLIOD J, MOUTTON S, LAVIE J, et al. New practical definitions for the diagnosis of autosomal recessive spastic ataxia of Charlevoix-Saguenay. Ann Neurol, 2015, 78（6）: 871-886.

[9] 孙葳, 俞萌, 卓勇杰, 等. 新发复合杂合突变导致迟发型常染色体隐性遗传性痉挛性共济失调Charlevoix-Saguenay型. 中华神经科杂志, 2017, 50（11）: 831-836.

（孙 葳）

第五节 COX20基因相关神经疾病

细胞色素氧化酶C组装因子20（cytochrome oxidase chaperone，COX20）基因相关神经病是一种中枢神经和周围神经联合疾病。位于染色体1q44的COX20基因有4个外显子，编码的COX20在线粒体呼吸链酶复合体Ⅳ的组装和稳定中发挥作用。酶复合体Ⅳ是线粒体呼吸链的最终组成部分，负责清除线粒体内的氧自由基和促进细胞色素 C 的氧化。COX20 缺陷导致线粒体呼吸链能力降低，这种功能障碍影响 COX2 蛋白成熟以及与酶复合体Ⅳ的整合。COX20 蛋白作为分子伴侣，可以与新合成的线粒体 COX2 蛋白结合，以防止其被蛋白酶降解，提高其稳定性，还可以将 COX2 提呈给其他分子伴侣，促进成熟的 COX2 融入 COX 装配线，从而促进线粒体呼吸链复合体Ⅳ的组装。在 COX20 缺失的情况下，COX2 不能有效地加入到起始的 COX 装配元件中，导致疾病发生。

周围神经的病理变化在不同的神经束中具有一致性，没有明显的炎性细胞浸润和水肿。半薄切片显示大中直径有髓纤维明显缺失（图 5-6），没有有髓神经纤维再生簇或洋葱球样结构，提示存在慢性轴索性或神经元性的损害。电镜检查可见线粒体空泡样变或同心圆层状线粒体。还可观察到一些有髓神经的轴索与髓鞘分离。肌肉活检可发现神经源性肌肉损害的特点。

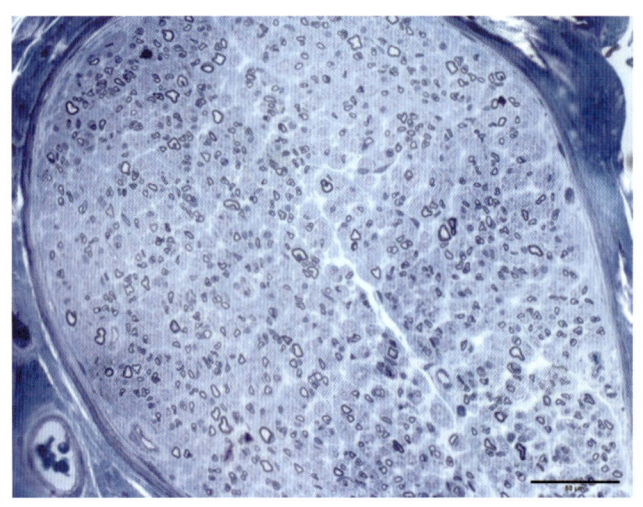

图 5-6 有髓神经纤维丢失（半薄切片甲苯胺蓝染色）

【临床表现】

COX20 基因相关神经病具有常染色体隐性遗传特点，相关的神经系统疾病多为儿童期起病，起病年龄为（8.2±6.3）岁，出现周围神经和中枢神经系统损害表现，两个系统的损害在不同患者存在明显差异，有的患者以周围神经损害为主，有的患者以中枢神经损害为主。

1. 周围神经病

大多数患者出现感觉神经病的临床表现特点，主要表现为肢体远端的麻木，也可以出现运动发育迟缓，表现为跑、跳能力较同龄儿童差。个别患者有运动感觉神经病的特点，表现为肢体远端无力和肌肉萎缩，出现爪形手、高足弓、锤状趾和跟腱挛缩，腱反射消失，伴随肢体远端的痛温觉、振动觉减弱。十几岁可能丧失独立行走能力。

2. 中枢神经系统损害

患者自幼出现缓慢发展的小脑共济失调、肌张力障碍以及感觉性神经病。小脑共济失调可表现为姿势平衡障碍、步态不稳、构音障碍。部分患者有认知功能障碍，学习能力差。部分患者出现小头畸形。

【辅助检查】

1. 实验室检查

血清和脑脊液乳酸水平轻度升高，尿有机酸分析正常。

2. 神经电生理检查

神经传导检查可以发现以感觉神经受累为主的轴索性周围神经病变。感觉神经动作电位常不能引出，也可见运动神经和感觉神经的传导速度减慢和动作电位波幅降低。

3. 影像学检查

多数患者的颅脑 MRI 没有明显的异常改变，少数合并中枢神经系统损害的患者头颅 MRI 可见轻度的脑萎缩，脊髓 MRI 可见脊髓变细。

4. 基因检测

对于该病的基因检测目前多用全外显子测序，可以发现 COX20 基因的剪接位点突变、纯合突变、复合杂合突变或者内含子的突变。

5. 病理检查

周围神经检查可以发现神经纤维丢失以及在残留的神经纤维轴索内出现空泡化改变提示线粒体异常。肌肉活检生化检查可以发现线粒体呼吸链酶复合体Ⅳ活性降低。对成纤维细胞的蛋白质分析显示 COX20 蛋白缺失。成纤维细胞的 mRNA 和蛋白质分析显示，全长 mRNA 和 COX20 蛋白缺失。

【诊断】

当婴幼儿或儿童出现感觉为主的周围神经病，或中枢神经系统损害表现（特别是共济失调）时，应当考虑到 COX20 基因相关神经疾病的可能性，进行神经传导检测和脑 MRI 检查，证实存在周围神经和中枢神经损害表现，而后行基因检查明确诊断。

【鉴别诊断】

隐匿而缓慢发展的感觉神经病变是 *COX20* 基因相关神经病的一个显著特征，使用该症状作为诊断特征加上儿童早期发病的特点，可以为患者的诊断提供鉴别诊断范围。排除各种获得性感觉神经病，包括糖尿病感觉神经病、类淀粉神经病的早期、血管炎神经病、冷球蛋白血症、免疫检查点抑制剂导致的感觉神经病以及艾滋病和乙型肝炎治疗过程中的核酸类似物中毒性感觉神经病。

1. 儿童慢性轴索性神经病

依据儿童发病的特点可以排除那些在成年期发病的感觉神经病，包括 *RFC1* 基因相关神经病、*MFN2* 基因突变导致的成年人感觉神经病以及遗传性感觉神经病 1 型。儿童发生的遗传性轴索性周围神经病因发病隐匿而不同于炎性神经根神经病，遗传性轴索感觉神经病（表 5-6）主要包括遗传性感觉和自主神经病 II 型和遗传性感觉和自主神经病变 IV 型、感觉型 CMT2E、*DCAF8* 基因相关的轴索型 CMT2、遗传性感觉自主神经病 1E、*COX20* 感觉神经病、POLG 感觉共济失调神经病、Friedreich 共济失调、婴儿型脊髓小脑共济失调。

表 5-6 儿童遗传性轴索性感觉神经病

疾病	遗传方式	基因	临床表现
遗传性感觉自主神经病变 II 型	AR	*WNK1* *FAM134B* *KIF1A*	严重的远端感觉丧失，伴随皮肤溃疡，*KIF1A* 基因突变患者轻度运动障碍
遗传性感觉自主神经病变 IV 型	AR	*NTRK1*	四肢远端痛觉减弱或缺失，伴自残
感觉型 CMT2E	AD	*NEFL*	四肢远端的疼痛和感觉障碍，下肢为主
DCAF8-CMT2	AD	*DCAF8*	四肢感觉障碍肢体伴远端无力和萎缩，心肌病
遗传性感觉自主神经病 1E	AD	*DNMT1*	青少年发病、耳聋、感觉神经病、发作性睡病。成年后出现痴呆、小脑性共济失调
COX20 基因相关神经病	AR	*COX20*	儿童发病，主要表现为肢体远端的麻木，部分患者伴随中枢神经损害
POLG 基因相关神经病	AD	*POLG*	儿童发病，出现感觉性共济失调性神经病，伴随眼外肌瘫痪
Friedreich 共济失调	AR	*FXN*	10~16 岁发病，共济失调、感觉丧失，伴随眼球运动异常、足畸形、心肌病和糖尿病
婴儿型脊髓小脑共济失调	AR	*Twinkle*	幼儿发病，出现共济失调、眼外肌瘫痪、耳聋和癫痫，女性感觉轴索神经病、视神经萎缩、自主神经病和性腺功能减退

AD，常染色体显性遗传；AR，常染色体隐性遗传

2. 儿童感觉共济失调神经病

共济失调周围神经病不仅出现在上一节介绍的常染色体隐性遗传性痉挛性共济失调 Charlevoix-Saguenay 型，也出现在 *COX20* 基因突变导致的神经疾病中，需要和出现该特点的其他儿童疾病进行鉴别，这些患者可以伴随感觉神经病，其鉴别诊断除包括常染色体隐性遗传性痉挛性共济失调 Charlevoix-Saguenay 型之外，还有上一节表 5-5 介绍的遗传性共济失调伴维生素 E 缺乏、脑腱黄瘤病、植烷酸贮积病、Friedreich 共济失调、*C12orf65* 基因相关神经病、*POLG* 基因相关神经病、*COX20* 基因相关神经病、婴儿型脊髓小脑性共济失调。在基因分析中要加以重点关注。

【治疗】

本病主要采取对症治疗，其多学科团队包括神经病学家、耳鼻喉科医生、物理治疗师。可以给予实验性的线粒体维生素鸡尾酒疗法，包括硫胺素、核黄素、辅酶 Q10、艾迪苯醌、生物素和 L-肉碱，其治疗效果有待确定。足下垂患者可以给予踝足矫形器，用于纠正脚部下垂和辅助行走。

【病例摘要】

患者，男性，19 岁，四肢无力、麻木，伴随构音障碍和智力障碍 9 年。

患者早期运动发育正常。9岁时出现了轻微的双下肢无力,易绊倒。13岁时开始出现四肢远端麻木,伴随讲话不清和智力下降。体格检查:构音障碍,下肢近端和远端肌力分别为4级和3级。上肢近端和远端肌力分别为5级和4级。四肢肌张力对称减弱,肢体远端肌肉萎缩。双侧踝关节温度觉、针刺觉减弱,双侧脚趾至双膝振动觉减弱。爪状手、高足弓、锤状趾和跟腱挛缩。简易智力状态检查量表和蒙特利尔认知评估分值分别为15/30和6/30。神经传导测试提示感觉神经轴索损害,运动神经相对保留。肌电图显示运动单位动作电位(MUAP)时限延长和波幅增高,未发现纤颤电位或正锐波。该患者16岁的弟弟有相似的症状。定位诊断:周围神经加中枢神经系统,周围神经的感觉轴索。定性诊断:遗传性周围神经病伴随中枢神经损害,基因检查证实为 *COX20* 基因突变导致的遗传性感觉神经病。病例详细资料见二维码数字资源5-5。

数字资源5-5

(徐洪亮 袁 云)

【参考文献】

[1] DOSS S, LOHMANN K, SEIBLER P, et al. Recessive dystonia-ataxia syndrome in a Turkish family caused by a COX20(FAM36A) mutation. J Neurol, 2014, 261(1): 207-212.

[2] XU H, JI T, LIAN Y, et al. Observation of novel COX20 mutations related to autosomal recessive axonal neuropathy and static encephalopathy. Hum Genet, 2019, 138(7): 749-756.

[3] HERRMANN J M, FUNES S. Biogenesis of cytochrome oxidase-sophisticated assembly lines in the mitochondrial inner membrane. Gene, 2005, 354: 43-52.

[4] FERNANDEZ-VIZARRA E, TIRANTI V, ZEVIANI M. Assembly of the oxidative phosphorylation system in humans: what we have learned by studying its defects. Biochim Biophys Acta, 2009, 1793(1): 200-211.

[5] DENNERLEIN S, REHLING P. Human mitochondrial COX1 assembly into cytochrome c oxidase at a glance. J Cell Sci, 2015, 128(5): 833-837.

[6] BOURENS M, BOULET A, LEARY S C, et al. Human COX20 cooperates with SCO1 and SCO2 to mature COX2 and promote the assembly of cytochrome c oxidase. Hum Mol Genet, 2014, 23(11): 2901-2913.

[7] DONG H L, MA Y, YU H, et al. Bi-allelic loss of function variants in COX20 gene cause autosomal recessive sensory neuronopathy. Brain, 2021, 144(8): 2457-2470.

[8] OZCANYUZ D G, INCECIK F, HERGUNER O M, et al. Dysarthria, Ataxia, and Dystonia Associated with COX20(FAM36A) Gene Mutation: A Case Report of a Turkish Child. Ann Indian Acad Neurol, 2020, 23(3): 399-401.

[9] OTERO M G, TIONGSON E, DIAZ F, et al. Novel pathogenic COX20 variants causing dysarthria, ataxia, and sensory neuronopathy. Ann Clin Transl Neurol, 2019, 6(1): 154-160.

[10] RICHTER-DENNERLEIN R, DENNERLEIN S, REHLING P. Integrating mitochondrial translation into the cellular context. Nat Rev Mol Cell Biol, 2015, 16(10): 586-592.

[11] SOTO I C, FONTANESI F, LIU J, et al. Biogenesis and assembly of eukaryotic cytochrome c oxidase catalytic core. Biochim Biophys Acta, 2012, 1817(6): 883-897.

[12] CHAKRAVORTY S, LOGAN R, ELSON M J, et al. Expanding the genotype-phenotype correlation of childhood sensory polyneuropathy of genetic origin. Sci Rep, 2020, 10(1): 16184.

第六节 脑腱黄瘤病

【概述】

脑腱黄瘤病(cerebrotendinous xanthomatosis, CTX)是由 *CYP27A1* 基因纯合或复合杂合突变引起的少见的遗传代谢病。该基因突变引起类固醇27-羟化酶缺乏,进而导致多种组织中异常脂质,尤其是胆甾烷醇的形成和蓄积。目前已发现多种与CTX相关的基因突变,包括错义突变、插入/缺失突变、剪接位点突变和无义突变。该病临床表现异质性强,神经系统相关临床表现广泛而多变,包括但不限于小脑性共济失调、周围神经病变、痉挛性截瘫、癫痫、帕金森综合征、认知能力下降和神经精神障碍。也有无神经系统受累的 CTX 患者的报道。神经系统外症状常表现为为幼年腹泻、腱黄瘤、早发白内障等。

脑腱黄瘤病在 1937 年首先由 Van Bogaert 等报道，患者以早发白内障、腱黄瘤为首发表现，进而出现至共济失调、肌痉挛等神经系统症状。Van Bogaert 等将其命名为脑腱黄瘤病。1968 年 Menkes 等首先在脑白质中观察到了大量胆固醇结晶。Salen 等观察到了 CTX 患者胆汁成分的异常，特别是胆汁中鹅去氧胆酸的缺乏，并提出中性固醇的生成增加可能与肝脏鹅去氧胆酸的缺乏有关，随后 Berginer 报道了长期应用鹅去氧胆酸的良好治疗效果。1981 年 Oftebro 等通过对比 1 例 CTX 患者与 1 例正常对照者的肝脏组织，首次提出 CTX 的代谢缺陷是线粒体中类固醇 27-羟化酶和 26-羟化酶的缺乏。Cali 和 Russell 于 1991 年首次描述了 CYP27A1 基因的致病突变，奠定了该病基因诊断的基础。

CYP27A1（细胞色素 P450 家族 27 亚家族 A 成员 1）基因定位于 2 号染色体的长臂 35 区。CYP27A1 分布广泛，负责编码类固醇 27-羟化酶，为细胞色素 P450 单加氧酶超家族中的一员，对胆固醇及其衍生物的区域和立体特异性羟化进行催化，参与胆固醇的代谢。在肝脏，胆固醇的代谢主要通过两条代谢途径进行。经典途径始于 CYP7A1 介导的胆固醇的 7α-羟化，该途径终产物为鹅去氧胆酸及胆汁酸。替代途径的第一步是胆固醇 27-羟基化，由 CYP27A1 催化，其终产物为鹅脱氧胆酸。在中枢神经系统中，胆固醇代谢底物主要来源为胆固醇和 7α-羟基-4-胆甾烯-3-酮，后者主要被代谢为胆甾烷醇。胆甾烷醇可由 CYP46A1 及 CYP27A1 分别催化羟基化。CYP46A1 催化的胆固醇 24-羟基化，是胆固醇从大脑清除的主要机制而在小脑中等处，CYP46A1 分布较少，主要由 CYP27A1 介导胆固醇的清除。

在 CTX 中，CYP27A1 活性受损会减少鹅去氧胆酸和胆酸的合成。鹅脱氧胆酸对胆固醇 7α-羟化酶负反馈作用的丧失导致经典途径中 7α-羟基-4-胆甾烯-3-酮及其代谢产物水平升高。CTX 患者的中枢神经系统内 7α-羟基-4-胆甾烯-3-酮流入增加，导致胆甾烷醇增加。不能被代谢清除的胆固醇亦主要被代谢为胆甾烷醇。增加的胆固醇代谢物附着在组织上，引起相关组织受累。组织病理学检查显示肌腱的致密结缔组织被泡沫细胞、多核巨细胞和细长胆固醇结晶所取代（图 5-7），这些泡沫细胞充满脂肪滴。在大脑和小脑出现脱髓鞘、神经元丢失，在小脑也可以看到胆固醇结晶，伴随血管周巨噬细胞浸润以及反应性星状胶质细胞增生。周围神经可见脱髓鞘改变以及继发性的轴索变性。

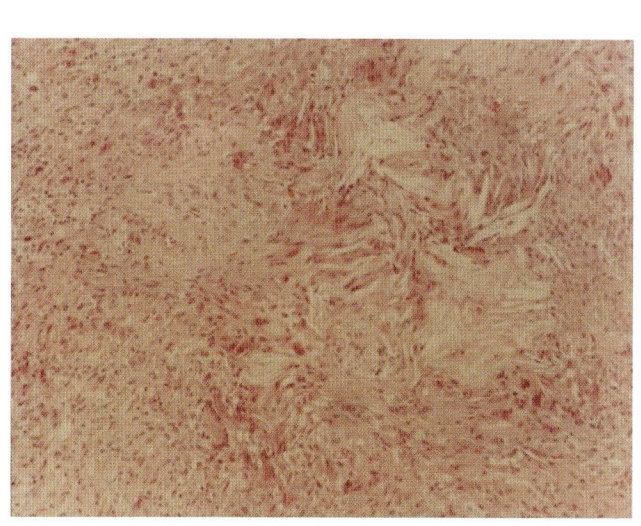

图 5-7　增粗的肌腱内出现大量黄瘤细胞以及胆固醇结晶

【临床表现】

该病临床表现存在高度异质性，患者首发症状多出现于儿童期，主要为腹泻、黄疸、早发白内障等神经系统外非特异症状。神经系统症状多出现较晚。CTX 的神经和精神表现差异较大。智力障碍以及锥体束和小脑体征最常见，也是主要的临床特征。此外，CTX 患者可出现锥体外系表现、周围神经病、癫痫和精神障碍。也有自主神经受累的报道。根据神经系统临床表现的组合形式，CTX 大致可分为三类：经典型、脊髓型及非神经型（表 5-7）。

表 5-7　脑腱黄瘤病临床分型

经典型	出现大脑、小脑或脑干的神经精神症状，合并其他系统表现
脊髓型	皮质脊髓束和脊髓后索受累相关的临床症状和体征，多无智力障碍、小脑体征或周围神经病变
非神经型	未表现出任何神经系统症状

1. 神经系统表现

（1）智力障碍：是 CTX 患者最常见的神经系统临床表现，出现在 48%～74% 的青少年患者中，87% 的成年患者。表现为从儿童期开始的认知发育迟缓、智力低下和学习困难。在中青年患者中也经常观察到认知能力下降。类额颞叶痴呆表型最为常见。

（2）锥体束及小脑症状：痉挛性下肢轻瘫和其他锥体体征出现在64%~92%的成年患者中，通常在30~40岁出现。锥体束体征如痉挛、反射亢进和跖伸肌反应可作为主要的临床体征。脑脊髓共济失调见于36%~83%的成年患者，小脑体征包括眼球震颤、共济失调性构音障碍以及肢体和躯干共济失调。这些体征共同作用引起患者步态障碍。

（3）锥体外系：可表现为多种运动障碍，包括帕金森综合征、肌张力障碍、肌阵挛和姿势性震颤。帕金森综合征是最常报告的运动障碍类型，常出现在病程后期。患者存在黑质、苍白球和纹状体T2W序列高信号。

（4）周围神经病：出现在约45%的成年患者中，以多发性运动神经病变为主，感觉神经亦可受累。轴索变性、脱髓鞘及混合病变都可以出现。因为CTX周围神经病变表现及严重程度差别较大，且中枢神经系统受累表现在临床表现中占主导地位，周围神经表现常难以被准确识别。

（5）癫痫：可出现在所有年龄段的患者中。即使没有癫痫发作的临床体征，CTX患者也常被观察到脑电图异常。除了由θ波和δ波组成的慢背景活动外，也可检测到棘波和尖波复合波。该病导致的癫痫对抗癫痫药物都有良好反应。

（6）精神神经表现：存在两种模式，要么在疾病早期以与学习困难或智力低下相关的行为/人格障碍的形式出现，要么在疾病晚期以丰富的神经精神综合征的形式出现，出现在11.4%的成年患者，如以情感/情绪障碍、精神病性障碍或行为/人格障碍为主要表现的额叶、眶额叶或额颞叶综合征。

2. 神经系统外表现

（1）新生儿黄疸：是CTX患者最早的表现，黄疸持续时间长，且常伴血清中结合胆红素含量升高。新生儿黄疸多为自限性，偶尔出现致命性胆汁淤积。

（2）慢性腹泻：不明原因的慢性持续性腹泻始于婴儿期，可以是CTX的最早症状，出现在31%的青少年患者。腹泻患者的胃肠道检查未发现任何异常。直肠活检也未显示任何胆固醇或胆固醇的蓄积，粪便中也未检测到脂肪酸的异常升高。

（3）青少年白内障：双侧白内障出现在82%的患者，通常在20岁左右出现，发生在腱黄瘤及神经系统症状之前。CTX患者的晶状体核中胆固醇含量高于作为对照的老年晶状体核。除白内障外，眼科表现还包括视神经病变伴视盘苍白、视网膜血管过早硬化和胆固醇样沉积。

（4）腱黄瘤：通常发生在跟腱上，但也可能发生在肘部、颈部、膝关节和跟腱和脚底（图5-8）。出现在76%的成年患者。活检标本显示脂质结晶裂隙伴泡沫状巨噬细胞浸润。腱黄瘤是该病的特征性改变，但不是必定出现的体征。

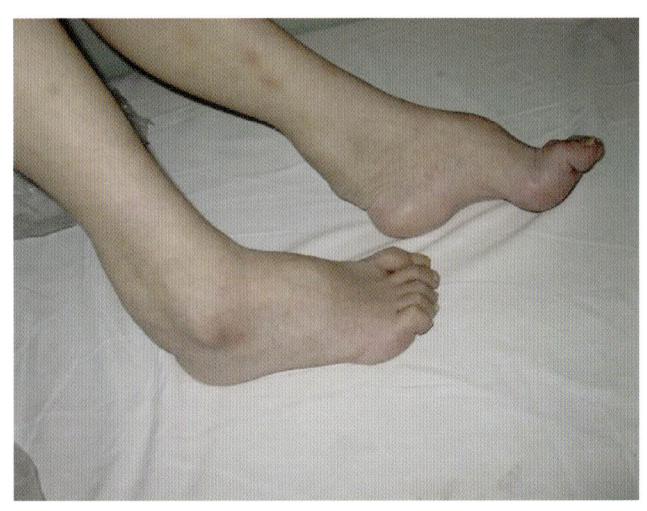

图5-8　跟腱增粗

（5）心血管系统表现：早发动脉粥样硬化和心血管疾病也是CTX患者的全身性表现。心肌梗死是患者早期死亡的重要原因。

（6）骨骼系统表现：骨骼系统受累常表现为骨质疏松及骨骼畸形，常见有脊柱后凸、漏斗胸、马蹄内翻足、高弓足等骨骼畸形表现。

【辅助检查】

当患者出现上述临床表现，通过查体发现腱黄瘤，需考虑到胆固醇代谢相关疾病。完善进一步检查可见胆固醇和胆汁酸合成的异常中间体，通过影像学检查可发现中枢神经系统损害表现，最后需通过基因检查明确诊断。

1. 生化检查

5β-胆甾烷-四醇葡糖醛酸异构体及其与牛磺鹅去氧胆酸的比值是最具代表性的生物标志物。可采用二级筛查模式。第一级为阴性筛查，采用流动注射分析/串联质谱法分析。第二级为阳性筛查，采用高效液相色谱串联质谱检测。第一级筛查灵敏度高，第二级筛查特异性强，具体灵敏度及特异性取决于所采用截断值。通过二级测发现的阳性样本应进行确证性*CYP27A1*基因测序。

血清中胆甾烷醇及 α- 羟基 -4- 胆甾烯 -3- 酮浓度升高是 CTX 患者的经典表现。血浆中胆固醇的浓度正常或降低。脑脊液中也存在高水平的胆固醇。

2. 影像检查

头颅 MRI 是 CTX 患者在诊断前后常做的检查。最典型的影像学改变为头颅 MRI 双侧小脑齿状核对称的 T2W 高信号以及 T1W 低信号。皮质下、脑室周围、小脑白质和脑干也可能出现异常信号，提示这些部位存在脱髓鞘及胶质细胞增生。随疾病发展，后期出现小脑的 T2W/FLAIR 及 SWI 低信号。也可以出现脑萎缩及小脑上脚、锥体束的 T2W/FLAIR 高信号。在 MRI 波谱分析中，可以观察到患者小脑等受累区域 N- 乙酰天冬氨酸吸收峰的降低以及乳酸吸收峰的升高（图 5-9）。

腱黄瘤 CT 扫描可见低信号的软组织增生。MRI 检查通常在 T1W 上表现为低至等信号，在 T2W 上表现为低至中等信号。

3. 基因检查

所有疑诊 CTX 的患者都应行 *CYP27A1* 基因检测。双等位基因致病性变异的鉴定可通过单基因测序分析、基于二代测序的多基因分析、大规模测序技术（全外显子或基因组测序），很少情况下通过 MLPA（多重连接探针扩增）或定量 PCR 技术进行缺失 / 重复分析。迄今为止，在世界范围内已经报道了超过百种致病突变，包括错义突变、无义突变、剪接位点突变和插入 / 删除突变。意义未明的 *CYP27A1* 突变需结合具体临床表现进一步评估致病性。

【诊断】

CTX 的诊断主要基于临床、神经放射学、遗传学和生化结果。在临床工作中，面对合并胆固醇代谢异常表现及神经系统表现的患者，应警惕脑腱黄

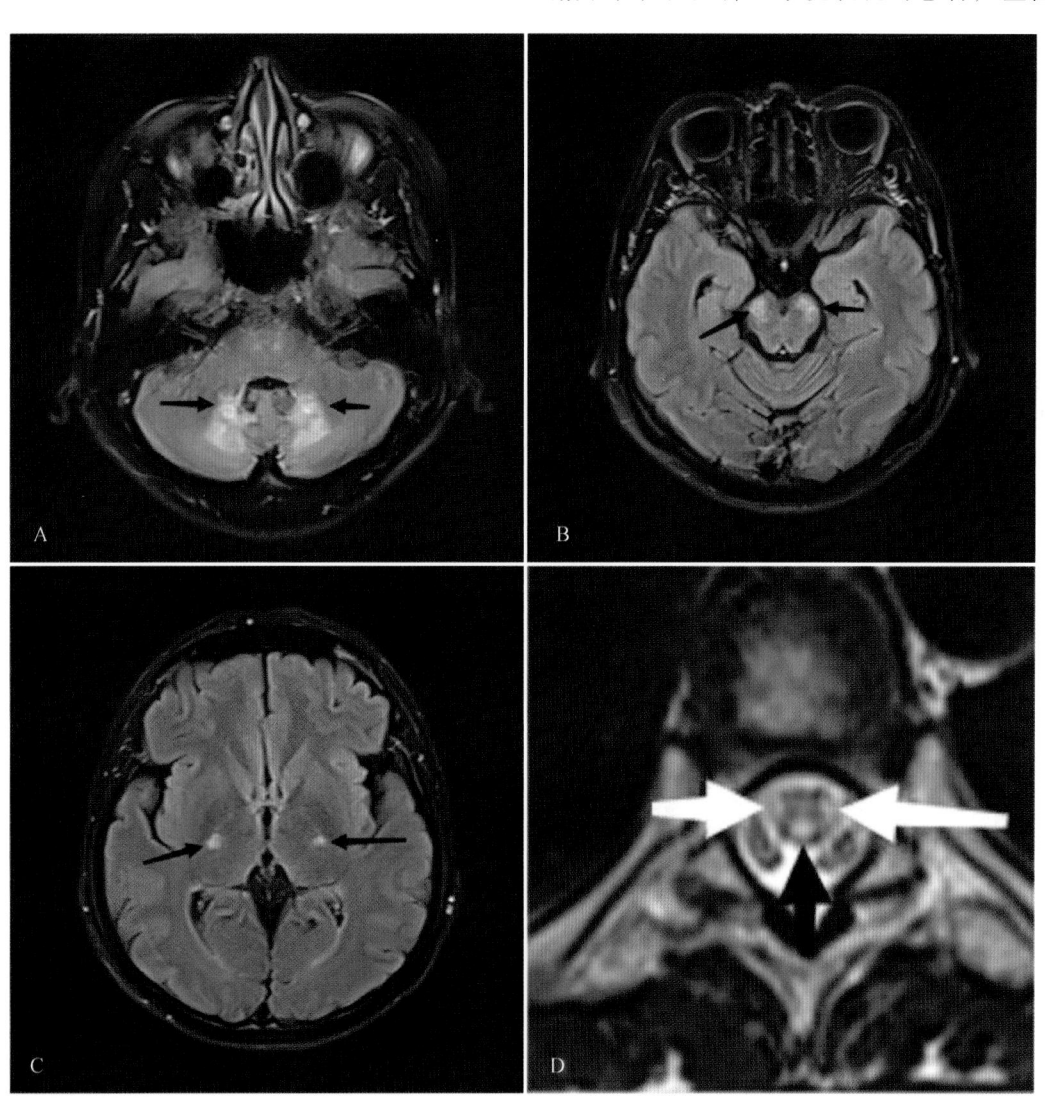

图 5-9 **A.** T2 FLAIR 序列双侧齿状核及周围白质（箭头）；**B.** 大脑脚异常信号（箭头）；**C.** 内囊异常信号（箭头）；**D.** T2 序列颈髓内皮质脊髓束（箭头）及后索异常信号

瘤病的发生。该病的诊断包括临床症状、生化检查、基因检测的标各种指标（表 5-8），同时需要排除其他疾病。

表 5-8　CTX 的诊断标准

类别	依据
证据 A	1　腱黄瘤
	2　进展性的神经、精神症状
	3　青年白内障
	4　青年冠脉病变
	5　无法解释的慢性腹泻
	6　青年骨质疏松症
	7　持续性的新生儿胆汁淤积
证据 B	血浆胆甾烷醇水平升高。
证据 C	CYP27A1 基因双等位致病变异（纯合或复合杂合子）。
证据 D	排除以下鉴别诊断：
	1　家族性高胆固醇血症
	2　谷固醇血症
	3　胆道梗阻性疾病
	4　甲状腺功能减退
确诊	至少符合 1 中证据 A 中标准，且合并证据 B + C + D
疑诊	至少符合 1 中证据 A 中标准，且合并证据 B + D
可能	至少符合 1 中证据 A 中标准，且合并证据 B

注：神经系统症状主要包括认知功能障碍、小脑症状、锥体束症状、锥体外系症状、癫痫发作、周围神经病变和脊髓引起的感觉障碍。

【鉴别诊断】

胆固醇和胆汁酸合成的异常中间体的血浆水平也可能在慢性胆汁淤积性胆汁性疾病（先天性胆汁性肝硬化和进行性家族性肝内胆汁淤积症 3 型）以及遗传性代谢疾病（C 型尼曼-皮克病、谷固醇血症、家族性高胆固醇血症和过氧化酶体生物发生疾病）中升高。谷固醇血症、家族性高胆固醇血症、Smith-Lemli-Opitz 综合征、其他先天性胆汁酸代谢异常和非特异性肝病都属于具有与 CTX 相似特征的疾病。进行性神经系统症状以及白内障和慢性腹泻可以将 CTX 与这些疾病区分开来。

1. **谷固醇血症**

谷固醇血症是一种常染色体隐性遗传病，致病机制为肠道内过多的植物固醇吸收。该疾病特征为早发肌腱或结节性黄瘤及血浆胆固醇浓度的极度升高。该病血浆植物固醇浓度可增高至正常值 30 倍及以上。遗传学检测可见 2 种 ATP 结合盒转运蛋白的致病突变。

2. **家族性高胆固醇血症**

该疾病患者以儿童期胆固醇升高、早发动脉粥样硬化及腱黄瘤为主要表现。存在低密度脂蛋白受体、前蛋白转换酶枯草溶菌素 9 或载脂蛋白 B 基因的致病突变。该病患者血脂异常主要表现为低密度脂蛋白胆固醇升高，未报道有胆甾烷醇、7α-羟基-4-胆甾烯-3-酮异常增多。少见神经系统及眼部受累。

3. **小头-小颌-并趾综合征**

该疾病是 7-脱氢胆固醇还原酶缺陷引起的常染色体隐性遗传病，存在 DHCR7 基因的致病突变。该病患者出生时即伴有明显的外观及内脏畸形，随着年龄增长出现发育迟缓、认知障碍及精神行为异常。血浆胆固醇水平降低，但 7-脱氢胆固醇水平明显升高。可通过生化检查及遗传学检测鉴别。

【治疗】

低胆固醇饮食应被推荐，减少胆固醇的摄入可以减缓该疾病发展。

1. **对症治疗**

对于存在白内障症状的患者，在临床症状稳定后应考虑手术治疗白内障。腱黄瘤的手术切除不被推荐，因为这可能会加重步态异常，且并不能阻止神经系统症状的恶化。肉毒素注射可部分改善肌张力增高引起的运动障碍，但可能加重其他运动症状。左旋多巴可用于治疗 CTX 的帕金森症状。对于存在癫痫症状的患者，常规应用抗癫痫药可以收获较好的疗效。患者的骨质疏松需对症补充钙及维生素 D。

2. **鹅去氧胆酸**

早期开始口服鹅脱氧胆酸治疗是首选治疗，不仅可降低血清胆固醇，抑制异常代谢的进行，还可改善神经系统表现，包括智力障碍、锥体和小脑体征以及周围神经病等。推荐剂量为成人每天 3 次，每次 250 mg。如果血清胆固醇或尿胆汁醇在 3 个月后仍然升高，可以提高到每天 1000 mg。儿童推荐剂量为每天 3 次，每次 5 mg/kg。副作用是胃肠道症状和药物性肝损害。如果患者出现药物不耐受，应暂时减少推荐剂量，直至不良反应改善再重新开始有效剂量。

3. **其他降低胆固醇的药物**

胆酸可以显著降低患者胆固醇水平并改善或稳定临床症状，且未被报告存在不良反应。该药对于使用鹅去氧胆酸治疗有副作用的患者是首选。HMG-

CoA还原酶抑制剂与鹅去氧胆酸一起可以改善脂蛋白代谢、抑制胆固醇合成并降低胆固醇的血浆水平。

4. 基因治疗

CYP27A1的腺相关病毒载体治疗可使部分肝细胞过表达CYP27A1基因。在动物实验中，该疗法使CYP27A1双敲除小鼠在代谢水平完全康复，且具有良好的耐受性。可以期望，基因治疗将成为CTX患者病因治疗的可行选择。

【病例摘要】

患者，女，33岁。双下肢力弱3年半，加重1年。

患者3年半前出现下肢僵硬，行走困难。3年前出现发作性四肢痉挛，每次持续约10分钟。2年前出现言语不清，1年半前出现记忆力减退，近记忆力减退为著。1年前丧失独立行走能力，并出现大小便失禁、吞咽困难、饮水呛咳和抑郁情感障碍。6个月前出现写字笨拙、反复腹泻，4个月前出现双上臂抬举费力。体格检查：构音欠清，强哭强笑；下颌反射亢进，双侧腕关节以远痛触觉减退，左侧为著，双踝关节以远痛触觉减退，左侧为著；右下肢肌力3级，左下肢肌力4级；上肢屈肌张力增高，下肢伸肌张力增高；指鼻试验稳准，跟膝胫试验不能配合；四肢腱反射亢进；双侧踝阵挛、髌阵挛阳性，四肢病理征均阳性。血总胆汁酸10.4 μmol/L，总胆固醇3.33 mmol/L，LDL-C 2.16 mmol/L，HDL-C 0.81 mmol/L。认知功能检查：MMSE：27分，MoCA：20分。头颅平扫MRI：双侧小脑齿状核及周围白质、内囊后肢、大脑脚、桥脑、延髓腹侧异常信号灶。脊髓MRI：颈胸脊髓条片状T2WI略高信号，位于皮质脊髓束。定位诊断：大脑、脑干、小脑和脊髓；定性诊断：脑腱黄瘤病可能性大，基因检测示CYP27A1复合杂合突变，父母各携带1个杂合突变。病例详细资料见二维码数字资源5-6。

数字资源5-6

（李宜泽）

【参考文献】

[1] 袁云，王朝霞，张巍，等.脑腱黄瘤病的周围神经改变一家系分析.中华神经科杂志，2005，(3)：195-197.

[2] PATNI N, WILSON D P. Cerebrotendinous Xanthomatosis. In: Feingold KR, Anawalt B, Blackman MR, et al., eds. Endotext. MDText.com, Inc.; 2000.

[3] NóBREGA P R, BERNARDES A M, RIBEIRO R M, et al. Cerebrotendinous Xanthomatosis: A practice review of pathophysiology, diagnosis, and treatment. Front Neurol. 2022, 13, 1049850.

[4] MAST N, ANDERSON K W, LIN J B, et al. Cytochrome P450 27A1 Deficiency and Regional Differences in Brain Sterol Metabolism Cause Preferential Cholestanol Accumulation in the Cerebellum. J Biol Chem, 2017, 292 (12): 4913-4924.

[5] KOYAMA S, SEKIJIMA Y, OGURA M, et al. Cerebrotendinous Xanthomatosis: Molecular Pathogenesis, Clinical Spectrum, Diagnosis, and Disease-Modifying Treatments. J Atheroscler Thromb, 2021, 28 (9): 905-925.

[6] SEKIJIMA Y, KOYAMA S, YOSHINAGA T, et al. Nationwide survey on cerebrotendinous xanthomatosis in Japan. J Hum Genet, 2018, 63 (3): 271-280.

[7] MIGNARRI A, DOTTI M T, FEDERICO A, et al. The spectrum of magnetic resonance findings in cerebrotendinous xanthomatosis: redefinition and evidence of new markers of disease progression. J Neurol, 2017, 264 (5): 862-874.

[8] DE SAIN-VAN DER VELDEN M G M, VERRIPS A, PRINSEN B H C M T, et al. Elevated cholesterol precursors other than cholestanol can also be a hallmark for CTX. J Inherit Metab Dis, 2008, 31 (S2): 387-393.

[9] MIGNARRI A, MAGNI A, DEL PUPPO M, et al. Evaluation of cholesterol metabolism in cerebrotendinous xanthomatosis. J Inherit Metab Dis, 2016, 39 (1): 75-83.

[10] DEBARBER A E, KALFON L, FEDIDA A, et al. Newborn screening for cerebrotendinous xanthomatosis is the solution for early identification and treatment. J Lipid Res, 2018, 59 (11): 2214-2222.

[11] STELTEN B M L, DOTTI M T, VERRIPS A, et al. Expert opinion on diagnosing, treating and managing patients with cerebrotendinous xanthomatosis (CTX): a modified Delphi study. Orphanet J Rare Dis, 2021, 16 (1): 353.

[12] LUMBRERAS S, RICOBARAZA A, BAILA-RUEDA L, et al. Gene supplementation of CYP27A1 in the liver restores bile acid metabolism in a mouse model of cerebrotendinous xanthomatosis. Mol Ther-Methods Clin Dev, 2021, 22: 210-221.

第七节　NOTCH2NLC 基因相关神经病

NOTCH2NLC 基因突变导致的神经元核内包涵体病（neuronal intranuclear inclusion disease，NIID）是一种显性遗传性神经系统疾病，以中枢、外周神经系统及其他多种器官组织的细胞核中出现嗜酸性透明状包涵体为主要病理特征。早在 1968 年 Lindenberg 等报道了 1 例 28 岁的男性患者，临床表现为智力发育迟滞、进行性肢体痉挛及共济失调，死亡后的尸检发现脑部及多个内脏器官存在大量嗜酸性核内包涵体。1980 年 Sung 等通过对患者的病理研究首次提出 NIID 的概念。2011 年，日本学者 Sone 等发现 NIID 患者皮肤组织的脂肪细胞、成纤维细胞和汗腺细胞中存在泛素阳性的核内包涵体，且电镜下包涵体结构与中枢神经系统的神经元核内包涵体结构一致，从而简化了 NIID 的诊断方法，此后相继提出了痴呆型和肌无力型 NIID 的分类。2019 年日本和中国的多个团队发现 NOTCH2NLC 基因 5'非翻译区 CGG 重复扩增突变是 NIID 的致病原因。随着研究的深入，逐渐发现该基因的异常重复扩增还可引起阿尔茨海默病、特发性震颤、帕金森综合征、额颞叶痴呆、多系统萎缩、成年型脑白质病、肌萎缩侧索硬化、眼咽远端型肌肉病，周围神经病也是其表现之一，单独或合并其他症状出现。

周围神经的主要病理改变为有髓神经纤维密度轻-中度下降，伴有部分有髓神经纤维出现薄髓鞘，偶见有髓神经纤维轴索变性和再生（图 5-7A）。在周围神经的神经内衣或束衣的成纤维细胞、施万细胞、血管周细胞也可发现 p62 阳性的嗜酸性核内包涵体，电镜下核内包涵体充满丝状物质（图 5-7B）。

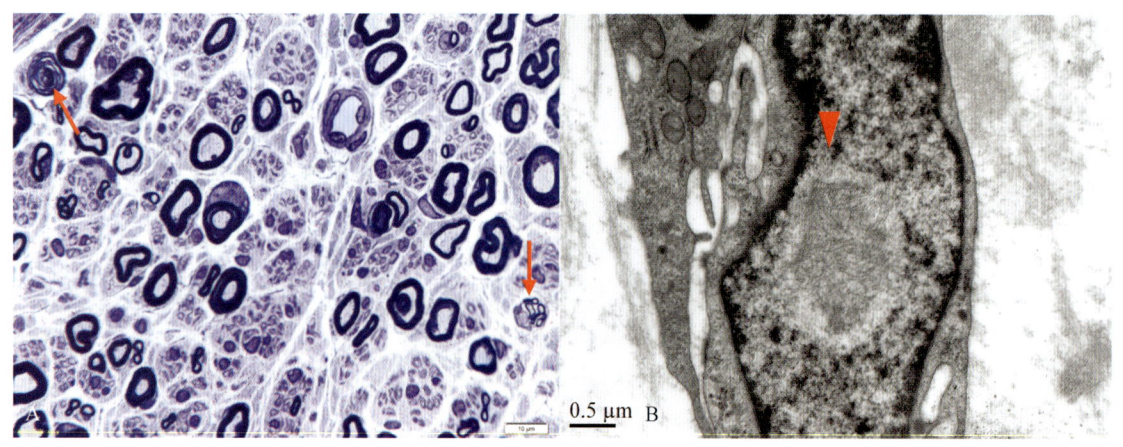

图 5-7　A. 腓肠神经可见轴索变性（箭头）及再生簇（三角）（甲苯胺蓝染色）；B. 成纤维细胞核中可见核内包涵体（箭头），呈致密细丝状结构，周围可见一圈光晕状结构

【临床表现】

1. 感觉运动自主神经病

发病年龄为 20～60 岁，病程呈缓慢进展。主要临床表现为四肢远端的肌无力或肌萎缩，同时伴有四肢腱反射减低或消失。多数患者伴有轻-中度的感觉障碍，也有患者表现为感觉神经病，主要表现为肢体麻木或肢体针刺痛觉减退，深感觉及复合感觉一般正常。部分患者可出现高足弓。

自主神经功能障碍是患者较常见和突出的临床表现，包括性功能障碍、排尿功能障碍（尿潴留、尿失禁）、胃肠功能紊乱（便秘或腹泻）和直立性低血压等。半数以上患者可有刺激性干咳。约有 80% 的患者可出现姿势性震颤，常以双手及头部震颤为主，精细动作时明显。

个别患者以四肢的无力为主要表现，感觉障碍不明显，伴随反射活跃，类似肌萎缩侧索硬化症。

2. 远端运动神经病伴随肌病

成年发病，表现为进行性下肢远端无力和疼痛。渐渐出现蹲下和踮脚尖走路困难。伴随双手颤抖和步态不稳。体格检查发现四肢近端肌力正常，而远端肌肉无力和萎缩明显，腱反射广泛减弱。

3. 白质脑病伴随周围神经病

成年发病，小便费力，伴随肢体远端的无力和感觉障碍以及头晕，体格检查发现瞳孔缩小、肌无力、肌张力高、反射降低、感觉障碍、小脑共济失调和直立性低血压，可以伴随出现发作性意识障碍、持续性认知功能障碍或帕金森综合征的表现。

【辅助检查】

依据临床表现，该病需要进行周围神经传导速度、影像学、病理学检查以及肌酸激酶检查以及脑脊液检查，在考虑到该病的情况下再选择基因检查。

1. 实验室检查

伴随远端肌病的患者可出现肌酸激酶的轻度升高，一般没有其他免疫学的异常改变，出现周围神经病的患者进行脑脊液检查一般没有明显的异常。

2. 神经电生理检查

神经电生理检查多出现运动及感觉神经传导速度减慢，部分患者可合并运动神经符合肌肉动作电位波幅减低，提示髓鞘性合并轴索性多发性周围神经损害。针极肌电图检查提示神经源性损害。

3. 影像学检查

颅脑 MRI 在伴随脑病的患者可以发现皮髓交界区域 DWI 序列高信号（飘带征）（图 5-8），部分患者可出现 T2/FLAIR 序列双侧弥漫性白质高信号。部分患者周围神经超声检查可出现周围神经轻-中度增粗。伴随远端肌病可以发现双侧比目鱼肌脂肪浸润。

4. 基因检测

该病的基因检查并非常规方法可以发现，而是需要采取 NOTCH2NLC 基因动态突变检查。正常成年人 NOTCH2NLC 基因 5'非翻译区 CGG 生理性重复次数不超过 40 次，重复次数超过 60 次具有致病性。以周围神经病为主要表型的患者重复次数一般在 100～200 次。

5. 组织活检

在皮肤汗腺导管上皮细胞、脂肪细胞、成纤维细胞中发现 p62 阳性核内包涵体结构，电镜下包涵体含有大量细丝物质。在伴随远端肌病的患者进行肌肉活检可以发现镶边空泡肌病改变。

【诊断】

成年患者出现四肢远端的无力和感觉障碍，伴随突出的自主神经功能障碍，神经电生理检查提示髓鞘损害为主的周围神经病，应考虑感觉运动自主神经病的可能性，如果出现四肢远端无力伴随肌酸激酶升高，肌电图提示神经源性损害，应当考虑到远端运动神经病伴随肌病的可能性；如果出现明显的自主神经病伴随感觉和运动障碍以及中枢神经系统损害表现，应当考虑到白质脑病伴随感觉运动和自主神经病的可能性；对这些患者的皮肤及神经活检发现 p62 阳性核内包涵体可以提示本病。基因检测发现 NOTCH2NLC 基因 5'非翻译区 CGG 重复扩增突变可明确诊断。

【鉴别诊断】

由于 NOTCH2NLC 基因相关神经病涉及三种不同的临床表现，因此其鉴别诊断也涉及不同的领域。

1. 感觉运动自主神经病

成年人出现的周围神经病首先排除慢性炎性脱髓鞘性多发性神经根神经病，在此基础上和其他罕见周围神经病进行鉴别，包括淀粉样多发性周围神经病、遗传性感觉神经病 1 型、MGUS 相关神经病。

（1）淀粉样多发性周围神经病，成年发病，一般先出现感觉和自主神经功能损害，而后出现运动神经损害表现。常常伴随肾损害和心肌病，神经传导检查可以发现突出的轴索损害，不同于本病的脱髓鞘改变。病理检查是在周围神经可以发现类淀粉物质沉积，而非细胞核内包涵体。

（2）遗传性感觉神经病 1 型，常染色体显性遗传，和 SPTLC1 基因突变有关，成年发病，早期显著的感觉丧失和自主神经损害表现，神经传导也是以轴索损害为主，需要通过基因检查进行鉴别。

（3）MGUS 相关神经病，在成年期缓慢发病，出现长度依赖性感觉运动轴突周围神经病，可以伴

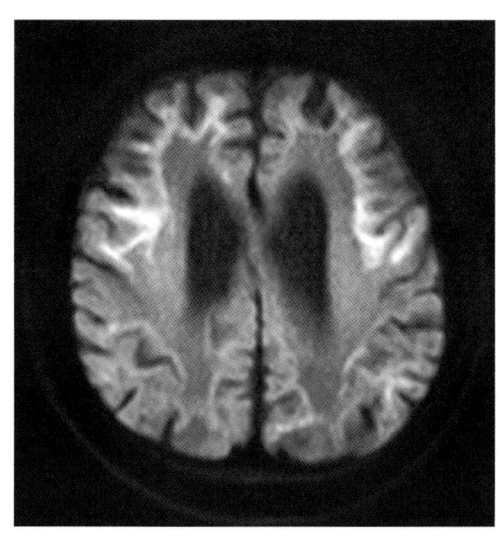

图 5-8 颅脑 MRI 皮髓交接区 DWI 高信号（"飘带征"）

随出现自主神经损害的表现，电生理检查也提示脱髓鞘性神经病。血清学检查可以发现异常球蛋白血症。

（4）慢性炎性脱髓鞘性多发性神经根神经病，该病在任何年龄发病，出现亚急性和慢性发展的肢体无力，伴随感觉障碍，但自主神经损害一般不明显，电生理检查可以发现传导速度减慢、异常波形离散和传导阻滞，超声检查发现周围神经增粗，治疗无效的患者需要进行基因检查。

2. 远端运动神经病伴随肌病

（1）远端肌病伴随镶边空泡，该病和 GNE 基因突变有关，患者在成年期发病，出现肢体远端的无力，部分患者伴随周围神经病，但自主神经损害不明显。肌肉活检可以发现肌纤维萎缩和肥大，伴随镶边空泡，偶见 p62 阳性核内包涵体，需要通过基因检查进行鉴别。

（2）BAG3 基因相关肌原纤维肌病伴随周围神经病，该病常染色体显性遗传，在青少年发病，临床表现也是出现肢体远端无力，神经传导检查发现周围神经轴索损害，肌肉活检可以看到神经源性损害和肌纤维内出现镶边空泡以及蛋白聚积，周围神经病理检查可见巨轴索改变，基因检查可以发现 BAG3 基因突变。

（3）HSP22 基因相关神经肌病，均以青少年发病的缓慢发展的肢体远端无力为主要表现，但肌酸激酶的升高提示存在肌病伴随运动神经病，肌肉活检发现肌原纤维肌病的病理改变，都不能发现 p62 阳性核内包涵体，选择基因测序明确诊断。

3. 白质脑病伴随周围神经病

白质脑病伴周围神经病见于中枢和外周神经联合脱髓鞘，该病是神经系统慢性炎症性疾病。中枢神经系统表现为多发性硬化、视神经脊髓炎谱系障碍。周围神经表现为慢性炎性脱髓鞘性多发性神经根神经病。

白质脑病伴周围神经病也见于其他遗传性脑白质营养不良伴随周围神经病（表 5-9），包括脑腱黄瘤病以及多聚糖小体病、成年型 Alexander 病、Krabbe 病、异染性白质营养不良、肾上腺脑白质营养不良，这些脑白质病变可以在不同年龄发病，其脑部损害各具特色，也可以伴随脱髓鞘神经病，需要通过基因检查进行鉴别。

表 5-9　遗传性中枢合并周围神经脱髓鞘

疾病	遗传方式	基因	临床表现
NOTCH2NLC 基因相关神经病	AD	NOTCH2NLC	成年发病，肢体远端的无力和感觉障碍、小脑共济失调和直立性低血压，发作性意识障碍、持续性认知功能障碍或帕金森综合征
脑腱黄瘤病	AR	CYP27A1	儿童发病，肢体远端无力和感觉障碍、伴随锥体束征、小脑共济失调
多聚糖小体病	AR	APBD	成年发病，上下运动神经元症状、痴呆和周围神经病
性连锁腓骨肌萎缩症 1A 型	AD	CX32	在青少年隐匿发病，长度依赖性运动感觉神经病，部分患者出现发作性脑病
Alexander 病	AR	GFAP	新生儿到成年发病，假性延髓表现、伴有锥体束征的运动/步态异常、周围神经病
Krabbe 病	AR	GALC	儿童早期发病，肢体远端无力和肌肉萎缩，伴有锥体征和下肢轻度痉挛，伴随周围神经病
异染性脑白质营养不良	AR	ARSA	新生儿到成年发病，痉挛截瘫、肢体无力、神经病理性疼痛、足畸形
肾上腺脑白质营养不良	X	ABCD1	儿童以脑病为主，青年后下肢无力为主，伴随锥体束征和二便障碍等脊髓损害特点

AD，常染色体显性遗传；AR，常染色体隐性遗传；X，X 连锁遗传。

【治疗】

尚缺乏治疗研究。目前由多学科团队对该病进行对症治疗和护理，团队的组成主要包括神经科医生和理疗师。对于远端肌病和运动神经病患者需要进行肢体的康复训练，足下垂患者可以给予脚踝/足部矫形器，用于纠正足部下垂和辅助行走。

【病例摘要】

患者，女，45 岁，行走无力 16 年。

患者 16 年前出现行走困难，11 年前出现双手萎缩及双足伸趾困难，随后出现干咳，尤其是长时间讲话之后。6 年前出现双手肌无力，精细动作完成费力。3 年前出现排尿困难和便秘。其妹妹有类似病史。

体格检查：四肢近端肌力5级，远端肌力4级，双上肢及双下肢远端肌肉萎缩。下肢远端针刺痛觉减退。四肢腱反射减低。双侧足部可见高足弓。辅助检查：颅脑MRI未见明显异常。神经传导速度检查提示四肢运动神经传导速度和感觉神经传导速度均减低，双下肢运动神经复合肌肉动作电位波幅降低。针极肌电图提示神经源性损害。神经超声检查显示右侧正中神经及腓肠神经轻度增粗。定位诊断：周围神经的感觉和运动神经纤维以及自主神经，髓鞘；定性诊断：遗传性周围神经病。基因和病理检查明确 *NOTCH2NLC* 基因相关周围神经病的诊断。病例详细资料见二维码数字资源5-7。

数字资源5-7

（王晖 袁云）

【参考文献】

[1] TOKO M, OHSHITA T, KURASHIGE T, et al. FXTAS is difficult to differentiate from neuronal intranuclear inclusion disease through skin biopsy: a case report. BMC Neurol, 2021, 21（1）: 396.

[2] SUGIYAMA A, TAKEDA T, KOIDE M, et al. Coexistence of neuronal intranuclear inclusion disease and amyotrophic lateral sclerosis: an autopsy case. BMC Neurol, 2021, 21（1）: 273.

[3] CHINTALAPHANI S R, PINEDA S S, DEVESON I W, et al. An update on the neurological short tandem repeat expansion disorders and the emergence of long-read sequencing diagnostics. Acta Neuropathol Commun, 2021, 9（1）: 98.

[4] DENG J, GU M, MIAO Y, et al. Long-read sequencing identified repeat expansions in the 5'UTR of the gene from Chinese patients with neuronal intranuclear inclusion disease. J Med Genet, 2019, 56（11）: 758-764.

[5] WANG H, YU J, YU M, et al. GGC Repeat Expansion in the Gene Is Associated With a Phenotype of Predominant Motor-Sensory and Autonomic Neuropathy. Front Genet, 2021, 12: 694790.

[6] SONE J, HISHIKAWA N, KOIKE H, et al. Neuronal intranuclear hyaline inclusion disease showing motor-sensory and autonomic neuropathy. Neurology, 2005, 65（10）: 1538-1543.

[7] XIE Y, LIN Z, PAKHRIN P S, et al. Genetic and Clinical Features in 24 Chinese Distal Hereditary Motor Neuropathy Families. Front Neurol, 2020, 11: 603003.

[8] LIAO Y C, CHANG F P, HUANG H W, et al. GGC Repeat Expansion of NOTCH2NLC in Taiwanese Patients With Inherited Neuropathies. Neurology, 2022, 98（2）: e199-e206.

[9] YU J, LUAN X H, YU M, et al. GGC repeat expansions in NOTCH2NLC causing a phenotype of distal motor neuropathy and myopathy. Ann Clin Transl Neurol, 2021, 8（6）: 1330-1342.

[10] MA D, TAN Y J, NG A S L, et al. Association of NOTCH2NLC Repeat Expansions With Parkinson Disease. JAMA Neurol, 2020, 77（12）: 1559-1563.

[11] NAKAMURA M, UEKI S, KUBO M, et al. Two cases of sporadic adult-onset neuronal intranuclear inclusion disease preceded by urinary disturbance for many years. J Neurol Sci, 2018, 392: 89-93.

第八节　球形细胞脑白质营养不良

球形细胞脑白质营养不良（globoid cell leukodystrophy，GLD）是一种常染色体隐性遗传溶酶体贮积病，也称为Krabbe病。发病率为1/（100 000～250 000），临床症状因婴儿、青少年和成人的发病形式的不同而存在差异，一些患者表现为缓慢进展痉挛性截瘫，一些病例表现为慢性周围神经病。汪伟等在国内首次报道了该病的周围神经病类型。

该病在1916年首次由Kund Krabbe等报道，当时命名为"家族性婴儿型弥漫性脑硬化症"。临床症状出现在6个月左右，病情进展迅速，在2～4岁发展到死亡。大脑白质含有"巨大的多核胶质细胞"，灰质基本正常，这些细胞现在通常被称为"球状细胞"，这是Krabbe病的正式名称——球状细胞白质营养不良的起源。此后的研究发现酸性水解酶半乳糖神经酰胺酶缺乏。1972年Miyatake和Suzuki发现，半乳糖基鞘氨醇在 Krabbe 病患者的大脑中积累。最近发现半乳糖神经酰胺 β 水解酶的基因突变导致该病的发生。这种酶负责在中枢神经系统和外周神经系统中代谢半乳糖，如果半乳糖代谢发生障碍，导致鞘氨醇半乳糖蓄积，对少突胶质细胞和髓鞘产生毒性。其病理改变特点是大脑白质出现球形细胞和脑白质脱髓鞘改变，星形胶质细胞增生及巨噬细胞浸润。在周围神经可见有髓和无髓神经纤维不同程度的丢失，可见有髓神经纤维的髓鞘脱失。电子显微镜观察，有髓神经纤维的施万细胞中存在膜包裹的空泡溶酶体，其内有典型针状包涵体。

【临床表现】

该病分为婴儿型及晚发型；前者相对常见，占 85%～90%，起病年龄小于 6 个月，平均存活 24 个月；晚发型患者较少见（占 10%～15%），出生第一年后发病，发病后平均生存期为 4～6 年。

1. 婴儿型

婴儿型通常分为四个阶段：1 期婴儿在出生几个月后频繁哭泣，双手紧握。进食困难和胃食管反流，导致体重逐渐减轻、消瘦，出现周围神经病。2 期的神经功能迅速严重恶化，去皮层状态。出现凝视发作和轻微肌肉痉挛。视神经萎缩和瞳孔对光反应迟缓。3 期体温和心率控制不佳，出现失明、耳聋和癫痫发作。4 期肌肉张力非常低，缺乏自主运动。患儿的平均死亡年龄为 24 个月。

2. 迟发型

在 12 个月至 3 岁之间发病的儿童常出现步态改变、偏瘫/双瘫、视力损害、癫痫。在 24 个月到 4 岁之间发病的儿童最初可能表现为运动发育延迟、视力丧失、步态改变和癫痫发作。死亡多发生在发病后 4～6 年。6 岁以上儿童的最初表现可能是行为困难，其次是运动困难。在青春期和成年期发病的个体出现手部灵活性丧失、四肢灼烧性感觉异常和无力。成人发病的表现为单侧肢体无力和下肢感觉减退，进展通常比青少年发病者进展缓慢。视力下降损害在部分患者非常突出，在 1～10 岁儿童期发病者占 57%、11～15 岁青少年期发病者占 33%、16 岁以上发病者占 12%。59%～95% 的患者伴有周围神经病，其周围神经损害可为无症状性亚临床电生理改变，个别患者以周围神经病变为主要临床表现，在儿童期或成年早期出现肢体远端无力和肌萎缩，伴有肢体远端麻木和高弓足。

【辅助检查】

上述临床表现提示存在中枢神经系统损害，首先进行脑磁共振检查和脑脊液检查，查体发现周围神经损害的依据，再进行周围神经电生理检查，在此基础上进行病因排查，包括进行酶学检测、基因检测及神经活检。

1. 脑脊液检查

约 54% 的患者出现中度水平脑脊液蛋白升高，糖和细胞数没有明显改变。

2. 神经电生理检查

周围神经传导异常与其疾病严重程度相关。85% 的患者出现 F 波潜伏期延长、82% 的患者出现运动神经传导速度均匀性减慢、76% 的患者出现远端潜伏期延长，符合脱髓鞘性周围神经病的电生理改变特点。个别患者的运动神经传导存在部分性传导阻滞和不对称性传导速度减慢。部分患者视觉诱发电位检查出现 P100 潜伏期延长以及脑干听诱发异常。伴随脑损害的患者脑电图背景活动变得缓慢而无序。

3. 颅脑 MRI 检查

主要表现为大脑白质的异常信号，约 94% 的患者累及锥体束，约 89% 的患者同时累及大脑后部白质，约 60% 的患者同时累及胼胝体压部（图 5-9）。中央前回（100%）、放射冠（95%）和内囊后肢（81%）最明显，其次是中脑（57%）、脑桥（52%）和延髓（5%）。WMH 也出现在侧脑室周围白质（95%）、视放射（86%）、中央后回（71%）、内侧丘系（62%）和胼胝体，尤其是峡部（71%）。

4. 酶学检查

患者的血清、白细胞和培养的成纤维细胞进行半乳糖脑苷脂酶活性检测，经典型患者半乳糖脑苷脂酶活性显著缺乏（低于正常活性 5%）；国内报道的晚发型 Krabbe 病例酶活性为正常低限的 6.3%～10.5%。患者父母的酶活性普遍低于正常对照组。

5. 基因检测

进行包含 GALC 基因的周围神经二代测序或全外显子基因检查。人类基因突变数据库包含 GALC 基因的 140 多种致病突变类型，包括无义突变、错义突变、插入缺失和剪切位点突变；此外大片段缺失突变也是一种常见的致病突变类型。中国患者中 c.461C＞A（p.P154H）为最常见热点突变。

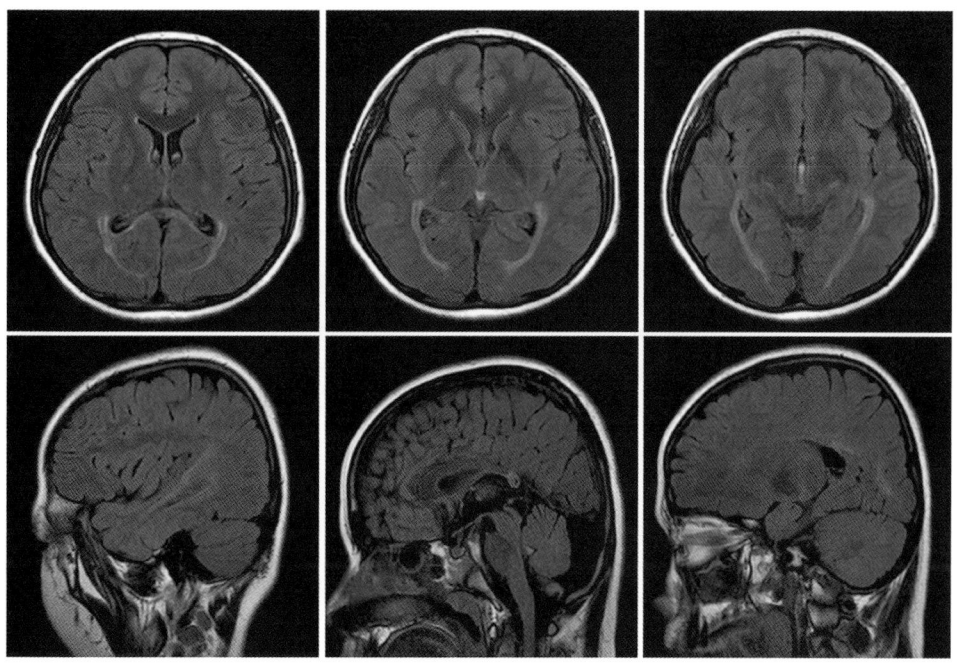

图 5-9　Krabbe 病患者 MRI 改变。双侧视辐射及锥体束走行部位长 T2 信号，伴有胼胝体压部受累

【诊断】

当婴幼儿出现周围神经和中枢神经联合损害的临床表现，特别是伴有视力下降及后头部为主的白质脑病特点时，首先需考虑到 Krabbe 病的可能性。发现半乳糖脑苷脂酶活性显著降低、基因检测发现 *GALC* 基因致病突变可以明确诊断。

【鉴别诊断】

Krabbe 病的临床鉴别诊断包括多种伴有中枢神经系统损害的遗传性周围神经病，可以参考前一节 *NOTCH2NLC* 相关中枢和周围神经联合损害的鉴别诊断（表 5-9），特别是在婴幼儿发病的 Alexander 病和异染性白质营养不良，除此之外在儿童和青少年患者还要注意和 CMTX1A、*C12orf65* 基因相关神经病。

1. CMTX1A

表现为体远端无力和轻微感觉障碍，患者可出现发作性脑病症状，发病在青少年期，一般没有视力下降。周围神经电生理检查特点符合中间型 CMT。颅脑 MRI 检查可以发现脑室旁深部白质及后头部的胼胝体附近病灶，部分病灶在随访中可消失为其特点。基因检查可以协助诊断。

2. *C12orf65* 基因相关神经病

该病在婴幼儿和儿童期发病，出现周围神经损害和视神经损害，部分患者伴随出现 Leigh 样综合征表现，MRI 显示脑室周围白质、内囊后肢和脑干的长 T2 信号的病灶，不同于 Krabbe 病。基因检查可以协助诊断。

3. Alexander 病

分为两个主要的亚型，其中 I 型为婴儿发病，患者运动和认知发育延迟，出现大头畸形、癫痫发作。Ⅱ型见于年龄较大的儿童和成人，出现延髓和小脑损害表现，伴随眼球运动异常、自主神经功能障碍和认知改变。MRI 可以看到大脑白质、基底节和脑干广泛异常，基因检查可以进一步明确诊断。

4. 异染性脑白质营养不良

分为三种临床亚型，晚婴型在 30 个月前发病，发展迅速，主要表现为运动、认知功能以及行为障碍，MRI 显示从胼胝体开始双侧对称性白质异常 T2 高信号，而后累及脑室周围白质。在婴儿发病的患者通常始于胼胝体和顶枕部白质，检测白细胞中芳基硫酸酯酶 A 酶活性的水平以及基因检查可以确诊。

【治疗】

患者的临床管理可参考其他遗传性周围神经病。治疗以对症支持治疗为主，同时应注重心理治疗、康复治疗和日常护理。疾病早期造血干细胞治疗可能改善患者远期预后。近年来，在溶酶体病研究领域，诱导分化多能干细胞被广泛应用于发病机制研究及药物筛选；随着研究者对 Krabbe 病发病机制研究的深入，针对新的靶点的治疗方法正在研究中。

对症支持治疗：①吞咽困难，考虑留置鼻胃管营养支持治疗；②痉挛性截瘫，可考虑巴氯芬、氯硝西泮对症治疗，必要时可考虑特殊部位肉毒素局部注射；③关节挛缩，辅助装置及康复治疗可减轻肌张力增高所致关节挛缩，改善行走能力。

GLD有多种对因治疗，包括酶替代疗法、小分子药理学方法、基因治疗和造血干细胞移植。注射IVIg可以使表现为周围神经病的患者症状逐渐改善，造血干细胞移植治疗是唯一经FDA批准的GLD改善方法，在婴儿型患者未出现或仅出现轻微症状时进行，可延长患者生存期、改善功能水平；治疗期间需要骨髓抑制，有出现并发症和死亡的风险。

【病例摘要】

患者，男，13岁，双眼视物模糊3年。

患者出生后出现运动发育迟缓，2岁独立行走，自幼体育较同龄儿差，智力发育同同龄儿。7年前开始出现行走和跑步慢，易跌倒。3年前患者逐渐出现双眼视物模糊，经激素治疗无明显改善。体格检查：神清语利，眼前1 m数指，眼动充分，四肢近端肌力5级，上肢远端5−级，下肢远端肌力4级，双侧肢体深浅感觉粗测对称正常，四肢腱反射未引出，病理征阴性。双侧高弓足。神经传导测定提示不对称性脱髓鞘性多神经病。视觉诱发电位示双侧P100潜伏期延长。头颅MRI检查示双侧侧脑室后角旁白质视辐射异常信号。定位诊断：中枢神经系统广泛脑白质、视神经和周围神经运动神经纤维；定性诊断：遗传性周围神经病伴中枢神经损害。经基因检查及半乳糖脑苷脂酶的酶活性检测明确Krabbe病的诊断。病例详细资料见二维码数字资源5-8。

数字资源5-8

（汪 伟）

【参考文献】

[1] ANDREWS J M, CANCILLA P A, GRIPPO J, et al. Globoid cell leukodystrophy (Krabbe's disease): morphological and biochemical studies. Neurology, 1971, 21(4): 337-352.

[2] TAPPINO B, BIANCHERI R, MORT M, et al. Identification and characterization of 15 novel GALC gene mutations causing Krabbe disease. Human mutation, 2010, 31(12): E1894-E1914.

[3] SIDDIQI Z A, SANDERS D B, MASSEY J M. Peripheral neuropathy in Krabbe disease: electrodiagnostic findings. Neurology, 2006, 67(2): 263-267.

[4] WANG W, QIN Y, WANG R, et al. Clinical and genetic analysis of a patient with Krabbe disease presented as peripheral neuropathy. Zhonghua yi xue yi chuan xue za zhi, 2019, 36(8): 821-825.

[5] ADACHI H, ISHIHARA K, TACHIBANA H, et al. Adult-onset Krabbe disease presenting with an isolated form of peripheral neuropathy. Muscle & nerve, 2016, 54(1): 152-157.

[6] DEBS R, FROISSART R, AUBOURG P, et al. Krabbe disease in adults: phenotypic and genotypic update from a series of 11 cases and a review. J Inherit Metab Dis, 2013, 36(5): 859-868.

[7] ZHAO S, ZHAN X, WANG Y, et al. Large-scale study of clinical and biochemical characteristics of Chinese patients diagnosed with Krabbe disease. Clinical genetics, 2018, 93(2): 248-254.

[8] RAFI M A, LUZI P, CHEN Y Q, et al. A large deletion together with a point mutation in the GALC gene is a common mutant allele in patients with infantile Krabbe disease. Human molecular genetics, 1995, 4(8): 1285-1289.

[9] SABATELLI M, QUARANTA L, MADIA F, et al. Peripheral neuropathy with hypomyelinating features in adult-onset Krabbe's disease. Neuromuscular disorders: NMD, 2002, 12(4): 386-391.

[10] WRIGHT M D, POE M D, DERENZO A, et al. Developmental outcomes of cord blood transplantation for Krabbe disease: A 15-year study. Neurology, 2017, 89(13): 1365-1372.

[11] WANG W, LV Y F, ZHANG Y J, et al. Generation of a human induced pluripotent stem cell line PUMCi001-A from a patient with Krabbe disease. Stem cell research, 2020, 48: 101937.

[12] RESENDE L L, DE PAIVA A R B, KOK F, et al. Adult Leukodystrophies: A Step-by-Step Diagnostic Approach. Radiographics, 2019, 39(1): 153-168.

第九节 X连锁肾上腺脊髓神经病

X连锁肾上腺脑白质营养不良（X-adrenoleukodystrophy，X-ALD）是一种最常见的遗传性过氧化物酶体病，主要影响神经系统、肾上腺皮质和睾丸。该病是由X染色体上的ATP结合盒蛋白亚家族D1（ATP-binding cassette protein subfamily D1，*ABCD1*）基因突变所致，引起极长链脂肪酸的代谢障碍与蓄积。男性X-ALD的最低发病率为1∶17 000，可以出现几种表型，包括儿童期、青春期或成年期的大脑性X-ALD、肾上腺脊髓神经病、艾迪生病以及最轻的性腺功能不全。女性携带者可能出现轻度至重度肾上腺脊髓神经病。在成人起病的患者中，所有男性与约80%的女性突变基因携带者会伴随出现周围神经病。

X-ALD早在19世纪就有描述，在20世纪初因患者出现脑白质弥漫病变伴随血管周围炎细胞浸润而被作为多发性硬化的特殊类型，命名为"Addison-Schilder病"。1970年Blaw等研究发现该病具有X连锁遗传特点，将其病命名为X-ALD。此后的电镜检查发现该病的肾上腺皮质细胞与周围神经的施万细胞内存在针样包涵体，后被证实为极长链脂肪酸沉积。1993年该病的致病基因被定位于Xq28的*ABCD1*基因。

*ABCD1*基因含10个外显子，编码含745个氨基酸的肾上腺脑白质营养不良蛋白，该蛋白为过氧化物酶体的跨膜蛋白，包含745个氨基酸、六个跨膜区和一个ATP结合区，负责将极长链脂肪酸-CoA运输到过氧化物酶体，通过β-氧化进行降解。*ABCD1*基因突变常会导致编码的蛋白含量减少或功能缺陷，从而引起细胞内过氧化物酶体内极长链脂肪酸的β-氧化障碍，胞浆内极长链脂肪酸-CoA水平升高，后者通过人体极长链脂肪酸延长蛋白1引起链延长，并促进极长链脂肪酸合成为复合脂质。上述病理生理改变导致血浆、脑白质、脊髓、周围神经、肾上腺皮质和睾丸的极长链脂肪酸蓄积，在这些部位出现炎症反应和氧化应激而损伤相应靶器官，伴随T淋巴细胞活化、CD1表达、γ-干扰素、白细胞介素-1α、IL-2和IL-6水平升高，也存在粒细胞巨噬细胞集落刺激因子、肿瘤坏死因子α、趋化因子和趋化因子受体高表达。其主要神经病理异常为退行性神经轴索变性，出现皮质脊髓束、脊髓薄束、楔束与周围神经损害，脑白质血管周围出现许多淋巴细胞浸润。周围神经的主要病理改变为脱髓鞘性周围神经病，电镜检查可以看到施万细胞的胞质内出现膜性包裹的针样包涵体。

【临床表现】

肾上腺脊髓神经病作为X-ALD的特殊类型，起病年龄通常为20～50岁，平均起病年龄为28岁。主要表现为慢性进行性截瘫，伴随括约肌功能障碍和四肢感觉减退。根据是否合并脑白质营养不良，肾上腺脊髓神经病可进一步划分为单纯型肾上腺脊髓神经病与肾上腺脑脊髓神经病两种类型。

1. 脑病

成年患者出现脑部受累的年龄常较晚，多出现于其他肾上腺脊髓神经病的临床症状之后。27%～63%的肾上腺脊髓神经病患者会出现不同程度的脑病表现，包括认知功能减退、行为异常、视力减退、听力减退或癫痫发作。

2. 脊髓病

男性患者的脊髓受累表现为进行性脊髓病，累及皮质脊髓束与薄束、楔束，表现为下肢进行性僵硬与无力和感觉性共济失调，出现步态障碍、锥体束征、下肢感觉减退、神经源性膀胱功能障碍以及性功能障碍，性功能障碍可能早于运动障碍。女性携带者通常30岁之后会出现脊髓病表现，导致步态异常、膀胱功能紊乱、便秘。

3. 周围神经病

患者早期的周围神经受累表现常较轻，当患者出现截瘫症状时才出现明显的周围神经受累表现，少数患者以周围神经病为首发表现，出现四肢远端的麻木症状和不同程度的自主神经功能障碍。神经痛通常见于女性*ABCD1*基因杂合突变携带者中，在40岁以下女性中发生率不足20%，但在60岁以上女性中发生率近乎90%。

4. 肾上腺皮质功能不全

患者多在诊断肾上腺脊髓神经病时才表现出肾上腺皮质功能不全的临床症状，但也可早于脊髓与周围神经受累的症状数十年。盐皮质激素缺乏的主要表现包括直立性低血压以及电解质紊乱，包括高钾血症、低钠血症等。少数患者可出现皮肤色素沉着等糖皮质激素缺乏的表现。

【辅助检查】

由于该病通常多系统受累，包括脑、脊髓、周围神经与肾上腺等，因此对于相应靶器官受累的实验室评估检查对于该病的诊断十分重要。包括脑额脊髓 MRI 检查、神经传导检查、怀疑该病可以进行血浆极长链脂肪酸检查和基因检查。

1. 生化检查

血浆极长链脂肪酸测定，患者表现为 C26:0 水平增高，C26:0/C22:0 与 C24:0/C22:0 比值增高。样本需在禁食 4～14 h 的情况下采集，溶血与非禁食的标本会导致假阳性，治疗癫痫而采用生酮饮食、部分肝功能不全以及糖尿病酮症酸中毒的患者也存在假阳性。15% 的女性肾上腺脊髓神经病患者血浆极长链脂肪酸水平正常，因此对于临床怀疑该病的女性患者，极长链脂肪酸正常不能排除该诊断。

测定外周血促肾上腺激素释放激素与同期皮质醇水平对肾上腺皮质功能进行评价。促肾上腺激素释放激素水平升高与皮质醇水平下降提示肾上腺功能不全。血浆肾素活性与电解质水平的测定应用于评估盐皮质激素不全的程度。

2. 影像学检查

脑 MRI 在肾上腺脊髓神经病患者中通常正常，少数患者可伴脑白质病变。在常规 T2 加权序列脊髓 MRI 可观察到脊髓萎缩，脊髓全节段总面积减少 26%～40%。弥散张量成像显示脊髓的感觉和运动传导束的异常，并延续至脑干及内囊。MRI 波谱分析也显示皮质脊髓束投射纤维中 N-乙酰天冬氨酸含量降低。

高分辨神经超声检查提示周围神经多节段肿胀伴回声强度减低。

3. 神经电生理检查

神经传导测定多表现为脱髓鞘性周围神经病的特点，包括远端潜伏期延长、传导速度减慢、F 波潜伏期延长，运动神经比感觉神经改变明显。定量感觉测定、自主神经功能测定均提示存在小纤维周围神经受累的证据。

4. 基因检测

已经报道了 800 种 ABCD1 基因突变，包括 49% 的错义突变、24% 的移码突变、12% 的无义突变、6% 氨基酸插入/缺失、3% 的大片段缺失。自发突变发生率为 5%～19%。偶见起始密码子变异。目前没有该病存在基因型-表型相关性，同一家族发病者出现不同表型，提示遗传、表观遗传、环境和随机因素在该疾病发生和发展过程中发挥不同作用。

【诊断】

当青少年和成年人出现下肢为主的肢体无力和麻木，伴随锥体束征和二便障碍等脊髓损害特点时，需要考虑到脊髓和周围神经的联合损害，而皮肤色素沉着提示存在肾上腺功能不全的可能性，周围神经传导速度下降提示存在脱髓鞘性神经病，应当想到该病的可能性，通过外周血极长链脂肪酸测定及 ABCD1 基因测序明确诊断。

【鉴别诊断】

该病需与其他同时出现脊髓与周围神经联合损害的疾病进行鉴别，这些疾病分非遗传性和遗传性两大类。

1. 非遗传性中枢和周围神经联合脱髓鞘

（1）亚急性脊髓联合变性，与维生素 B_{12} 缺乏相关。患者同时出现脊髓侧索、后索及周围神经的受累，多合并巨幼细胞性贫血、慢性胃炎等疾病，脊髓 MRI 平扫可见到脊髓侧索、后索 T2 高信号。周围神经损害以轴索损害为主，血清维生素 B_{12} 水平下降有助于鉴别该疾病。

（2）氧化亚氮诱导的亚急性脊髓联合变性，青少年吸食氧化亚氮后出现亚急性发病的脊髓神经损害症状，包括肢体麻木、肢体无力或步态不稳。维生素 B_{12}（氰钴胺）水平较低或较低。神经影像学检查可见有脊髓亚急性联合变性。吸食氧化亚氮的历史是鉴别要点。

（3）中枢和周围神经联合脱髓鞘，是一种周围神经和中枢神经免疫性脱髓鞘疾病，和肾上腺脊髓神经病具有类似的临床、电生理和脑脊液改变特点，神经超声检查可发现存在多发性局灶性神经增粗，需要进行周围神经的病理检查确定是否存在炎性脱髓鞘改变，通过基因检查确定是否存在 ABCD1 基因突变。

2. 遗传性中枢和周围神经联合脱髓鞘

应与遗传性疾病包括 Krabbe 病、异染性白质营养不良、复杂型痉挛性截瘫伴随神经病相鉴别。

（1）异染性脑白质营养不良，为常染色体隐性遗传的溶酶体贮积症，主要表现为步态异常、周围神经病、共济失调、构音障碍、痉挛、失明和痴呆，头颅 MRI 显示双侧白质对称性异常信号。神经传导检查提示周围神经脱髓鞘改变，生化检测证实芳基硫酸酯酶 A 缺乏，神经活检可见异染性物质沉积在施万细胞内。

（2）球形细胞脑白质营养不良，该病由溶酶体中半乳糖脑苷脂酶缺乏所致，青少年发病的患者可以出现痉挛性瘫痪及周围神经病变。周围神经活检可见有髓神经纤维丢失，在施万细胞内可见大量丝样物质聚集。基因检查可以发现 *GALC* 基因致病突变。

（3）复杂型痉挛性截瘫伴随神经病，*REEP1* 突变的 3 型患者出现下肢无力和感觉神经病。*SPG11* 突变的 AR-HSP 也出现周围神经病，神经传导异常主要为轴索性神经病，而非肾上腺脊髓神经病的脱髓鞘性神经病，此外神经超声检查也不会发现多节段的神经增粗改变。基因检查可以协助诊断。

【治疗】

主要治疗包括肾上腺皮质功能的治疗及对症治疗，多学科团队包括神经科医生、护士、康复科和内分泌科医师。在提供康复治疗的同时可以进行下列尝试。

肾上腺皮质功能不全的治疗，若 ACTH 水平 ≥ 300 pg/ml，而皮质醇水平 < 18 μg/ml，则可诊断糖皮质激素缺陷，需启动慢性糖皮质激素替代治疗。但因添加慢性糖皮质激素替代治疗会引起患者继发性肾上腺功能不全，因此对于亚临床异常的患者，可采用在生理性应激事件发生时的应激剂量皮质醇治疗方案。

代谢与脂质干预，给予芥子酸与油酸的混合食用油，可降低患者血浆 VLCFA 水平，但对于脑病的进展可能无显著效果。洛伐他汀每日口服 40 mg 较安慰剂组可轻度降低血浆与红细胞内 C24:0 与 C26:0 含量，患者的临床获益尚无证据。

同种异体造血干细胞移植，通常应用于早期 ALD 患者，特别是以脑病表型为主的 ALD 患者，对于肾上腺脊髓神经病的成年患者尚缺乏临床研究。

自体基因修饰的造血干细胞/前体细胞移植，作为体外基因治疗方案，已在世界范围内开展了众多临床试验，在脑型 ALD 患者中表现出较好的临床效果与较低的风险。

【病例摘要】

患者，女性，52 岁。主因"行走不稳伴下肢无力、僵硬 5 年"入院。

患者 5 年前无明显诱因走路不稳、摇晃，伴左下肢脚尖抬起及伸膝费力，双下肢发僵发紧感，动作欠灵活，活动后僵硬感可缓解，但出现双足背远端烧灼感。于当地医院注射甲钴胺 1 个月后口服甲钴胺。2 年前右下肢抬起费力，走路拖曳，路面不平时易绊倒。1 年前走路不稳较前明显，被物体绊时不能保持平衡，常摔倒。家族中儿子均因"脑病"去世，女儿体健。体格检查：神志清楚，言语流利，高级皮层功能正常。脑神经无特殊异常。四肢及躯干痛觉、触觉对称正常；双侧膝以下音叉振动觉减退，双侧关节运动觉、位置觉对称正常。四肢肌肉未见萎缩、肥大；双上肢肌力 5 级，左侧髂腰肌 5 -级、左侧足背屈肌力 4 级，双下肢余肌力为 5 级；四肢肌张力稍高；双侧共济可，龙贝格征（+）；左足下垂，左足脚跟行走不能。双侧腹壁反射未引出。双侧肱二头肌腱反射、肱三头肌腱反射、尺骨膜反射、桡骨膜反射对称活跃；双侧膝腱反射亢进，双侧跟腱反射对称引出，髌阵挛、踝阵挛未引出。双上肢病理征（-）；双侧巴宾斯基征、查多克征（+）。神经传导测试提示周围神经的感觉神经和运动神经传导速度减慢，动作电位波幅正常。血有机酸代谢筛查：C26:0、C24/22 比值、C26/22 比值较正常升高。定位诊断：周围神经和中枢神经，周围神经的感觉和运动，髓鞘为主；定性诊断：遗传性脊髓加周围神经病，基因检查确定 *ABCD1* 基因突变，明确肾上腺脊髓神经病的诊断。病例详细资料见二维码数字资源 5-9。

数字资源 5-9

（俞 萌）

【参考文献】

[1] KEMP S, HUFFNAGEL I C, LINTHORST G E, et al. Adrenoleukodystrophy—neuroendocrine pathogenesis and redefinition of natural history. Nat Rev Endocrinol, 2016, 12（10）: 606-615.

[2] TURK B R, THEDA C, FATEMI A, et al. X-linked adrenoleukodystrophy: Pathology, pathophysiology,

[3] LI J, WANG H, HE Z, et al. Clinical, neuroimaging, biochemical, and genetic features in six Chinese patients with Adrenomyeloneuropathy. BMC Neurol, 2019, 19（1）: 227.

[4] LAUNAY N, AGUADO C, FOURCADE S, et al. Autophagy induction halts axonal degeneration in a mouse model of X-adrenoleukodystrophy. Acta neuropathologica, 2015, 129（3）: 399-415.

[5] CHAUDHRY V, MOSER H W, & CORNBLATH D R. Nerve conduction studies in adrenomyeloneuropathy. J Neurol Neurosurg Psychiatry, 1996, 61（2）, 181-185.

[6] RATTAY T W, JUST J, RÖBEN B, et al. Nerve ultrasound characterizes AMN polyneuropathy as inhomogeneous and focal hypertrophic. Orphanet J Rare Dis, 2018, 13（1）, 194.

[7] HORN M A, NILSEN K B, JØRUM E, et al. Small nerve fiber involvement is frequent in X-linked adrenoleukodystrophy. Neurology, 2014, 82（19）, 1678-1683.

[8] EICHLER F, MAHMOOD A, LOES D, et al. Magnetic resonance imaging detection of lesion progression in adult patients with X-linked adrenoleukodystrophy. Arch Neurol, 2007, 64（5）: 659-664.

[9] ENGELEN M, BARBIER M, DIJKSTRA I M, et al. X-linked adrenoleukodystrophy in women: a cross-sectional cohort study. Brain, 2014, 137（Pt 3）: 693-706.

[10] HORN M A, RETTERSTOL L, ABDELNOOR M, et al. Adrenoleukodystrophy in Norway: high rate of de novo mutations and age-dependent penetrance. Pediatr Neurol, 2013, 48（3）: 212-219.

第十节　法布里病

【概述】

法布里病（Fabry disease，FD），又称安德森-法布雷病（Anderson-Fabry disease），是一种X连锁遗传性溶酶体病，和α-半乳糖苷酶A（α-galactosidase A，α-Gal A）基因突变导致其编码的α-Gal A活性缺乏有关。

该病首先由德国的William Anderson和英国的Johannes Fabry两名皮肤科医生分别于1898年独立报道因此得名，直到1947年在两名死于肾衰竭的患者的血管中发现了异常的空泡后，FD才被归类为贮积性疾病。1963年美国的Sweeley和Klionsky发现FD患者的细胞内沉积物中含有大量三己糖酰基鞘脂醇（globotriaosylceramides，Gl-3），随后研究发现患者的溶酶体酶α-半乳糖苷酶A（α-galactosidase A，α-Gal A）出现缺乏，1970年美国的Mapes等开始对该病进行酶替代治疗，1985年美国的Calhoun等定位了该病的GLA基因位于Xq22.1。GLA基因突变导致其编码的α-GalA活性下降或完全缺乏，造成以Gl-3为代表的鞘脂类代谢底物在不同器官组织大量堆积，引起心、肾、眼、神经、胃肠、皮肤等多器官组织病变，病情后期患者因心、肾和脑的严重损害而死亡。我国2018年已将FD列入首批罕见病目录，该病的特异性酶替代治疗药物也已引入国内，并于2021年更新了该病的诊疗专家共识以及在2023年提出了FD多学科联合全程管理路径。

病理上Gl-3主要沉积于血管内皮细胞、平滑肌细胞以及不同类型的实质细胞如汗腺上皮细胞、肾小球系膜细胞、心肌细胞和肠黏膜上皮细胞等。超微结构下，Gl3沉积于胞浆，呈电子致密的无定型外观，可以是致密的串珠样颗粒，或复杂的同心圆样、板层样结构，即膜性包裹的斑马体髓样小体和板层小体（图5-10）。Gl-3的广泛堆积可引起各种继发性组织病理学改变，在脑部可发现椎动脉显著扩张，出现脑梗死或者腔隙性梗死。周围神经早期可仅表现为小纤维病变，随着疾病进展，由于肾衰竭而出现大口径有髓神经纤维脱失。肾可见肾小球系膜增生、肾小球及肾小管基底膜增厚、肾小球硬化、肾小管萎缩和严重的肾间质纤维化。在左心室肥厚的患者，心肌细胞明显肥大，间质重度增宽。冠状动脉可以见到血管平滑肌细胞肥大增殖管腔狭窄。血管角质瘤部位可见到皮下毛细血管的显著扩张。

【临床表现】

FD人群患病率报道不一，预估患病率大约为1/100 000，新生儿中FD发病率为1/1250～1/8882。在肾病（蛋白尿、透析）、心脏病（肥厚性心肌病、瓣膜病）、神经系统疾病（神经痛、早发性卒中）等人群中均有一定的患病率。肾衰竭透析患者中患病率为0.12%。肥厚型心肌病中为0.93%，在早发隐匿

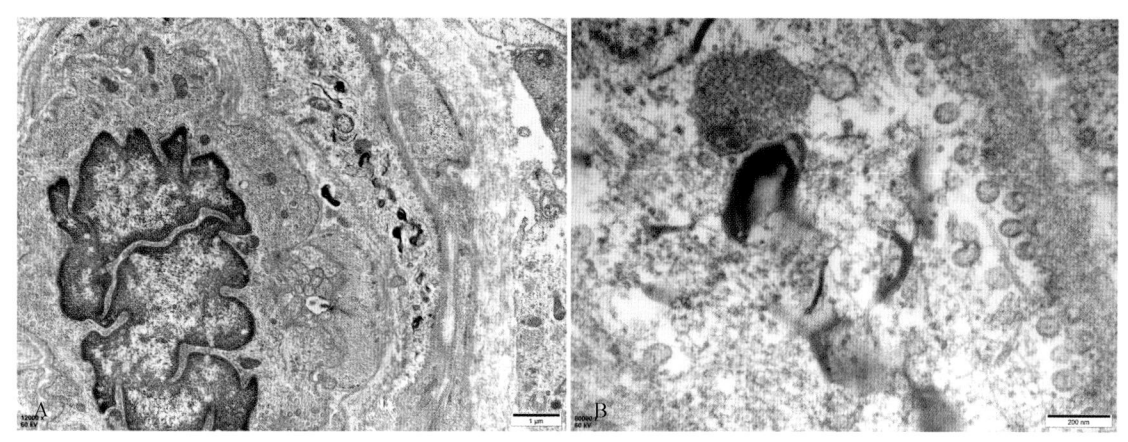

图 5-10　A.毛细血管周细胞内致密物质沉积；B.高倍放大致密物为板层样结构

性卒中患者中检出率为2%，在全身无汗症的患者中出现率为5.8%。常表现为神经、肾、心脏、皮肤、胃肠道、眼等多脏器受累，在高血压、心脏病变和卒中事件上，尽管男女患者的发生比率接近，但女性患者的起病时间均较男性延迟。46岁以内约20%的女性患者出现心、肾或脑的损害，而这一比例在男性为31%。肾功能不全、心力衰竭和脑卒中是缩短本病患者生存期的主要原因，男性患者预期寿命缩短15～20年，女性患者缩短6～10年。FD的主要器官组织受累表现如下。

1. 周围神经病

周围神经损害表现为小纤维神经病，大口径神经纤维相对保留。无论男性还是女性患者，神经痛都是早期且常见的首发症状，疼痛发生率为60%～80%，在学龄前即可出现，以青少年期为高峰，成人早期自发缓解率可高达30%。多数表现为肢端持续性低到中等强度的烧灼样疼痛，经常自足部起病，扩展到双手及全身。疼痛为发作性，持续数分钟到数日不等。疼痛程度剧烈导致患者极度不适，并造成极大生活困扰者称为疼痛危象。运动、疲劳、天气温度变化（多数为热不耐受，个别患者为冷不耐受）是发作诱因。疼痛的少见类型还包括腹痛、关节痛和头痛发作等。少汗经常伴随疼痛出现，在个别女性患者也可出现多汗表现。其他自主神经病变症状还包括腹泻、腹胀、腹痛、早饱感和恶心呕吐等胃肠道症状，性功能低下、直立性低血压和心动过速等也可出现。此外，第Ⅷ脑神经病变如听力下降、眩晕和耳鸣等也并非少见。

2. 肾病

多在10～20岁出现临床表现，包括血尿、蛋白尿，肾病综合征，夜尿增多、肾小管性酸中毒，肾小球滤过率进行性下降等，约30%患者在30岁左右进展至终末期肾病。蛋白尿是最常见的肾受累表现，发生率可以高达40%，而且是肾病进展的独立危险因素。透析/肾移植的发生率分别为男性13%和女性3%，男性患者不仅在所有肾病的总发生率上高于女性，在相同年龄段男性患者达到终末期肾病变的比例也显著高于女性。

3. 心脏病

心脏损害的平均发病年龄在40岁，表现包括肥厚型心肌病、心肌纤维化、浸润性瓣膜病、各种类型的心律失常、心功能不全和冠状动脉血管病变（心肌缺血、心肌梗死）。40～50岁出现左心室肥厚，高血压和左心室肥厚是主要心血管事件（心力衰竭、心肌梗死和心源性猝死）的独立危险因素。

4. 脑损害

是该病脑部病变的最重要表现，男性患者卒中发病年龄约在39.0岁，女性患者相对延迟至45.7岁。在卒中发生率上男性患者为6.9%，女性为4.3%。45.9%的患者在FD确诊之前就发生了首次卒中。缺血性卒中是主要的卒中类型，腔隙性梗死和白质脑病等脑小血管病最为常见，也可以出现主要累及后循环供血区的大血管事件表现。超过60%的患者出现头痛、头晕、认知功能减退、癫痫、卒中以及失眠、焦虑抑郁等神经和精神相关症状，其中22%的患者出现了短暂性脑缺血发作或脑梗死。

5. 其他表现

角膜涡状混浊可以在儿童期出现，是提示该病诊断的早期改变，在男性患者具有更高的发生率，而结膜血管的瘤样扩张和视网膜血管迂曲也经常出现在FD患者。皮肤血管角质瘤可以早在儿童期出现（图5-11），主要见于经典型男性患者，皮疹分布于

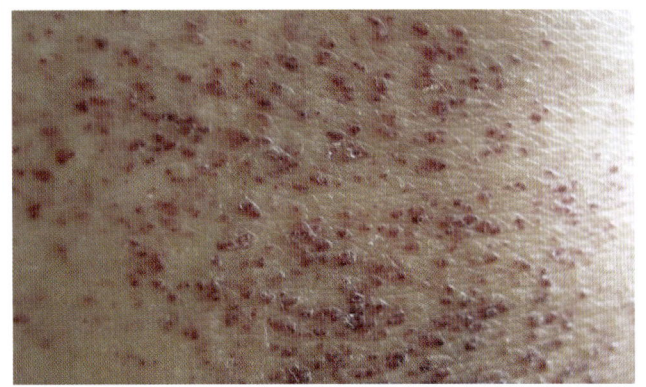

图 5-11　皮肤血管角质瘤

坐浴区，在指尖、唇/颊黏膜也可观察到。初为淡红色充血性皮疹，随着病程进展真皮血管扩张增殖形成成簇的暗红或蓝黑色皮损，表面光滑，散在或成簇出现，随着年龄可不断增加。此外患者还可以出现眶上嵴外凸，额部隆起和嘴唇增厚等改变。

【辅助检查】

FD 患者存在多个脏器的损害，因此在首次就诊时需要针对不同系统进行常规检查（表 5-10）。对高度怀疑该病的患者需要进行针对性的酶学、底物、病理和基因检查，但是仅 80% 左右患者可检测到致病基因突变或良性基因突变，对意义不明的基因变异的解读还需结合 Lyso Gl3 和病理改变。

表 5-10　FD 首次就诊的常规检查

眼睛	眼科检查角膜、晶状体和视网膜血管
心脏	心电图、超声心动图和心脏 MRI
神经	成年或更早出现症状时的脑部 MRI/MRA
精神	情绪障碍、焦虑和抑郁量表
肾	尿素氮、肌酐和尿液分析
听力	听力测试

1. 头部磁共振

本病多无颅内血管狭窄表现，基底动脉的异常扩张可有提示诊断作用，但这一影像学改变在 FD 发生率不高，且也出现在其他病因所导致的卒中。主要表现为不同直径的脑梗死（图 5-12），丘脑枕征（双侧丘脑枕部对称性短 T1 长 T2 信号）多见于合并肾病的经典型男性，被认为对 FD 诊断具有较高的特异性，但其与卒中发生并不相关，我国患者的发生率在 11%。

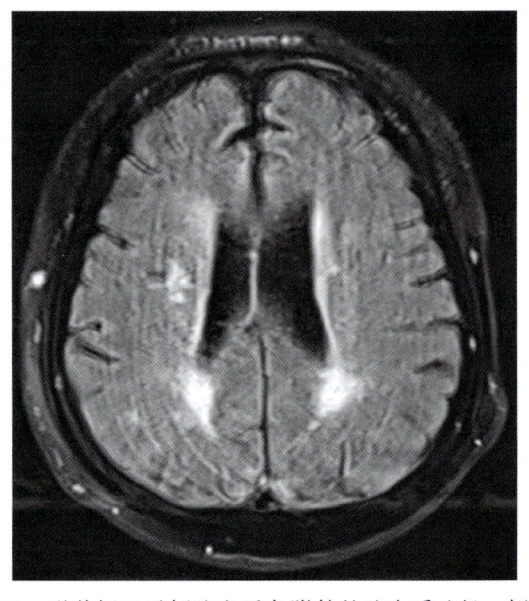

图 5-12　磁共振显示侧脑室后角附件的脑白质疏松，侧脑室脑梗死

2. 酶活性测量

男性患者首选血浆、外周血白细胞或者干血片法检测 α-Gal A 活性，经典型男性患者 α-Gal A 活性严重下降或缺失，多在均值的 5% 以下，而迟发型患者下降程度相对轻。女性患者 α-Gal A 活性可在正常范围内，因此不适宜作为单独的诊断手段。

3. 基因检测

是所有 FD 患者诊断和家系筛查的重要手段。根据表型的不同，分子遗传学检测方法可以包括基因靶向检测（单基因检测、多基因组合检测）和综合基因组检测（外显子组测序、全基因组测序。基因靶向检测要求临床医生依据患者的临床表现已经确定了临床诊断以及可能涉及的基因，而未考虑法布里病诊断的患者更有可能使用基因组测试进行诊断。

迄今为止，已经发现 GLA 基因 1000 余种突变，其中错义突变约占 61%，临床为经典或迟发型 FD，无义突变占 8.5%，均为经典型，剪切突变占 4.9%，为经典型或迟发型 FD，移码突变占 25.5%，均为经典型。对中国 FD 患者的 GLA 基因突变分析也表明，错义突变可出现在经典型和迟发型 FD，而携带移码突变的所有男性及 86% 的女性患者均表现为经典型 FD。

4. 底物测量

血浆 Lyso-GL-3 是外周血中的 Gl3 衍生物，比 Gl3 更为敏感，在男性成人、儿童以及女性患者中都会升高，对女性诊断的敏感性也高于 α-Gal A 活性，其显著升高有助于区分经典型和迟发型患者。Lyso-GL-3 也是监测酶替代治疗反应的敏感生物标志物。

5. 病理检查

通常不必进行组织活检，也不推荐作为诊断性测试。只有上述酶学、底物或基因检查无法确诊，或者无法实现上述检查的情况下，可考虑病理活检，这一检查对于迟发型患者或者 GLA 基因变异意义不明者更有价值。肾、心脏和皮肤均为经常采用的取材部位。

皮肤活检相对无创，在典型患者的皮肤结构中显示 Gb3 沉积，在晚发型患者中不显示。肾活检通常是病因不明的肾功能衰竭患者的诊断方法。组织病理学表现有很好的特征性改变，诊断可以通过床边立体显微镜来确定，进行电子显微镜以确认诊断，要注意羟氯喹诱导的肾磷脂沉积症也可以出现斑马体。心内膜心肌活检中识别具有特征的球三糖神经酰胺包涵体可以在患有左心室肥厚或心力衰竭和 GLA 变异体的患者中建立诊断。

【诊断】

1. FD 的诊断

FD 通常影响一个以上的器官系统，患者出现症状至明确诊断的时间平均为 14.8 年。出现下列表现应当考虑到本病的可能性，包括血管角化瘤、四肢严重疼痛的周期性危象、出汗异常、青年时期的腹痛、恶心和（或）原因不明的腹泻与肠易激综合征、角膜轮状混浊和晶状体混浊、不明原因的左心室肥厚或心律失常、不明原因的卒中、不明原因的蛋白尿或微量蛋白尿以及肾功能不全。其中血管角质瘤和角膜涡轮状混浊对于本病具有更高的临床特异性。

男性先证者的诊断需要通过测定血浆和白细胞的 α-GalA 活性，典型患者 α-GalA 酶活性 < 1%，非典型患者 α-GalA 酶活性 > 1%。通过分子遗传测试确定 GLA 中的一个半合子致病（或可能致病）变异。在女性先证者中，通过分子遗传学检测鉴定出 GLA 中的杂合致病（或可能致病）变异，即可确诊为 FD。对于结合临床表现、酶活性、基因检测、生物标志物等指标仍不能能确诊者，需要进行组织病理学检查，并由 FD 专家组进行综合决策。

明确诊断后还需要持续监测患者的多系统损害表现。监测指标的选择及检查频率需要结合患者年龄以及多器官状态而定，重点是肾（胱抑素、尿蛋白、尿白蛋白、eGFR、肌酐）、心脏（cTnI、TnT、NTproBNP、心电图、动态心电图、超声心动图和心脏 MRI 等）、神经系统（疼痛评分、皮肤交感反应、头颅 MRI 和 MRA、神经精神量表评估等），以及疾病严重度指数、生活质量量表、骨密度、听力、眼科、肺功能检查等。

2. 疾病分型

在明确诊断之后，按临床表现 FD 分为经典型和迟发变异型（表 5-11）。经典型以男性患者为主，多在儿童期起病，呈现典型的多系统损害表现，α 半乳糖苷酶 A 活性显著下降。迟发变异型以女性患者为主，小部分为男性，发病多在 40 岁之后，表现为单一的心脏或者肾受累，部分患者酶活性正常。女性和迟发型男性患者的诊断延迟问题更为突出。

表 5-11 经典和晚发变异型的差异

表现	经典型	迟发变异型
构成比例	66.1% 男性	75% 女性
发病年龄	4～8 岁	> 25 岁
死亡年龄	41 岁	> 60 岁
血管角化瘤	++	-
末梢疼痛	++	-/+
少汗症/无汗症	++	-/+
角膜/晶状体混浊	+	-
心脏病	左心室肥厚/缺血性	左心室肥厚/心肌病
脑血管疾病	卒中	-
肾病	终末期肾病	蛋白尿或终末期肾病
残留 α-GalA 酶活性	< 1%	> 1%

3. 家系筛查和产前诊断

家系筛查和新生儿筛查目前已在多个国家和地区实施，对发现新的 FD 患者有重要意义，可提高本病的诊断率，在发病前或者疾病初期及时诊断并及早开始治疗，避免严重并发症。由于 FD 是 X 染色体连锁遗传性疾病，男性及女性患者均应当进行产前咨询和诊断，产前诊断应首选 GLA 基因检测，并在有相应资质的医院或机构进行。

【鉴别诊断】

对于无家族史、临床表现不典型者易导致误诊，需要分别按照症状进行鉴别（表 1-7）。中枢神经系统受累需与其他病因导致的早发性卒中特别是散发性和遗传性脑小血管病鉴别。

表 5-12　FD 的鉴别诊断

相关表现	常见误诊
血管角质瘤	紫癜、遗传性出血性毛细血管扩张症
全身症状	幼年关节炎、风湿热、类风湿关节炎、系统性红斑狼疮
疼痛与低热	生长痛、雷诺综合征、红斑肢痛、神经症
心血管	肥厚性心肌病
肾	终末期肾病、原发性肾小球肾炎、家族性地中海热
神经	早发性卒中、多发性硬化

1. 其他原因导致的早发型散发性脑血管病

患者可以出现脑卒中的临床表现，在高血压和糖尿病患者也可以出现心脏和肾损害，但不会出现发作性肢体疼痛以及血管角化瘤。需要鉴别时可以进行酶活性和基因检查。

2. 多发性硬化

和 FD 的 MRI 改变类似，病灶出现在侧脑室旁，多发性硬化可以出现肢体的瘙痒，没有发作性肢体疼痛以及血管角化瘤。不出现腔隙性脑梗死和微出血。脑脊液可以发现蛋白增加以及寡克隆区带阳性。

【治疗】

FD 的治疗目标在于延缓疾病进展，改善生活质量，降低相关并发症的发病率，延长患者生存期。

1. 对症治疗

卡马西平、加巴喷丁或普瑞巴林是神经痛一线治疗药物，应注意调整生活方式减少疼痛发作诱因（如避免极端温度和剧烈运动，适当补水、降温）。血管紧张素转换酶抑制剂或血管紧张素 II 受体拮抗剂可降低尿蛋白水平，肾衰竭患者考虑透析或肾移植等替代治疗方法。如果有心动过缓或明显房室传导阻滞，可考虑使用心脏起搏器，恶性心律失常者考虑使用植入式心律转复除颤器。抗血小板药物（阿司匹林或氯吡格雷）可以作为脑卒中二级预防，合并房颤患者使用华法林或新型口服抗凝药物预防卒中，精神情绪问题可进行心理疏导、抗抑郁和抗焦虑药物治疗。

2. 特异性治疗

外源性补充重组的 α-GalA 可以替代患者体内缺失的 α-GalA，减少 Gl-3 贮积，延缓患者多系统损伤及延长生存期。目前 ERT 药物包括阿加糖酶 α 和阿加糖酶 β，均为每 2 周静脉输注 1 次的长程治疗。分子伴侣疗法是一种口服小分子药物，可选择性和可逆性与 α-Gal A 结合，稳定蛋白构象，改善或者部分恢复 α-Gal A 活性，可以在特定突变 FD 患者中使用。底物消减治疗通过抑制葡萄糖神经酰胺合成酶活性，达到减少代谢途径中糖鞘脂类化合物的目的，该类药物尚处于临床实验阶段。腺相关病毒基因治疗目前处于临床实验阶段，有望为 FD 的治疗提供新的方法。

【病例摘要】

男，36 岁。足痛 26 年，头痛、言语不利伴左侧肢体活动障碍 7 年，头晕 3 年。

26 年前出现双足烧灼样疼痛，发热或天热时加重，至 20 岁左右双足疼痛症状消失。22 年前发现双手点状红色皮疹。7 年前突发言语不利，伴饮水呛咳、头痛。1 月后出现双眼睑下垂和中心视野缺损，左侧肢体活动不利、行走不稳，言语不清较前加重。6 年前头痛加重。5 年前左下肢无力加重。数月后出现右手不自主抖动。头痛再次加重。3 年前发作性头晕，伴恶心、行走不稳。1 年前头痛加重，伴头晕、行走不稳、双下肢力弱。自幼易疲劳、体育成绩差，易腹泻、发热，自幼出汗较少。家族史：母亲肥厚性心肌病。3 个舅舅均因"肾病"在 40 岁左右去世。体格检查：双手、坐浴区可见密集针尖大小红色丘疹。构音障碍，MMSE 29 分，MoCA 24 分。左眼外展位，双眼内收受限，左眼上视、会聚受限，伸舌左偏。右下肢振动觉略减退。左侧上下肢远端肌力 4 级；左侧指鼻试验、跟膝胫试验欠稳准，双侧轮替试验差。左侧踝阵挛亢进，双侧掌颌反射、左侧 Hoffmann 征、双侧 Rossolimo 征（+）。皮肤干燥，肢端无苍白、发绀，皮肤划痕试验正常。尿微量白蛋白：38.9 mg/L；24 h 尿蛋白定量 0.05 g/24 h。超声心动图左室对称性肥厚。角膜涡轮状混浊，视网膜血管迂曲。α-半乳糖苷酶 A 0.1 nmol/（h·mgpr）（2.40～17.65），LysoGl-3 88.31 ng/ml（<1.11）。GLA 基因检测：c.1094dupA p.Tyr365*。定位诊断大脑多发病灶，心脏、肾、眼睛、皮肤和周围神经，定性诊断为 FD。病例详细资料见二维码数字资源 5-10。

数字资源 5-10

（张　巍）

【参考文献】

[1] FERRAZ M J, KALLEMEIJN W W, MIRZAIAN M, et al. Gaucher disease and Fabry disease: new markers and insights in pathophysiology for two distinct glycosphingolipidoses. BiochimBiophys Acta, 2014, 1841 (5): 811-825.

[2] NOICKI M, BAZAN-SOCHA S, BŁAŻEJEWSKA-HYZOREK B, et al. Enzyme replacement therapy in Fabry disease in Poland: a position statement. Pol Arch Intern Med, 2020, 130 (1): 91-97.

[3] 中国法布雷病专家协作组.中国法布雷病诊疗专家共识（2021年版），中华内科杂志, 2021. 60: 321-330.

[4] 法布雷病全国专家协作组, 中国医药教育协会临床肾脏病学专业委员会.法布雷病多学科联合全程管理路径.中华内科杂志, 2023, 62 (8): 949-955.

[5] HWU W L, CHIEN Y H, LEE N C, et al. Newborn screening for Fabry disease in Taiwan reveals a high incidence of the later-onset GLA mutation c.936＋919G＞A (IVS4＋919G＞A). Hum Mutat, 2009, 30 (10): 1397-1405.

[6] SAWADA T, KIDO J, YOSHIDA S, et al. Newborn screening for Fabry disease in the western region of Japan. Mol Genet Metab Rep, 2020, 22: 100562.

[7] LV Y L, WANG W M, PAN X X, et al. A successful screening for Fabry disease in a Chinese dialysis patient population. Clin Genet, 2009, 76 (2): 219-221.

[8] 肖嫣, 孙洋, 张莹等.汉族肥厚型心肌病患者中Fabry病的基因突变鉴定和家系研究.中国分子心脏病学杂志, 2020, 20 (3): 3356-3360.

[9] ROLFS A, BÖTTCHER T, ZSCHIESCHE M, et al. Prevalence of Fabry disease in patients with cryptogenic stroke: a prospective study. Lancet, 2005, 366: 1794-1796.

[10] NAGAI-SANGAWA M, FUKUNAGA A, TAKEUCHI C, et al. Beneficial screening of Fabry disease in patients with hypohidrosis. J Dermatol, 2022, 49 (2): 308-312.

[11] GERMAIN D P, OLIVEIRA D G, BICHET H W.et al. Use of a rare disease registry for establishing phenotypic classification of previously unassigned GLA variants: a consensus classification system by a multispecialty Fabry disease genotype-phenotype workgroup. J Med Genet, 2020, 57: 542-551.

[12] PAN X, OUYANG Y, WANG Z, et al. Genotype: A Crucial but Not Unique Factor Affecting the Clinical Phenotypes in Fabry Disease. Plos One, 2016, 11: e0161330.

[13] 苗源峰, 赵亚雯, 刘靖, 等.中国法布里病患者神经痛特征研究.中华神经科杂志, 2022, 55 (1): 15-20.

[14] 张巍, 康曼德, 赵亚雯, 等.法布里病患者多器官病变的临床特点分析.中华医学杂志 2015, 95 (23): 1829-1832.

[15] CM ENG C M, FLETCHER J, WILCOX W R, et al. Fabry disease: baseline medical characteristics of a cohort of 1765 males and females in the Fabry Registry. J Inherit Metab Dis. 2007, 30 (2): 184-192.

[16] WILCOX W R, OLIVEIRA J P, HOPKIN R J, et al. Females with Fabry disease frequently have major organ involvement: lessons from the Fabry Registry.Mol Genet Metab, 2008, 93 (2): 112-128.

[17] PATEL M R, CECCHI F, CIZMARIK M, et al. Cardiovascular events in patients with fabry disease natural history data from the fabry registry. J Am Coll Cardiol, 2011, 57 (9): 1093-1099.

[18] SIMS K, POLITEI J, BANIKAZEMI M, et al. Stroke in Fabry disease frequently occurs before diagnosis and in the absence of other clinical events: natural history data from the Fabry Registry. Stroke, 2009, 40 (3): 788-794.

[19] ZHAO Y, ZHU Y, LI F, et al. Brain MRI correlations with disease burden and biomarkers in Fabry disease. Neurol, 2023, 270 (10): 4939-4948.

[20] TUTTOLOMONDO A, PECORARO R, SIMONETTA I, et al. Anderson-Fabry disease: a multiorgan disease. Curr Pharm Des, 2013, 19 (33): 5974-5996.

[21] WU Y, ZHANG W, YAO X, et al. Investigation of ocular involvement in patients with Fabry disease. Ann Med, 2023, 55 (1): 2226909.

[22] OUYANG Y, CHEN B, PAN X, et al. Clinical significance of plasma globotriaosylsphingosine levels in Chinese patients with Fabry disease. Exp Ther Med, 2018, 15 (4): 3733-3742.

[23] VAN D E R VEEN S J, HOLLAK C E M, VAN KUILENBURG A B P, et al. Developments in the treatment of Fabry disease. J Inherit Metab Dis, 2020, 43 (5): 908-921.

本章总结

对周围神经病合并脑病的诊断首先通过临床和辅助检查排除一些常见疾病，如糖尿病、各种结缔组织病以及中毒性周围神经病和脑病。脑病的出现提示其病因要集中到能够引起多系统损害的疾病上，既有脱髓鞘的脑白质病变，也有轴索损害的神经元病变，主要和细胞骨架以及代谢异常有关。周围神经传导检查对疾病的分型诊断具有提示意义，可以大致划分为轴索损害或脱髓鞘改变。最后进行基因检查可以确定诊断。

和遗传性周围神经病合并脑病类似，合并其他系统和器官的疾病大多数也和细胞骨架或代谢异常有关系。其中有些遗传性周围神经病可以伴随骨骼肌损害，这为临床和电生理诊断增加了难度，而肌肉活检在这类疾病中发挥更为重要的作用，详见下章有关周围神经病合并肌病的介绍。

第六章 遗传性神经病合并肌病

周围神经病合并肌病（peripheral neuropathies combined with myopathies）可以出现在许多非遗传性疾病、各种结缔组织病、副肿瘤综合征以及药物中毒中。在重症监护病房接受治疗的患者中，有50%～80%的患者出现神经和肌肉损伤，"危重神经病"和"肌病"发生在30%～50%的患者中。艾滋病相关神经病变和肌病可能发生在疾病过程的各个阶段。

周围神经病伴随肌病可以出现在多种遗传性罕见病中，相关的临床表现在第四章表4-4进行了描述，其中代谢疾病包括 POLG 基因相关疾病、线粒体 tRNALys 相关神经肌病、神经病变共济失调和视网膜色素变性综合征、伴有不规则红纤维的肌阵挛性癫痫、线粒体三功能蛋白缺乏症、核黄素反应性脂质沉积性肌病；腓骨肌萎缩症包括腓骨肌萎缩症4B1伴肌病、NEFL 基因相关的先天性神经肌病、上肢显性遗传性腓骨肌萎缩症伴肌病，还有 NOTCH2NLC 基因相关周围神经病伴随肌病。

周围神经病也可以出现在肌原纤维肌病中，见于 BAG3 基因相关肌原纤维肌病，HSPB1 基因相关远端空泡肌病、运动神经病和轻微感觉受累。HSPB5 导致的结蛋白相关肌原纤维肌病，也称为晶格蛋白病；HSPB8（PSB22）的杂合突变导致周围神经病加远端肌病，该病在第四章的第六节进行了介绍。NEFL 基因相关的先天性神经肌病在第四章的第四节进行了介绍；而 NOTCH2NLC 基因突变导致的神经元核内包涵体病，也可以出现周围神经病伴随肌病，已经在第五章的第七节进行了介绍。本章重点介绍多酰基辅酶 A 脱氢酶缺乏症伴神经病、BAG3 基因相关的神经肌病以及 POLG 基因相关疾病。

第一节 多酰基辅酶 A 脱氢酶缺乏症伴神经病

多酰基辅酶 A 脱氢酶缺乏症（multiple acyl-CoA dehydrogenase deficiency，MADD），也称为戊二酸尿症二型，是 ETFA 基因、ETFB 基因和 ETFDH 基因突变导致的一种常染色体隐性遗传性肌病。ETFA 和 ETFB 基因编码的电子转移黄素蛋白和 ETFDH 基因编码的电子转移黄素蛋白泛醌氧化还原酶是将电子从多种脱氢酶转移到电子传递链所需的黄素蛋白。基因突变后这两种蛋白不能传递电子，导致降解不同长度脂肪酰辅酶 A 的黄酶功能异常，出现中链和长链酰基肉碱的血浆浓度增加，以及相应二羧酸的尿液排泄改变。

MADD 临床表现变异较大，至少有3种临床表型，分别是伴有先天畸形的新生儿型、不伴先天畸形的新生儿型和晚发型。晚发型 MADD 患者在服用核黄素后有显著的临床治疗反应，所以又称为核黄素反应性 MADD 或核黄素反应性脂质沉积性肌病，该病可以表现为单纯的肌病，也可以表现为肌病合并感觉神经病或感觉运动神经病。

肌肉的病理改变特点为肌纤维直径变异轻度加大，少数患者存在神经源性变化的肌纤维，出现小组分布的角状萎缩肌纤维。大多数肌纤维内可见大量的小空泡，空泡中充满了脂滴（图6-1），这些空泡肌纤维中的氧化酶活性呈粗颗粒样深染，主要累及Ⅰ型肌纤维。电镜检查可见在肌原纤维之间和肌膜下大量脂滴沉积，并伴有线粒体聚集。

周围神经的有髓神经纤维中度至重度丢失，可见有髓神经纤维的轴索变性（图6-2）和有髓神经纤维的再生簇结构，没有有髓神经纤维洋葱球样结构。电镜检查显示一些无髓神经纤维肿胀，轴索或施万细胞中未出现线粒体增殖或脂滴。

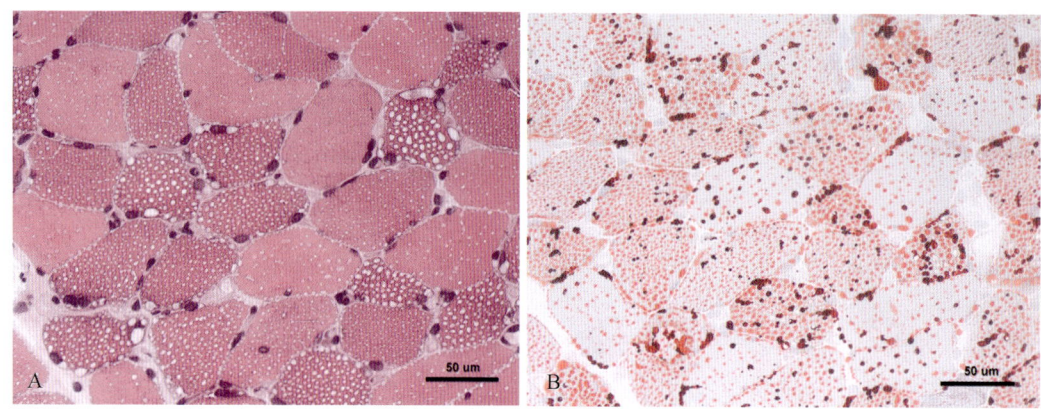

图 6-1　A.肌纤维内细小空泡（HE 染色），没有神经源性损害；B.肌纤维的空泡内充满脂肪滴（油红 O 染色）

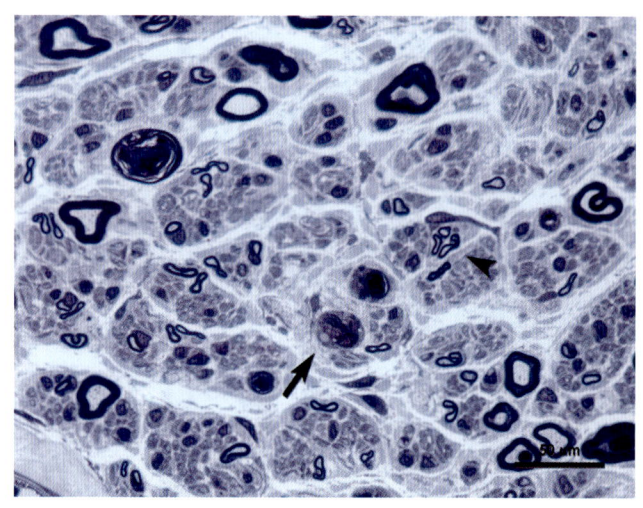

图 6-2　有髓神经纤维严重丢失，伴轴索变性（长箭头）和再生簇（箭头）

【临床表现】

从婴儿期到成年期均可发病，多于青少年和成年早期发病，亚急性或慢性病程，33.1% 的患者有急性代谢失代偿，85.3% 患者有慢性肌病症状。大约 20% 的患者既有急性代谢失代偿发作，也有慢性症状。

急性代谢失代偿，通常由代谢应激引起，见于感染和发热后，也可以由饥饿导致能量供应减少导致。患者出现反复呕吐，伴有非酮症性低血糖症、代谢性酸中毒和肝功能障碍。部分患者在代谢失代偿的急性发作期间发生横纹肌溶解症或心律失常和心脏舒张功能障碍。

慢性肌病，表现为进行性或波动性近端肌病，出现近端肌无力，表现为蹲起费力、上楼困难、运动不耐受及肌痛。颈部肌肉和咬肌的无力也是常见现象，表现为抬头无力，严重时出现"垂头"征。咀嚼肌无力表现为进食时咀嚼易疲劳，不能进食较硬的食物，有不同程度的吞咽困难。进行性无力可能累及呼吸肌，导致急性或亚急性呼吸衰竭。脊柱弯曲综合征的特征是选择性累及椎旁肌肉导致躯干进行性前屈。肥厚型心肌病见于病情严重的新生儿。

部分慢性肌病患者叠加周围神经病，其周围神经病表现为感觉神经病，出现四肢远端麻木和感觉性共济失调，该症状在给予核黄素治疗后短期内很难恢复。

【辅助检查】

出现上述表现的患者酷似炎性肌肉病或吉兰-巴雷综合征。

1. 常规实验室检查

血清肌酸激酶可正常或轻中度升高，多在 2000 U/L 以下，在代谢失代偿状态出现肝功能障碍，导致肝酶升高、高胆红素血症和凝血障碍。少数患者可出现无症状性低血糖和高氨血症。

2. 血和尿生化检查

发作期尿有机酸分析显示多种有机酸升高，包括戊二酸、乳酸、2-羟基戊二酸、2-羟基异丙酸、3-羟基异戊酸、5-羟基己酸、乙基丙二酸、2-羟基丁酸、己二酸、亚油酸、癸二酸、其他二羧酸。

血液中酰基肉碱的升高以及尿液中多种有机酸的增加，高度提示 MADD。血脂酰肉碱谱分析可见中、长链脂酰肉碱增高。晚发型患者出现 C6、C8、C10 和 C12 升高，在无症状阶段检测可正常。血浆游离肉碱非常低的情况下，酰基肉碱处于假性正常状态。尿液乙基丙二酸和己二酸升高，无症状期正常。将患者的成纤维细胞与棕榈酸孵育，并在孵育96 h后检测培养基中的酰基肉碱。病情严重的患者C16大量累积，下游酰基胡萝卜素C14、C12、C10和C8没有或轻度增加。

3. 电生理检查

合并感觉神经病的患者不能检测到周围神经的感觉神经动作电位。尤其是下肢的周围神经，运动神经传导速度和复合肌肉动作电位波幅正常。针极肌电图可表现为肌源性损害、神经源性损害或正常。

4. 组织活检

患者因多为散发患者，临床酷似炎性肌肉病，特别是糖皮质激素治疗快速好转的患者，因此肌肉活检对鉴别诊断非常必要，常常可以发现肌纤维内大量脂肪滴沉积从而高度提示该病，由于患者合并的周围神经损害多为感觉神经损害，因此多数情况下骨骼肌没有神经源性损害。腓肠神经活检可以发现感觉神经纤维的大量丢失，没有脱髓鞘改变。

5. 基因检查

可见 ETFDH、ETFA 或 ETFB 基因突变，大多数晚发型患者的 ETFDH 存在致病性突变，目前中国人群中的晚发型 MADD 均为 ETFDH 突变引起，多为复合杂合突变，部分为纯合子突变。

ETFA 和 ETFB 致病性突变导致新生儿发病的 MADD（Ⅰ型和Ⅱ型）相对常见。双等位基因致病性突变严重影响 mRNA 表达或稳定性并导致其编码的蛋白完全缺乏，出现最严重的新生儿Ⅱ型 MADD。影响基因活性位点的突变和（或）致病性剪接位点突变引起非常低的残余酶活性，也导致Ⅱ型新生儿 MADD。至少有一种致病性错义突变不影响活性位点、mRNA 表达或 mRNA 稳定性，通常具有相对较高的残留酶活性，从而导致晚发型 MADD。

【诊断】

患者在青少年或成年早期出现肢体近端肌无力及明显的肢体远端感觉障碍，肌酸激酶升高，应考虑到肌病合并周围神经病的可能性。肌肉活检显示脂质沉积性肌病的典型病理改变，神经传导提示存在感觉神经病或感觉运动神经病，代谢筛查提示血中长链脂酰肉碱升高和尿液有机酸升高提示 MADD 伴随周围神经病。进行基因筛查发现 ETFDH 致病突变可以进一步验证诊断。

【鉴别诊断】

肌病合并周围神经病是一种非常罕见的疾病状态，首先要通过临床和电生理检查排除单纯肌病或周围神经病，在此基础上能够确定肌病伴随明显的周围神经病，才进行相关疾病的鉴别诊断。MADD 伴周围神经病患者的鉴别诊断主要是各种青少年和成年早期发病的遗传性和非遗传性肌病伴随周围神经病。

1. 非遗传性周围神经病伴随肌病

结缔组织病、副肿瘤综合征炎性肌病伴随周围神经病，自身免疫性甲状腺炎也可以出现神经病加肌病，这些疾病常常有原发疾病的特点，不难诊断。鉴别诊断还需要排除发病相对比较急的核苷酸类似物中毒神经肌病和免疫检查点抑制剂相关神经肌病，这些疾病都有明确的药物使用历史。肌肉活检有助于鉴别诊断。

（1）核苷酸类似物中毒神经肌病，用药后出现四肢近端无力和肢体远端麻木疼痛以及自主神经症状，血清肌酸激酶升高。神经传导提示感觉神经病。

（2）免疫检查点抑制剂相关神经疾病，成年发病，通常发生在药物治疗后 2～12 周内，出现四肢近端无力、眼外肌瘫痪和肢体远端感觉减退，血清肌酸激酶升高。神经传导提示感觉运动脱髓鞘神经病。

（3）甲状腺炎相关神经肌病，成年发病，出现四肢无力、肌痛和感觉障碍。肌酸激酶升高，神经传导测定显示感觉运动性神经病，具有轴索性和脱髓鞘性特征。

2. 遗传性周围神经病伴随肌病

多种遗传性神经病可以伴随肌病，多酰基辅酶A 脱氢酶缺乏症伴随感觉神经病，不同于前文介绍的线粒体 tRNALys 相关神经肌病、HSPB1、HSPB5 和 HSPB8 基因相关神经肌病、上肢显性遗传性 CMT 伴随肌病以及 NOTCH2NLC 基因相关的周围神经病伴随肌病，下一节介绍的 BAG3 相关的周围神经病伴随肌病，其周围神经病变以运动神经损害为主。这些疾病的肌肉活检均存在疾病相关的病理改变，没有肌纤维内大量脂肪滴沉积。

【治疗】

日常常规治疗包括限制饮食中的脂肪，避免长时间禁食、感染、剧烈运动等诱因。低脂低蛋白高糖饮食能改善MADD患者症状以及生化指标。

在核黄素反应性MADD中核黄素是治疗的基础，每天100～300 mg核黄素可迅速改善患者的肌无力症状，维持剂量在每天10 mg。左旋肉碱可以纠正肉碱缺乏症，可辅以每天50～100 mg左旋肉碱。建议补充辅酶Q10以纠正其在骨骼肌中的不足。

感觉障碍方面可辅以甲钴胺或腺苷钴胺、维生素B_1等营养神经药物。补充核黄素可迅速改善患者肌无力，但感觉障碍改善不明显。

【病例摘要】

患者，男，42岁。肢体无力1年，伴随下肢麻木10个月。

患者1年前出现双下肢无力，行走左右摇摆，双足不能抬离地面。10个月前双脚麻木、发凉，行走更加不稳，逐渐出现抬头费力和咀嚼费力，症状进行性加重。既往偶有饮酒。体格检查：四肢手套、袜套样针刺觉减退，双髂前上棘以下音叉振动觉消失，龙贝格征阳性。四肢肌力4+级。双上肢腱反射减弱，双下肢腱反射未引出，无病理反射。辅助检查：肌酸激酶2061.9 IU/L（25～170 IU/L）、乳酸脱氢酶3632.5 IU/L（110～240 IU/L）、肌酸激酶同工酶93.8 ng/ml（＜5 ng/ml）。神经传导检查没有检测到下肢周围神经的感觉神经动作电位，运动神经传导速度和复合肌肉动作电位波幅正常。肌电图提示肌源性损害。肌肉活检显示肌纤维直径变异不大，肌纤维内大量脂肪滴沉积。尿代谢筛查发现戊二酸、2-羟基戊二酸水平升高。血代谢筛查可见C5、8、10、12、14脂酰肉碱水平增高，血游离肉碱水平轻度降低。腰穿脑脊液检查未见异常。定位诊断：骨骼肌和周围神经的感觉神经纤维，定性诊断：遗传代谢性神经病叠加肌病，基因检查证实*ETFDH*双杂合突变。给予维生素B_2及辅酶Q10治疗1月后肢体无力逐渐好转，下肢麻木和行走不稳无改善。病例详细资料见二维码数字资源6-1。

数字资源6-1

（李务荣　袁　云）

【参考文献】

[1] MANOLE A，JAUNMUKTANE Z，HARGREAVES I，et al. Clinical，pathological and functional characterization of riboflavin-responsive neuropathy. Brain，2017，140（11）：2820-2837.

[2] 中华医学会神经病学分会，中华医学会神经病学分会神经肌肉病学组，中华医学会神经病学分会肌电图及临床神经生理学组. 中国脂质沉积性肌病诊治专家共识. 中华神经科杂志，2015，11（48）：941-945.

[3] WANG Z，HONG D，ZHANG W，et al. Severe sensory neuropathy in patients with adult-onset multiple acyl-CoA dehydrogenase deficiency. Neuromuscular disorders：NMD，2016，26（2）：170-175.

[4] HONG D，YU Y，WANG Y，et al. Acute-onset multiple acyl-CoA dehydrogenase deficiency mimicking Guillain-Barré syndrome：two cases report. BMC neurology，2018，18（1）：219.

[5] BOURQUE P R，BREINER A，Warman-Chardon J. Myofibrillar Myopathy Mimicking Polyneuropathy. Case Rep Neurol，2020，12（1）：97-102.

[6] FU J，MA M，SONG J，et al. BAG3 p.Pro209Ser mutation identified in a Chinese family with Charcot-Marie-Tooth disease. J Neurol，2020，267（4）：1080-1085.

[7] HUANG K，DUAN H Q，LI Q X，et al. Investigation of adult-onset multiple acyl-CoA dehydrogenase deficiency associated with peripheral neuropathy. Neuropathology，2020，40（6）：531-539.

[8] MCMACKEN G，WHITTAKER R G，CHARLTON R，et al. Inherited neuropathies with predominant upper limb involvement：genetic heterogeneity and overlapping pathologies. Eur J Neurol，2021，28（1）：297-304.

第二节 BAG3 基因相关神经肌病

Bcl-2 相关永生基因 3（Bcl-2 associated athanogene-3, BAG3）突变可导致 3 种疾病，分别是常染色体显性遗传的肌原纤维肌病伴随扩张型心肌病、肌原纤维肌病伴随周围神经病和单纯的运动感觉神经病。BAG3 相关肌病于 2009 年首次在 3 名患者中被报道。

人类有六个 BAG 基因，BAG1～BAG5 包含规范的 BAG 域，而 BAG6 有一个具有单独功能的袋状域。BAG3 也称为 CAIR-1 或 Bis，是一种与许多其他多肽相互作用的多结构域辅伴侣蛋白，由 575 个氨基酸组成，BAG3 有几个结构域和结合基序：N- 末端有一个 WW 结构域、两个 Ile-Pro-Val（IPV）和两个 Arg-Ser-Gln-Ser（RSQS）序列基序，以及一个 PXXP 重复序列，最后是 BAG 结构域。这种结构使得 BAG3 可以作为一种支架，将多种相互作用的蛋白质聚集在一起，拥有多种细胞功能，其中与热休克蛋白 -70（Hsp70）的核苷结构域结合形成分子伴侣，参与错误折叠蛋白的降解，这一过程被称为伴侣辅助的选择性自噬（chaperone-assisted selective autophagy, CASA），即 BAG3 介导的选择性自噬途径。此途径通过 HspA8/Hsp70、Hsp8B/Hsp22 分子和 BAG3、STUB1 组成的 CASA 复合物发挥作用，其中 BAG3 起到自噬刺激作用，Hsp8B/Hsp22 主要负责识别错误折叠的蛋白。BAG3 基因突变导致编码的蛋白具有毒性功能获得的特点，造成不可溶性的蛋白聚集，也导致其他分子伴侣的功能异常，影响了 CASA 过程，最终导致蛋白质清除障碍，蛋白质稳态丧失。其他细胞功能还有参与细胞应激，通过 HSPA8 调节肌原纤维的稳定性，参与 F- 肌动蛋白和 CAPZ 之间的紧密相互作用。在心肌细胞中，BAG3 还参与收缩，并通过与钙通道的相互作用影响钙信号。

BAG3 在心肌和骨骼肌中含量明显高于其他组织，故此基因突变易累及骨骼肌和心肌，其在肌细胞中主要定位于 Z 盘和肌膜，临床表现为肌原纤维肌病和扩张型心肌病，也可以表现为肌原纤维肌病伴随周围神经损害，也有以 CMT 为主要临床表型的 BAG3 突变家系。病理检查可以发现骨骼肌的肌纤维存在镶边空泡和蛋白聚集，8% 的细胞核出现凋亡。在肌纤维细胞可以看到 Z 盘水纹样改变、颗粒丝状堆积、结蛋白阳性蛋白沉积和空泡。周围神经出现不同直径的有髓神经纤维均匀减少，可见到个别巨大轴索，表现为增粗的轴索周围包绕着相对薄的髓鞘，电镜检查发现轴索中神经丝聚集（图 6-3）。

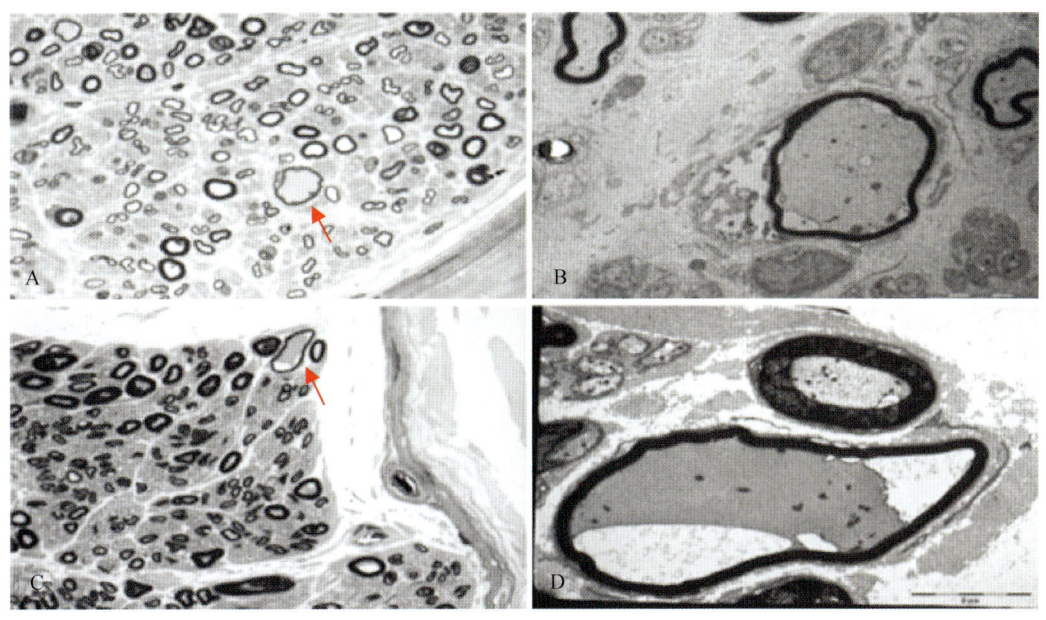

图 6-3 腓肠神经活检图片。A 和 C 树脂半薄切片显示每个神经束存在 1～2 个巨轴索。巨轴索是被薄髓鞘包围的增粗的轴索（箭头）。电镜（B、D）证实轴索增粗，髓鞘薄，神经丝密集（scale bar = 5 μm）

【临床表现】

BAG3 导致的 3 种不同疾病一般都在青少年或成人起病，依据临床表现的不同而出现各自的特点。

1. 肌病

青少年发病，表现为快速进展的肢体近端和远端无力、轴性肌无力，常常伴随出现心肌病和呼吸功能障碍。快速进展的呼吸功能不全是 BAG3 相关肌病的一个主要特征，典型的发病时间为儿童和青少年期。心脏受累是 BAG3 相关肌病的重要组成部分，也是导致死亡的原因。

2. 肌病伴随周围神经病

BAG3 相关肌病患者常并发多发性神经病，表现为肢体远端无力，步态障碍和脊柱僵硬，肢体远端的感觉障碍，腱反射减弱，类似于 CMT。

3. 单纯 CMT

表现为纯轴索性神经病，出现远端为主的肌肉无力、肌肉萎缩，不同程度的远端感觉减退，腱反射减低或消失，高弓足，而不伴有肌病和心肌病表现。

【辅助检查】

该病临床表现的复杂性决定了其临床诊断的困难性，一般首先安排进行肌酸激酶检查、肌电图和周围神经传导检查以及肌肉磁共振检查，病理改变图发现骨骼肌和周围神经联合损害，进行肌肉和神经的联合活检发现肌原纤维肌病的特征改变以及周围神经的巨大轴索，可以提示该病，而后进行基因检查进行鉴别诊断。

1. 常规实验室检查

血清 CK 比正常值上限高 3～15 倍。

2. 神经电生理检查

患者具有轴索性神经病的特点，感觉神经动作电位波幅降低显著，运动神经复合肌肉动作电位波幅下降，以下肢为著，可伴有神经传导速度正常或轻度减慢。针极肌电图表现为远端肌肉神经源性损害，而无肌源性损害的表现。

3. 骨骼肌 MRI

可评估肌肉受累的模式及程度。大腿肌肉半腱肌选择性脂肪化和萎缩。与 BAG3 突变肌原纤维肌病患者的受累特点不同，小腿肌肉 MRI 显示远端肌肉脂肪浸润，后群受累比前群严重；受累最严重的多为腓肠肌，其次为比目鱼肌，前群肌肉受累相对较轻；以周围神经病为主要临床表现的患者大腿肌肉相对正常。

4. 病理检查

骨骼肌活检可见肌原纤维肌病的特点，肌纤维内出现镶边空泡和蛋白聚集，同时发现神经源性肌萎缩。腓肠神经活检可以发现有髓神经纤维丢失和巨大轴索。

5. 基因检测

目前已广泛应用二代测序方法进行基因检测，但 CMT 基因 panel 中可能不包含 BAG3 基因，而在肌肉病序列之中，可选择进行全外显子或全基因组测序避免遗漏。

BAG3 基因导致神经肌肉受累的热点突变位于 Pro209，其中 Pro209Leu 突变主要表现为儿童或青少年起病的快速进展的肌病、心肌病、呼吸肌受累和脊柱畸形，可合并轴索性神经病伴巨轴索表现。个别患者没有心肌病。Pro209Gln 突变表现为成人起病的肌病伴轴索性周围神经病。Pro209Ser 突变表现为成人起病的轴索性感觉运动神经病而无肌病的临床表现。患者往往会得到 CMT 的初步诊断，经常出现脊柱僵硬综合征和感觉运动神经病变。

【诊断】

青少年和成年早期出现隐匿发展的肢体无力和萎缩，伴随心肌病表现需要考虑到肌原纤维肌病的可能性，进行电生理检查发现伴随周围神经病，应当考虑到 BAG3、HSPB1、HSPB5 和 HSPB8 基因相关肌原纤维肌病伴随周围神经病。而单独表现为慢性周围神经病的患者，很可能只考虑到轴索性 CMT 众多亚型中的一类。对于单独肌病或肌病伴随周围神经病的患者应当优先选择进行肌肉活检以及基因检查，而单纯周围神经病的患者选择针对周围神经病的基因检查或全外显子基因检查策略。

【鉴别诊断】

BAG3 相关疾病的鉴别诊断依据其表型不同而异，分别从肌病、肌病伴随周围神经病和单纯轴索性周围神经病进行鉴别。

1. 单纯肌病

主要鉴别的疾病包括青少年和成年早期缓慢发病伴随心肌病和早发呼吸衰竭的肌病，其中线粒体病、中性脂肪沉积病、Danon 病以及各种肌原纤维肌病常常合并心肌病，遗传性肌病伴随早发呼吸衰竭不仅出现在 TTN 基因突变患者，也见于 TPM3 基因突变导致的 Cap 病。基因和肌肉活检有助于鉴别诊断。

2. 肌病合并周围神经病

BAG3 相关的周围神经病伴随肌病，主要表现为肢体远端无力和感觉障碍，不同于上一节介绍的多酰基辅酶 A 脱氢酶缺乏症伴随感觉神经病，患者以肢体近端无力为主。和其他遗传性神经病伴随肌肉病的鉴别，可以参考第四章所列线粒体 tRNALys 相关神经肌肉病、*HSPB1*、*HSPB5* 和 *HSPB8* 基因相关神经肌病、上肢显性遗传性 CMT 伴随肌病以及 *NOTCH2NLC* 基因相关的周围神经病伴随肌病，鉴别诊断需要在此基础上进行神经和肌肉活检。

3. 单纯轴索型 CMT

其他遗传性轴索性运动感觉神经病，也可以在青少年和成年发病，以长度依赖性的对称性运动感觉性周围神经病为主要临床特点，其肢体无力和肌肉萎缩症状要明显重于感觉障碍，*BAG3* 突变的 CMT2 的临床表现也是如此，病理检查可以缩窄鉴别范围，基因检查可以鉴别。

由于患者存在巨轴索神经病的改变，应与其他遗传性或获得性巨轴索周围神经病进行鉴别，包括前文介绍的 CMT2E、*DCAF8* 基因相关早发严重运动感觉神经病伴心肌病、*TRIM2* 基因相关早发轴索性神经病、CMT4A 和 CMT4C。这些罕见病的鉴别需要依靠基因检查。

【治疗】

侧重于症状管理。患者由一个多学科团队进行评估和管理，团队成员包括神经病学家、理疗师、骨科医生。纠正足下垂等足部畸形，适当的康复锻炼以及跟腱拉伸可以避免跟腱挛缩及骨关节并发症，严重的骨关节畸形可行外科手术。出现心肌病、呼吸肌受累，需要心内科和呼吸科协助治疗。

【病例摘要】

患者，男性，41 岁，肢体无力 1 年。

患者 1 年前出现小腿疼痛，上坡费力，逐渐发展至爬楼费力，同时出现小腿肌肉萎缩，无感觉异常，上肢运动感觉正常。无胸闷憋气表现。自幼高弓足，其母和其哥哥也有高弓足。体格检查：脑神经正常，上肢和下肢近端肌力 5 级，双下肢足背伸 4 级，趾背伸 2 级，足跖屈 3 级，趾跖屈 1 级。双侧腓肠肌萎缩。浅感觉正常，深感觉踝以下减退。上肢腱反射减弱，下肢腱反射不能引出。神经传导检查：腓总神经和胫神经的运动神经传导速度分别为 40 m/s 和 38 m/s，复合肌肉动作电位波幅分别为 2.6 mV 和 0.5 mV；下肢感觉神经传导未引出波幅。定位诊断：多发性周围神经，轴索性，感觉和运动神经，感觉为主；定性诊断：常染色体显性遗传遗传性轴索性周围神经病。腓肠神经活检显示有髓神经纤维密度轻度减低伴有巨轴索改变。腓肠肌活检显示肌原纤维肌病样改变。经基因证实为 *BAG3* 相关神经肌肉病。病例详细资料见二维码数字资源 6-2。

数字资源 6-2

（邱　丽）

【参考文献】

[1] SARPARANTA J, JONSON P H, KAWAN S, et al. Neuromuscular Diseases Due to Chaperone Mutations: A Review and Some New Results. Int J Mol Sci, 2020, 21（4）: 1409.

[2] ADRIAENSSENS E, TEDESCO B, MEDIANI L, et al. BAG3 Pro209 mutants associated with myopathy and neuropathy relocate chaperones of the CASA-complex to aggresomes. Sci Rep, 2020, 10（1）: 8755.

[3] SELCEN D, MUNTONI F, BURTON B K, et al. Mutation in BAG3 causes severe dominant childhood muscular dystroph. Ann Neurol, 2009, 65（1）: 83-89.

[4] ODGEREL Z, SARKOZY A, LEE H S, et al. Inheritance patterns and phenotypic features of myofibrillar myopathy associated with a BAG3 mutation. Neuromuscul Disord, 2010, 20（7）: 438-442.

[5] SHY M, REBELO A P, FEELY S M, et al. Mutations in BAG3 cause adult-onset Charcot-Marie-Tooth disease. J Neurol Neurosurg Psychiatry, 2018, 89（3）: 313-315.

[6] FU J, MA M, SONG J, et al. BAG3 p.Pro209Ser mutation identified in a Chinese family with Charcot-Marie-Tooth disease. J Neurol, 2020, 267（4）: 1080-1085.

[7] JAFFER F, MURPHY S M, SCOTO M, et al. BAG3 mutations: another cause of giant axonal neuropathy. J Peripher Nerv Syst, 2012, 17（2）: 210-216.

[8] CANTARERO L, JUÁREZ-ESCOTO E, CIVERA-TREGÓN A, et al. Mitochondria-lysosome membrane contacts are

defective in GDAP1-related Charcot-Marie-Tooth disease. Hum Mol Genet, 2021, 29（22）：3589-3605.

［9］CHEN P H, HU J, WU J, et al. Gigaxonin glycosylation regulates intermediate filament turnover and may impact giant axonal neuropathy etiology or treatment. JCI Insight, 2019，5（1）：e127751.

［10］XU X, YANG X, SU Z, et al. Identification of Novel Compound Heterozygous Mutations in the GAN Gene of a Chinese Patient Diagnosed With Giant Axonal Neuropathy. Front Neurosci, 2020，14：85.

第三节　*POLG* 基因相关疾病

线粒体的 γ- 聚合酶（polymerase gamma，POLG）基因相关神经病（*POLG* related neurologic diseases）是 *POLG* 基因突变导致的一组神经系统疾病（表6-1），*POLG* 基因突变是线粒体疾病最常见的单基因疾病之一，其中以 Alpers 综合征、儿童肌脑肝病、肌阵挛性癫痫肌病感觉性共济失调、共济失调神经病谱系和进行性眼外肌瘫痪为常见类型。

表 6-1 线粒体的 γ- 多聚酶基因相关神经病

没有神经病	伴随神经病
肝病	共济失调神经病谱系
Leigh 样综合征	线粒体神经胃肠脑肌病
Alpers 综合征	肌阵挛性癫痫肌病感觉性共济失调神经病
儿童肌脑肝病	
脊髓小脑性共济失调伴癫痫	共济失调神经病伴构音障碍和眼外肌瘫痪
进行性眼外肌瘫痪	轴索性感觉神经病

POLG 基因编码的蛋白具有 DNA 聚合酶、3'-5' 核酸外切酶和 5'dRP 裂解酶等活性，在维持细胞功能的完整性方面至关重要，是位于线粒体内并参与线粒体 DNA（mitochondrial DNA，mtDNA）复制与修复的酶。DNA 聚合酶 γ 的 α 亚基由 *POLG1* 基因编码的一个催化亚基和由 *POLG2* 基因编码的两个辅亚基组成。*POLG* 基因突变将导致线粒体内 γ- 聚合酶的催化活性、持续合成能力以及 DNA 结合能力严重下降，影响 mtDNA 的保真性复制以及结构完整性的维护，导致 mtDNA 的多发性片段缺失、多发点突变或拷贝数量减少，导致线粒体功能异常从而引发线粒体疾病。

Alpers 综合征的病理改变特点是枕叶纹状皮层出现斑片状病变，部分病例在基底节和丘脑也有病变，出现神经元丢失，伴海绵状病变和胶质细胞增生。肝的病理特征包括肝细胞嗜酸性改变和丢失伴随肝细胞板塌陷，胆管增生，肝微囊脂肪变性、桥接性纤维化或肝硬化，正常小叶结构紊乱出现再生结节。周围神经的有髓纤维严重丢失，以大直径的有髓神经纤维丢失为主，残余的神经纤维直径较小，可以看到小的薄髓鞘神经纤维和有髓神经纤维的再生簇。骨骼肌出现成角或圆形肌纤维萎缩和肥大，可以看到较多破碎红色纤维、琥珀酸脱氢酶深染肌纤维和细胞色素氧化酶阴性纤维（图6-4），部分肌纤维显示小脂滴和糖原含量增加。

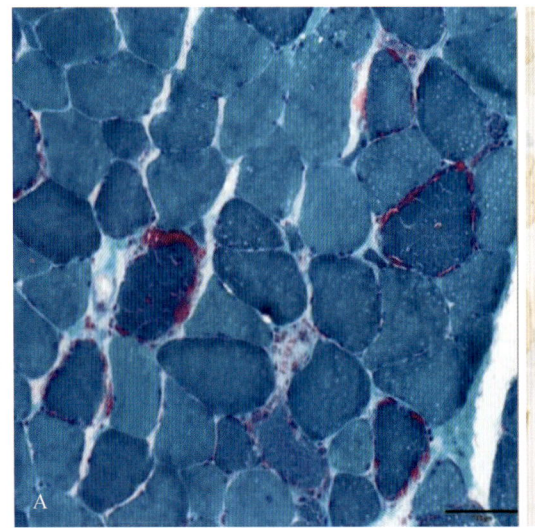
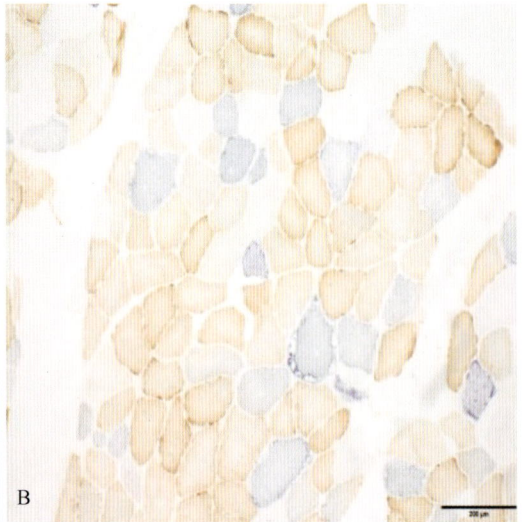

图 6-4　A. 肌肉活检显示破碎红纤维；B. 细胞色素氧化酶阴性肌纤维

【临床表现】

1. 共济失调神经病谱

在青少年早期到30岁发病，主要特征是周围神经病、共济失调和癫痫发作，患者出现感觉性、运动性或混合性周围神经病，伴随感觉性共济失调。其他症状包括肌阵挛、进行性眼外肌瘫痪、偏头痛、轻度认知障碍、不自主运动、精神症状、失明、听力损失和肝受累。

2. 线粒体神经胃肠脑肌病

是一种进行性疾病，常染色体隐性遗传，在出生到50岁之间发病，大约60%的患者在20岁之前就开始出现症状。以严重胃肠运动障碍、肠道假性梗阻、恶病质或消瘦、眼外肌瘫痪、周围神经病、脑白质病和乳酸酸中毒为特征。

3. 肌阵挛性癫痫、肌病和感觉共济失调

成人早期出现癫痫、肌病和共济失调，但无眼外肌麻痹。共济失调是该病的首发症状，随后出现肌阵挛性癫痫发作和进行性脑病，伴随亚临床感觉性神经病。肌病表现为四肢近端和远端无力和运动不耐受。

4. 感觉共济失调神经病伴构音障碍和眼外肌瘫痪

起病年龄通常在16～53岁，大部分患者为逐渐缓慢进展，遗传方式包括常染色体隐性和显性遗传，典型的疾病表现为感觉性共济失调神经病、构音障碍和眼外肌瘫痪三联征，附加症状包括小脑性共济失调、吞咽困难、帕金森病、舞蹈病、认知缺陷、糖尿病、便秘和心肌病。首发症状以感觉性共济失调、步态不稳最为常见，随疾病发展可出现睑下垂、眼外肌瘫痪、运动不耐受、构音及吞咽障碍、癫痫发作、认知功能下降等多种临床表现。

5. 进行性眼外肌瘫痪

成人发病，主要的临床表现是眼外肌的进行性无力，导致上睑下垂和眼球在水平和垂直方向的运动障碍，但大多数患者都存在全身性肌病。部分患者出现轴索性神经病、构音障碍、不宁腿综合征、帕金森病、卵巢早衰、感觉性共济失调和白内障。常染色体隐性遗传患者在随访中可以发现POLG基因相关疾病的其他表现。

【辅助检查】

该基因突变的临床表现多样性决定了其临床诊断的困难性，一般首先安排进行肌酸激酶检查、肝功能检查、肌电图和周围神经传导检查以及头颅MRI检查，再进行肌肉活检发现发现线粒体病的依据，而后进行基因检查进行确定诊断。

1. 实验室检查

伴随肌病的患者血肌酸激酶升高，部分患者出现空腹血糖浓度、肝功能、血氨、谷氨酰胺和酪氨酸、胆红素改变。线粒体神经胃肠脑肌病出现血浆胸苷激酶水平升高，应测定血浆胸腺嘧啶和脱氧尿苷的水平。

2. 电生理检查

肌电图检查神经源性损害。周围神经的运动神经复合肌肉动作电位波幅降低或不能引出，运动神经传导速度显著降低。感觉神经动作电位不能引出或出现波幅降低，提示存在轴索性或轴索和脱髓鞘混合性感觉运动神经病。在癫痫患者脑电图发现包括具有较小多脉冲的高振幅慢活动或间歇性连续棘波活动。心电图检查可见心肌病的多种异常改变。

3. 影像学检查

伴随脑损害的患者出现基底节、杏仁核和脑干萎缩，个别患者存在延髓的下橄榄体肥大。线粒体神经胃肠脑肌病患者的MRI出现脑白质病变。超声心动图可以发现心肌病改变。而感觉共济失调神经病伴构音障碍和眼外肌瘫痪出现双侧丘脑和小脑损害。

4. 病理活检

部分感觉性共济失调神经病伴构音障碍和眼外肌瘫痪以及线粒体神经胃肠脑肌病患者的肌肉存在破碎红纤维或COX阴性纤维。线粒体神经胃肠脑肌病肌肉标本显示线粒体呼吸链复合体Ⅰ和Ⅳ的酶活性降低。周围神经活检提示轴索性神经病，可以伴随脱髓鞘。

5. 基因检测

目前发现了44种POLG基因致病性突变，聚集在核酸外切酶（40.9%）、连接子（29.5%）、聚合酶（22.7%）和N端结构域（6.8%）处。线粒体神经胃肠脑肌病存在mtDNA缺失和多重缺失。来自POLG不同功能区域的复合杂合突变表现出更严重的早发性POLG综合征，而来自同一功能区域的突变也可以导致病情较轻的晚发性POLG综合征。

【诊断】

POLG基因突变的患者在不同年龄发病后出现不同的临床表现，共同的特点是多系统损害，只有个

别患者存在单一的 Leigh 样综合征和轴索性神经病。通过血清肌酸激酶检查、肌电图、MRI 和肌肉活检证实多系统损害特点，包括中枢和周围神经系统，以及心脏功能、肺功能、肝功能、肾功能以及胃肠道肠功能，在此基础上通过基因检查发现 POLG 基因致病突变；肌肉活检提示线粒体异常，在此基础上依据癫痫、肝损害、肌肉病、共济失调、神经病的症状组合确定 POLG 综合征的哪个亚型。

【鉴别诊断】

POLG 基因相关神经病包括多种疾病亚型，因此其鉴别诊断要依据不同的临床表现进行鉴别。分为有周围神经病表现和没有周围神经病表现两大类。

1. 有周围神经病表现

感觉共济失调叠加综合征，作为主要症状出现在肌阵挛性癫痫肌病感觉共济失调、共济失调神经病谱、感觉性共济失调神经病伴构音障碍和眼外肌瘫痪、线粒体神经胃肠脑肌病。感觉神经病伴随共济失调在儿童和青少年还出现在遗传性共济失调伴维生素 E 缺乏、脑腱黄瘤病、植烷酸贮积病、Friedreich's 共济失调、C12orf65 基因相关神经病、POLG 线粒体共济失调综合征、痉挛共济失调 Charlevoix-Saguenay 型、COX20 基因相关神经病、Friedreich 共济失调、婴儿型脊髓小脑共济失调（表 5-4）。成年发病者需要排除脆性 X 震颤共济失调综合征和 RFC1 基因相关感觉神经病。这些疾病需要通过基因检查进行鉴别。

（1）脆性 X- 相关震颤/共济失调综合征，性连锁遗传，FMR1 基因突变导致。60 岁后发病，表现为帕金森症状动、小脑共济失调。伴随记忆和执行功能缺陷以及精神异常。

（2）RFC1 基因相关感觉神经病，成年人发病，出现肢体远端对称性感觉障碍，42% 的患者患有孤立性感觉神经病或伴有慢性咳嗽的感觉神经病，而 58% 的患者存在亚临床前庭和（或）小脑受累，少数患者出现步态和肢体共济失调。

2. 没有明显周围神经病

（1）进行性眼外肌瘫痪以及叠加综合征，慢性眼外肌瘫痪也出现在 DGUOK、DNA2、OPA1、POLG2、RNASEH1、RRM2B、SLC25A4、TK2、TWNK 基因突变以及 mtDNA 大片段缺失患者，其他导致慢性眼外肌瘫痪的疾病还包括 PABPN1 突变导致的眼咽肌营养不良以及 NOTCH2NLC 基因突变导致的眼咽远端型肌营养不良，需要通过肌肉活检和基因检查进行鉴别。

（2）脑肌病叠加综合征，出现在线粒体神经胃肠脑肌病和感觉性共济失调神经病伴构音障碍和眼外肌瘫痪，除线粒体脑肌病伴随高乳酸血症和卒中样发作，也见于 SUCLG1、SUCLA2 和 FBXL4 相关线粒体 DNA 耗竭综合征。需要进行肌肉活检和基因检查进行区分。

（3）脑病加肝病，见于 Alpers-Huttenlocher 综合征和儿童肌脑肝病谱，脑病加肝病的症状组合也出现在其他基因突变导致的线粒体 DNA 缺失综合征，包括 DGUOK、MPV17、TK2、MGME1、SLC25A4。SCO1 基因突变也导致脑肝病。需要基因检查进行区分。

【治疗】

主要是对症治疗，其多学科团队包括神经科医师、眼科医师、康复科医师，进行物理治疗、言语治疗和癫痫管理。对于任何 POLG 基因相关疾病的患者，需要减少肝酶代谢药物的剂量以避免其对肝造成的毒性作用。

首先要进行家庭教育，提高患者的生活质量。一旦明确诊断，让患儿父母参与到支持性护理中，学会如何使用胃造口喂养管和人工通气。

要在家庭教育的基础上进行支持疗法，肝衰竭患者要少食多餐，以补偿糖异生缺陷，将膳食蛋白质降至最低，使用非吸收糖造成渗透性腹泻，使用螯合剂治疗高氨血症。在诊断时使用左旋卡尼汀可以改善脂肪代谢。线粒体 DNA 耗竭综合征患者的脑脊液出现叶酸缺乏，需要使用叶酸（亚叶酸钙）进行经验性治疗。

治疗 POLG 相关癫痫的通常选择钠通道阻滞剂（如拉莫三嗪）与苯二氮䓬类药物和左乙拉西坦或托吡酯。不要使用丙戊酸钠，由于其他抗惊厥药物也与加速肝恶化有关，每 2～4 周监测一次肝酶。

对症治疗，包括上睑下垂的额肌悬吊手术、帕金森病症状患者的左旋多巴、抗抑郁药物以及对受影响患者及其携带者的心理支持。胃造口术可以提供足够的营养。苯二氮䓬类药物的使用通常会减少异常运动的严重程度。

【病例摘要】

患者，男性，50 岁，肢体麻木行走不稳 10 年，眼睑下垂 5 年。

患者10年前出现四肢麻木，行走不稳，5年前出现双眼睑下垂。3年前出现双下肢踩棉感、下肢发僵和头晕头痛。家族中无类似发病者。体格检查：神清语利，双上睑下垂，上睑遮盖瞳孔上部1/3，双眼球各方向活动均受限，无复视。双手掌指关节以远痛、触觉减退，双大腿中部以下痛、触觉减退。双髂前上棘音叉振动觉减退，双膝关节以下音叉振动觉消失，双足趾关节运动觉消失。颈屈肌力4级。屈髋肌力5－级，其余肌力5级。双跟膝胫试验欠稳准。行走时步基略宽，龙贝格征阳性。四肢腱反射消失。定位诊断：周围神经、眼外肌和小脑；定性诊断：脑、肌肉和周围神经病，线粒体病可能性大，经基因检查发现POLG基因突变，明确感觉共济失调神经病合并构音障碍和眼外肌瘫痪的诊断。病例详细资料见二维码数字资源6-3。

数字资源6-3

（赵旭彤　袁　云）

【参考文献】

[1] LEE Y S, KENNEDY W D, YIN Y W. Structural insight into processive human mitochondrial DNA synthesis and disease-related polymerase mutations. Cell, 2009, 139 (2): 312-324.

[2] DA POZZO P, CARDAIOLI E, RUBEGNI A, et al. Novel POLG mutations and variable clinical phenotypes in 13 Italian patients. Neurol Sci, 2017, 38 (4): 563-570.

[3] TANG S, WANG J, LEE N C, et al. Mitochondrial DNA polymerase γ mutations: An ever expanding molecular and clinical spectrum. J Med Genet, 2011, (48): 669-681.

[4] BEREAU M, ANHEIM M, ECHANIZ-LAGUNA A, et al. The wide POLG- related spectrum: An integrated view. J Neurol Sci, 2016, 368: 70-76

[5] BATLA A, ERRO R, GANOS C, et al. Levodopa- Responsive Parkinsonism with Prominent Freezing and Abnormal Dopamine Transporter Scan Associated with SANDO Syndrome. Mov Disord Clin Pract, 2015, 2: 304-307.

[6] HORVATH R, HUDSON G, FERRARI G, et al. Phenotypic spectrum associated with mutations of the mitochondrial polymerase gamma gene. Brain, 2016, 129: 1674-1684.

[7] TARKA S, LAURE-KAMIONOWSKA M, WIERZBA-BOBROWICZ T, et al. POLG gene mutation. Clinico-neuropathological study. Folia Neuropathol, 2020, 58 (4): 386-392.

[8] PHILLIPS J, COUREL S, REBELO A P, et al. POLG mutations presenting as Charcot-Marie-Tooth disease. J Peripher Nerv Syst, 2019, 24 (2): 213-218.

[9] HSIEH P C, WANG C C, TSAI C L, et al. POLG R964C and GBA L444P mutations in familial Parkinson's disease: Case report and literature review. Brain Behav, 2019, 9 (5): e01281.

[10] DA POZZO P, CARDAIOLI E, RUBEGNI A, et al. Novel POLG mutations and variable clinical phenotypes in 13 Italian patients. Neurol Sci, 2017, 38 (4): 563-570.

本章总结

对遗传性周围神经病伴随肌病的诊断思路重点是解释临床表现中要具有合理性，而不是不典型而忽略掉周围神经病或肌病的临床表现。依据肌电图的肌源性损害或者肌酸激酶的明显升高诊断肌病并不困难，通过肌肉活检确定肌病的存在。临床上确定是否伴随感觉性还是感觉运动性神经病，要想到进行神经传导测试。

这类疾病的诊断依靠基因检测结果结合临床表现的综合分析。肌酸激酶升高也出现在进展较快的下运动神经元疾病，后者电生理检查发现的神经源性损害结合周围神经传导速度检查提示脊髓前角神经元损害，不同于周围神经病合并肌肉病的电生理改变规律，肌电图和神经传导检查在运动神经元病的诊断中发挥决定性作用。但运动神经元病的不同亚型也各有特色，详见下章有关运动神经元病的介绍。

第七章 运动神经元病

脑干运动核团的神经细胞和脊髓前角的神经细胞控制所有自主运动，人体的各种随意运动、呼吸、言语和吞咽功能都依赖于脊髓前角细胞或脑干运动核团神经细胞的正常结构和功能。不同原因导致的脊髓前角和脑干核团的运动神经元变性和丢失，都可以引起所支配肌肉发生萎缩以及肌力下降，由于不存在明显的感觉神经损害表现，电生理检查不能发现周围神经运动神经纤维的髓鞘和轴索的原发性损害特点，肌电图可以发现神经源性损害，因此命名为运动神经元病（motor neuron disease）。

狭义的运动神经元病特指肌萎缩侧索硬化，即病变累及了中枢神经系统的上、下二级运动神经元，包括散发性肌萎缩侧索硬化以及100多种不同基因突变导致的家族性肌萎缩侧索硬化，其中较为常见的致病基因为 *SOD1* 基因、*C9odf72* 基因、*TARDBP* 基因和 *FUS* 基因。广义的运动神经元病还包括其他遗传性或获得性脑干运动核团神经细胞以及脊髓前角细胞损害疾病，包括 *VAPB* 基因相关的肌萎缩侧索硬化、肯尼迪病、平山病、脊髓灰质炎后综合征和 Hopkins 综合征（表7-1）。本章节重点介绍肌萎缩侧索硬化、*VAPB* 基因相关肌萎缩侧索硬化、肯尼迪病、平山病、脊髓性肌萎缩、脊髓灰质炎后综合征。

表 7-1 运动神经元病

肌萎缩侧索硬化
脊髓性肌萎缩
肯尼迪病
青少年良性单肢肌萎缩
脊髓灰质炎后综合征
副肿瘤运动神经病
Hopkins 综合征

神经科医生经常需要对不同原因的运动神经元病患者进行诊断和鉴别诊断，进行疾病的评估和给予治疗和护理建议。当患者出现肢体无力，常规查体确定为下运动神经元损害，就要通过肌电图检查和肌酸激酶检查排除肌病和神经肌肉接头疾病，发现神经源性损害，同时神经传导检查不能确定存在周围神经的感觉损害，而运动神经的损害只看到复合肌肉动作电位波幅的降低或没有明显改变，基本可以确定为运动神经元病，而后通过基因检查确定遗传性疾病患者的基因改变，进一步确定分型。

第一节 肌萎缩侧索硬化

肌萎缩侧索硬化（amyotrophic lateral sclerosis，ALS）又称运动神经元病（motor neuron disease，MND），是以上、下运动神经元受累为主的进行性神经系统变性病。该病首次于1869年由法国学者 Jean Martin Charcot 命名并描述其临床表现，故此在法国被称为 Charcot 病。在美国习惯称之为 Lou Gehrig 病，因美国棒球运动员 Lou Gehrig 患该病而得名。在欧洲其他国家常常被称为 MND，后者与 ALS 是基于对该病的病理改变而命名，因而应用更为广泛。近年来在媒体上频繁出现的"渐冻病"一词为非正式名称，源于我国台湾 ALS 患者协会所使用。ALS 的发病率因不同地区而异，一般而言患病率为（1.07～11.31）/100 000，发病率为（0.42～5.3）/100 000 人。欧洲的发病率为（2～3）/100 000 人，亚洲东部为 0.8/100 000 人，亚洲南部为 0.7/100 000 人。临床表现包括多种亚型（表7-2）。

ALS 的发生机制不清楚，涉及的机制包括兴奋性氨基酸毒性、RNA 代谢错误、DNA 修复障碍、核浆蛋白转运异常、轴浆运输障碍、少突胶质细胞变性、神经炎症和线粒体功能异常等，也可以多种机制一起最终造成运动神经细胞变性。最近几年发现少数 ALS 和 100 多种基因突变有关，研究

表 7-2 肌萎缩侧索硬化类型

散发性肌萎缩侧索硬化
经典型肌萎缩侧索硬化
下运动神经元病
进行性肌萎缩
连枷臂综合征
连枷腿综合征
原发性侧索硬化
进行性延髓麻痹
遗传性肌萎缩侧索硬化

较多的基因是 RNA 结合蛋白类的 *TARDBP*、*FUS*、*HNRNPA1*、*MATR3* 和 *TIA1*。突变的 TARDBP 或 FUS 蛋白从细胞核转移进入胞浆，造成了目标 RNA 正常的剪切功能丧失，出现 Tau DNA-结合蛋白 43（Tau DNA-binding protein 43，TDP-43）在运动神经元内聚集。*C9orf72* 的重复扩增序列被认为是改变了 *C9orf72* 的 mRNA 在细胞内的定位，重复序列扩增过程中产生的二肽重复蛋白干扰了正常的核浆转运并引发神经毒性。ALS 的基因缺陷还可导致其编码蛋白的功能缺陷和稳定性下降，泛素依赖的蛋白酶降解系统异常活化。在 *C9orf72* 突变相关的 ALS 可观察到自噬功能缺陷，产生泛素和 p62 阳性、TDP-43 阴性的包涵体。在超氧化物歧化酶 1（superoxide dismutase，SOD1）以及 *TARDAP* 基因突变相关的 ALS 可以发现伴侣蛋白表达异常。

发病的 ALS 患者可以见到至少一半的运动神经元（皮层运动神经元、脑神经运动核团和脊髓前角细胞）出现丢失，在残存的运动神经元内出现各种形态的包涵体，此外还可以发现广泛的星形胶质细胞增生和小胶质细胞浸润。ALS 标志性的免疫组织化学病理改变是神经元胞质内泛素阳性包涵体的聚集和堆积。一般上运动神经元含有泛素阳性包涵体，下运动神经元含有 TDP-43 阳性包涵体。尽管 *TARDBP* 基因突变在 ALS 中并不常见，97% 的 ALS 患者在运动神经元出现的包涵体主要成分是 TDP-43，细胞核内表达的 TDP-43 蛋白耗竭而胞质 TDP-43 堆积。在出现 p62 阳性包涵体而 TDP-43 蛋白表达阴性的 ALS 患者，可以看到异常折叠的 SOD1 的堆积，这些蛋白异常折叠形成的包涵体可能与 Tau 或共核蛋白异常聚集包涵体的发病机制类似。骨骼肌的失神经支配则表现为成小组分布的角状萎缩肌纤维、靶纤维和小片状肌纤维群组化。肌肉内的神经束内有髓神经纤维出现减少。神经肌肉接头出现破坏，部分患者可以伴随亚临床的感觉神经损害，出现个别薄髓鞘的神经纤维。

【临床表现】

ALS 的发病年龄在 60.7～64.3 岁，从症状到诊断的时间平均为 10.8～16.9 个月。中国患者平均发病年龄为（52.4±12.1）岁，发病高峰女性为 45～49 岁，男性为 55～59 岁。男性患病率较高（男：女比例约为 1.5：1）。起病非常隐袭，出现上、下运动神经元的症状和体征是 ALS 的核心表现，四肢、球部、脊柱旁（胸、腹部）肌无力和肌萎缩均在疾病的不同阶段出现。根据起病部位及临床表现，ALS 可分为多种类型（表 7-2）。75.1% 为肢体起病的经典型 ALS，男性为多；4%～14.0% 为球部起病的进行性延髓麻痹型，在女性更为常见；2.6% 为进行性肌萎缩，0.5% 为原发性侧索硬化。10% 的患者为家族遗传性 ALS。

1. 经典 ALS

（1）运动症状：典型的下运动神经元受累表现为弛缓性瘫痪，显著肌肉萎缩，腱反射减低/消失和频繁的肌束颤动。非对称的远端肢体肌无力和萎缩是 ALS 常见的早期改变，多从一侧肢体发病扩散到对侧肢体，体格检查（表 7-3）可见非对称性肢体肌肉无力、萎缩和肌束震颤，大部分患者存在分裂手，即拇短展肌和背侧第一骨间肌肌萎缩无力要重于小指展肌。部分患者出现延髓麻痹症状，表现为舌肌萎缩、言语不清、吞咽障碍以及大量流涎。伴随膈肌瘫痪的患者出现呼吸肌无力，经常主诉活动后或者在平卧休息时气短，伴随睡眠障碍、晨起头痛及疲劳感。大部分患者出现上运动神经元受累的表现，可见肢体肌肉痉挛，腱反射亢进和病理征，还可有强哭强笑等假性延髓麻痹表现。

（2）非运动症状：50% 的 ALS 患者出现认知和行为异常，其中淡漠最为常见，大约 30% 的患者在

表 7-3 ALS 诊断中重点关注的体征

部位	临床表现
头面部	双侧舌肌萎缩、下颌反射活跃
颈部	颈伸肌群无力导致的垂头
四肢	双肩肌束颤动和非对称性肌无力
手部	分裂手
大脑	言语、情感障碍以及执行功能异常

诊断时有执行功能的异常，13%的患者可以诊断为额颞叶痴呆。大约10%的ALS患者可出现感觉障碍，其中1/3以上的患者起病早期有明显的疼痛，但多数感觉障碍随疾病进展而缓解。大多数患者可以出现肢体的自主神经功能障碍，如皮肤潮湿和皮温下降，唾液分泌增加，但心血管、胃肠道和膀胱括约肌功能障碍相对少见。眼外肌和面肌在疾病早、中期相对保留。

2. 下运动神经元病

（1）进行性肌萎缩，成人发病，临床特征为孤立的下运动神经元损害特征，可以存在亚临床的上运动神经元受累的病理改变，但被下运动神经元损害的表现所掩盖。

（2）连枷臂综合征，突出表现为局限于上肢的无力，又称为Vulpian-Bernhardt综合征或双侧臂丛肌萎缩性瘫痪，占据了2%～11.4%的ALS，起病年龄类似ALS，男性患者居多，男女比例为（1.5～5）:1。连枷臂综合征可以是非对称性起病，70%的患者表现为双上肢近端无力，47%～90%的患者出现上肢反射减低或消失，没有锥体束征，在一些研究中也将缺乏上运动神经元损害的连枷臂综合征定义为进行性肌萎缩。

（3）连枷腿综合征，突出表现为局限于下肢的无力，又称为假性多神经病变异型ALS，Marie-Patrikios型或腓骨型ALS，占据ALS的2.5%～6.3%，起病与经典型ALS相当，性别比例和连枷臂综合征类似，男性患者多见，男女比例1.7:1。大约一半的患者开始表现为不对称性下肢无力和肌萎缩，而后进展至双下肢无力和肌萎缩，伴随腱反射减低和消失。2年后大约25%的患者从腰髓进展至脊髓的更高节段。

3. 原发性侧索硬化

通常出现在50岁左右，中位随访时间为9年（范围4～36年），以上运动神经元损害为主，下运动神经元不受累是其特征，特征表现为下肢开始的缓慢进行性痉挛，并上升至手臂和延髓肌。额颞叶痴呆、认知障碍和行为改变的发生与ALS相当。没有明显的锥体束征或肌肉萎缩，没有感觉体征，也没有类似疾病的家族史。

在症状出现4年后，临床上有明显原发性侧索硬化且无肌电图异常的患者通常可以存活数十年，而肌电图轻微改变或部分下运动神经元受累的患者可能存活率较低，预后较差。

4. 进行性延髓麻痹

也称为延髓性肌萎缩侧索硬化症，起病于言语、咀嚼和吞咽肌肉至少6个月，在女性多见，发病年龄略高于典型ALS，表现为松弛、混合性或痉挛性构音障碍和固体或液体吞咽困难，与认知参与、情绪表达的改变和夸张高度相关，1/3的患者出现舌肌萎缩。可以出现弥漫性反射亢进。呼吸功能相对保留，大约30%的患者在发病18个月内发展为ALS，生存期约为24个月。

【辅助检查】

ALS患者的辅助检查安排首先是通过肌酸激酶检查、肌电图检查和神经传导检查确定全身骨骼肌存在广泛的神经源性损害，基于鉴别诊断进行头部和脊髓的MRI检查、脑脊液检查、肌肉和神经活检，怀疑遗传性ALS需要进行基因检查。

1. 实验室检查

部分病情发展快速的典型ALS患者出现肌酸激酶升高，一般不高于正常上限10倍，可以伴随出现轻度的转氨酶升高。血清肌酐轻度下降。也可以发现神经节苷脂抗体阳性。晚期患者可以出现低蛋白血症、低氯血症以及晚期呼吸衰竭有关的二氧化碳增加。

少数患者的脑脊液蛋白升高，罕见地超过100 mg/dl。脑脊液的神经丝轻链和磷酸化神经丝重链增加，可以用于区分ALS与其他疾病如脊髓型颈椎病，多灶性运动神经病和包涵体肌炎等，具备一定的敏感度和特异性，并和ALS的病程发展相关。

2. 神经电生理检查

是评估下运动神经元损害的重要手段，也是ALS诊断的必备检查。针极肌电图表现为肌肉慢性失神经与进行性失神经支配并存，检查范围应覆盖延髓、颈、胸和腰4个节段，在颈和腰段应当至少针对不同神经根节段和不同周围支配的肌肉进行检测。在电生理改变高度怀疑但不足以诊断ALS的患者，若仅有1～2个区域的下运动神经元受累，应每3个月重复进行肌电图检查。患者的运动神经传导速度和潜伏期正常，无波形离散或者传导阻滞，下运动神经元病变进展明显的部位出现复合肌肉动作电位波幅下降。非嵌压部位的感觉神经传导一般不出现异常或仅出现动作电位波幅轻度下降或传导减慢。F波和H反射正常，但肌肉萎缩严重者，F波出现率可下降。运动诱发电位用于评估锥体束功能，ALS

患者可表现为中枢段传导时间延长或者无法引出，该检查有助于发现亚临床性上运动神经元病变。

3. 头颅和脊髓 MRI 检查

MRI 可用于显示患者的皮质脊髓束病变，ALS 中最具特征性的发现是 T2、质子密度加权和 FLAIR 加权相上皮质脊髓束为高信号，特别是在大脑内囊和脑干部位。T2 加权也可以显示初级运动皮质的低密度，通常出现在中央前回的后部。在出现痴呆的患者中可以发现额颞叶萎缩。原发性侧索硬化可见中央前回皮质和下面的白质萎缩，中央前回的灰质变薄，严重程度通常高于经典型 ALS。皮质脊髓束可见 MRI T2 成像高信号。对于临床确诊为延髓麻痹患者，不需要进行影像学检查，很难发现影像学改变。

4. 肌肉活检

ALS 诊断不需要对骨骼肌或其他组织进行活检，除非排除其他具有类似临床表现的疾病，如包涵体肌炎或 *NOTCH2NLC* 基因突变导致的 ALS。当临床或电生理检查结果不支持 ALS 诊断时，肌肉活检可用于显示亚临床的下运动神经元功能障碍。与 ALS 诊断相符的组织学发现包括分散的肥大肌纤维、不超过中等数量的靶纤维或类靶纤维、不超过中度的肌纤维群组化、个别坏死的肌纤维。

5. 基因检查

约 10% 的 ALS 患者具有家族遗传性，其外显率不足 50%。目前已发现 100 个基因与 ALS 有关。其中 *C9orf72*、*TARDBP*、*SOD1* 和 *FUS* 占据了大约 70% 的家族性 ALS。*C9orf72* 与高加索人种 40% 的家族型 ALS 及 10% 的散发型 ALS 有关，也出现在额颞叶痴呆。20% 有 *SOD1* 基因突变，2% 的散发患者有 *SOD1* 突变，2%～5% 有 *TARDBP*（TDP-43）基因突变。而 *TARDBP* 突变也发生在散发病例中。中国 ALS 患者最常见突变是 *SOD1*，其次为 *FUS* 和 *TARDBP*，而 *C9orf72* 非常少见。

【诊断】

ALS 的诊断基于临床表现和肌电图检查，上运动神经元和下运动神经元损伤的体征不能用任何其他疾病过程来解释，提示 ALS。

ALS 的诊断要点包括：①一个节段起病的进展性肌无力，进展到该节段其他区域或者另一个节段，出现球部（语言和吞咽）、颈（上肢）、胸（胸和腹部肌群）和腰（下肢）四个节段的下运动神经元活动性失神经支配的临床和电生理证据；②上运动神经元受累的症状和体征。发病早或有家族史的患者可进行基因检查。

连枷臂综合征、连枷腿综合征、进行性肌萎缩、进行性延髓麻痹和原发性侧索硬化都属于非典型运动神经元病，都具有其特殊的临床表现和电生理改变规律。在排除其他疾病后依据临床表现加以诊断。

【鉴别诊断】

ALS 相关医学信息的普及虽然提高了大众对该病的认识，但也带来大众不同程度对 ALS 的担忧，在恐慌中导致过度检查，其中肌束震颤焦虑综合征这种心理问题常常被普通大众误认为是运动神经元病，而把 ALS 误诊为其他疾病的情况较少发生，ALS 的鉴别诊断主要依靠肌电图和神经传导检查。依据疾病的不同类型，ALS 的鉴别诊断各不相同。

1. 原发性侧索硬化和典型 ALS

原发性侧索硬化和典型 ALS 的诊断是一种排除诊断，要排除其他疾病（表 7-4）。通过 MRI 检查排除颈部畸形、脊髓血管畸形以及脱髓鞘疾病；检查维生素 B_{12}、维生素 E 和血清铜排除代谢疾病；通过检查 HTLV1/2、HIV、梅毒排除感染性疾病。原发性侧索硬化只存在上运动神经元损害，还需要通过基因检查排除各种类型的痉挛性截瘫。

表 7-4　原发性侧索硬化和典型 ALS 的鉴别诊断

结构改变	脊髓肿瘤
	脊髓型颈椎病
	脊髓动静脉瘘
	小脑扁桃体下疝（Arnold-Chiari）畸形
	结节病
脱髓鞘	原发性进行性多发性硬化
	视神经脊髓炎谱系病
遗传性	遗传性痉挛性截瘫
	肾上腺脊髓神经病
	多聚糖小体病
感染性	热带痉挛性截瘫
	艾滋病脊髓病
	梅毒脊髓病
代谢性	亚急性联合变性（B_{12} 缺乏）
	维生素 E 缺乏症
	铜缺乏性脊髓病
变性病	肌萎缩侧索硬化

2. 下运动神经元病

首先通过肌电图检查排除其他非神经源性损害的肢体无力，特别是出现非对称性肢体无力的包涵体肌炎、中性脂肪沉积病，在进行肌电图检查和神经传导检测确定骨骼肌存在神经源性损害后，在疾病早期需要排除非遗传性神经病包括神经丛病、多灶性运动神经病、脊髓灰质炎后综合征、青少年良性单肢肌萎缩、运动神经元病伴面部感觉神经病（表7-5）。

需要排除其他遗传性因素导致的成年人下运动神经元病，包括晚发脊髓性肌萎缩、VAPB相关进行性肌萎缩、DYNC1H1相关下肢为主1型SMA、BICD2相关下肢为主2型SMA、晚发型Sandhoff病、LMNA相关成年近端型脊髓性肌萎缩、MAPT相关成年近端型脊髓性肌萎缩、肯尼迪病、NOTCH2NLC基因相关ALS、肩胛腓骨肌型SMA以及远端遗传性运动神经病（表7-6）。

表7-5 成年人非遗传性下运动神经元损害

疾病	临床表现
神经丛病	亚急性或慢性发病，出现单侧上肢或下肢的非弥漫性肌肉无力，伴随肌肉萎缩和感觉障碍。部分患者为放疗导致
多灶性运动神经病	不对称的上肢远端无力和萎缩，可以伴随抽搐和痉挛。没有延髓和呼吸系统受累
脊髓灰质炎后综合征	在儿童期有脊髓灰质炎病史，成年期再次肢体非对称的肌肉疲劳、疼痛和无力现象，感觉正常
青少年良性单肢肌萎缩	十几岁或20多岁发病，出现单侧上肢远端无力和萎缩，偶尔单侧下肢无力和萎缩，以男性为主。没有感觉和锥体征缺失
运动神经元病伴面部感觉神经病	面部感觉异常，随后出现颈部和手臂无力，而后扩散到上躯干和下肢，伴随构音障碍和吞咽困难、肌无力和痉挛。个别患者存在TARDBP和SQSTM1基因突变

表7-6 成年人下运动神经元病的鉴别诊断

疾病	遗传方式	基因	表现
成年脊髓性肌萎缩	隐性遗传	SMN1	隐匿发病，进行性肢体近端肌无力
肌萎缩侧索硬化8型	显性遗传	VAPB	四肢近端和中轴肌无力，姿势性震颤，吞咽困难，肌束震颤，痛性痉挛，尿便障碍，出汗异常，早饱现象，阵发性呛咳
晚发型Sandhoff病	隐性遗传	HEXB	缓慢进展四肢无力，共济失调，震颤，肌张力障碍，精神异常，自主神经功能障碍，感觉性共济失调
LMNA相关成年近端型脊髓性肌萎缩	显性遗传	LMNA	肢体无力近端重于远端，伴心肌病
MAPT相关成年近端型脊髓性肌萎缩	显性遗传	MAPT	先出现呼吸衰竭，而后出现上肢近端无力
肯尼迪病	X连锁	AR	舌面部、延髓和四肢肌无力和萎缩，男性乳房发育，睾丸萎缩，伴感觉神经病
NOTCH2NLC基因相关脊髓性肌萎缩	显性遗传	NOTCH2NLC	逐渐出现颈部、胸部和腰骶部的上、下运动神经元损害表现，伴随自主神经病
远端遗传性运动神经病	各种模式	多种	隐匿而缓慢发展的对称性双下肢远端无力，随疾病发展出现上肢远端无力
Jokela型脊髓性肌萎缩	显性遗传	CHCHD10	下肢近端为主的无力、肌痛伴痉挛和弥漫性肌束震颤，可因寒冷天气和运动而加剧
肩胛腓骨肌型脊髓性肌萎缩	显性遗传	TRPV4	肩胛、腓骨肌和足伸无力，可伴脊柱侧凸、声带麻痹以及肌肉先天性发育不全等
下肢为主2型脊髓性肌萎缩	显性遗传	BICD2	新生儿到成年发病，下肢近端无力大于远端，上肢轻度无力，部分伴足部畸形
先天非进展性脊髓性肌萎缩	显性遗传	TRPV4	先天性四肢远端无力，可伴近端肌无力、脊柱侧凸、高弓足及声带麻痹

3. 进行性延髓麻痹

进行性延髓麻痹要重点鉴别的疾病是其他疾病导致的孤立性延髓麻痹，包括结节病或副交感神经瘤导致的舌下神经麻痹、放射性迟发型延髓麻痹、视神经脊髓炎、延髓型重症肌无力、延髓型吉兰-巴雷综合征、成年型Leigh样综合征（表7-7）。

表7-7 成年人延髓麻痹鉴别

疾病	临床表现
延髓占位病变	慢性吞咽困难和构音障碍，单侧舌肌萎缩
放射性迟发型延髓麻痹	慢性吞咽困难和构音障碍，双侧舌肌萎缩。鼻咽部放射治疗历史
急性延髓麻痹	急性吞咽困难和构音障碍，无舌肌萎缩，伴眼肌麻痹、共济失调和面神经麻痹
延髓型重症肌无力	进行性鼻音和吞咽困难，无舌肌萎缩
成年型Leigh样综合征	慢性吞咽困难和构音障碍，无舌肌萎缩，伴共济失调和锥体束征

【治疗】

在缺乏有效治疗的情况下，ALS的治疗仍然侧重于症状控制，是支持性、姑息性和多学科性管理，其主要目的是维持生活质量和延长寿命。循证管理指南建议采用多学科护理模式，由神经科医生、临床护士、物理治疗师、呼吸内科医师、胃肠科医师合作，心理学家和社会工作者指导患者管理，对患者生活质量和生存率的提高可能具有意义，有证据表明，治疗性锻炼与"日常活动"和包括伸展运动在内的"日常护理"相比，可以改善ALS患者的残疾，但不能改善生活质量。但没有RCT证据证明ALS的多学科护理有任何益处或危害。

目前应用最为广泛的疾病修饰治疗药物为利鲁唑，是唯一被证明能延长生存期的药物。该药的作用机制是减低谷氨酰胺毒性作用，抑制电压门控钠通道的活化以及干扰递质与兴奋性氨基酸受体结合的细胞毒性作用。可延长患者生存期大约3个月，推荐剂量为50 mg每日2次口服。该药物的主要副作用是消化道症状和转氨酶增高。启动治疗前建议检查基线肝功能，在治疗1个月后以及此后长期治疗过程中每3个月检测肝功能。伴随肝病和转氨酶升高大于正常上限3倍者停止使用，其他副作用还包括痉挛、腹泻、心前区域烧灼感和乏力等。

依达拉奉属于自由基清除剂，可以保护血管内皮细胞和神经细胞避免氧化损伤。来自日本的研究显示，药物治疗延缓了临床早期患者上运动元功能的恶化，而其他观察指标包括呼吸功能、肌肉力量以及疾病严重程度等的差异均未显示统计学意义，在疾病生存期、生活质量等方面未得出明确结论。治疗为每日60 mg静脉输注，推荐的方案为首轮14天，此后每个月10天，持续6个月。该研究主要针对早期ALS患者，对晚期患者的疗效不明确。

其他可采用的治疗措施还包括抗焦虑、改善睡眠、肌肉松弛和解痉药物。涎液分泌过多时，可考虑应用抗胆碱能药物、肉毒素和局部放射治疗，腮腺和颌下腺B型肉毒毒素单次注射治疗，可以在4周内改善睡液分泌和生活质量，但在注射后8周或12周内没有改善。物理和作业治疗用于评估患者使用轮椅等支具的必要性；一旦确诊ALS，应当及时开展呼吸功能和营养状态评估，以考虑进行无创通气及经皮胃造瘘的时机，支持呼吸功能的机械通气与标准护理相比，无创通气可以提高呼吸功能不全和延髓功能正常至中度受损患者的中位生存率和生活质量，并且改善了延髓功能差患者的生活质量。也没有RCT证据支持肠内管饲支持ALS营养的益处或危害。需要相应的语言治疗和应用辅助性设备进行交流。患者及其家属需要精神心理咨询和支持，控制情绪性反应。

经典型ALS患者发病后平均3~5年因呼吸衰竭而死亡，5%~10%的患者可存活10年以上。祖先来源对ALS的表现有重要影响，欧洲ALS患者生存期与亚洲人群相比更短。中国患者的生存期为59~71个月，高于高加索患者的44个月。大约32%的散发型ALS生存期超过了10年。

【病例摘要】

患者，女性，50岁，左下肢无力8个月余，左上肢无力4个月余，右下肢无力2周。

患者8个月前左下肢无力，伴左侧臀部及大腿疼痛和肉跳。后肉跳发展至右下肢、双上肢、背部。逐渐出现左下肢变细，上楼需扶。4个月前左上肢无力，持物困难，不能梳头，伴手部肌肉萎缩。行走需拄拐。2个月前右下肢无力，不能站立行走，腰部不能伸直。其母亲61岁时出现双下肢无力伴萎缩，62岁去世。体格检查：下颌反射亢进；伸舌居中，舌肌萎缩和纤颤。双上肢近端肌力5级，左上肢远端肌力4级，左下肢肌力0级，有下肢肌力4级。左上肢大小鱼际肌、骨间肌萎缩，左下肢肌肉萎缩，右下肢大腿可见肌肉束颤。双上肢腱反射亢进，无病理反射。肌电图广泛神经源性损害。定位诊断：脊髓前角细胞；定性诊断，运动神经疾病，家族性。基因检查为 *SOD1* 基因突变。病例详细资料见二维码数字资源7-1。

数字资源7-1

（张 巍）

【参考文献】

[1] STATLAND J M, BAROHN R J, MCVEY A L, et al. Patterns of weakness, classification of motor neuron disease, and clinical diagnosis of sporadic amyotrophic lateral sclerosis. Neurol Clin, 2015, 33（4）：735-748.

[2] HARDIMAN O, AL-CHALABI A, BRAYNE C, et al. The changing picture of amyotrophic lateral sclerosis：lessons from European registers. J Neurol Neurosurg Psychiatry, 2017, 88（7）：557-563.

[3] LIU M S, CUI L Y, FAN D S, et al. Age at onset of amyotrophic lateral sclerosis in China. Acta Neurol Scand, 2014, 129（3）：163-167.

[4] CHEN L, ZHANG B, CHEN R, et al. Natural history and clinical features of sporadic amyotrophic lateral sclerosis in China. J Neurol Neurosurg Psychiatry, 2015, 86（10）：1075-1081.

[5] LIU T, SHEN D, YANG X, et al. Early onset but long survival and other prognostic factors in Chinese sporadic amyotrophic lateral sclerosis. J Clin. Neurosci, 2019, 69：74-80.

[6] ROSENBOHM A, LIU M, NAGEL G, et al. Phenotypic differences of amyotrophic lateral sclerosis（ALS）in China and Germany. J Neurol, 2018, 265（4）：774-782.

[7] ZOU Z Y, ZHOU Z R, CHE C H, et al. Genetic epidemiology of amyotrophic lateral sclerosis：A systematic review and meta-analysis. J Neurol Neurosurg Psychiatry, 2017, 88（7）：540-549.

[8] ZOU Z Y, LIU M S, LI X G, et al. The distinctive genetic architecture of ALS in mainland China. J Neurol Neurosurg Psychiatry, 2016, 87（8）：906-907.

[9] KORNITZER J, ABDULRAZEQ H F, ZAIDI M, et al. Differentiating Flail Limb Syndrome From Amyotrophic Lateral Sclerosis. Am J Phys Med Rehabil, 2020, 99（10）：895-901.

[10] GAIANI A, MARTINELLI I, BELLO L, et al. Diagnostic and Prognostic Biomarkers in Amyotrophic Lateral Sclerosis：Neurofilament Light Chain Levels in Definite Subtypes of Disease. JAMA Neurol, 2017, 74（5）：525-532.

[11] Writing Group；Edaravone（MCI-186）ALS 19 Study Group. Safety and efficacy ofedaravone in well defined patients with amyotrophic lateral sclerosis：a randomised, double-blind, placebo-controlled trial. Lancet Neurol, 2017, 16（7）：505-512.

[12] LUO L, SONG Z, LI X, et al. Efficacy and safety of edaravone in treatment of amyotrophic lateral sclerosis-a systematic review and meta-analysis. Neurol Sci, 2019, 40（2）：235-241.

第二节 肌萎缩侧索硬化8型

约10%的肌萎缩侧索硬化（amyotrophic lateral sclerosis，ALS）患者为家族性肌萎缩侧索硬化，囊泡相关膜蛋白相关蛋白B基因（vesicle-associated membrane protein-associated protein B gene，VAPB）突变导致的常染色体显性遗传ALS是家族性ALS中的一种，被归类为ALS8型。

2004年Nishimura等在一大群葡萄牙血统的巴西家庭中发现了一个特殊的ALS家系，随后发现与定位于20q13.3的 *VAPB* 基因 p.P56S 突变相关，所有受影响的巴西家庭中的突变都是由一位生活在15世纪中叶葡萄牙人遗传而来，此后在美国、德国、日本、中国等国家也相继报道和巴西患者可能无关的该突变位点，个别报道发现 p.T46I、p.V234I、p.P56H 等位点突变亦可致病。

VAPB蛋白是一种内质网膜蛋白，存在于所有组织中，参与囊泡运输、脂质转运、蛋白折叠等生理过程。基因突变导致VAPB蛋白在细胞的内质网沉积，VAPB蛋白水平下降，影响细胞内RNA结合蛋白的稳态平衡和自噬调节，导致运动神经元变性。周围神经可见小有髓神经纤维及无髓神经纤维数量减少，可见薄髓鞘的有髓神经纤维和毛细血管基底膜显著增厚，伴随胶原袋形成以及无髓纤维内神经丝及微管结构丢失（图7-1）。骨骼肌具有神经源性病理改变特点，可见成组分布、累及两型的小角状萎缩肌纤维以及肌纤维呈群组化改变，偶可见个别坏死肌纤维。

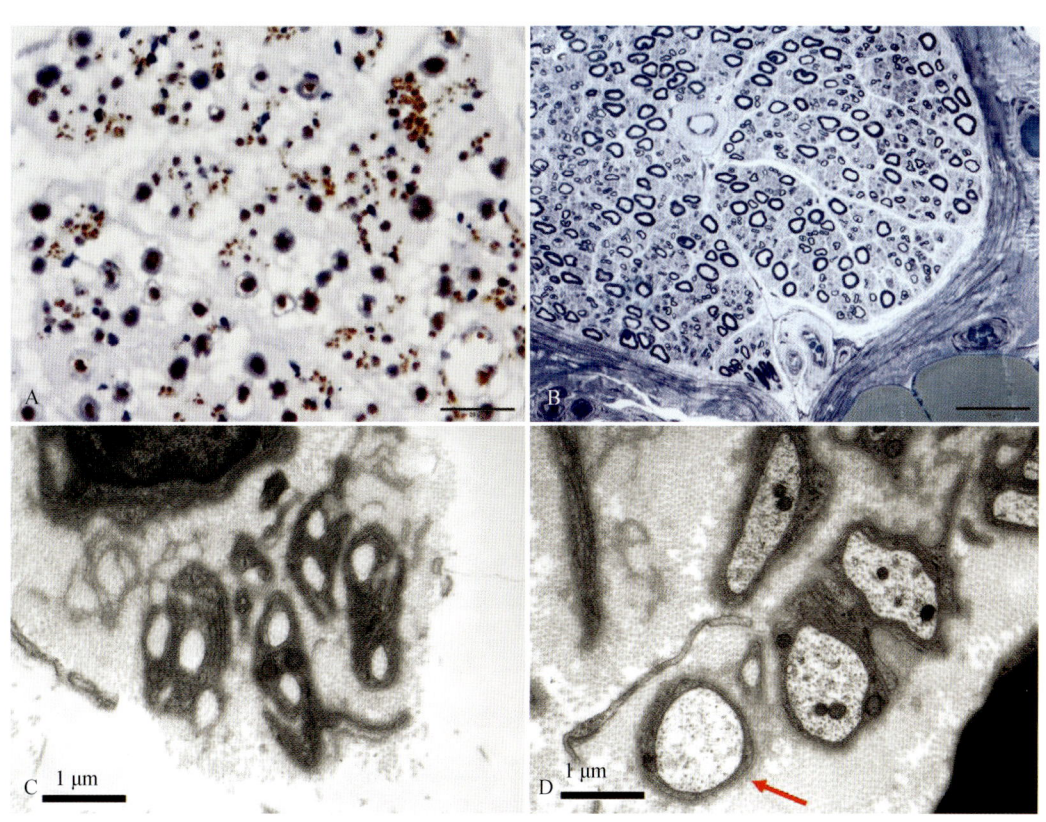

图7-1 ALS 8型患者的腓肠神经病理。A.无髓神经纤维丢失呈松散分布（NF染色）；B.有髓神经纤维中度丢失，偶见薄髓鞘改变，毛细血管基底膜增厚（甲苯胺蓝染色的半薄切片）；C.无髓神经纤维丢失伴胶原袋形成（电镜）；D.无髓神经纤维内神经丝及微管结构丢失（电镜，箭头）

【临床表现】

VAPB基因相关的ALS根据临床表现可以分为发展缓慢的ALS 8型、进展迅速的经典型ALS、晚发型脊髓性肌萎缩症。基本的临床表现包括运动症状和非运动症状。

1. 运动症状

常见起病年龄为30～50岁，平均发病年龄为（45±5.3）岁。通常隐匿起病，病程进展缓慢，发病率在男性和女性之间没有差别。多数患者以肢体无力起病，肌无力多分布在四肢近端和中轴肌，下肢受累更显著，也可出现四肢远端无力。几乎所有患者存在双手姿势性震颤，约73%患者出现吞咽困难。肌束震颤广泛分布在四肢近端和躯干，舌肌束震颤较少见。痛性痉挛亦较常见，多出现在下肢，也可出现在腹部或上肢，常在活动后出现。四肢腱反射多减退或消失，约19%患者出现锥体束征。发病后患者可以独立行走3～8年，发病10年后丧失行走能力。常在起病后10～17年因呼吸衰竭去世。

2. 非运动症状

患者常诉四肢或躯干疼痛，为酸痛感、烧灼感或过电感。亦有以疼痛或腹部膨胀起病者。多数患者在疾病晚期出现自主神经损害，表现为尿便障碍、性功能减退、出汗异常、早饱现象。75%患者出现阵发性呛咳，多在讲话或进食时出现，每次持续数分钟。部分患者伴有轻微的认知功能障碍和精神行为异常，出现抑郁、焦虑、冷漠，少数患者存在刻板印象和行为障碍。可出现执行功能的轻微缺陷，灵活性和抑制性控制方面明显受损。

【辅助检查】

依据上述临床表现以及基于鉴别诊断的需要，患者首先进行血肌酸激酶检查和肌电图检查，而后再进行头部和四肢肌肉的影像学检查以及基因检查。

1. 实验室检查

血清肌酸激酶多在正常范围或轻度升高。部分患者存在高胆固醇血症及高甘油三酯血症。

2. 电生理检查

针极肌电图提示骨骼肌慢性失神经支配和神经再支配改变，自发电位较少见。失神经支配电位主要分布在下肢近端肌肉，也可见于上肢近端、脊旁肌、腹壁肌肉，而四肢远端肌肉的失神经支配只在病程晚期才出现。面肌、舌肌和咽喉肌的肌电图多正常或仅轻微受累。感觉神经传导基本正常。皮肤交感反应与临床症状的相关性较差，即使在自主神经功能障碍明显的患者中，皮肤交感反应也可以正常。

3. MRI 检查

患者发病后逐渐出现苍白球、脑干、小脑脚、尾状核的萎缩。患者的大腿及小腿肌肉均存在弥漫性脂肪浸润，大腿股直肌及股薄肌相对保留，小腿脂肪浸润主要分布在比目鱼肌及腓肠肌（图 7-2）。

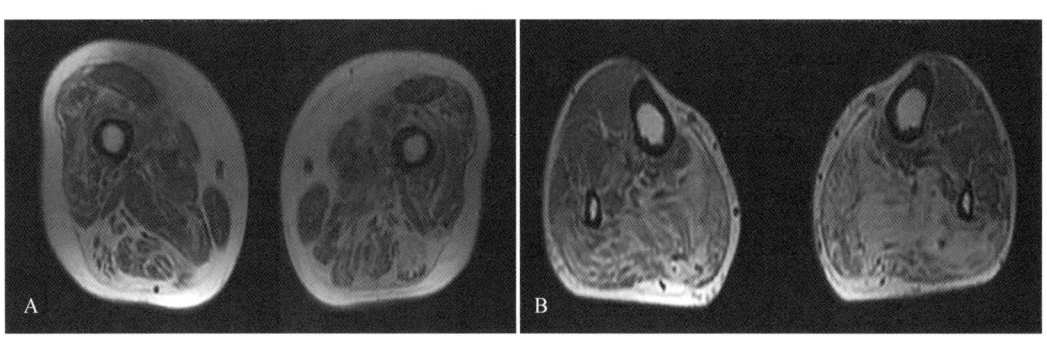

图 7-2　ALS 8 型患者病程第 10 年的肌肉 MRI 改变。A. 双侧大腿肌肉弥漫性脂肪浸润，股直肌和股薄肌相对不受累；B. 双侧小腿后群弥漫性脂肪浸润

4. 基因检测

ALS 的基因检查主要依靠患者存在阳性家族史，一般采取二代基因检测，主要关注 *VAPB* 的 p.P56S 突变。对散发患者的基因检查尚无规律可言，欧洲的研究提示 *VAPB* 基因突变不出现在散发性 ALS 患者。

【诊断】

成年期出现进行性发展的肢体无力、肌萎缩和肌束震颤，伴随明显的疼痛和自主神经功能障碍，需要考虑到 ALS 的可能性。肌电图检查提示广泛神经源性损害，而周围神经传导检查没有明显的异常，结合患者的肌无力家族史提示该病的可能性，通过基因检查可以明确诊断。

【鉴别诊断】

对于成年发病，出现进行性发展的四肢无力、肌萎缩和肌束震颤，具有运动神经元病典型表现的患者，其鉴别诊断的范畴可以参考本章第一节表 7-5 和表 7-6 所列疾病，特别是其他基因突变导致的晚发脊髓性肌萎缩、肯尼迪病、远端遗传性运动神经病、Sandhoff 病、*NOTCH2NLC* 基因相关 ALS 以及其他基因突变导致的家族遗传性 ALS（表 7-8），还有上一节介绍的散发性运动神经元病，约 1/3 的运动神经元病患者有不同程度的自主神经病症状。表 7-8 所列的 *NOTCH2NLC* 基因相关 ALS 和晚发 Sandhoff 病都存在明显的自主神经病，除此之外还需要和 *ATP7A* 基因相关的远端运动神经病、晚发多聚糖小体病鉴别。

（1）*ATP7A* 基因相关的远端运动神经病伴随自主神经病，患者主要表现为四肢远端的无力和肌肉萎缩，伴随腹泻和水肿。血清铜和铜蓝蛋白水平降低。基因检查可以发现 *ATP7A* 基因突变。

（2）多聚糖小体病，*GBE1* 基因突变导致的隐性遗传病，40 岁后出现不明原因的进行性神经源性膀胱，上下运动神经元受累导致行走困难，下肢远端感觉丧失，自主神经功能障碍导致直立性低血压和便秘、认知障碍。周围神经活检和基因检查可资鉴别。

表 7-8 遗传性 ALS 类型

类型	基因	遗传模式	临床表现
ALS1	SOD1	AD	经典 ALS
ALS2	ALSIN	AR	青年 ALS
ALS3 和 ALS4	SETX	AD	青年 ALS，缓慢
ALS5	不明	AR	青年 ALS
ALS6	FUS	AD	经典 ALS
ALS7 和 ALS8	VAPB	AD	进行性肌萎缩，缓慢
ALS9	ANG	AD	经典 ALS
ALS10	TARDBP	AD	经典 ALS，可以伴 FTD
ALS11	FIG4	AD	经典 ALS
ALS12	HNRNPA1	AD	经典 ALS
ALS-FTD	C9ORF72	AD	经典 ALS，可以伴 FTD
ALS-FTD	OPTN	AD	经典 ALS，可以伴 FTD
ALS-FTD	NEK1	AD	经典 ALS，可以伴 FTD

AD，常染色体显性遗传；AR，常染色体隐性遗传。

【治疗】

可以参考本章第一节的治疗方案。

其多学科专家团队包括神经内科医师、护士、康复医师、对患者进行护理和支持治疗，以降低致残率、改善生活质量、延长生存期。可以试用利鲁唑。对于存在疼痛表现的患者，可以使用止痛药物，阿片类药物似乎有效且安全，对生存期没有影响。

【病例摘要】

患者男，55 岁，腰部无力伴腹胀 10 年，四肢近端无力、肌萎缩、肉跳 7 年。

患者 10 年前出现腰部无力伴持续性腹胀，7 年前出现四肢近端无力、肌萎缩、肉跳，伴双下肢近端及腰部活动后针扎样疼痛，肌无力呈缓慢进行性加重。3 年前出现全身干燥少汗，2 年前出现构音障碍、气短、尿便障碍，1 年前出现性功能障碍，双足及躯干持续性烧灼感。家族中母亲及妹妹有类似症状。体格检查：高级皮层功能大致正常。颈屈 3 级，双侧转颈、耸肩 4 级。四肢感觉未见异常。四肢近端肌力 3 级，远端肌力 4 级。双侧肩带肌、大腿后群、小腿后群肌肉萎缩。四肢腱反射对称减低。病理征（−）。全身皮肤干燥无汗。辅助检查发现肌酸激酶 1077 IU/L，双侧正中神经感觉神经传导速度减慢，右正中神经运动神经波幅减低，远端潜伏期延长。左尺神经 F 波正常，右胫神经 H 反射未引出。双掌心 SSR 正常，双足心 SSR 未引出。肌电图检查提示左肱二头肌、小指展肌、右股四头肌、胫前肌、右胸锁乳突肌和左 T10 脊旁肌均呈神经源性损害。定位诊断：脊髓前角细胞，自主神经；定性诊断：家族性运动神经元病伴自主神经病，基因检测：VAPB 基因存在一处杂合突变（c.166C > T，p.P56S），确定为 ALS 8 型。病例详细资料见二维码数字资源 7-2。

数字资源 7-2

（郭雪君）

【参考文献】

[1] SUN Y M, DONG Y, WANG J, et al. A novel mutation of VAPB in one Chinese familial amyotrophic lateral sclerosis pedigree and its clinical characteristics. J Neurol, 2017, 264 (12): 2387-2393.

[2] TRILICO M L C, LORENZONI P J, KAY C S K, et al. Characterization of the amyotrophic lateral sclerosis-linked P56S mutation of the VAPB gene in Southern Brazil. Amyotroph Lateral Scler Frontotemporal Degener, 2020, 21 (3-4): 286-290.

[3] GUO X, GANG Q, MENG L, et al. Peripheral nerve pathology in VAPB-associated amyotrophic lateral sclerosis with dysautonomia in a Chinese family. Clin Neuropathol, 2020, 39(6): 282-287.

[4] DE ALCANTARA C, CRUZEIRO M M, FRANÇA M C Jr, et al. Amyotrophic lateral sclerosis type 8 is not a pure motor disease: evidence from a neuropsychological and behavioural study. J Neurol, 2019, 266(8): 1980-1987.

[5] DI L, CHEN H, DA Y, et al. Atypical familial amyotrophic lateral sclerosis with initial symptoms of pain or tremor in a Chinese family harboring VAPB-P56S mutation. J Neurol, 2016, 263(2): 263-268.

[6] KOSAC V, FREITAS M R, PRADO F M, et al. Familial adult spinal muscular atrophy associated with the VAPB gene: report of 42 cases in Brazil. Arq Neuropsiquiatr, 2013, 71(10): 788-790.

[7] MARQUES V D, BARREIRA A A, DAVIS M B, et al. Expanding the phenotypes of the Pro56Ser VAPB mutation: proximal SMA with dysautonomia. Muscle Nerve, 2006, 34(6): 731-739.

[8] CHEN H J, ANAGNOSTOU G, CHAI A, et al. Characterization of the properties of a novel mutation in VAPB in familial amyotrophic lateral sclerosis. J Biol Chem, 2010, 285(51): 40266-40281.

[9] MARQUES V D, MARQUES W Jr. Neurophysiological findings of the late-onset, dominant, proximal spinal muscular atrophies with dysautonomia because of the VAPB PRO56SER mutation. J Clin Neurophysiol, 2008, 25(4): 233-235.

[10] ZHANG W, COLAVITA A, NGSEE J K. Mitigating Motor Neuronal Loss in C. elegans Model of ALS8. Sci Rep, 2017, 7(1): 11582.

第三节 肯尼迪病

肯尼迪病（Kennedy's disease，KD）又称脊髓延髓性肌萎缩，是一种成人发病的X连锁隐性遗传的神经系统变性病，由雄激素受体（androgen receptor，AR）基因突变所致。该病于1968年由Kennedy等首先报道。致病基因定位于X染色体长臂近端Xq11-12区域，编码雄激素受体基因第一外显子的CAG重复序列的异常扩增，导致AR寡聚体在核内和胞质积聚和降解异常，从而产生毒性作用，最终导致神经元的变性坏死。KD小鼠模型研究发现，只存在AR基因CAG异常扩增并不足以引起KD的神经肌肉受累症状，而作为雄激素受体蛋白AR的特异性配体，睾酮的存在对于疾病的进展同样非常重要，这也解释了为什么携带AR突变基因的女性一般没有症状，或者仅表现出肉跳等轻微的亚临床症状。目前的研究普遍认为，KD的发病机制主要是配体依赖的AR的毒性作用。而AR在中枢神经系统、骨骼肌和性器官中广泛表达，因此某些细胞类型可能对突变的雄激素受体毒性更加敏感，也解释了KD特有的神经肌肉和内分泌症状。LHRH激动剂亮丙瑞林可以减少睾酮的释放，从而可能成为疾病治疗的靶点。

有研究表明，KD首先引起骨骼肌病变，之后才出现神经元变性。Vittoria等研究也证实KD可存在原发性肌病改变。患者肌肉病理表现为神经源性病理改变，可以看到角状萎缩肌纤维和肌纤维群组化改变。部分患者伴有肌病样病理改变，表现为肌纤维坏死、再生、分裂、涡旋、核内移以及氧化酶活性降低。面神经核、舌下神经核以及脊髓运动神经元显著变性。睾丸萎缩明显透明生精小管结节状弥漫性间质细胞增生。腓肠神经活检发现有髓纤维明显丢失。

【临床表现】

该病发病率为（1~2）/10万，发病年龄为14~64岁。主要影响成年男性，女性携带者一般无临床症状，即使是女性纯合子临床表现也很轻微。患者的临床表现包括运动症状和非运动症状（表7-9）。

表7-9 肯尼迪病的主要症状

神经系统表现	非神经系统表现
下运动神经元病：无力、肌肉萎缩（包括舌）、痉挛、构音障碍、吞咽困难、发音困难、下颌颤抖、震颤	男性乳房发育
	下运动神经元障碍
	面部毛发生长减少
肌病：无力、痉挛、肌肉萎缩、疲劳、肌痛	性欲下降
	勃起功能障碍
感觉神经病：麻木、刺痛、感觉异常	不育
中枢神经系统：姿势和运动性震颤、下颌震颤、记忆障碍、睡眠质量差、睡眠呼吸暂停	睾丸萎缩

1. 神经系统损害

（1）运动症状：常见的首发症状包括肌肉痉挛、肢体和嘴唇震颤、构音障碍、吞咽困难和男性乳房发育。少见表现为肌痛、不明原因的疲劳、运动不耐受、喉痉挛。上肢和嘴唇震颤发生在 30 多岁，还可以观察到头部和声音震颤以及下肢震颤。肌无力是该病的主要临床特征，通常在 35～40 岁出现，70% 的病例最初出现下肢运动障碍，出现爬楼梯和从坐姿起立困难，31% 的病例出现上肢运动障碍，11% 的病例出现延髓麻痹症状，通常出现在肢体无力之后，构音障碍或发音困难先于吞咽困难发生。肌无力开始于下肢近端。还可出现面肌不对称无力和下颌下垂。构音障碍和吞咽困难出现在 50 岁左右，患者讲话的清晰度降低。60 岁左右丧失行走能力。肌痛和痉挛尤其常见。患者出现波动性疲劳。

舌肌萎缩和肌束震颤是 KD 的一个常见特征，伴随口周和下颌肌束震颤，吹口哨或撅嘴时更明显。相对较轻的延髓麻痹症状（构音障碍和吞咽困难）与相对严重的舌肌萎缩和痉挛形成鲜明对比，这是一个标志性的临床症状。喉痉挛可能伴有窒息感，感觉空气无法顺畅吸入和呼出，伴随喉括约肌痉挛和震颤，出现在 50% 的患者。睡眠障碍和阻塞性睡眠呼吸暂停也很常见。

（2）非运动症状：高级皮层功能异常表现为缺乏自信、情绪低落和注意力不集中，部分患者伴随执行障碍和记忆障碍、社会认知的缺陷。感觉神经损害表现为下肢远端的麻木或刺痛，伴随振动觉减退。自主神经功能障碍表现为出汗减少、射精困难、心脏节律异常、排尿费力。30% 的患者出现中度排尿困难，10% 的患者出现重度排尿困难。

2. 内分泌和代谢异常

雄激素不敏感，通常先于神经系统表现。高达 73%～78% 的男性 KD 患者存在男性乳房发育，出现在青春期后。可见生殖泌尿内分泌综合征，如小阴茎或少精症，勃起功能障碍和性欲下降也很常见，出现在 40%～50% 的患者中，约 60% 的患者出现不孕和睾丸萎缩。

3. 其他系统损害

少数患者出现危及生命的心脏传导异常，心前 V_1 至 V_3 导联 ST 段抬高，形成特征性的"凹形"向上凸 ST 段模式，与可能导致心脏猝死的严重室性快速心律失常有关，其出现率为 4%。仅在 CAG 重复次数非常高的患者中发现直立性低血压。

【辅助检查】

该病的辅助检查主要围绕肌肉无力和内分泌改变（表 7-10），包括骨密度检查，肌肉活检主要是为了鉴别诊断，熟悉该病可以不做该检查，主要依靠基因检查明确诊断。

1. 实验室检查

在 80%～94% 的 KD 患者中可检测到肌酸激酶水平升高，在 31～4955 IU/L 之间，平均 863 IU/L，通常伴随转氨酶升高、血清肌酐降低，与临床严重程度密切相关，出现在疾病的临床前阶段。肌红蛋白升高；血清睾酮、黄体酮、雌二醇、卵泡刺激素、垂体泌乳素等激素水平升高；KD 中最具疾病特异性的内分泌指标之一是雄激素敏感性指数升高，出现于 64% 的患者。睾酮水平可升高、正常和较低，36% 的病例的促黄体生成素升高，提示雄激素抵抗。39% KD 患者的雌二醇水平升高。

41% 的患者空腹血糖水平异常高，高脂血症的发病率升高。胰岛素抵抗、代谢综合征。36% 的患者患有腰椎和（或）股骨骨质疏松症，骨密度降低可能是下肢无力导致相对不活动所致。高达 65% 的

表 7-10 肯尼迪病的辅助检查

电生理检查	其他检查
神经生理学检查	神经肌肉活检
非活动性慢性全身性轴索多神经病	肌病和神经病变的证据
感觉多神经元病	CPK 升高
异常体感诱发电位	内分泌
运动诱发电位正常	空腹血糖升高
睡眠脑电图检查	血胆固醇、低密度脂蛋白和甘油三酯升高
睡眠呼吸暂停，快速眼动睡眠无张力，睡眠质量下降，周期性肢体运动	无精子症
心电图异常	基因检测
	CAG 三核苷酸重复扩增（≥38）

KD 患者缺乏维生素 D。脑脊液检查基本正常。

2. 电生理检查

肌电图提示广泛神经源性损害，特别是出现在上肢肌肉。72%～100% 的患者神经传导测定提示感觉神经的动作电位波幅降低或缺失，不同于 ALS，后者通常不存在感觉神经异常。皮肤交感反应异常，可以进行定量运动单元数计算，估计运动神经元损失程度。

3. 骨密度检查

36% 的患者患有腰椎和（或）股骨骨质疏松症，骨密度降低可能是下肢无力导致相对不活动所致。高达 65% 的 KD 患者缺乏维生素 D。

4. MRI

肌肉 MRI 是评估受累肌肉的分布和严重程度的有用方法，可以发现球部和肢体肌肉的脂肪化改变明显，与疾病严重程度的临床分级显著相关。其中大腿的半膜肌、股二头肌和股外侧肌明显萎缩和脂肪化，而缝匠肌、股薄肌和股直肌相对保留，腓肠肌内侧和外侧肌以及比目鱼肌也存在明显的萎缩和脂肪化，这种肌肉萎缩和脂肪化的选择模式不同于 ALS 的弥漫性肌肉萎缩和脂肪化。

颅脑 MRI 显示皮质脊髓束、边缘系统、脑干和小脑的白质改变。

5. 肌肉活检

并非诊断所必须，通常可以看到肌病样病理改变伴随神经源性改变，前者表现为个别肌纤维坏死和再生、核内移以及肌纤维氧化酶活性改变，后者表现为角状萎缩肌纤维、肌纤维群组化和靶纤维。这些异常有助于鉴别 KD 与 ALS。

6. 基因检测

对于首诊高度怀疑 KD 的患者可进行 X 染色体基因动态突变分析。突变位于 X 染色体长臂近端 Xq11-12 区域，导致编码 AR 基因第一外显子的 CAG 重复序列异常扩增，CAG 重复序列 ≥ 35 次可确诊。CAG 重复次数与发病年龄呈负相关。如果考虑非运动表现，这种关联并不明显。CAG 重复次数与运动障碍之间的相关性可能仅占观察到的临床异质性的 60%，遗传、表观遗传或环境因素可能在临床综合征的发展中发挥重要作用。

【诊断】

成年男性患者出现四肢近端无力伴随舌肌萎缩、手指和口周震颤，伴随乳房发育、血清肌酸激酶升高以及肌电图检查提示广泛神经源性损害，应当首先考虑该病的可能性，进行动态突变 AR 基因检测可以明确诊断。

明确诊断后可以进行一些临床评估，包括运动能力评估、延髓功能评估以及其他多系统评估。

【鉴别诊断】

基于该病的临床表现，首先通过肌电图检查排除其他非神经源性损害的肢体无力，特别是出现非对称性肢体无力的包涵体肌炎、中性脂肪沉积病，在进行肌电图检查和神经传导检查确定骨骼肌存在神经源性损害后，KD 的鉴别诊断主要是成年发病的 ALS 以及其他以运动神经元损害为主的疾病（表 7-11），包括脊髓性肌萎缩、进行性肌萎缩、原发性侧索硬化和远端运动神经病。上一章介绍的 ALS8 型具有显性遗传特点，而且锥体束征以及自主神经损害非常突出，不同于具有性连锁遗传特点的 KD。和迟发型脊髓性肌萎缩的鉴别可以参考下一节有关脊髓性肌萎缩的介绍。

表 7-11 肯尼迪病的鉴别诊断

疾病	鉴别特征
肌萎缩侧索硬化	快速进展过程，有上运动神经元受累，无感觉神经病变，无内分泌障碍
原发性侧索硬化	上运动神经元受累，无轴索性神经病和感觉神经元病，无内分泌障碍，异常运动诱发电位
进行性肌萎缩	进展快，无轴索性神经病和感觉神经元病，无内分泌障碍
迟发性脊髓性肌萎缩	近端重于远端无力，无感觉神经病，无神经系统外表现
远端遗传性运动神经病	早发对称性肢体受累，长度相关模式，无神经系统外表现

【治疗】

在缺乏有效的疾病矫正疗法的情况下，治疗的主要手段是对症支持：疼痛管理、物理治疗、言语治疗，胃造口术等。多学科管理对患者的治疗有相当大的益处，其中全科医生在确定 KD 的初始症状、及时将患者转诊给神经科医生进行适当的检查并确认诊断方面起着核心作用。初步评估通常在神经科进行，最好在运动神经元疾病三级转诊中心进行，并由其他科的专家协助，包括内分泌、耳鼻喉科、呼吸科、心脏科和康复科医生。主要管理策略包括：

（1）个性化支持，包括家庭改造、改装厨房用具，行走能力下降的患者使用轮椅、拐杖、助行器、楼梯升降机等，帮助患者适应身体残疾，从而保持自主性。通过运动物理治疗，防止因运动能力差而引起的疼痛性肌肉骨骼并发症。

（2）球部症状治疗，对构音障碍的患者进行个性化言语治疗，以保持口头交流。吞咽障碍的患者采取安全姿势、缓慢吞咽、小剂量摄入、进食时避免说话等。调整饮食构成，补充高热量饮食和维生素，调整食物的稠度。严重吞咽困难患者进行胃造口术。

（3）并发症管理，预测呼吸道感染，启动咳嗽辅助，呼吸叠加，必要时进行无创通气。雄激素抵抗、性腺功能减退、糖尿病、血脂异常、心律失常对症治疗。肌肉痉挛会导致严重的不适，应使用美西律、奎宁衍生物和镁剂。疼痛可以给予对乙酰氨基酚、非甾体抗炎药、加巴喷丁、普瑞巴林、曲马多。疲劳可以给予莫达非尼或左旋卡尼。血脂异常的一线治疗是饮食调整，维生素D缺乏需要严格的替代。骨质疏松症应根据当前的指导方针进行治疗。

【病例摘要】

患者，男性，43岁，四肢无力进行性加重9年。

患者主要表现为四肢无力进行性加重，活动后有疲劳感，以下肢为主，同时伴有四肢肌肉萎缩，近2年出现音调改变，偶有饮水呛咳。家中大舅诊断肌萎缩侧索硬化。神经系统查体：高级皮层功能正常，咬肌、颞肌轻度萎缩，咀嚼费力，双侧软腭上抬对称有力，双侧咽反射迟钝，伸舌居中，可见双侧舌肌萎缩及纤颤。四肢感觉无异常，双手握力4+级，对指3-级，双上肢近端肌力5-级，双下肢近端肌力4+级，左足跖屈4+级，背屈4-级，右足跖屈、背屈5-级，双手指间肌、小鱼际、大鱼际可见肌肉萎缩，双下肢肌肉萎缩，双上肢肱二头肌可见肌肉束颤。双侧肱二头肌腱反射、肱三头肌腱反射、桡骨膜反射对称引出，双侧膝腱反射、跟腱反射未引出。辅助检查：肌酸激酶：251 IU/L。黄体生成素9.19 mIU/ml，血清卵泡刺激素6.32 mIU/ml，雌二醇84 pg/ml，催乳素16.09 ng/ml，血清睾酮9.87 ng/ml。肌电图：提示广泛重度神经源性损害。

肌肉MRI：双侧臀部、大腿及小腿肌肉脂肪浸润，部分肌肉轻度水肿，伴部分肌肉萎缩。定位诊断：脑干和脊髓运动神经元，肌纤维，内分泌；定性诊断：遗传性运动神经元病，*AR*基因检查阳性。肯尼迪病。病例详细资料见二维码数字资源7-3。

数字资源7-3

（安利 姚生）

【参考文献】

[1] MANZANO R, SORARÚ G, GRUNSEICH C, et al. Beyond motor neurons: expanding the clinical spectrum in Kennedy's disease. J Neurol Neurosurg Psychiatry, 2018, 89 (8): 808-812.

[2] QUERIN G, BEDE P, MARCHAND-PAUVERT V, et al. Biomarkers of Spinal and Bulbar Muscle Atrophy (SBMA): A Comprehensive Review. Front Neurol, 2018, 9: 844.

[3] RHODES L E, FREEMAN B K, AUH S, et al. Clinical features of spinal and bulbar muscular atrophy. Brain, 2009, 132 (Pt 12): 3242-3251.

[4] XU Y, HALIEVSKI K, KATSUNO M, et al. Pre-clinical symptoms of SBMA may not be androgen-dependent: implications from two SBMA mouse models. Hum Mol Genet, 2018, 27 (14): 2425-2442.

[5] QUERIN G, BERTOLIN C, DA RE E, et al. Non-neural phenotype of spinal and bulbar muscular atrophy: results from a large cohort of Italian patients. J Neurol Neurosurg Psychiatry, 2016, 87 (8): 810-816.

[6] FRATTA P, NIRMALANANTHAN N, MASSET L, et al. Correlation of clinical and molecular features in spinal bulbar muscular atrophy. Neurology, 2014, 82 (23): 2077-2084.

[7] HASHIZUME A, KATSUNO M, BANNO H, et al. Longitudinal changes of outcome measures in spinal and bulbar muscular atrophy. Brain, 2012, 135 (Pt 9): 2838-2848.

[8] JOKELA M E, UDD B. Diagnostic Clinical, Electrodiagnostic and Muscle Pathology Features of Spinal and Bulbar Muscular Atrophy. J Mol Neurosci, 2016, 58 (3): 330-334.

[9] MANGANELLI F, IODICE V, PROVITERA V, et al. Small-fiber involvement in spinobulbar muscular atrophy (Kennedy's disease). Muscle Nerve, 2007, 36 (6): 816-820.

[10] ROCCHI C, GRECO V, URBANI A, et al. Subclinical autonomic dysfunction in spinobulbar muscular atrophy (Kennedy disease). Muscle Nerve, 2011, 44（5）: 737-740.

[11] HIJIKATA Y, KATSUNO M, SUZUKI K, et al. Impaired muscle uptake of creatine in spinal and bulbar muscular atrophy. Ann Clin Transl Neurol, 2016, 3（7）: 537-546.

[12] GRAY A L, ANNAN L, DICK J, et al. Deterioration of muscle force and contractile characteristics are early pathological events in spinal and bulbar muscular atrophy mice. Dis Model Mech, 2020, 13（5）: dmm042424.

[13] LOMBARDI V, BOMBACI A, ZAMPEDRI L, et al. Plasma pNfH levels differentiate SBMA from ALS. J Neurol Neurosurg Psychiatry, 2020, 91（2）: 215-217.

[14] HASHIZUME A, KATSUNO M. IGF-1 for spinal and bulbar muscular atrophy: hope and challenges. Lancet Neurol, 2018, 17（12）: 1026-1027.

第四节　脊髓性肌萎缩

脊髓性肌萎缩（spinal muscular atrophy，SMA）是婴幼儿中第二常见的致死性常染色体隐性遗传病，由于脊髓前角运动神经元的退行性变，导致近端肢体和躯干进行性、对称性肌无力和肌萎缩。新生儿发病率为1/（6000～1/10000），人群携带率为1/（47～72），男女患病几率相等。95% SMA患者是由于运动神经元存活基因（motor neuron survival gene 1，SMN1）第7外显子纯合缺失突变所致，其同源基因SMN2的拷贝数影响疾病的严重程度和临床表型，使得SMA的遗传学诊断不同于绝大多数单基因遗传病。

SMN1基因位于5q13.2，全长约20 kb，其编码的全长SMN蛋白参与剪接体蛋白复合体的组装，是真核细胞生物生存所必需的管家蛋白，在全身各组织细胞中广泛表达，但在脊髓运动神经元中表达量最高。SMN1双等位基因的致病性变异可导致脊髓前角α-运动神经元的退行性病变和神经肌肉接头发育异常。98% SMA患者的SMN1双等位基因变异分别遗传自双亲，2%有一个等位基因发生新生变异。突变基因型包括：①（0+0）基因型：SMN1双等位基因纯合缺失，占95%；②（0+1d）基因型：SMN1复合杂合突变（一个等位基因缺失，另一个等位基因发生微小致病性变异），占5%；③（1d+1d）基因型：SMN1双等位基因均为微小致病性变异，非常罕见。SMN1缺失大部分为外显子7合并外显子8共同缺失，少部分仅为外显子7缺失。由于外显子8位于非编码区，SMN1缺失通常指外显子7缺失。SMN1微小致病性变异在不同种族患者存在明显差异。

SMN1和SMN2是SMN的两个高度同源基因，碱基序列几乎相同（仅存在5个碱基差异），前者编码有功能的全长SMN蛋白，后者在第7外显子第6位c.840的C/T，导致90%的SMN2 mRNA外显子7被选择性剪接，仅有10%的SMN2被正确剪切而表达功能性SMN蛋白，在SMA患者缺失SMN1基因时，起剂量补偿作用。绝大多数正常个体SMN1：SMN2拷贝数为2：2，而在SMA中可见基因组的多种变化，包括：① SMN1真实缺失，SMN1：SMN2拷贝数通常为0：2；② SMN1转换为SMN2导致的SMN1缺失和SMN2增加，或者SMN1真实缺失伴随SMN2重复，拷贝数为0：3或者0：4；③ SMN1和SMN2之间还存在部分转换，出现SMN1-SMN2融合基因，仅见SMN1外显子7缺失，外显子8不缺失。SMN2拷贝数是目前公认的SMA修饰因子，患者携带SMN2拷贝数越多表型越轻，尽管其与表型的相关性不完全一致，在国内外管理共识中仍将SMN2拷贝数作为SMA诊断的重要参考。

脊髓前角的神经元大量丢失，伴随严重的胶质细胞增生，脊髓前根萎缩，有髓纤维丢失，伴随星形胶质细胞的增生，脊髓的后索和小脑齿状核神经元也有变性改变。脊髓的Clarke核和丘脑的神经元相对保留。骨骼肌可见神经源性损害的病理特征，大组肌纤维萎缩（萎缩累及两型，Ⅱ型为主，多呈小圆状），伴肌纤维肥大（主要为Ⅰ型），病程长的患者存在肌纤维群组化现象，可见核内移、核聚集、靶及靶样纤维、肌纤维分裂、涡旋或虫蚀样肌纤维（图7-3）。心肌细胞轻度变性。

【临床表现】

SMA患者起病年龄差异性大，从出生前至成年期均可发病。主要表现为以四肢近端为主的进行性

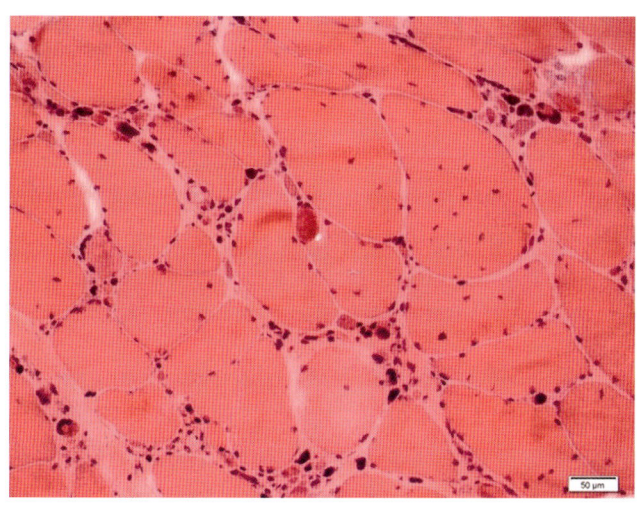

图 7-3 肌纤维出现萎缩以及核内移（苏木素-伊红染色）

肌无力和肌萎缩，随着疾病进展，可出现呼吸、消化和骨骼等多系统受累。根据起病年龄、运动里程碑及 SMN2 拷贝数，SMA 可分为 5 型（表 7-12）。近年的临床实践趋于将每型 SMA 进一步分为不同亚型，以便更好地理解自然病程和观察药物疗效。

SMA 0 型和 1A 型是最罕见和最严重的临床表型，在胎儿期就出现肢体无力。婴儿在出生时或出生后第一周就有症状，表现为反射不全和低肌张力，严重的患者伴随心脏和脑畸形。如果没有支持性护理，很快会因为呼吸衰竭而死亡。SMA 1B 型的婴儿在出生时没有症状，但运动神经元的丢失在胎儿期就开始了。婴儿在出生后的前 3 个月出现下肢活动减少，有明显的肢体近端无力，轴性肌张力下降以及腱反射不能引出，患儿不会坐、哭声微弱、舌肌束颤，胸壁无力伴有反常呼吸。延髓无力导致进食困难和误吸。如果没有支持性护理，出现钟状胸和呼吸衰竭，无事件生存中位年龄为 11.9（7.0～22.0）个月。SMA1C 型婴儿年龄较大（3～6 个月），可以在短暂的支撑下保持坐着，但很快失去这种能力。无事件生存期为 13.6（8.8～20.1）个月。

SMA 2A 型和 2B 型的儿童获得了独坐能力；2B 型儿童随着时间的推移失去这种能力，在没有支撑的情况下可以站立和爬行，但不能独立行走。保留了远端腱反射，手指存在细微震颤，不会影响手指的功能，讲话带鼻音。有些患者球部无力明显，有误吸的风险，需要呼吸机支持。随着时间的推移出现肢体痉挛和脊柱侧弯，进一步影响呼吸储备。SMA 3 和 4 型的儿童获得独立行走的能力，在没有支撑的情况下行走 10 m 或更长。随着时间的推移，逐渐丧失行走能力，一般存活到成年。有 Gowers 征，保留腱反射，一些儿童存在细微震颤或鼻音。这些儿童从症状出现到诊断的延迟时间最长。较晚发病的 SMA 患者有一些代谢、骨、内分泌或肾功能障碍，目前尚不清楚这些全身性症状是由于 SMN 蛋白表达减少，还是继发于静止不动。

【辅助检查】

该病的辅助检查安排首先是肌酸激酶检查和肌电图检查，确定疾病的部位在脊髓前角细胞，而不是在骨骼肌或周围神经或神经肌肉接头，在此基础上进行基因检查，肌肉活检一般是基于鉴别诊断的需要，在典型患者不需要进行该检查。

表 7-12 脊髓性肌萎缩症临床分型

分型		发病	寿命	发育	临床特征
0		产前	<1 月	不能抬头和坐	除眼球外几乎无肢体、躯干及面部的任何活动，伴肌肉萎缩、反射消失及吸吮无力，出生后即需呼吸机辅助呼吸，合并先天性关节挛缩、先天性心脏病
1	1A	0～1 个月	<2 岁	不能抬头和坐	又名 Werdnig-Hoffmann 病，松软儿，伴舌肌、面肌和骨骼肌无力，伴呼吸、咳嗽及吸吮无力，可见舌肌束颤，胸廓呈钟形，反复出现呼吸道感染及呼吸衰竭
	1B	1～3 个月	<2 岁	能抬头不能坐	
	1C	3～6 个月	>2 岁	能抬头不能坐	
2		6～18 个月	成年	能坐、站，不能走	又名 Dubowitz 病，缓慢加重的全身肌无力、肌张力低下，伴舌肌或手肌束颤、关节挛缩、脊柱侧弯，成年后呼吸衰竭
3		18 个月～10 岁	轻降	正常活动	又称 Kugelberg-Welander 病，儿童期出现肢体近端无力，伴手肌束颤，病情逐渐进展至丧失行走能力，脊柱侧弯、关节畸形、呼吸衰竭
4		>10 岁	正常	正常活动	青少年或成人发病，四肢近端无力，可伴束颤，病情缓慢进展

1. 血清学

血清肌酸激酶正常或轻度升高（在 0～2 型为正常或轻度升高，3～4 型呈轻中度升高，多小于正常 10 倍），随肌损害发展而加重，晚期下降。

2. 肌电图

神经传导检测可见运动神经传导速度正常或轻度减慢以及复合肌肉动作电位波幅下降，而感觉传导速度和波幅均正常。针极肌电图表现为广泛性神经源性损害，可见活动性失神经（纤颤电位、正锐波）和神经再支配（运动单位时限宽、波幅高，大力收缩呈单纯相）现象。

3. 基因检测

临床拟诊的患者建议通过多重连接探针扩增或实时荧光定量 PCR 方法检测 *SMN1* 基因。若 *SMN1* 基因拷贝数为 0，则可确诊 SMA；若 *SMN1* 基因拷贝数为 1，或拷贝数为 2 且父母为近亲结婚时，则建议行长片段 PCR-巢式 PCR 或逆转录-克隆测序检测，如果发现 *SMN1* 微小变异，也可确诊 SMA。若未发现 *SMN1* 变异，推荐行二代测序以筛查其他肌无力相关疾病。

【诊断】

患者在任何年龄出现对称性肢体无力表现，通过肌酸激酶检查和肌电图检查确定为神经源性损害，而神经传导测试没有明显异常，提示为脊髓性肌萎缩，而后通过基因检测明确诊断。

【鉴别诊断】

SMA 的鉴别诊断过程是通过肌酸激酶检查和肌电图检查排除各种类型的肌病或神经肌接头疾病，而后通过神经传导检查排除各种类型的周围神经病，在此基础上需要依据不同的年龄进行鉴别诊断。

1. SMA 0 或 1 型

6 个月以下的患儿需鉴别其他脊髓性肌萎缩导致的软婴综合征（表 7-13），包括 *IGHMBP2* 基因相关的脊髓性肌萎缩伴呼吸窘迫 1 型、*UBE1* 基因相关的性连锁婴儿型 SMA，*SCO2* 基因相关的 SMA，*EXOSC3*、*TSEN54*、*RARS2* 基因相关的脑桥小脑发育不良型 SMA，*DYNC1H1* 基因相关的下肢为主 1 型 SMA、*BICD2* 基因相关的下肢为主 2 型 SMA 和 *TRPV4* 基因相关的先天非进展性 SMA。需要结合肌电图检查和基因检查结果排除上述疾病。

2. SMA 2 或 3 型

6 个月～10 岁患儿需鉴别婴幼儿或儿童期起病 SMA，主要包括 *EXOSC8*、*TBCD*、*LAS1L*、*EXOSC3*、*EXOSC9*、*C12orf65* 基因突变导致的远端型 SMA。也包括不同年龄发病的下肢为主 1 型和 2 型 SMA（表 7-14）。需要结合临床表现和基因结果进行分析。

表 7-13 新生儿发病的脊髓性肌萎缩

疾病	遗传方式	基因	临床表现
SMN 相关型	AR	*SMN1*	出生到成年发病，近端重于远端的无力
伴呼吸窘迫 1 型	AR	*IGHMBP2*	新生儿发病，肢体远端无力，膈肌麻痹，呼吸窘迫，2 岁后常病情稳定甚至部分好转
性连锁婴儿型	X 连锁	*UBE1*	新生儿发病，伴肌张力低和关节挛缩
SCO2 相关型	AR	*SCO2*	新生儿发病，伴心肌病和眼外肌麻痹
脑桥小脑发育不良型	AR	*EXOSC3* TSEN54 RARS2	新生儿发病，广泛肌无力，脑发育不良，关节挛缩
下肢为主 1 型	AD	*DYNC1H1*	新生儿到成年发病，下肢近端无力大于远端，伴足部畸形和关节挛缩等
下肢为主 2 型	AD	*BICD2*	新生儿到成年发病，下肢近端无力大于远端，上肢轻度无力，部分伴足部畸形
先天非进展性	AD	*TRPV4*	先天性四肢远端无力，可伴近端肌无力、脊柱侧凸、高弓足及声带麻痹

AD，常染色体显性遗传；AR，常染色体隐性遗传。

表 7-14　婴幼儿发病的脊髓性肌萎缩

	遗传方式	基因	临床表现
伴小脑发育不良型	AD	EXOSC8	婴儿起病，四肢远端无力，伴小脑共济失调
伴脑病	AR	TBCD	婴儿发病，四肢远端无力，伴脑白质病变
伴呼吸窘迫	AR	LAS1L	婴儿发病，四肢远端无力，伴呼吸窘迫
伴脑桥和小脑发育不良	AR	EXOSC3	幼儿起病，四肢远端无力，伴脑桥和小脑发育不良
伴小脑萎缩	AR	EXOSC9	幼儿起病，四肢远端无力，伴小脑萎缩
伴随视神经病	AR	C12orf65	幼儿发病，四肢远端无力，伴随视神经病

AD，常染色体显性遗传；AR，常染色体隐性遗传。

3. SMA 4 型

成年期患者需鉴别其他成人起病的 SMA，可以参考本章的表 7-6 所列疾病，包括 VAPB 相关进行性肌萎缩、DYNC1H1 相关下肢为主 1 型 SMA、BICD2 相关下肢为主 2 型 SMA、晚发型 Sandhoff 病、LMNA 相关成年近端型脊髓性肌萎缩、MAPT 相关成年近端型脊髓性肌萎缩、肯尼迪病、NOTCH2NLC 基因相关 ALS、肩胛腓骨肌型 ALS 以及远端遗传性运动神经病。

和上一节介绍的肯尼迪病差异在于舌肌萎缩特别明显，感觉障碍明显和内分泌改变非常明显，肌肉肥大不明显，以此进行鉴别。和下一节介绍的平山病的差异在于后者发病在青年期，主要为单侧上肢的无力，没有感觉障碍，没有舌肌萎缩以及内分泌障碍。

【治疗】

1. 支持性治疗

包括改善多个系统功能、提高生活质量，如脊柱侧凸的矫形治疗、呼吸支持和营养支持等。

（1）呼吸管理，1 型 SMA 婴儿早期实施无创通气支持可提高生存率和生活质量，一旦无创通气支持不足，可以实施气管造口术和永久性通气支持。有黏液堵塞风险的婴儿应通过夜间血氧饱和度监测，使用辅助气道清除方法。对于 5 岁以上的 2 型或非活动 SMA 儿童，可以长期使用无创通气支持。

（2）营养管理，1 型 SMA 婴儿与喂食和吞咽困难相关的吸入管理包括改变食物的稠度，进食半固体和稠化液体。早期胃造口术和胃底折叠术。2 型 SMA 儿童和青少年应定期单独评估，避免摄入不足或过量。提供足够的维生素 D 和钙摄入。

（3）骨科管理，早期识别和适当的管理有助于维持功能、防止肺活量恶化和提高生活质量。非卧床患者定期拉伸和支撑计划以保持灵活性和防止挛缩。脊柱融合和支撑是脊柱侧凸的首选治疗方法。

2. 药物治疗

主要包括二类：① SMN2 基因转录剪接过程的修饰药物：包括反义寡核苷酸（Nusinersen，诺西那生钠）和口服小分子剪接修饰剂（Risdiplam）；②由腺病毒（Zolgensma）介导的 SMN1 基因替代治疗。这些药物已先后于 2016 年、2019 年和 2020 年已经上市，诺西那生钠于 2019 年经我国 FDA 批准用于治疗 SMA，该药能促进 SMN2 基因 mRNA 前体剪接为可翻译成全长 SMN 蛋白的 mRNA，增加全长 SMN 蛋白的表达量，以弥补 SMN1 基因突变所导致的 SMN 蛋白质合成不足，从而改善患者的症状和预后。在发病后越早使用、获益越大，由于该药需要反复鞘内注射，对于脊柱侧弯严重的患者是一个难题。

【病例摘要】

患儿，男性，5 岁，肢体无力 4 年余。

患儿 8 月龄时无明显诱因出现运动减少，1 岁时双下肢练习站立时支撑困难，后四肢无力和萎缩逐渐加重，目前可自主抬头、独坐和在辅助下站立，但无法独立行走。智力发育正常。体格检查：脊柱后突畸形。伸舌居中，可见舌肌轻微震颤。四肢近端肌肉萎缩，远端关节挛缩畸形。颈屈 5 级，四肢近端肌力 3 级，远端 4 级。四肢肌张力低，腱反射减弱，病理征阴性。四肢深浅感觉对称正常。辅助检查：血肌酸激酶轻度升高（412 U/L）；X 线提示脊柱后突侧弯畸形；肌电图提示广泛神经源性损害，四肢神经传导速度正常、复合肌肉动作电位波幅下降，四肢感觉神经传导正常。定位诊断：脊髓前角可能性大；定性诊断：下运动神经元综合征，经基因检测确证 SMN1 基因第 7 号外显子纯合缺失突变（SMN1：SMN2 拷贝数比为 0：3），诊断为脊髓性肌萎缩症。病例详细资料见二维码数字资源 7-4。

数字资源 7-4

（冀 拓）

【参考文献】

[1] WIRTH B, KARAKAYA M, KYE M J, et al. Twenty-Five Years of Spinal Muscular Atrophy Research: From Phenotype to Genotype to Therapy, and What Comes Next. Annu Rev Genomics Hum Genet, 2020, 21: 231-261.

[2] CHAYTOW H, HUANG Y T, GILLINGWATER T H, et al. The role of survival motor neuron protein (SMN) in protein homeostasis. Cell Mol Life Sci, 2018, 75: 3877-3894.

[3] 中华医学会医学遗传学分会, 北京罕见病诊疗与保障学会. 脊髓性肌萎缩症遗传学诊断专家共识. 中华医学杂志, 2020, 100 (40): 3130-3140.

[4] CALUCHO M, BERNAL S, ALÍAS L, et al. Correlation between SMA type and SMN2 copy number revisited: An analysis of 625 unrelated Spanish patients and a compilation of 2834 reported cases. Neuromuscul Disord, 2018, 28: 208-215.

[5] WIJNGAARDE C A, STAM M, OTTO L A M, et al. Population-based analysis of survival in spinal muscular atrophy. Neurology, 2020, 94: e1634-e1644.

[6] 中华医学会医学遗传学分会遗传病临床实践指南撰写组, 潘建延, 谭虎, 等. 脊髓性肌萎缩症的临床实践指南. 中华医学遗传学杂志, 2020, 37 (3): 263-268

[7] WIRTH B. Spinal Muscular Atrophy: In the Challenge Lies a Solution. Trends Neurosci, 2021, 44: 306-322.

[8] GARG N, PARK S B, VUCIC S, et al. Differentiating lower motor neuron syndromes. J Neurol Neurosurg Psychiatry, 2017, 88: 474-483.

[9] 北京医学会罕见病分会, 北京医学会医学遗传学分会, 北京医学会神经病学分会神经肌肉病学组, 等. 脊髓性肌萎缩症多学科管理专家共识. 中华医学杂志, 2019, 99 (19): 1460-1467

[10] IFTIKHAR M, FREY J, SHOHAN M J, et al. Current and emerging therapies for Duchenne muscular dystrophy and spinal muscular atrophy. Pharmacol Ther, 2021, 220: 107719.

第五节 平山病

平山病（Hirayama disease，HD）又称为良性青少年上肢脊肌萎缩症、青少年不对称节段性脊肌萎缩症、青少年上肢远端肌萎缩、单肢肌萎缩，是一种良性的局灶性肌萎缩，影响颈7到胸1脊髓节段神经根所支配肌肉，保留肱桡肌，表现为"斜肌萎缩"，保留由颈5～6脊神经根支配的上肢近端肌肉。在年轻男性中表现为逐渐发展的单侧或不对称双上肢自限性肌无力和萎缩。不合并感觉异常，症状通常在趋于平稳之前会持续1～2年。该病最初由日本平山博士在20世纪50年代描述，后来的研究发现好发于日本、中国、马来西亚、印度和斯里兰卡等亚洲国家。

该病的主要原因是硬脊膜松弛引起的颈髓前角细胞慢性缺血损伤。发病机制可能是脊柱和硬脊膜管的生长不平衡，造成颈2和颈3背侧表面的硬脊膜出现松弛，尤其是青少年发育期间身高突增时更为明显，该现象增加了颈椎屈曲时的脊髓移动度，脊髓被牵拉向前移位，在多次轻微颈部外伤后进一步加重，以颈7和颈8的颈髓最明显，长时间屈曲后，该部位的脊髓出现中央灰质前角细胞慢性缺血、变性。青春期过后随着生长减慢或停止，硬膜移位减少，进入疾病进程的平台期。对发病机制的另一个解释是，用于固定硬脊膜的后纵韧带分散不均匀及弹性降低，导致部分脊髓向前移位。此外遗传因素在该病的发生发展中也有一定的作用，易感基因包括 *KIAA1377* 和 *C5ORF42*。

病理改变是低位颈段硬脊膜的移位前置，硬脊膜外静脉丛扩张，颈7和颈8的颈髓变薄，前后径减少50%以上，脊髓中央灰质前角非对称性萎缩，在颈5至胸1脊髓节段的脊髓前角神经细胞出现不同程度的坏死和变性，伴有轻度胶质增生，以脊髓的颈7～8水平最明显。

【临床表现】

1. 运动症状

平山病多发生于青春发育高峰期，80%在19岁之前隐袭发病。亚洲男性多发，男女发病率比约为 3∶1，通常在发病 2～5 年后会停止进展，约 7.5% 的患者 5 年后仍进展，甚至可达 30 年之久。该病的临床表现特点明显，首发症状是大鱼际肌、手部固有肌肉、小鱼际肌和前臂肌肉萎缩。由于手的力量和灵巧度下降而导致右手功能逐渐下降，于是日常生活活动能力下降，尤其是需要精细运动的功能，如进食、穿衣和梳洗受限，寒冷的气温会加重症状。这种活动减少可能导致患儿不爱参加社交活动。约 70% 的患者在 3 年内经历疾病进展，约 95% 的患者在发病后 5 年稳定下来。

神经系统查体可见颈 7 至胸 1 神经根支配的手腕和手指的屈肌和伸肌出现无力，精细运动和抓握受限，无法进行夹持或抓握。对侧手和手指的力量和灵活性完全保留。肘关节屈曲、伸展、旋前和旋后不受影响。所有肢体的振动觉、温度觉、痛觉和轻触感觉检查均无异常，腱反射正常。

2. 非运动症状

患病侧的上肢远端存在局限性自主神经功能障碍，出现在 88.6% 的患者，表现为皮肤寒冷、过度出汗、手背汗毛脱失。

【辅助检查】

该病的辅助检查首先是安排颈部的磁共振检查以及肌电图检查，其他检查对于诊断并不重要。

1. 实验室检查

患者的血清肌酸激酶正常，脑脊液检查也没有明显的异常。

2. 神经电生理检查

肌电图显示患侧颈 7 至胸 1 神经支配的肌肉中存在慢性失神经支配，有或没有急性失神经支配电位，神经传导速度正常。25%～50% 患者的患侧非萎缩性无症状肌肉（即肱二头肌、肱桡肌、肱二头肌和三角肌）有时会表现出失神经支配。反向分裂手的特征是小指展肌的复合肌肉动作电位波幅降低/缺失，而拇短展肌的复合肌肉动作电位波幅保持不变。与 ALS 的不同之处是后者表现为典型的分裂手现象。

患者的平均尺/正中神经的复合肌肉动作电位波幅比值 < 0.6，显著降低，而 ALS 患者的平均尺/正中神经复合肌肉动作电位波幅比异常升高。在疾病进展期，颈部屈曲可导致 F 波持续性降低，严重萎缩的患者 F 波可能会消失。皮肤交感反应可见患侧上肢存在自主神经功能障碍。

3. 颈椎 MRI

MRI 检查包括矢状位 T1 加权和 T2 加权序列，以及中立位的轴位 T2 或 T2* 加权序列；静脉注射钆之前和之后，颈部屈曲 25°～35° 时的矢状位 T2 加权序列和轴向 T2 或 T2* 加权序列，以及颈部屈曲时的矢状位 T1 加权序列。

矢状位可见颈椎曲度变直，生理曲度消失，硬脊膜背侧与邻近椎弓存在失连接现象，为平山病最有诊断价值的影像学征象。屈颈位时可见典型的"膜-壁分离"现象，即矢状位硬脊膜后壁前移压迫颈髓，以颈 7 至胸 1 段最明显，颈部动态 MRI 显示硬膜外静脉丛扩张和硬膜囊前移位的典型表现，可见椎外静脉丛扩张，在屈颈 35° 时最为明显。颈部屈曲时椎管间距增加和颈髓变平对诊断至关重要，硬脊膜后壁最大前移时的椎管间距为 3～9.8 mm，平均距离为 5.99 mm。硬脊膜后壁前移最大距离与椎管最大前后径的比值增加，脊髓最大前后径与最大横径的比值减小（图 7-4）。

颈髓内信号在病程早期无异常，蛇眼征是一种在轴位 T2 加权 MRI 上对称性双侧脊髓前角部位高信号病变的放射学表现，出现在平山病的晚期，是不可逆损伤和预后不良的指标，伴随低位颈髓萎缩变薄。

【诊断】

青年男性患者隐匿发病，出现局限于单侧上肢远端和手部尺侧的肌无力与肌萎缩，应首先考虑平山病的可能性。通过屈颈位 MRI 及神经电生理检查可以明确诊断。由于早期保守治疗有效，早期诊断及治疗是改善平山病预后的关键（表 7-15）。

表 7-15 平山病诊断标准

（1）前臂和手部肌无力和萎缩
（2）大多数情况下单侧上肢受累
（3）发病年龄在 10～20 岁
（4）发病隐匿，最初几年逐渐进展，随后趋于稳定
（5）无下肢受累
（6）无感觉障碍或腱反射异常
（7）排除其他疾病

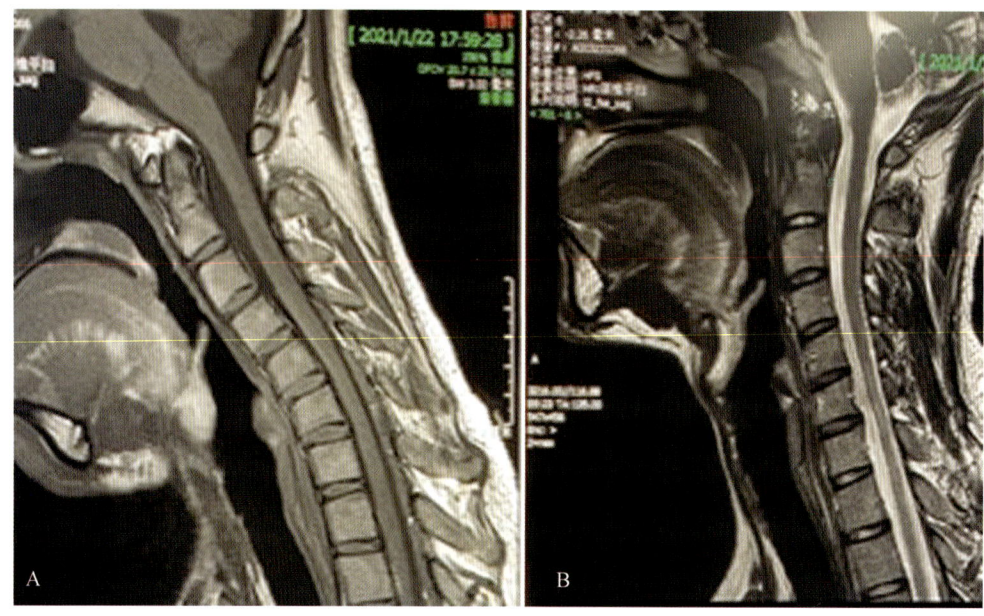

图 7-4 A.颈椎过屈位,脊髓受压,B.正常位,脊髓颈膨大变细

【鉴别诊断】

许多疾病可以出现类似平山病的单侧上肢远端的肌萎缩,鉴别诊断中首先排除造成四肢对称性肌无力和萎缩的脊髓性肌萎缩或远端遗传性运动神经病,也排除成年发病的脊髓型颈椎病和脊髓灰质炎后综合征,也排除发病急的脊髓动静脉瘘导致的单肢或偏侧上下肢的瘫痪。鉴别诊断的重点包括青少年肌萎缩侧索硬化、连枷臂综合征、脊髓空洞症、颈部脊髓肿瘤、臂丛神经病和多灶性运动神经病、神经内神经膜瘤(表 7-16)。

表 7-16 平山病的鉴别诊断

疾病	临床表现
平山病	青少年发病,慢性单侧上肢远端无力和肌肉萎缩
FUS 基因相关肌萎缩侧索硬化	青少年慢性发病,出现单侧上肢和颈部无力发病,短时间内扩展至延髓和呼吸无力
GARS 基因相关远端遗传性运动神经病	青少年隐匿发病,出现双手无力和萎缩,伴随下肢远端的无力
连枷臂综合征	起病晚,慢性局限于双上肢非对称性肌无力,男性患者居多,上肢反射减低或消失,没有锥体束征
脊髓空洞症	慢性单侧肢体远端或近端无力以及肌肉萎缩,伴随明显的感觉分离现象为其临床特点,颈部 MRI 检查可见脊髓空洞改变
遗传压迫易感神经病	多条运动神经损害导致的肢体非对称性无力,伴随明显的感觉症状。神经传导检查可见多发性脱髓鞘周围神经病的特点
颈部脊髓肿瘤	慢性单侧肢体无力和肌肉萎缩,伴随感觉障碍和下肢的锥体束征
臂丛神经病	急性或亚急性发病,出现单侧上肢无力和疼痛,伴随感觉障碍,见于痛性肌萎缩和糖尿病臂丛神经炎
多灶性运动神经病	慢性不对称的上肢远端无力和萎缩,以腕关节和(或)手指伸直无力为主要表现。神经电生理检查可见局灶性运动传导阻滞
神经内神经膜瘤	通常表现为生长缓慢的、无痛性的单神经病,其特征是出现单个神经支配区域的进行性运动功能丧失,伴随感觉缺陷。超声检查可以看到单侧上肢或下肢神经局部或全长增粗。病理检查可以发现肿瘤组织

【治疗】

该病的多学科团队包括神经内科医师、康复科医师和骨科医师。虽然该病是一种自限性疾病，但因其对运动有长期影响，所以需要及时治疗。

由于该病是一种自限性疾病，通过保守治疗后大多数患者病情会稳定下来。保守治疗的主要方法是使用颈托以减少颈部运动和防止颈部屈曲，阻止进一步进展。该方法在疾病早期应用3～4年，具有良好的效果。根据运动诱发电位的潜伏期和波幅的变化，以及颈部屈曲时F波的改变，肌电图可以作为开始和停止颈圈治疗的指标。对于病程较短、无脊髓萎缩或轻度脊髓萎缩的患者，预后良好。

若患者临床症状明显，对颈托的依从性差或病情进展迅速，则需要进行手术治疗。平山病共有10种手术方式。颈椎减压融合和硬脊膜成形术在选定的患者中显示出良好的效果，最常见的手术方法是颈椎前路椎间盘切除术和颈椎钢板融合术。出现临床改善的患者总比例为80%。颈椎前路和后路手术后出现临床改善的患者比例几乎相同。

【病例摘要】

患者，男性，19岁，主因"左上肢肌肉萎缩2年，力弱1年"。

患者2年前出现左前臂较右侧细，左手肌肉萎缩，1年前出现左前臂力弱，伴有肉跳，寒冷时症状重。体格检查：左上肢三角肌的肌力4级，肱二头肌的肌力4级，肱三头肌肌力3级，屈腕、夹指、分指肌力3+级，伸腕肌力2级，右上肢肌力5-级，左上肢肌张力减低，右上肢肌张力正常，左侧三角肌、肱二头肌、肱三头肌萎缩，左手大小鱼际肌、蚓状肌和骨间肌萎缩，右上肢伸直时可见拇指颤动，双侧冈上肌、冈下肌、胸大肌、肋间肌无萎缩。双侧肱三头肌反射、桡骨膜反射、尺骨膜反射减低，双下肢腱反射对称存在，左侧罗索利莫征阳性，双侧巴宾斯基征阴性。颈椎过屈位MRI：颈4～6节段颈髓前移紧贴后纵韧带，其后方硬脊膜与椎板韧带分离，左侧颈髓成不对称性变扁。肌电图：慢性神经源性损害，累及左侧颈5至胸1、右侧颈7至胸1节段支配的肌肉。定位诊断：颈膨大处，左侧明显。

定性诊断：平山病。病例详细资料见二维码数字资源7-5。

数字资源7-5

（韩晓琛　姚生）

【参考文献】

[1] HIRAYAMA K, TSUBAKI T, TOYOKURA Y, et al. Juvenile muscular atrophy of unilateral upper extremity. Neurology, 1963, 13: 373-380.

[2] DAS A, PRADHAN S. Cardiovascular and sudomotor dysfunction in Hirayama disease. Acta Neurol Belg, 2021, 121 (2): 545-553.

[3] KAPETANAKIS S, CHOURMOUZI D, TERZOUDI A, et al. Hirayama disease: diagnostic essentials in neuroimaging. Clin Case Rep, 2017, 5 (12): 2151-2152.

[4] BYON J H, PARK E H, LEE C H. early diagnosed hirayama disease with unusual symptoms improved by Steroid Pulse Therapy. World Neurosurg, 2020, 140: 119-121.

[5] 复旦大学附属华山医院骨科，北京大学第三医院骨科，编辑部中华骨科杂志，等．平山病临床诊疗规范国际指南．中华骨科杂志，2019，39（8）：452-457.

[6] HIRAYAMA K. Juvenile muscular atrophy of unilateral upper extremity (Hirayama disease) --half-century progress and establishment since its discovery. Brain Nerve, 2008, 60 (1): 17-29.

[7] XU H, SHAO M, ZHANG F, et al. Snake-Eyes appearance on MRI occurs during the late stage of hirayama disease and indicates poor prognosis. Biomed Res Int, 2019, 2019: 9830243.

[8] BOHARA S, GARG K, MISHRA S, et al. Impact of various cervical surgical interventions in patients with Hirayama's disease-a narrative review and meta-analysis. Neurosurg Rev, 2021, 44 (6): 3229-3247.

[9] MACEY M B, HO D T, PARRES CM, et al. Spinal epidural venous plexus pathology in Hirayama disease. J Clin Neuromuscul Dis, 2019, 21 (1): 47-51.

第六节 脊髓灰质炎后综合征

脊髓灰质炎后综合征（post-polio syndrome，PPS）是一种发生在急性麻痹性和非麻痹性脊髓灰质炎病毒感染 30~40 年后出现新的肌无力和（或）肌疲劳的现象。最典型的症状是缓慢进行性非对称性肢体肌无力和萎缩，伴有关节和肌肉疼痛，出现在原发性脊髓灰质炎临床受影响和未受影响的肌肉。

该病最早在 1875 年由 Jean-Martin Charcot 报道，到 20 世纪 80 年代初才得到医学界的广泛认可。20 世纪中叶，随着减毒活疫苗的应用，脊髓灰质炎发病率明显下降。部分脊髓灰质炎幸存者经过长时间的疾病稳定后出现新的神经功能障碍，表现为新发、持续性及进行性的肌无力、肌萎缩、肢体疲劳感、肌痛、关节痛等，从而导致患者的生活质量受到相当大的影响。

急性脊髓灰质炎和肠道病毒 1 型感染有关，在急性期之后，残留神经元的轴突芽生会使受影响区域的肌肉重新支配，一个运动单位所支配的肌纤维数量可以增大到原来的 7 倍，从最初急性感染到 PPS 症状出现的过程可能长达 30 年之久。代谢、应激、过度使用、生理老化以及持续的炎症是导致运动单元逐渐失代偿的可能原因。脑脊液和外周血白细胞中出现脊髓灰质炎病毒基因组序列以及高血清 IgM 抗脊髓灰质炎病毒抗体滴度，患者促炎细胞因子和多肽（如 TNF-α、IFN-γ）在血清和 CSF 水平升高，尸检也可以发现患者的脊髓存在炎症或自身免疫改变。患者脊髓前角出现局部的运动神经元丢失和胶质增生，脊髓前角存在肿胀的轴索，脊髓侧索存在轴索变性。残留的运动神经元内没有 TDP-43 和泛素包涵体。也可见局灶性血管周围慢性炎性浸润，主要是 B 淋巴细胞。脑干网状激活系统受损可能是认知能力下降和慢性疲劳综合征的原因。肌肉组织学显示小角状萎缩肌纤维和肌纤维群组化改变，肌纤维从快收缩的 II 型肌纤维变为慢收缩特性的 I 型肌纤维。

【临床表现】

急性脊髓灰质炎与 PPS 患者新发症状出现的间隔约为 8~71 年，平均 36 年。通常是由感染、损伤、手术或剧烈体力活动而诱发。最重要的危险因素是女性和初始感染的严重过程。其临床表现包括运动症状和非运动症状。

1. 运动症状

患者肌无力和肌萎缩更易累及急性脊髓灰质炎受累的肌肉，但也可出现在急性期未受累的肌肉，肌疲劳与短暂的肌无力和肌萎缩有关。急性期瘫痪和未瘫痪的肌肉均可在日后发生肌无力和肌萎缩。延髓和呼吸肌也会受到影响，出现呼吸功能下降、吞咽困难和发声障碍。

2. 非运动症状

该病的非运动症状包括疲劳现象、感觉缺陷、认知缺陷，出现找词困难、注意力不集中、注意力范围狭窄、记忆障碍和情绪障碍。

（1）疲劳现象，全身和局部疲劳是患者常见的症状，发生率约 90%。全身性疲劳是最令患者痛苦的症状之一。部分患者在局部肌肉疲劳现象的基础上出现类似流感样的疲惫感，体力活动后明显，多合并睡眠障碍性疾病，包括不宁腿综合征、阻塞性睡眠呼吸暂停、白天嗜睡和睡眠中的周期性肢体运动。也合并认知功能障碍，出现找词困难、注意力不集中、注意力范围狭窄、记忆障碍和情绪障碍。患者的运动性残疾和非运动症状严重影响患者的生活质量、社会和职业活动。

（2）神经病理性痛，常有持久的慢性疼痛，表现为中至重度的疼痛，累及多个部位，以关节疼痛和肌肉疼痛为主，出现在 70% 的患者中。女性患者疼痛可能会更严重。关节疼痛和体位改变引起的肌力不平衡和过度使用有关，而肌肉痉挛、肌束震颤和过度使用也会导致肌肉疼痛，疼痛强度较大的部位包括膝、腿、腕、头、下背部，常影响睡眠和身体活动，伴随对寒冷耐受减低。

【辅助检查】

该病的辅助检查首先是安排脊髓 MRI 检查以及肌电图检查，其次是睡眠、认知和心理检查。

1. 实验室检查

PCR 扩增发现脑脊液中脊髓灰质炎病毒 RNA 提示感染病史。脑脊液的血友病素、肽类甘氨酸 α-氨基化单加氧酶、谷胱甘肽合成酶和激肽释放酶 6 等异常增加。血清和脑脊液中促炎细胞因子和多肽如肿瘤坏死因子-α、干扰素-γ水平升高。

2. 影像学检查

脊髓影像检查是为了排除表现为下运动神经元功能障碍的其他脊髓病,即使儿时出现过脊髓灰质炎,在成年晚期也可以出现颈部病变导致的肢体无力,因此需要进行颈部脊髓的磁共振检查,排除颈椎部位到疾病所致肌萎缩。PPS的脊髓磁共振没有明显异常。肌肉超声检查可以发现受累肌肉有更高的回声强度和更薄的肌肉厚度,并且肌肉回声强度和肌肉厚度与患者肌力有独立相关性。

3. 电生理检查

肌电图研究对于排除肌萎缩侧索硬化、神经根病、多发性神经病和肌病等其他神经肌肉疾病很重要。可检测到患者临床和亚临床受累的肌肉出现神经源性损害,表现为慢性和急性失神经,常见静息状态的束颤电位和纤颤电位。由于一个神经元支配的肌纤维数量增加,运动单位动作电位具有异常大的波幅、持续时间和多相性,是持续多年的慢性失神经支配和同一运动单位重新支配的结果。F波出现率降低,揭示了患者残存脊髓前角细胞的电生理特征,反映运动单位的丧失。运动神经传导速度可正常或波幅降低,感觉神经传导一般正常。可以伴有腕管综合征和肘部尺神经病变。

【诊断】

当脊髓灰质炎患者在成年期再次出现肌肉疲劳、疼痛和无力加重现象,在排除其他疾病后,可以诊断PPS(表7-17)。既往非麻痹性脊髓灰质炎患者亦有可能发生PPS,只要神经系统查体和肌电图表现

表7-17 脊髓灰质炎后综合征诊断标准

(1)既往麻痹性脊髓灰质炎或急性脊髓灰质炎后的功能恢复期
(2)脊髓灰质炎后部分或全部神经功能恢复至少15年以上
(3)在最初感染期间受影响和未受影响的肌肉逐渐出现新的肌无力和萎缩,伴或不伴全身性疲劳、关节疼痛、睡眠障碍
(4)持续1年以上
(5)排除其他疾病

支持下运动神经元受累,始终无上运动神经元受累,且感觉正常,亦可诊断为PPS。

【鉴别诊断】

在鉴别诊断中要排除与PPS类似的骨科和神经系统疾病,包括各种成年发病的非对称性肢体无力和肌肉萎缩的疾病,如连枷臂或连枷腿综合征、颈髓和胸髓肿瘤、多灶性运动神经病、腰骶神经根病、面肩肱型肌营养不良、包涵体肌炎,患者既往脊髓灰质炎病史是鉴别诊断的关键(表7-18)。上一节介绍的平山病主要出现在单侧上肢,发病在青年期,没有脊髓灰质炎的感染历史为鉴别点。而下一章介绍的远端遗传性运动神经病的差异在于后者为对称性远端无力和缺乏感染史。

【治疗】

PPS目前无特殊治疗。治疗的主要目标是改善生活质量。由于患者往往存在较多的医疗问题,患者的多学科团队包括神经内科医生、物理治疗师、职业治疗师、语言治疗师、呼吸内科医师、心理学家、营养师、疼痛专家、社会工作者、护理专家,以满

表7-18 脊髓灰质炎后综合征鉴别诊断

疾病	临床表现
连枷臂或连枷腿综合征	中老年患者隐匿起病,非对称上肢或下肢肌无力和萎缩进行性加重,伴随肌束震颤,不伴随恒定的疼痛或其他形式的感觉障碍
脊髓肿瘤	任何年龄发病,进行性加重的肢体无力和肌肉萎缩,伴随感觉障碍和下肢的锥体束征,MRI检查可见脊髓肿瘤
多灶性运动神经病	慢性不对称的上肢远端无力和萎缩,以腕关节和(或)手指伸直无力为主要表现。神经电生理检查可见局灶性运动传导阻滞
腰骶神经根病	急性或亚急性发病,出现单侧下肢无力,伴随感觉障碍和疼痛,糖尿病或血管炎
面肩肱型肌营养不良	青少年和成年发病,非对称性缓慢进行性加重的肢体无力,肌酸激酶升高,肌电图显示肌源性损害
包涵体肌炎	成年发病,非对称性缓慢进行性加重的肢体无力,以股四头肌无力和屈指无力为主,肌酸激酶升高,肌电图为肌源性损害

（1）康复治疗，康复治疗是患者最主要的治疗方法。康复训练应个体化，避免肌肉过度使用和废用，注意心肺功能的耐受性，根据肢体功能障碍的严重程度和稳定性调整训练计划。等速、等长、阻力训练可以提高肌肉力量和耐力，不会进一步导致肌肉单位退化。适当的有氧运动（骑自行车、跑步机行走、游泳）和低强度的肌肉训练可提高患者肌肉力量和耐力。在热水中进行一般健身训练，每周 2 次，每次 40 min，能够提高体能，缓解疼痛并使心理放松。严重麻痹患者应避免肌肉训练。相对于正常人，患者在完成日常活动时消耗的能量更多，应确保活动不要超过疲劳阈值，全身振动可以作为运动的替代方案，也可以改善运动能力。矫形器可以提高患者的活动能力和减轻疼痛。经颅直流电刺激可改善患者的疲劳、睡眠、减轻疼痛，甚至改善运动功能，肺容量的恢复和无创通气有助于改善患有呼吸衰竭和睡眠相关呼吸障碍。

（2）药物治疗，伴有下肢麻痹且年龄小于 65 岁的患者静脉注射免疫球蛋白治疗效果显著，在活力、社会功能、角色情感以及疼痛等亚领域的生活质量有所提高。拉莫三嗪对疼痛、疲劳和生活质量改善具有积极的效果。对伴不宁腿综合征的患者可用多巴胺激动剂。非甾体抗炎药可缓解肌肉和关节疼痛。应当尽量避免使用可能导致肌疲劳或影响神经肌接头传导的药物，如 β 受体阻滞剂、苯二氮䓬类药物、神经肌肉阻滞剂、某些抗生素（如四环素和氨基糖苷类）、苯妥英钠、锂剂、吩噻嗪和巴比妥类药物。

（3）辅助器械，最重要的是使用矫形设备对患肢进行康复。矫形器和支架可改善运动的灵活性，缓解疼痛，减轻下肢负荷，应根据患者个体需求提供合适的矫形器和支架。碳复合材料的膝 – 踝 – 足矫形支架可提高步行效率。拐杖，轮椅的应用也具有一定积极作用。如果患者出现呼吸道症状，可能需要辅助通气。

【病例摘要】

患者，女性，63 岁。右下肢无力 50 余年，加重 4 年，左下肢及双上肢无力 3 年。

患者 6 岁时因右下肢无力、发热，诊断为脊髓灰质炎，遗留右下肢无力、肌萎缩，可行走。4 年前自觉右下肢无力缓慢进行性加重，伴随右膝关节和小腿疼痛。3 年前肢体无力范围扩大，出现左下肢无力，并逐渐蔓延至双上肢。2 年来右下肢肌肉萎缩加重，其余肢体变细，写字费力。无肢体麻木、无吞咽和言语笨拙、无二便障碍、无呼吸困难。体格检查：双上肢肌力 5 - 级，左下肢肌力 5 - 级，右下肢近端肌力 4 + 级，远端肌力 4 级。右上肢肱二头肌萎缩，右侧臀大肌、股四头肌和腓肠肌较对侧明显萎缩。双上肢腱反射减弱。腰穿脑脊液压力、常规、生化均正常。肌电图：右侧臀大肌、胫前肌、腓肠肌运动单位电位时限增宽、波幅增高，可见巨大电位；右侧臀大肌、股四头肌大力收缩时募集电位减少，可见单纯相；腓肠肌可见纤颤电位和正锐波。左侧股四头肌、右侧肱二头肌也可见巨大电位。舌肌、胸锁乳突肌、脊旁肌肌电图正常。感觉运动传导速度正常。Hanmilton 抑郁量表评分 7 分，焦虑量表评分 2 分。定位诊断：脊髓，运动神经元，多灶性；定性诊断：脊髓灰质炎后综合征。病例详细资料见二维码数字资源 7-6。

数字资源 7-6

（白文浩　姚　生）

【参考文献】

[1] MARIN L F, CARVALHO L B C, PRADO L B F, et al. Restless legs syndrome is highly prevalent in patients with post-polio syndrome. Sleep Med, 2017, 37: 147-150.

[2] WERHAGEN L, BORG K. Impact of pain on quality of life in patients with post-polio syndrome. J Rehabil Med, 2013, 45 (2): 161-163.

[3] LI H S, CHIPIKA R H, FINEGAN E, et al. Post-polio Syndrome: More Than Just a Lower Motor Neuron Disease. Front Neurol, 2019, 10: 773.

[4] HUANG Y H, CHEN H C, HUANG K W, et al. Intravenous immunoglobulin for postpolio syndrome: a systematic review and meta-analysis. BMC Neurol, 2015, 15: 39.

[5] CHANG M C, PARK J S, HWANG J M, et al. Effectiveness of intravenous immunoglobulin for nanagement of pain in patients with postpolio syndrome. Pain Res Manag, 2021, 2021: 6637705.

[6] AMOLE M, KHOUZAM-SKELTON N. Diagnosing post-

polio syndrome in the elderly, a case report. Geriatrics (Basel), 2017, 2(2): 14.
[7] CURTIS A, LEE J S, KALTSAKAS G, et al. The value of a post-polio syndrome self-management programme. J Thorac Dis, 2020, 12(Suppl 2): S153-S162.
[8] KLEBEK L, SUNNQUIST M, JASON L A. Differentiating Post-Polio Syndrome from Myalgic Encephalomyelitis and Chronic Fatigue Syndrome. Fatigue, 2019, 7(4): 196-206.
[9] GAWEL M, ZALEWSKA E, SZMIDT-SALKOWSKA E, et al. Motor unit number index(MUNIX) as a biomarker of motor unit loss in post-polio syndrome versus needle EMG. J Electromyogr Kinesiol, 2019, 46: 35-40.

本章总结

各种运动神经元病的诊断思路基于临床表现，ALS为一大类，具有上下运动神经元损害特点，第二大类是下运动神经元病综合征，可以是第三节和第四节介绍的脊髓性肌萎缩和肯尼迪病，具有对称性发展的特点，也可以是第五节和第六节介绍的平山病和脊髓灰质炎后综合征，具有非对称的特点。尽管运动神经元病和前面介绍的遗传性周围神经病伴随肌肉病或脑病都存在慢性或隐匿性发病的肢体无力，不存在感觉障碍而有别于本章之前介绍的各种遗传性感觉运动性周围神经病，肌电图广泛神经源性损害而运动神经传导测定不提示周围神经损害是诊断基础。

各种类型的运动神经元病的定位诊断在运动神经元，而非周围神经病，单纯运动神经损害和出现广泛的神经源性损害并非运动神经元病的特点，如何对各种类似疾病进行鉴别，详见下章介绍的远端型遗传性运动神经病。

第八章 远端型遗传性运动神经病

远端型遗传性运动神经病（distal hereditary motor neuropathies，dHMN）是一组表现为长度依赖性的运动神经疾病，在人群中的患病率为（2.1～2.3）/10万。约62.3%为散发病例。该病也曾被称为远端型脊肌萎缩症，该命名目前主要用于婴幼儿发病的类型，青少年和成年发病类型现已较少使用。

dHMN具有高度的临床和遗传异质性，其核心临床表现为隐匿起病、缓慢进展的肌无力和肌萎缩，常以肢体远端起病，到病程后期可以累及肢体，感觉通常正常，但在少数患者可伴有轻微的感觉障碍，还可伴有足部畸形。dHMN的遗传模式包括常染色体显性遗传、常染色体隐性遗传、X连锁遗传及线粒体遗传。在dHMN的致病基因被克隆之前，Harding等根据遗传模式、发病年龄和临床表型，将dHMN分为Ⅰ～Ⅶ共7种类型。2012年Reilly等在Harding分型基础上，加入了X连锁遗传dHMN、伴锥体束征的dHMN、起源于约旦杰拉什地区的dHMN、先天性远端脊肌萎缩症这4种类型，并补充了各类型dHMN的致病基因信息。目前40余种dHMN相关致病基因已被克隆，研究者发现同一个致病基因可以导致不同的dHMN临床表型，如 *HSPB1* 和 *HSPB8* 突变均可导致dHMN Ⅰ型和Ⅱ型，*GARS* 突变可导致dHMN Ⅰ型和Ⅴ型等，传统的分类已经不能适用分子诊断。

随着基因技术的普及，我国学者也发现了许多基因突变导致的dHMN，胡静教授团队发现 *AARS* 突变导致常染色体显性遗传dHMN，张如旭教授团队和洪道俊教授团队分别发现 *SIGMAR1* 和 *MME* 突变导致常染色体隐性遗传dHMN。随着越来越多的dHMN致病基因被克隆，dHMN的基因型和表型的高度异质性，而且同一个基因还可以导致其他类型的遗传性神经病，包括CMT的各种亚型以及痉挛性截瘫的各种亚型，目前基于临床表现和致病基因对dHMN进行分型的方法，更有利于对dHMN病理生理机制的理解。

dHMN的病理改变以周围神经的运动轴索变性为主，不同于脊髓性肌萎缩以脊髓前角细胞损害为主，任何参与轴索生理功能维护的分子通路都可能是dHMN的致病靶点。目前已发现的dHMN致病基因所编码蛋白种类繁多，其中包括伴侣蛋白、tRNA合成酶、细胞骨架蛋白、离子通道与转运体蛋白、线粒体蛋白、核酸蛋白、信号蛋白、内质网蛋白、外泌体蛋白、突触蛋白、核膜蛋白等，涉及DNA/RNA代谢、蛋白翻译与合成、细胞应急、细胞凋亡、轴索引导、细胞内运输、突触活动及线粒体代谢等重要生理过程，这些蛋白中又以伴侣蛋白、tRNA合成酶、细胞骨架蛋白为主，占到dHMN患者一半以上。

腓肠神经活检可以发现感觉神经纤维大致正常或轻度减少，偶尔可见个别薄髓鞘的神经纤维或再生簇改变。肌肉活检提示神经源性骨骼肌损害，合并肌原纤维肌病患者可以发现肌纤维内异常蛋白聚集现象。

【临床表现】

该组疾病的临床核心症状为周围神经的运动神经轴索受累导致的长度依赖性、缓慢进展的肢体远端对称性无力和萎缩，不伴有明显的感觉神经受累症状。导致dHMN的基因种类繁多，其中比较常见的类型是 *HSPB1*（10.4%）、*GARS1*（9.8%）、*BICD2*（8.0%）和 *DNAJB2*（6.7%）基因突变导致的dHMN，其他类型相对少见。各种致病基因相关的临床表型具有共性规律，可以为单纯的dHMN，也可以伴随出现其他非感觉性症状，需要特别注意以下几点临床特点：

1. 发病年龄

dHMN的发病年龄存在较大的变异度，可以从胎儿期发病的先天性进行性脊髓性肌萎缩，表现为下肢远端受累为主，近端肌肉也可以合并受累，临床症状为非进行性，可以存活到成年期。也可以在60岁以后开始出现缓慢发展的肢体远端的无力，大多数患者的发病时间在儿童期和青少年期，然后缓慢进展或者不进展。通常常染色体显性遗传患者发病年龄大于常染色体隐性遗传患者。依据发病年龄可以分婴幼儿发病、青少年成年人发病两大类型，也有部分患者的发病年龄跨度很大，从幼儿到成年期的各个时间段都可以发病。

（1）婴幼儿发病的dHMN（表8-1），也称为进行性脊髓性肌萎缩，致病基因包括*TBCD*、*C12orf65*、*TRPV4*、*EXOSC3*、*EXOSC8*、*EXOSC9*，携带这些基因突变的患者除存在脊髓性肌萎缩症状之外，多合并存在其他大脑和小脑部发育障碍或视神经病。

（2）青少年和成年发病的dHMN（表8-2），致病基因包括*SIGMAR1*、*SORD*、*SYT2*、*REEP1*、*GARS*、*HARS*、*AARS*、*VRK1*、*HSPB3*、*HSPB1*和*SLC5A7*，这些基因突变除导致dHMN之外，个别类型可以伴随神经系统的其他损害表现，包括视神经病或耳聋。有些基因突变同时导致CMT或痉挛性截瘫。

（3）不同年龄发病的dHMN（表8-3），少数基因突变导致的发病年龄有很大的跨度，包括*DYNC1H1*、*HSPB8*、*BICD2*、*FBXO38*、*DNAJB2*。这几个基因除导致dHMN之外，个别基因还可以导致CMT。

表8-1 婴幼儿发病的脊髓性肌萎缩

	遗传方式	基因	临床表现
伴小脑发育不良型	AD	*EXOSC8*	婴儿起病，四肢远端无力，伴小脑共济失调
伴脑病	AR	*TBCD*	婴儿发病，四肢远端无力，伴白质病变
伴呼吸窘迫	AR	*LAS1L*	婴儿发病，四肢远端无力，伴呼吸窘迫
伴脑桥和小脑发育不良	AR	*EXOSC3*	幼儿起病，四肢远端无力，伴脑桥和小脑发育不良
伴小脑萎缩	AR	*EXOSC9*	幼儿起病，四肢远端无力，伴小脑萎缩
伴随视神经病	AR	*C12orf65*	幼儿发病，四肢远端无力，伴随视神经病

AD，常染色体显性遗传；AR，常染色体隐性遗传。

表8-2 青少年到成年发病的单纯dHMN

遗传模式	基因	临床表现
AR	*SIGMAR1*	儿童发病，远端运动神经病
AD	*MYH14*	儿童发病，远端运动神经病，伴耳聋
AR	*C19orf12*	儿童发病，远端运动神经病，伴视神经病
AR	*SLC25A46*	儿童发病，远端运动神经病，伴共济失调和视神经病
AR	*SORD*	儿童发病，远端运动神经病
AD	*SYT2*	儿童发病，远端运动神经病
AD	*WARS*	儿童发病，远端运动神经病
AD	*REEP1*	少年发病，远端运动神经病
AD	*GARS*	青少年发病，远端运动神经病，双手无力和萎缩为主
AD	*HARS*	青少年发病，远端运动神经病
AD	*AARS*	成年发病，远端运动神经病
AR	*VRK1*	成年发病，远端脊髓性肌萎缩
AD	*HSPB3*	成年发病，远端运动神经病
AD	*BSCL2*	成年发病，远端运动神经病，伴锥体束征
AD	*HSPB1*	成年发病，远端运动神经病，伴远端肌病
AD	*SLC5A7*	成年发病，远端运动神经病，上肢远端为主
AD	*DCTN1*	成年发病，远端运动神经病7B，伴声带麻痹
AD	*NOTCH2NLC*	成年发病，远端运动神经病，伴远端肌病

AD，常染色体显性遗传；AR，常染色体隐性遗传。

表 8-3　不同年龄发病的 dHMN

遗传模式	基因	临床表现
AD	DYNC1H1	婴幼儿到成年发病，脊髓性肌萎缩
AD	BICD2	婴儿到成年发病，脊髓性肌萎缩，婴儿伴随大关节挛缩
AD	HSPB8	青少年到成年发病，远端运动神经病，伴随远端肌病
AD	FBXO38	青少年到成年发病，远端运动神经病，腓肠肌受累为主
AR	DNAJB2	青少年到成年发病，远端运动神经病
X 连锁	ATP7A	婴幼儿到成年发病，远端脊髓性肌萎缩，伴自主神经病

AD，常染色体显性遗传；AR，常染色体隐性遗传。

2. 临床分型

尽管 dHMN 被认为是一种纯运动神经受累的周围神经病，但是有部分患者合并轻微的感觉神经受累证据，或者其他神经系统受累症状。因此 dHMN 可以分为两种临床亚型：单纯型 dHMN，患者始终仅有下运动神经元受累；dHMN 叠加综合征，伴有除运动之外的其他症状。

（1）单纯型 dHMN，选择性累及周围神经的运动神经纤维，在整个疾病过程中不伴有感觉神经纤维受累表现。该类患者多在青少年或者儿童期发病。临床上表现为肢体远端对称性肌无力及萎缩，以足内肌和小腿腓肠肌群受累最为明显，腱反射减弱或消失。随着病程缓慢进展，双上肢远端及四肢近端肌肉也可被累及，肢体远端症状多重于近端，下肢症状重于上肢，可伴有关节挛缩、足部畸形等。

个别类型表现为上肢远端起病，以上肢远端无力为主，特别是大鱼际肌和第一骨间肌受累常见，数年内有一半以上的患者可以出现下肢远端受累，见于 SLC5A7 和 GARS 两个基因突变的类型。

（2）dHMN 叠加综合征，25%～30% 的患者的临床表型为 dHMN 叠加综合征，此部分患者的发病年龄和单纯 dHMN 患者相似，也同样存在较大的发病年龄跨度。除了表现为经典的 dHMN 之外，还可以合并存在其他神经系统症状或体征，包括中轴肌肉、锥体束征、小脑性共济失调、脑病、神经系统发育迟滞、听力减退、关节挛缩、自主神经病、远端肌病等。

部分 dHMN 患者伴随呼吸肌受累，主要见于 IGHMBP2、TRPV4、LAS1L 等基因突变，通常先天或出生后即起病，除肢体远端无力、低张力和骨骼发育障碍之外，还出现膈肌或肋间肌受累的呼吸困难等。

部分 dHMN 患者伴随声带肌受累，主要见于 TRPV4 和 DCTN1 基因突变，前者在幼儿期发病，后者成年期发病，除出现肢体远端无力之外，声带麻痹可以单侧或双侧起病导致发声困难。

dHMN 叠加中枢神经系统发育障碍主要出现在婴幼儿发病的类型，主要是 EXOSC3、EXOSC8、EXOSC9 基因突变患者伴随小脑发育不良以及 TBCD 伴随脑病；dHMN 叠加视神经病出现在 C19orf12、C12orf65 和 SLC25A46 基因突变患者；dHMN 叠加大关节挛缩出现在婴儿发病的 BICD2 和 TRPV4 基因突变患者；叠加感音神经性耳聋出现在 MYH14 基因突变患者；叠加自主神经病出现在 ATP7A 基因突变患者；叠加锥体束征出现在 BSCL2 基因突变患者；伴随远端肌病出现在 HSPB1、HSPB8、NOTCH2NLC 基因突变患者。这些特殊的临床表型为 dHMN 的亚型分析提供了重要线索。

【辅助检查】

对于临床上任何年龄的患者出现肢体远端的无力和肌肉萎缩，考虑到 dHMN 的可能性，需要选择进行下列检查。

1. 实验室检查

进行血常规和生化检查一般没有明显异常，为排除远端获得性脱髓鞘神经病而进行的免疫抗体和脑脊液检查也没有明显异常。多数患者的血清肌酸激酶都在正常范围以内。进展稍快的周围神经病变患者可以有肌酶的轻度升高，但通常不会超过正常上限的 5 倍。少数 dHMN 的致病基因同时导致肌病，如 DNAJB2 和 BICD2 基因突变，包括合并肌病的 HSPB1、HSPB8 和 NOTCH2NLC 基因突变。

2. 神经电生理检查

绝大多数 dHMN 患者诊断时的运动神经传导速度在正常范围内，而出现复合肌肉动作电位波幅的显著降低，特别是腓总神经。通常感觉神经的传导速度和波幅正常，少数患者存在感觉神经动作电位波幅的轻微下降。针极肌电图显示慢性神经源性损害特点，静息电位通常阴性，轻收缩时显示运动单位动作电位的波幅增高和时程延长，大力收缩时募集电位减少呈单纯相。此外伴随视神经损害和神经性耳聋的患者可以出现视觉和听觉诱发电位的异常。伴随认知改变和癫痫的患者存在脑电图的异常改变。

3. 影像学检查

该病周围神经的超声检查没有明显的异常。肌肉MRI对精确判断受累肌肉的范围和程度具有较高的应用价值。其主要改变是受累肌肉的脂肪化，不出现水肿样改变。dHMN患者的肌肉无论是否合并远端肌病，受累肌肉具有一定的选择性，下肢显著受累较重的是足内肌和小腿腓肠肌群（图8-1），其中BSCL2基因突变导致小腿比目鱼肌和胫前肌严重脂肪化。上肢显著受累的是正中神经和尺神经支配的手内肌，可见弥漫分布的点状脂肪化信号。随着病程进展，其他肌群也会出现一定的受累，因此dHMN的肌肉MRI改变显示出一定的肌群选择性，而并不完全等同于CMT以及ALS患者的整个肢体肌肉弥漫均匀受累。此外在伴随中枢神经系统损害的患者进行头部MRI检查可以发现大脑以及小脑发育异常，特别是婴儿发病的几个类型。

4. 病理检查

肌肉活检和神经活并不是dHMN患者的常规检查。当患者的肌酸激酶显著升高时，为了除外是否合并远端肌病或者其他肌肉病变时可以考虑进行肌肉活检。活检肌肉的部位选择需要慎重，因为病程较长，若盲目切开，可能因为肌肉脂肪化严重导致取材失败，因此最好在肌肉影像的帮助下选择，通常胫前肌和腓肠肌外侧头是可选择的肌肉。

周围神经活检可选择的神经通常是下肢的腓肠神经和腓浅神经，绝大多数dHMN的感觉神经活检未见明显异常。在少数显示有髓神经纤维密度的轻度下降。偶尔出现有髓神经纤维的髓鞘变薄，一般不出现轴索变性、神经再生、洋葱球样髓鞘再生等病理现象。

肌肉病理改变通常显示慢性神经源性骨骼肌损害的病理改变特点，但是下肢肌肉的慢性失神经可以出现慢性肌病样的病理改变特点，即出现许多小圆状和小角状萎缩肌纤维共存，部分肌纤维肥大，结缔组织增生，肌纤维出现分裂或者核内移等改变。对于合并远端型肌病的dHMN患者，在慢性肌病样改变的基础上，其肌纤维内同时合并存在镶边空泡或者蛋白聚集。

5. 基因检测

基因检测是诊断dHMN的最终手段，然而目前国内外不同队列研究显示dHMN的基因诊断率为20.0%～47.8%，HSPB1是已知最常见的致病基因，但还有一半以上的患者致病基因未明，一个主要原因是基因突变类型的多样性，而基因检查方法只能够检查其中一种或多种突变方式，难以全面覆盖所有突变类型。由于62%基因明确的dHMN患者为散发病例，对于临床表型和辅助检查符合远端型运动神经病的病例，无论是否有遗传家族史，均应行基因检测。鉴于dHMN的高度遗传异质性，建议使用包括已知dHMN致病基因在内的遗传性神经肌病的基因芯片或直接进行全外显子测序。

【诊断】

临床上任何年龄的患者出现肢体远端的无力和肌肉萎缩，无论是否合并其他非感觉性症状，都需要考虑到dHMN的可能性，然后通过血清肌酸激酶、肌肉MRI、肌电图检查排除是远端肌病，确定为dHMN，而后通过基因检测明确是哪个基因突变导致的dHMN，依据合并的其他临床表现确定是否为dHMN叠加综合征。dHMN的诊断标准（表8-4）。

表8-4 dHMN的诊断标准

1. 家族史	有或无
2. 发病年龄	从胎儿期到老年期，多在儿童期或青少年期发病
3. 临床症状	慢性进展或者停滞进展的病程 下肢或上肢远端无力和萎缩为首发，随着病程发展到近端 伴随其他非感觉症状（锥体束征、小脑共济失调、认知障碍、骨或关节畸形、震颤、神经性耳聋、声带麻痹等）
4. 电生理检查	运动神经传导速度正常或轻微减慢，复合肌肉动作电位波幅显著下降 感觉神经传导速度正常，动作电位波幅正常或轻度下降 针极肌电图呈慢性失神经损害
5. 基因检查	dHMN基因的致病突变

如果符合上述全部5条或者有明确的家族史而缺少第5条的患者，可以确诊dHMN。如果散发患者符合2～4条，可以考虑为临床诊断的dHMN。

【鉴别诊断】

dHMN的主要临床表现特点是肢体远端的无力和肌肉萎缩，肌电图出现神经源性损害，因此其鉴别诊断主要包括出现类似临床表现和电生理改变的其他疾病，包括婴幼儿发病dHMN、青少年和成年发病的dHMN。

1. 婴幼儿发病dHMN

可以参考第二章的先天性髓鞘发育不良神经病，该年龄段发病的患者在肌电图和肌酸激酶检查排除先天性肌病、先天性肌营养不良和先天性肌无力综合征之后，主要排除运动神经元生存基因突变导致的脊髓性肌萎缩、先天性髓鞘发育不良神经病和婴儿早发的CMT2。

（1）先天性髓鞘发育不良神经病，导致该病的基因包括 *MPZ*、*EGR2*、*PMP22*、*CNTNAP1*。也表现为婴幼儿早期发病的严重的四肢无力，肌电图显示神经源性损害，但神经传导测试可以发现周围神经传导速度减慢以及不同程度的复合肌肉动作电位波幅下降，感觉神经损害也很明显。基因检查可以发现上述基因突变。

（2）婴儿脊髓性肌萎缩症，和运动神经元生存基因突变有关，患者在出生后很快出现四肢无力和呼吸困难、肢体近端无力突出，其发展比婴儿发病的dHMN更快，一般在2岁左右死亡。针极肌电图也可见肌肉出现神经源性损害，神经传导检测可见复合肌肉动作电位波幅下降，运动和感觉神经传导速度没有明显改变。

（3）*MORC2*基因相关婴儿早发的CMT2，*MORC2*基因突变可以导致婴儿发病的轴索性周围神经病，出现运动发育延迟、肌张力低、认知障碍、肌张力不全，伴随脑白质病变和锥体束征。神经传导提示感觉和运动轴索性神经病。

2. 青少年和成年发病的dHMN

该年龄段发病的患者在肌电图和肌酸激酶检查排除远端肌病、CMT2、连枷腿综合征、远端获得性脱髓鞘神经病。由于没有明显的感觉和自主神经损害表现，因此和下一章的家族性淀粉样多发性神经病差异巨大，没有相互误诊的可能性。

（1）远端肌病伴随周围神经病，*HSPB1*、*HSPB8*和*NOTCH2NLC*基因导致dHMN伴随远端肌病，周围神经病也出现在*BAG3*、*HSPB5*基因相关的肌原纤维肌病，CMT4B1也可以伴随肌病。肌电图提示为神经源性损害或肌源性损害，神经传导可以发现患者的感觉神经也出现损害。

（2）轴索性CMT，dHMN和CMT2可能为同一疾病谱中的不同表型，具有相同的受累肌肉及进展模式，神经传导检测在CMT2可以发现感觉神经动作电位波幅显著下降，腓肠神经活检可见明显的有髓神经纤维丢失，不同于dHMN。

（3）连枷腿综合征，突出表现为局限于下肢的无力，大约一半的患者开始表现为不对称性下肢无力和肌萎缩，伴随腱反射减低和消失。2年后大约25%的患者从腰髓进展至脊髓的更高节段。

【治疗】

患者理想的治疗状态是有一个多学科团队进行评估和疾病管理，该团队包括神经病学家、整形外科医生以及物理康复治疗师。本类疾病以对症治疗为主，首先应避免导致周围神经病加重的因素，包括具有神经毒性的药物（如长春新碱、异烟肼、呋喃妥因）、酒精和营养不良。

目前多采用支持治疗，包括体育锻炼、理疗和针对足下垂和姿势异常的支具治疗。运动可以短期显著改善肢体力量。每天的跟腱拉伸练习有助于防止跟腱缩短。需要穿戴脚踝支撑良好的鞋，严重足下垂可以用脚踝/足部矫形器，用于纠正足部下垂并辅助行走。严重的足部畸形可以通过手术矫正。

【病例摘要】

患者，女，37岁，易跌19年，右下肢无力2年8个月，左下肢无力5个月。

患者19年前开始出现行走中易跌倒，2年8个月前顺产一胎儿后出现右下肢无力，右足上抬无力，逐渐发展为行走时足尖先着地、右下肢上抬受限、右腿变细。5个月前出现左下肢无力，行走困难。无感觉异常。体格检查：双上肢肌容积和肌张力正常，双上肢近端和远端肌力5级，双下肢肌张力减低，左下肢近端4－级，右下肢近端3级，双足背伸肌力0级，左足跖屈肌力2级，右足跖屈肌力1级，双下肢胫前肌、腓肠肌、股四头肌萎缩，右侧较左侧著。四肢感觉正常。双上肢腱反射活跃，双膝腱反射及跟腱反射减低。双侧霍夫曼征、罗索利莫征、下颌反射、双侧吸吮反射均阳性；行走时跨域步态。双足下垂，高弓足。肌电图呈神经源性损害，周围神经的运动神经和感觉神经传导速度正常，动作电位波幅正常。定位诊断：下运动神经元及锥体束；定性诊断：远端遗传性运动神经病可能性大。基因检查明确为 AARS 杂合突变相关 dHMN。病例详细资料见二维码数字资源 8-1。

数字资源 8-1

（洪道俊）

【参考文献】

[1] XIE Y, LIN Z, PAKHRIN P S, et al. Genetic and Clinical features in 24 Chinese distal hereditary motor neuropathy families. Front Neurol, 2020, 11: 603003.

[2] NATHANI D, SPIES J, BARNETT M H, et al. Nerve biopsy: Current indications and decision tools. Muscle Nerve, 2021, 64 (2): 125-139.

[3] FRASQUET M, ROJAS-GARCÍA R, ARGENTE-ESCRIG H, et al. Distal hereditary motor neuropathies: Mutation spectrum and genotype-phenotype correlation. Eur J Neurol, 2021, 28 (4): 1334-1343.

[4] ZHAO Z, HASHIGUCHI A, HU J, et al. Alanyl-tRNA synthetase mutation in a family with dominant distal hereditary motor neuropathy. Neurology, 2012, 78 (21): 1644-1649.

[5] LI X, HU Z, LIU L, et al. A SIGMAR1 splice-site mutation causes distal hereditary motor neuropathy. Neurology, 2015, 84 (24): 2430-2437.

[6] HONG D, FANG P, YAO S, et al. Variants in MME are associated with autosomal-recessive distal hereditary motor neuropathy. Ann Clin Transl Neurol, 2019, 6 (9): 1728-1738.

[7] LIU X, DUAN X, ZHANG Y, et al. Molecular analysis and clinical diversity of distal hereditary motor neuropathy. Eur J Neurol, 2020, 27 (7): 1319-1326.

[8] XIE Y, LIN Z, PAKHRIN P S, et al. Genetic and Clinical Features in 24 Chinese Distal Hereditary Motor Neuropathy Families. Front Neurol, 2020, 11: 603003.

[9] YU J, LUAN X H, YU M, et al. GGC repeat expansions in NOTCH2NLC causing a phenotype of distal motor neuropathy and myopathy. Ann Clin Transl Neurol, 2021, 8 (6): 1330-1342.

[10] HONG D, FANG P, YAO S, et al. Variants in MME are associated with autosomal-recessive distal hereditary motor neuropathy. Ann Clin Transl Neurol, 2019, 6 (9): 1728-1738.

本章总结

各种远端遗传性运动神经病的诊断思路和运动神经元病的诊断具有类似性，也是在临床表现的基础上重点分析肌电图和神经传导测定的结果，尽管肌电图也是广泛神经源性损害，但神经传导测定提示周围神经的运动神经存在复合肌肉动作电位波幅的明显下降，提示存在运动神经轴索损害是和运动神经元病的主要区别，基因检查可以帮助分型。

前面几章介绍的周围神经病都以运动神经损害为主，周围神经还存在感觉神经纤维和自主神经纤维，运动神经元病和远端遗传性运动神经病都是选择损害了运动神经及其神经元，联合损害感觉神经和自主神经纤维有哪些诊治规律，详见下章有关家族性淀粉样多发性神经病的介绍。

第九章 家族性淀粉样多发性神经病

家族性淀粉样多发性神经病（familial amyloid polyneuropathy，FAP）是一组由于基因突变所致的、以周围神经病为主的多系统疾病，病理上表现为组织器官中出现淀粉样物质沉积。根据形成淀粉样物质的前体蛋白不同，FAP主要分为三种类型，包括甲状腺素转运蛋白（转甲状腺素蛋白，transthyretin，TTR）、载脂蛋白A-1（apolipoprotein A1）和凝溶胶蛋白（gelsolin）（表9-1）。

表 9-1 家族性淀粉样多发性神经病

疾病	相关蛋白	疾病特征
转甲状腺素蛋白相关FAP	转甲状腺素蛋白	发病中位年龄为39岁，表现为多发性神经病、心肌病或混合表型，也可以有眼睛、肾、软脑膜等受累
荷兰型家族性淀粉样变性	凝溶胶蛋白	25～30岁发病，出现角膜晶格营养不良、脑神经病和皮肤松弛症三联征。患者可以表现为多发性神经病以及轻微的自主神经病。1/3的患者出现心律失常
载脂蛋白A-1相关FAP	载脂蛋白A-1	发病中位年龄为43岁，临床表现包括肾、心脏、神经、肝、胃肠道、喉部、皮肤和睾丸受累

淀粉样蛋白是一种细胞外异常折叠蛋白，淀粉样变性是一些淀粉样蛋白在组织内沉积并破坏组织和细胞而导致的疾病。淀粉样蛋白不溶于水，对蛋白质水解有很高的抵抗力。其组织学特点是非功能性和毒性蛋白在不同组织的积累，在光学显微镜下呈不规则状均质沉积物，刚果红染色阳性，偏振光观察表现出苹果绿-黄双折射。在电镜下呈团块样无序排列的短丝，淀粉样蛋白出现β-折叠，形成短丝状无分支的纤维，宽度为7～10 nm。每个淀粉样纤维包含两个丝状的亚单位，它们平行排列并相互缠绕。

淀粉样变性的发病率约为每年12/100万。到目前为止，已知有30多种细胞外蛋白可以沉积形成淀粉样蛋白，主要是转甲状腺素蛋白、免疫球蛋白轻链、载脂蛋白A、凝溶胶蛋白和朊蛋白等，可分为原发性、继发性、家族性和组织特异性。原发性淀粉样变性的蛋白来自免疫球蛋白轻链，伴随浆细胞异常。继发性淀粉样变性以血清载脂蛋白A为主要蛋白，可作为慢性全身炎症性疾病的一部分，但引起周围神经病的比例较低。淀粉样变性还有其他形式，包括透析相关的淀粉样变性，主要前体蛋白是β2微球蛋白，但较少引起多发性神经病。

目前对神经的损害机制仍不清楚，神经毒性目前被认为依赖于非纤维可溶性寡聚物与膜受体的结合，如晚期糖基化终产物受体，导致细胞内应激、内质网钙释放和活性氧生成，从而导致细胞死亡。神经内毛细血管淀粉样蛋白沉积对血液-神经屏障的损害会导致水肿和神经内压升高，从而加剧神经纤维的损伤。脊神经节由于缺乏血-神经屏障，是淀粉样变性的一个主要受累部位，轴索丢失可能是该部位的神经元损害导致，特别是交感神经节和脊神经节小神经元的选择性丢失，而运动神经元相对保留，导致淀粉样神经病的早期临床特征。近端神经严重沉积，腓肠神经相对较少。有神经外膜免疫球蛋白淀粉样蛋白沉积的患者，如果没有神经内间质或毛细血管周围淀粉样蛋白，一般没有周围神经病。病理改变特点是有髓神经纤维的大量丢失，可以发现淀粉样蛋白出现在毛细血管壁形成局部淀粉样团块。有髓神经纤维的轴索和施万细胞损伤区域出现在淀粉样物质沉积的附近，淀粉样团块引起神经纤维扭曲。

本章主要介绍转甲状腺素蛋白相关家族性淀粉样多发性神经病（TTR-FAP）和芬兰型家族性淀粉样变性（AGel）。免疫球蛋白相关的原发性淀粉样变属于血液病的范畴，我们在血液系统疾病相关神经病中予以介绍。

第一节　转甲状腺素蛋白相关家族性淀粉样多发性神经病

转甲状腺素蛋白相关家族性淀粉样多发性神经病（transthyretin type familial amyloid polyneuropathy，TTR-FAP）是 *TTR* 基因突变所致的常染色体显性遗传性疾病，除累及周围神经外，还可以累及心脏、眼、肾、中枢神经等多个系统。该病最早在葡萄牙被报道，后来在日本、瑞典都有较多病例报道，上述3个国家为 TTR-FAP 的流行区域。该病十分罕见，突变型 TTR-FAP 的发病率估计为每年每百万人0.3例，患病率估计为每百万人5.2例。目前，包括中国在内的全世界很多国家都有相应的病例报道。TTR-FAP 是一种严重的遗传性多发性神经病，在非流行区，平均诊断延迟时间为3～4年。如果不进行有效治疗，该病患者的平均生存时间为6～12年。

TTR 以同源四聚体形式存在于血液中，*TTR* 基因突变导致四聚体解聚成不稳定的单体。导致 TTR 的错误折叠，进一步聚集成淀粉样纤维。淀粉样纤维可以直接损伤施万细胞，导致早期小神经纤维丢失。病理检查可以发现刚果红阳性的淀粉样物质沉积，在偏光显微镜检查可见刚果红阳性物质呈现苹果绿色，而在电镜下可见沉积的淀粉样物质为交叉排列的细丝物质。进一步行 TTR 的免疫组织化学或免疫荧光染色，显示淀粉样物质 TTR 阳性（图9-1）。活检部位可以选择腹壁下脂肪、唇腺、周围神经、骨骼肌、皮肤、肾、心脏等，都可以发现淀粉样物质沉积。随疾病发展，周围神经出现有髓和无髓神经纤维的均匀性丢失。

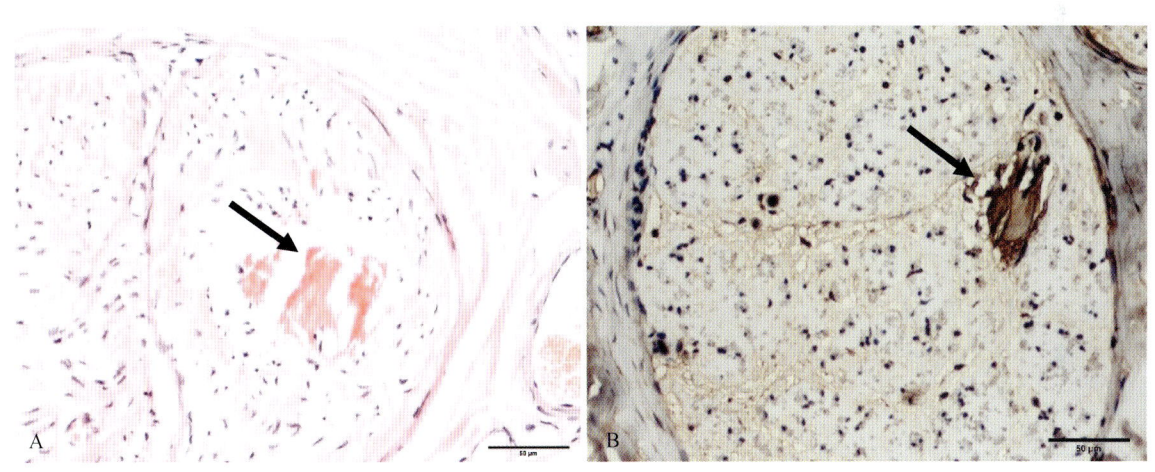

图9-1　TTR-FAP 患者组织病理学检查。A. 腓肠神经可见神经束内砖红色无定形物质沉积（箭头，刚果红染色）；B. 沉积物在 TTR 免疫组织化学染色中呈现阳性（箭头，TTR 染色）

【临床表现】

TTR-FAP 的平均发病年龄为（47.8±13.0）岁，发病年龄也受地理区域的影响，如来自葡萄牙、日本携带 Val30Met 突变的患者比来自瑞典的具有相同突变的患者的发病时间要早得多。以50岁为界，分为早发型和晚发型。患者可以有常染色显性遗传家族史，也可以为散发出现。在疾病的不同阶段出现自主神经病、感觉运动神经病、心脏损害、眼部受累、肾及中枢神经系统受累表现等。发病年龄、神经病变类型和全身受累高度可变，一些突变类型可以表现为多发性神经病，而其他突变类型（如 Val122Ile）多导致单纯的心脏表型。其主要临床表现如下：

1. 自主神经病

明显的自主神经受累是 TTR-FAP 患者最早出现的临床表现，一般早发型较晚发型患者更加突出。患者会出现腹泻、便秘、腹泻便秘交替、呕吐、胃瘫等消化道症状，直立不耐受和晕厥等体位性低血压症状，性功能障碍、排尿障碍、排汗异常等。

2. 感觉运动神经病

长度依赖性感觉运动神经病是该病的特征。在疾病的第1阶段，小纤维通常先受到影响，下肢远端神经病理性疼痛是该阶段的主要症状。在第2阶段，周围神经体征和症状继续恶化，感觉丧失延伸至下肢近端、上肢和躯干，下肢出现远端无力。最终，患者丧失独立行走能力，进入第3阶段。这种疾病很少从上肢症状开始，但是少数患者可以早期出现双侧腕管综合征表现，而后感觉运动神经病症状进展到全身。

3. 中枢神经系统损害

由脑脊膜和血管周围区域TTR形成的淀粉样物质的沉积所致，一般出现在疾病晚期，出现卒中样局灶性神经功能缺损、痴呆、脑积水和脊髓病等。某些突变类型如Tyr114Cys、Gly53Glu、Leu12Pro、Asp18Gly与中枢神经系统淀粉样变相关。

4. 心脏损害

是最常见的神经外表现，出现在80%的患者，也是主要的致死原因之一。常见临床特征包括心律失常、传导障碍引起的晕厥发作和限制型心肌病引起的心力衰竭，表现为活动耐力下降、水肿、呼吸困难，也可以出现心绞痛样胸痛。Val122Ile、Ile68Leu和Thr60Ala是主要诱发心肌病的突变。

5. 眼部损害

主要表现为玻璃体混浊、继发性青光眼、结膜血管异常、干燥性角结膜炎和瞳孔异常。TTR淀粉样蛋白可视为玻璃体中的棉质内含物。某些突变类型的患者（如Gly83Arg）眼部损害十分突出。

6. 肾损害

相较于国外患者，中国人群受累的比例较低。临床上表现为微量白蛋白尿、肾病综合征、进行性肾功能不全。需要透析的终末期肾衰竭很少见。

【辅助检查】

临床上考虑到TTR-FAP后，需要进行相关化验检查、神经电生理检查等与其他疾病进行鉴别，进而进行组织活检和基因检测明确诊断。明确诊断后，应当进行多系统损害的评估。

1. 一般实验室检查

需要进行肾功能检查确定是否伴随肾损害，进行血糖和糖耐量检查确定是否存在糖尿病神经病，进行血尿免疫固定电泳、血游离轻链检查确定是否存在免疫球蛋白异常相关的周围神经病。

2. 针对心脏的检查

针对心脏受累进行血清肌钙蛋白、B型利钠肽检查，患者出现不同程度升高。心电图检查可以发现各种类型的心律失常。超声心动图及心肌MRI检查可以发现心肌肥厚。应用99Tcm标记的骨显像剂进行放射性核素显像，可以发现心肌病变组织中显像剂的浓聚。

3. 针对眼部受累的检查

可以进行眼科相关检查，确定是否存在玻璃体混浊、继发性青光眼等异常。

4. 神经电生理检查

早期出现小纤维神经病，可进行定量感觉测定、皮肤交感反应进行评价。随着疾病的进展，常规神经传导检查可以发现感觉运动神经病，以轴索损害为主。针极肌电图可以发现所检肌肉神经源性损害，以四肢远端肌肉受累明显。

5. 神经影像学检查

周围神经的超声检查可以发现神经增粗，以近端更明显，迷走神经也出现增粗改变，出现中枢神经系统受累的患者需要进行脑、脊髓增强MRI检查，可以发现脑表面、脑室系统边缘及软脑（脊）膜强化。

6. 病理检查

对怀疑TTR-FAP的患者进行组织病理检查，获得淀粉样物质沉积的直接证据是诊断该病的金标准之一。取材部位包括皮下脂肪、神经、肌肉、唇腺、心肌等。

7. 基因检测

是TTR-FAP诊断的另一个金标准。临床怀疑该病，无论是否存在家族史或病理检查是否证实存在淀粉样物质沉积，都应进行TTR基因检测。目前全世界报道了超过130种TTR基因突变类型，在该病的高发地区，大多数患者携带Val30Met突变，在我国患者中，Val30Met可能也是最常见的突变类型。

【诊断】

青年晚期和成年患者出现进行性发展的对称性感觉运动多发性神经病，同时存在以下一种或多种疾病，包括周围神经病家族史、自主神经功能障碍的症状、心脏受累、胃肠道表现、无法解释的体重减轻、双侧腕管综合征、肾损害和玻璃体混浊，则应怀疑TTR-FAP。

病理学和TTR基因检测在做出诊断时至关重要。值得注意的是，即使怀疑TTR-FAP，活检的诊断敏感性在不同组织和疾病的不同阶段也有很大差异，不同级别的医院也存在明显差异，所有这些都进一步强调了诊断需要在有经验的神经肌肉病中心进行。

明确诊断的患者需要进行临床分级（表9-2）。

表 9-2 TTR-FAP 临床严重程度分期和分级

病期	症状	改良多发性神经病残障评分
0 期	无症状	
1 期	可独立行走，症状局限于下肢	1 级，四肢感觉障碍，行走正常
		2 级，行走出现障碍，但是不需要帮助
2 期	行走需要帮助	3a 级行走需 1 根拐杖
		3b 级行走需 2 根拐杖
3 期	坐轮椅或卧床	4 级，坐轮椅或卧床

【鉴别诊断】

TTR-FAP 的早期诊断非常重要，由于表型异质性、迟发症状和缺乏家族史，诊断延迟和误诊仍然很常见，误诊率高达 32%，平均延迟诊断 46 个月。鉴别诊断需要排除哪些导致周围神经增粗的周围神经病，首先是系统性类淀粉变性病。其次是非淀粉变性病。需要通过病理和基因检查进行鉴别。

1. 系统性类淀粉变性病的鉴别

系统性类淀粉变性病（表 9-3）包括轻链型淀粉样变性周围神经病、转甲状腺素蛋白家族性淀粉样变性多发性神经病、野生转甲状腺素蛋白淀粉样变性、血清淀粉样蛋白 A 淀粉样变性、白细胞趋化因子 2 淀粉样变性、凝溶胶蛋白系统性类淀粉变性病和载脂蛋白 A-1 系统性类淀粉变性病。病理检查以及基因检查可以协助诊断。

2. 中老年非类淀粉神经病的鉴别

TTR-FAP 最常误诊的疾病就是最需要鉴别的疾病（表 9-4），该病突出的感觉和自主神经病，基本不可能被误诊为前二章介绍的运动神经元病和远端遗传

表 9-3 不同类型的类淀粉变性病临床表现

类型	蛋白	累及部位
AL	免疫球蛋白轻链	在成年晚期发病，出现感觉运动和自主神经病，伴随肾、心脏、胃肠道、肝损害表现
iATTRv	突变转甲状腺素蛋白	发病年龄中位数为 39 岁，表现为多发性神经病、心肌病或混合表型，也可以有眼睛、肾、软脑膜等受累。
ATTRw	野生转甲状腺素蛋白	老年发病出现心肌病，伴随腕管综合征
AA	血清淀粉样蛋白 A	长期感染之后，出现肾损害，其次伴随心脏、肝损害，偶尔出现周围神经损害
ALECT2	白细胞趋化因子 2	成年发病，肾为主，其次肝，可以伴随免疫球蛋白沉积，一般没有神经系统损害
AGel	凝溶胶蛋白	25～30 岁发病，出现角膜晶格样营养不良、脑神经病和皮肤松弛症三联征。患者可以表现为多发性神经病以及轻微的自主神经病。1/3 的患者出现心律失常
AApoAI	载脂蛋白 A-1	成年发病，主要症状为肾病、心肌病、周围神经病，伴随肝、胃肠道、喉部、皮肤和睾丸受累

AL，轻链类淀粉变性；ATTRv，突变转甲状腺素蛋白淀粉样变；ATTRw，野生型转甲状腺素蛋白淀粉样变；ApoAI，载脂蛋白 AI 类淀粉变性；AA，血清淀粉样蛋白 A 类淀粉变性；ALECT2，白细胞趋化因子 2 类淀粉变性。

表 9-4 转甲状腺素蛋白家族性淀粉样多发性神经病的鉴别诊断

疾病	临床特点
慢性炎性脱髓鞘性多发性神经根神经病	从儿童到老年的任何年龄段发病，慢性进行性加重的感觉运动神经病、腱反射消失、神经传导检查发现轴索神经病伴脱髓鞘改变
意义未明的单克隆丙种球蛋白相关神经病	中老年人出现感觉性周围神经病，血清 M 蛋白检测阳性，抗 MAG 抗体阳性
慢性特发性轴索性神经病	在 60 岁左右发病，在男性中更多见，缓慢进行性肢体远端的感觉和运动障碍，伴随疼痛
腰骶神经根病	在成年晚期下肢开始出现非对称性无力和麻木的症状

性运动神经病，主要误诊为慢性炎性脱髓鞘性多发性神经根神经病、慢性特发性轴索性神经病、意义未明的单克隆丙种球蛋白相关的周围神经病、腰骶神经根病。基因检查和病理检查是鉴别诊断的关键检查。

【治疗】

1. 对症治疗

疼痛的患者可应用缓解神经病理性疼痛的药物改善症状（加巴喷丁、普瑞巴林、文拉法辛、度洛西汀、三环类抗抑郁药）。对于自主神经病变导致的体位性低血压，轻中度的患者可增加水盐摄入、穿戴弹力袜，中重度患者可应用盐酸米多君、屈西多巴等药物改善症状。消化道功能紊乱及营养不良的患者应注意营养支持，避免脱水、电解质紊乱。

2. 对因治疗

（1）肝移植，是TTR-FAP的第一个治疗方案，自1990年以来一直使用，有手术适应证的患者可以选择肝移植，以减少突变型TTR的合成，从而有效抑制淀粉样物质的形成，延长患者生存期。推荐发病年龄小于50岁、周围神经病分期为1期的患者进行肝移植（表11-1），Val30Met患者肝移植获益最大。该手术1年死亡率为7%～25%。大约20%的移植患者发生慢性肾衰竭和糖尿病，心血管死亡率（22%）远高于因肝病接受移植的患者。移植后病程超过10年的患者可以出现中枢神经受累，表现为中度认知下降、短暂局灶性神经事件为特征的脑淀粉样血管病等。

（2）TTR稳定剂，氯苯唑酸能够稳定TTR的四聚体结构，抑制其解离为不稳定的单体，减少淀粉样物质的形成。该药可以延缓Val30Met突变患者早期阶段的周围神经病恶化，其他突变患者也可能从该药中获益。可以应用于周围神经病分期为1期（表9-2）的患者。

二氟尼柳，是一种非甾体抗炎药，可以稳定FAP患者的TTR四聚体，剂量为250 mg，每天2次。二氟尼柳可减缓TTR-Val30Met和非Val30Met患者的神经病变进展。该药价格低廉，但在严重充血性心力衰竭和肾功能不全中的禁忌证可能会限制二氟尼柳在一些患者中的使用。

（3）基因沉默治疗，TTR本身的生理功能相对有限，因此抑制TTR的产生本身可能不会造成严重的后果。反义寡核苷酸和小干扰RNA两种基因沉默疗法可以降低突变型和野生型TTR血浆水平，可以阻止疾病进展。Patisiran和Inotersen作为两种基因沉默治疗药物已经上市。Inotersen是一种反义寡核苷酸，使用该药物后可以使TTR水平平均持续降低80%。然而，血小板减少和肾功能不全是使用该药物的主要安全问题。Patisiran是一种小干扰RNA药物，通过抑制TTR信使RNA（mRNA），从而减少TTR蛋白的产生，TTR循环水平降低80%以上。上述药物均能够延缓TTR-FAP患者在神经功能损害上的进展速度。

【病例摘要】

患者，男性，60岁，四肢麻木伴随便秘1年。

患者1年前出现双手及双足疼痛性麻木（烧灼感，针刺感），逐渐向近端进展。后自觉双足双手稍力弱，日常生活不受影响。1个月前站立后晕厥1次。偶有踩棉花感。平时便秘，近1年体重下降15 kg。既往冠心病病史。家族中无类似发病者。查体：体位性低血压，手套袜套样痛触觉减退/过敏，袜套样音叉振动觉减退，四肢远端为主肌无力，四肢腱反射未引出，病理征阴性。神经传导检查提示四肢感觉运动神经病，轴索损害为主。其定位诊断为感觉、运动、自主神经。定性诊断：感觉性运动自主性周围神经病，性质待定。经TTR基因检查和神经肌肉病理检查明确为TTR-FAP的诊断。病例详细资料见二维码数字资源9-1。

数字资源9-1

（孟令超）

【参考文献】

［1］PLANTÉ-BORDENEUVE V, SAID G. Familial amyloid polyneuropathy. Lancet Neurol, 2011, 10（12）: 1086-1097.

［2］ADAMS D, ANDO Y, BEIRÃO J M, et al. Expert consensus recommendations to improve diagnosis of ATTR amyloidosis with polyneuropathy. J Neurol, 2021, 268（6）: 2109-2122.

［3］KOIKE H, TANAKA F, HASHIMOTO R, et al.

[3] Natural history of transthyretin Val30Met familial amyloid polyneuropathy: analysis of late-onset cases from non-endemic areas. J Neurol Neurosurg Psychiatry, 2012, 83(2): 152-158.

[4] SCHMIDT H H, WADDINGTON-CRUZ M, BOTTEMAN M F, et al. Estimating the global prevalence of transthyretin familial amyloid polyneuropathy. Muscle Nerve, 2018, 57(5): 829-837.

[5] DU K, LI F, WANG H, et al. Hereditary transthyretin amyloidosis in mainland China: a unicentric retrospective study. Ann Clin Transl Neurol, 2021, 8(4): 831-841.

[6] 关鸿志, 柳青, 陈琳, 等. 转甲蛋白相关家族性淀粉样周围神经病的临床、病理与遗传学研究. 中华神经科杂志, 2015, 48(1): 7-12.

[7] MENG L C, LYU H, ZHANG W, et al. Hereditary transthyretin amyloidosis in eight Chinese families. Chin Med J, 2015, 128(21): 2902-2905.

[8] LIU G, NI W, WANG H, et al. Clinical features of familial amyloid polyneuropathy carrying transthyretin mutations in four Chinese kindreds. J Peripher Nerv Syst, 2017, 22(1): 19-26.

[9] OBICI L, SUHR OB. Diagnosis and treatment of gastrointestinal dysfunction in hereditary TTR amyloidosis. Clin Auton Res, 2019, 29(Suppl 1): 55-63.

[10] MANKAD A K, SHAH K B. Transthyretin Cardiac Amyloidosis. Curr Cardiol Rep, 2017, 19(10): 97.

[11] REYNOLDS M M, VEVERKA K K, GERTZ M A, et al. Ocular manifestations of familial transthyretin amyloidosis. Am J Ophthalmol, 2017, 183: 156-162.

[12] VOLLMAR J, SCHMID J C, HOPPE-LOTICHIUS M, et al. Progression of transthyretin (TTR) amyloidosis in donors and recipients after domino liver transplantation-a prospective single-center cohort study. Transpl Int, 2018, 31(11): 1207-1215.

[13] BENSON M D, WADDINGTON-CRUZ M, BERK J L, et al. Inotersen Treatment for Patients with Hereditary Transthyretin Amyloidosis. N Engl J Med, 2018, 379(1): 22-31.

[14] ADAMS D, GONZALEZ-DUARTE A, O'RIORDAN W D, et al. Patisiran, an RNAi Therapeutic, for Hereditary Transthyretin Amyloidosis. N Engl J Med, 2018, 379(1): 11-21.

第二节 芬兰型家族性淀粉样变性

芬兰型家族性淀粉样变性，也称遗传性凝溶胶蛋白淀粉样变性（hereditary gelsolin amyloidosis，HGA）是位于常染色体 9q33.2 位点凝溶胶蛋白基因突变引起的常染色体显性遗传的系统性淀粉样变。与其他家族性淀粉样变性相比，在临床、病理及发病机制均存在差异。芬兰型家族性淀粉样变性主要表现为成人起病的慢性进行性的多脑神经病变、角膜晶格样营养不良及皮肤松弛症，此外还可以出现肾及心脏病变。活体组织检查显示异常的淀粉样物质主要沉积在血管、腺体周围。

该病早在 1969 年由芬兰眼科医生 Meretoja 首次进行了描述，患者表现为进行性角膜营养不良、脑神经病变、皮肤病变及内脏病变，Meretoja 认为这是一种新的家族性系统性变性。1970 年 Meretoja 通过对 3 例患者尸体解剖检查发现所有的器官均存在淀粉样物质的沉积，主要位于动脉内膜和中膜，在腮腺、直肠和脾中也发现了被淀粉样蛋白沉积物完全堵塞的动脉。大多数周围神经的神经束膜也存在淀粉样蛋白沉积，在中枢神经系统可以发现淀粉样蛋白沉积在脑膜和动脉。1973 年 Meretoja 通过对 851 例患者及其家人的研究进一步证实该病为常染色体显性遗传。1990 年发现沉积在患者组织中的淀粉样纤维是凝胶溶蛋白片段，同一年确定其致病基因为凝溶胶蛋白基因，其中 G654A 和 G654T 是最常见的热点突变。凝溶胶蛋白是一种普遍存在的钙激活的肌动蛋白调节蛋白，参与多种生化过程，与阿尔茨海默病、慢性疾病中的肌肉萎缩等相关。HGA 是第一个也是迄今为止唯一由凝胶蛋白基因缺陷引起的疾病。

HGA 是芬兰人群中最常见遗传性疾病之一，通过单倍体分型进一步证实芬兰局部高发病率与共同祖先有关。且此后在其他许多欧洲国家、北美、南美和亚洲各国都有报道，世界各地的发病主要由独立突变引起。HGA 在世界各地的发病率尚不清楚，其中部分的原因可能与诊断水平有关，例如该病的症状通常进展缓慢，且年老时出现。根据已有文献我们推测，同样是系统性淀粉变性，转甲状腺素蛋白相关家族性淀粉样多发性神经病的发病率较 HGA 明显高，HGA 在我国尤其是汉族人群可能较为罕见。

凝溶胶蛋白是一种钙激活的肌动蛋白调节蛋白，

编码该蛋白的基因由17个外显子组成，转录生成731个氨基酸残基组成蛋白。参与多种生化过程，包括神经系统的轴索运输、髓鞘形成、轴索生长和神经保护。其中4号外显子c.654G＞A的杂合突变是最常见的热点突变，此外c.654G＞T（p.D187Y）也是较为常见突变，上述突变均可导致典型的HGA.而c.580 G＞A（p.G194R）、c.633 C＞A（Pn211K）等突变类型主要引起肾病变。凝溶胶蛋白基因缺陷导致变异凝溶胶蛋白的异常表达，损害了凝溶胶蛋白结构域2与Ca^{2+}结合，当结构域2展开时，胶溶蛋白在通过高尔基体进入细胞外空间时会发生异常的蛋白溶解。由此产生的C-末端68 kDa片段易受细胞外蛋白酶溶解，形成8和5 kDa的凝溶胶蛋白淀粉样变性片段。这些淀粉样蛋白片段在不同组织沉积。

淀粉样血管病是HGA的特征性改变（图9-2），皮肤、肌肉、直肠、神经和肾活组织检查均可发现。淀粉样蛋白通常呈斑片状分布，轻度沉积在脑膜血管、大脑皮质和白质、基底神经节、脑干和脊髓，其中脊髓后角更为突出。在脉络丛的血管壁和结缔组织、松果体和垂体也发现异常淀粉物质沉积。脊神经前根和后根的血管和神经内膜也可见异常淀粉物质沉积。外周神经主要在神经束膜、神经外膜和血管壁中。神经束内大直径的有髓神经纤维丢失，同时伴有节段性脱髓鞘和髓鞘再生。

此外在角膜、晶状体囊、虹膜、视神经鞘膜、脉络膜毛细血管、肾小球基底膜、心包、心肌细胞及各种外分泌腺体均可见淀粉样物质沉积，包括皮肤的汗腺（图9-3）。纯合突变患者病变程度和范围更为明显。

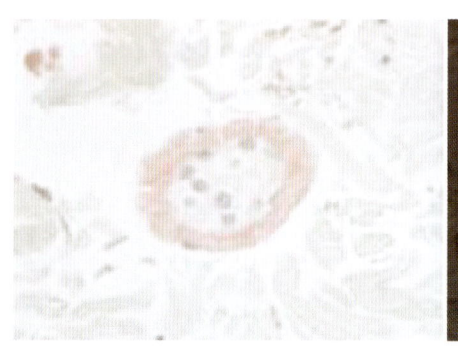 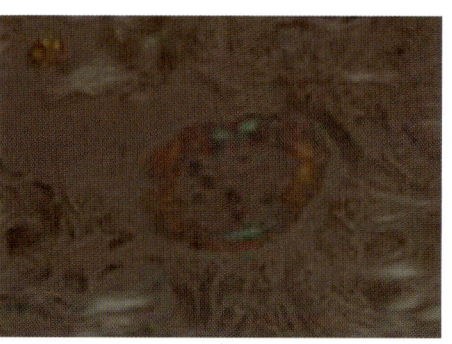

图9-2 皮下血管管壁淀粉样物质沉积偏振光显微镜下为苹果绿色（×400）

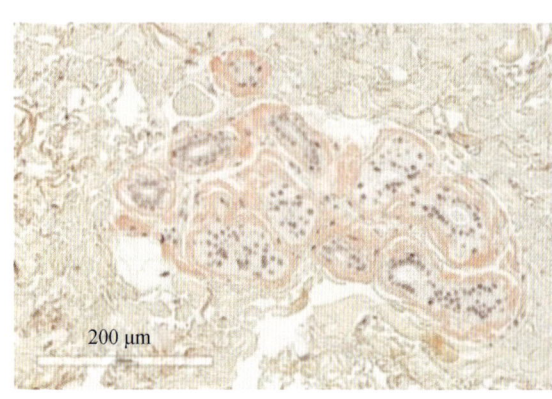 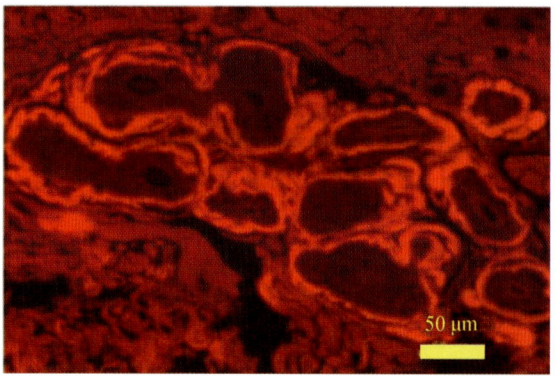

图9-3 患者皮肤汗腺基底膜刚果红染色阳性（左为普通光学显微镜，右为同一视野荧光显微镜）

【临床表现】

一般在25~30岁发病，首发症状为角膜晶格营养不良，随后出现缓慢的进行性脑神经病变和皮肤松弛。不同患者的临床表型存在显著差异，发病年龄早，则病情进展更快。极少情况下，患者在四五十岁时就可能由于肾或心脏淀粉样变性并发症而危及生命。脑出血，肾病尿毒症综合征和心力衰竭是导致患者死亡的主要原因。疾病后期出现延髓麻痹进而导致吸入性肺炎也是导致死亡原因之一。

1. 眼病变

角膜晶格样营养不良通常是该病的首发症状，见于 89% 的患者，患者常在 20 岁后出现不同程度的视力下降，纯合突变患者在 12~13 岁时出现，由于角膜支配神经病变和基质纤维化，93% 患者出现干眼症。角膜溃疡和感染是常见的并发症。青光眼和白内障也较为常见。眼科裂隙灯下角膜晶格样改变（图 9-4A）。

2. 脑神经病变

缓慢进展的脑神经病变是该病最典型表现。最常见的脑神经损害是面神经麻痹，出现在 67% 的患者，常在 30 岁后先不对称性发病，后逐渐发展为双侧对称性周围性面瘫，加之面部肌肉及皮肤淀粉物质沉积，整个面部出现松弛，导致下唇突出和外翻，下牙龈暴露。由于唾液腺和泪腺淀粉样变，患者会出现口干和眼干等表现。三叉神经病变是第二常见的脑神经损害表现，出现面部疼痛及麻木。随着年龄的增长，后组脑神经的舌咽神经、迷走神经或舌下神经受累，加之局部组织病变，导致舌肌萎缩、吞咽困难和构音障碍（图 9-4B），严重影响患者的进食，加剧营养不良。咽喉功能障碍可以导致阻塞性睡眠呼吸暂停。脑神经的听神经和动眼神经较少受累。

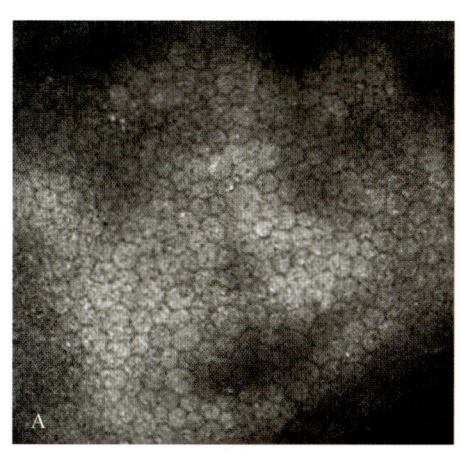 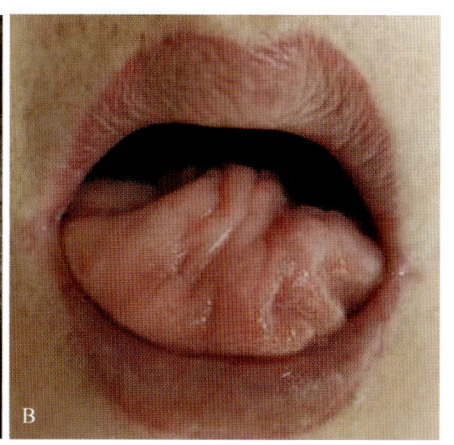

图 9-4　A. 角膜晶格样改变。B. 患者张口伸舌受限，舌肌萎缩

3. 周围神经病

见于 75% 的患者，患者在 30~40 岁缓慢出现下肢的麻木、刺痛和其他感觉异常，伴随感觉性共济失调，因此出现行走困难。查体可见深感觉障碍和腱反射消失。运动神经受累较轻，四肢的萎缩无力发生率较低。自主神经功能障碍通常表现为直立性低血压、多汗、心律失常、排尿困难、晕厥、勃起功能障碍。血管系统中的淀粉样蛋白沉积也可能降低动脉顺应性，加剧血压调节障碍。

4. 中枢神经系统损害

患者脑血管淀粉样蛋白沉积很少引起出血，但是由于血管壁脆性增加、血小板功能异常和心律失常的抗凝剂治疗加重了出血的风险。脊髓后索损害可以导致感觉性共济失调，偶见痴呆的报道。

5. 皮肤改变

一般在 40 岁后 84% 的患者出现皮肤松弛、增厚和弹性降低。尤其是额部、面部下部、背部、手、肘及膝盖部皮肤。随着年龄的增长，皮肤出现萎缩、干燥、瘙痒、脆弱性增加和异常疤痕，轻微创伤即可导致皮下出血。

6. 其他系统损害

在疾病的后期经常观察到蛋白尿，见于 13% 的患者，极其少数患者发展为严重肾病综合征，见于 5% 的患者，最终导致终末期肾衰竭。心脏传导异常出现于 15% 的患者，可以导致猝死。严重的共济失调可使患者卧床并导致深静脉血栓形成，继发肺部栓塞。骨骼肌内存在异常淀粉沉积，但是肢体无力在临床上并不常见，仅见于部分老年人。面部肌肉变性加重患者面部松弛、弹性减退及嘴唇增厚。

【辅助检查】

HGA 是一种全身性淀粉样变性，因此其辅助检查的安排和前一节的安排类似，先进行血常规和周围神经传导测试，确定存在周围神经病，在此基础上对脑脊液、肾、肾上腺、肝、心脏等脏器进行检查，确定存在多系统损害。周围神经的影像学检查确定周围神经存在增粗，而后进行外周组织以及基因检查明确诊断。

1. 实验室检查

可以发现蛋白尿、低蛋白血症、红细胞沉降率轻度增加、促甲状腺激素水平升高、血清蛋白中α2和β2增加等，脑脊液检查可能发现蛋白含量轻度升高。

2. 电生理检查

神经传导测试可以发现腕管综合征。神经传导的动作电位波幅下降和年龄呈负相关。瞬目反射异常常见，主要是R波的潜伏期延长。感觉定量、体感诱发电位和视听诱发电位都可出现异常。合并心脏损害的患者可以存在心电图异常。

3. 影像学检查

患者中枢神经影像学改变通常不明显或无特异性，脑室旁、深部白质和（或）脑桥可见片状T2高信号，伴随皮质萎缩、脊髓萎缩和马尾增粗。高龄患者骨骼肌MRI显示相应的肌肉萎缩和脂肪变性。心脏超声检查可见心肌的异常改变。而周围神经的超声检查可以发现周围神经的增粗。

4. 病理学检查

组织活检是诊断淀粉样变的重要依据。不同组织可见刚果红阳性物质沉积，沉积物在偏振光显微镜下为苹果绿色。皮肤、肌肉、直肠、神经和肾活组织检查均可发现。皮下脂肪和肾组织的质谱分析可以把诊断的敏感性提高到90%以上。

5. 基因检测

高通量测序发现凝溶胶蛋白基因（GSN）的异常是确诊HGA的最为简单无创的方法。

【诊断】

成年患者出现伴随多脑神经病变和皮肤松弛的周围神经病，眼科裂隙灯检查发现角膜营养不良，应当考虑到该病的可能性，若同时有阳性家族史，往往不难想到该病的可能性。结合腹部皮肤脂肪组织、直肠活检明确有刚果红阳性物质，基本可以确定为该病，最终需借助GSN基因检测验证诊断。

有些患者仅以肾病变首发起病，仅表现为不明原因蛋白尿或肾功能异常，而外周神经病变不突出，需要借助肾穿刺活检，明确是否存在淀粉样变性，继续通过基因检查明确诊断。

【鉴别诊断】

1. 淀粉样多发性神经病的鉴别诊断

（1）转甲状腺素蛋白家族性淀粉样多发性神经病，该病发病在成年晚期，出现周围神经损害，伴随心脏和肾损害，但很少出现脑神经损害，也没有角膜晶格样营养不良以及皮肤松弛改变。

（2）其他类淀粉神经疾病的鉴别，可以参考上一节转甲状腺素蛋白家族性淀粉样多发性神经病的鉴别诊断，包括轻链型淀粉样变性周围神经病、凝溶胶蛋白系统性类淀粉变性病和载脂蛋白A-1系统性类淀粉变性病。这些疾病没有角膜晶格样营养不良以及皮肤松弛改变。

2. 脑神经病变伴随四肢神经损害

主要和获得性神经病进行鉴别，下一章介绍的卟啉病神经病一般没有明显的脑神经损害，而且发病急而不同。重点要鉴别的疾病如下。

（1）慢性炎性脱髓鞘性多发性神经根神经病，可以伴单侧或双侧脑神经损害，脑神经受累与更严重的肢体肌无力有关。没有角膜晶格样营养不良以及皮肤松弛。病理检查不能发现类淀粉蛋白沉积。

（2）莱姆病神经病，患者最常见的神经并发症是单侧或双侧脑神经炎、脑膜炎和神经根炎/单神经病变。发病比较急，没有角膜晶格样营养不良以及皮肤松弛。脑脊液检查可以发现炎细胞增加。

3. 面部起病的感觉和运动神经元病综合征

这是一种罕见的、缓慢进展性、感觉和运动神经元病，主要累及面部、延髓区和上肢。症状出现的中位年龄为52.1岁，男性和女性受影响程度相同。患者表现为单侧或双侧面部感觉异常和无力，并伴有吞咽困难、发音困难、面部和舌头萎缩，最后出现头部下垂、上肢无力和上肢脊髓空洞症样感觉障碍。肌电图出现延髓、颈部和胸部肌节的慢性弥漫性神经源性损害，病理检查发现类淀粉蛋白是主要鉴别点。

【治疗】

目前尚无特效治疗。需要多学科协助诊断及治疗。对症治疗可以显著改善HGA患者的生活质量，如诊断角膜营养不良，眼科护理尤为重要，包括使用富含维生素A的人工泪液，润滑和改善角膜营养，必要时抗生素滴眼，防止感染，对于严重视力丧失的患者可以角膜移植。对于面部皮肤松弛可行面部整形手术，吞咽困难的患者给予营养支持等治疗。肾病变、肾衰竭的患者只能给予肾透析或肾移植治疗。

【病例摘要】

患者，女性，60岁，主因进行性口角歪斜10年，言语不清吞咽困难4年就诊。患者10年前无明显诱因出现左侧眼睑闭合无力，口角向右侧歪斜，不伴明显耳部疼痛及疱疹，给予激素及神经营养治疗无改善。患者逐渐出现发作性面部疼痛，给予拔除多颗牙治疗无效。9年前，患者在照镜子时发现自己舌体有凹痕，不影响进食及发音。5年前患者逐渐出现右侧闭眼力弱，口唇增厚，口周及舌体持续性麻木及疼痛，口干及眼干等症状，4年前，患者逐渐出现言语含混不清，吞咽略显困难及饮水有呛咳，无明显晨轻暮重，后逐渐仅能进软食。3年前，患者自觉全身出汗较少，2年前患者出现进食后腹胀，行胃镜检查提示"慢性浅表性胃炎"。半年前，患者出现视物成双，虚影位于左下，3月前患者出现面部"肉跳"，发病以来，不伴四肢麻木无力及体位变化时头晕，大小便正常。

既往史及个人史：体健，否认传染病史、药物、毒物接触史。家族史：否认家族中有类似病史。

入院查体：血压112/69 mmHg，心率80次/分，躯干皮肤干燥光滑，菲薄，四肢远端明显。神经系统检查：神志清楚，轻-中度构音障碍，高级神经活动正常，双眼视力0.8，眼底正常，双侧瞳孔等大等圆，直径约3 mm，对光反射存在，双侧眼睑轻度下垂，左眼内收及上下视较右眼略差，双眼外展露白，水平侧视可见复视像，双侧额纹浅，左侧明显，闭眼力弱，贝尔征阴性，HB分级3级，面部及颈部皮肤松弛，双侧软腭上提受限，咽反射减弱，张口伸舌受限，鼓嘴力弱，舌肌萎缩、纤颤，四肢肌容积正常，肌张力及肌力正常，双侧指鼻试验和跟膝胫试验阴性，全身感觉对称，四肢腱反射（＋＋），双侧巴宾斯基征阴性。

患者直肠黏膜及皮肤等多种组织活检提示腺体基底膜、血管淀粉样物质阳性，基因检查证实为芬兰型家族性淀粉样变性，病例详细资料见二维码数字资源9-2。

数字资源9-2

（陈　彬）

【参考文献】

[1] MAURY C P, KERE J, TOLVANEN R, et al. Finnish hereditary amyloidosis is caused by a single nucleotide substitution in the gelsolin gene. FEBS Lett, 1990, 276 (1-2): 75-77.

[2] MERETOJA J. Familial systemic paramyloidosis with lattice dystrophy of the cornea, progressive cranial neuropathy, skin changes and various internal symptoms. A previously unrecognized heritable syndrome. Ann Clin Res, 1969 (4): 314-324.

[3] Kiuru-Enari S, Haltia M. Hereditary gelsolin amyloidosis. Handb Clin Neurol, 2013, 115: 659-681.

[4] HALTIA M, GHISO J, PRELLI F, et al. Amyloid in familial amyloidosis, Finnish type, is antigenically and structurally related to gelsolin. Am J Pathol, 1990, 136 (6): 1223-1228.

[5] MERETOJA J, TEPPO L. Histopathological findings of familial amyloidosis with cranial neuropathy as principal manifestation. Report on three cases. Acta Pathol Microbiol Scand A, 1971, 79 (5): 432-440.

[6] MERETOJA J. Genetic aspects of familial amyloidosis with corneal lattice dystrophy and cranial neuropathy. Clin Genet, 1973, 4 (3): 173-185.

[7] SCHMIDT E K, MUSTONEN T, KIURU-ENARI S, et al. Finnish gelsolin amyloidosis causes significant disease burden but does not affect survival: FIN-GAR phase II study. Orphanet J Rare Dis, 2020, 15 (1): 19.

[8] 陈彬，张在强，牛松涛，等. 表现为多脑神经受损的芬兰型家族性淀粉样变性一例. 中华神经科杂志，2021，54（6）：579-584.

[9] CHEONG E N, PAIK W, CHOI Y C, et al. Clinical Features and Brain MRI Findings in Korean Patients with AGel Amyloidosis. Yonsei Med J, 2021, 62 (5): 431-438.

[10] MENG L C, LYU H, ZHANG W, et al. Hereditary Transthyretin Amyloidosis in Eight Chinese Families. Chin Med J (Engl), 2015, 128 (21): 2902-2905.

[11] MUSTONEN T, SCHMIDT EK, VALORI M, et al. Common origin of the gelsolin gene variant in 62 Finnish AGel amyloidosis families. Eur J Hum Genet, 2018, 26 (1): 117-123.

[12] ZORGATI H, LARSSON M, REN W, et al. The role of gelsolin domain 3 in familial amyloidosis (Finnish type). Proc Natl Acad Sci U S A, 2019, 116 (28): 13958-13963.

本章总结

家族性类淀粉神经病的临床特点为成年发病，出现四肢的感觉、运动和自主神经损害，伴随其他脏器损害，在此基础上依靠肌电图和神经传导测定的结果确定为周围神经的混合损害，通过病理检查发现类淀粉蛋白是诊断的要点，通过基因检查进行分型。

感觉自主神经病作为疾病的主要临床表现不出现在前一章的远端遗传性运动神经病，作为疾病的早期主要表现也出现在其他遗传性和非遗传性周围神经病中，详见下章有关卟啉病神经病的介绍。

第十章 卟啉性神经病

卟啉病（porphyria）是由于编码血红素合成通路中的8种酶的基因发生突变导致酶活性缺乏，继而引起血红素前体生成过多，在组织中蓄积造成细胞损伤的一类遗传代谢性疾病。根据血红素前体生成的主要部位，卟啉病可分为肝细胞性和红细胞合成性。根据遗传缺陷及临床表现，肝细胞性卟啉病又可进一步分为急性及慢性。急性肝细胞性卟啉病包括急性间歇性卟啉病、变异性卟啉病、遗传性粪卟啉病以及δ-氨基乙酰丙酸脱水酶缺乏性卟啉病，其主要临床症状为神经系统受累表现，但遗传性粪卟啉病和变异性卟啉病还可以有光敏性皮损。而慢性肝细胞性卟啉病及红细胞生成性卟啉病则主要表现为光敏性皮损。

1874年德国医学生Schultz命名了卟啉病，1889年B.J.Stokvis首先描述了该病的临床表现，1937年Waldenström报道了一种特殊类型的卟啉病，即急性间歇性卟啉病。20世纪60年代，确认了目前已知的8种卟啉病类型，到了90年代，明确了8种卟啉病的致病基因。卟啉病是罕见病，不同类型的卟啉病发病率不一。急性间歇性卟啉病是其中最常见的类型，在欧洲患病率约5.4/100万，症状性急性间歇性卟啉病年发病率约0.13/100万，症状性急性间歇性卟啉病、变异性卟啉病、遗传性粪卟啉病的发病率比例为1.00∶0.62∶0.15。我国还缺乏相关的流行病学资料。

在线粒体中甘氨酸和琥珀酰辅酶A被δ-氨基乙酰丙酸合成酶1转化为δ-氨基乙酰丙酸。在细胞质中δ-氨基乙酰丙酸先代谢为卟胆原，再经过一系列酶的作用，最终合成血红素；当此通路中的相关酶类缺乏时，会导致有毒性的血红素前体δ-氨基乙酰丙酸和卟胆原积聚，从而引起不同类型的卟啉病（图10-1）。

大多数杂合的急性肝细胞性卟啉病患者有50%左右的酶活性，所合成的肝血红素足以维持正常的

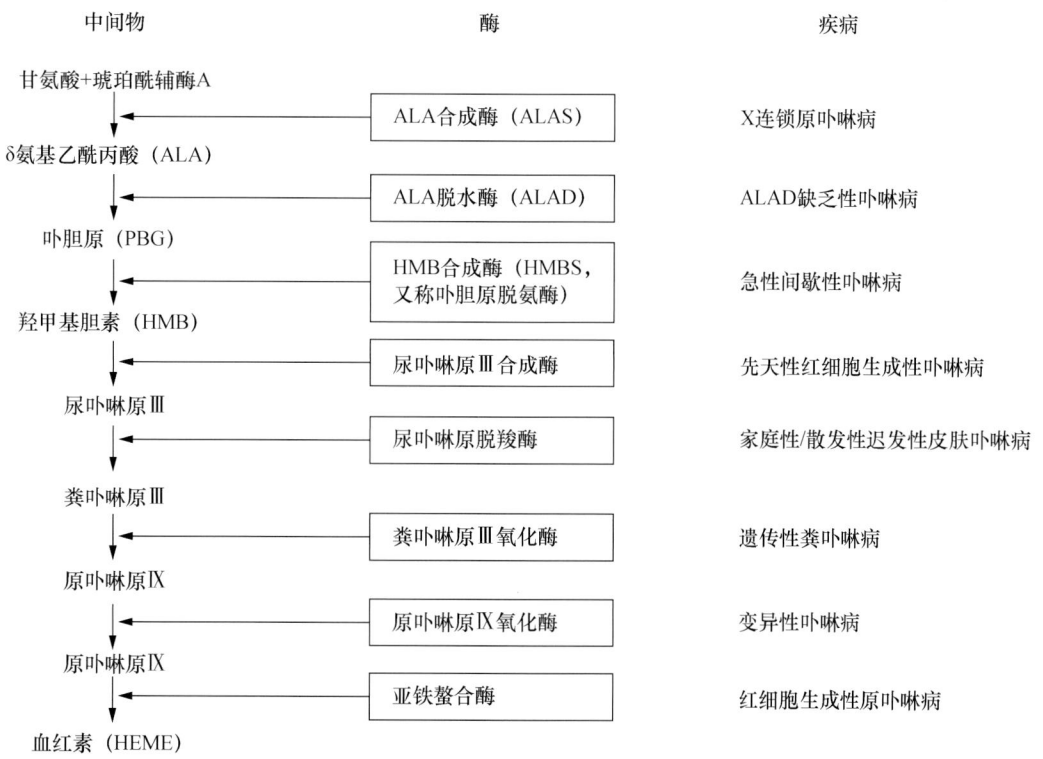

图10-1 血红素生物合成通路、酶以及8种卟啉病示意图

生理需要，但是在怀孕导致性激素水平升高、吸烟、饮酒、饥饿以及应用某些药物的情况下，人体对血红素的需求增加，导致限速酶δ-氨基乙酰丙酸合成酶1上调以及δ-氨基乙酰丙酸和卟胆原合成增多。目前已有多个理论用于解释急性肝细胞性卟啉病神经系统症状的病理生理机制，其中最主要的两种理论分别为"血红素缺乏"以及"δ-氨基乙酰丙酸直接毒性"理论。前者认为血红素的缺乏导致了线粒体细胞色素及电子传递链所需的重要血红蛋白减少，进而引起神经元及胶质细胞的氧化磷酸化障碍及ATP合成减少，轴突转运的钠钾泵功能受损，以及其他ATP介导的中枢神经系统信号传递障碍，这些因素可能参与了卟啉性神经病的发生。后者认为δ-氨基乙酰丙酸在结构上类似γ-氨基丁酸和L-谷氨酸，可以作为这些受体的部分激动剂或拮抗剂，而且高水平的δ-氨基乙酰丙酸还会增加氧化应激，影响谷氨酸和其他神经递质的信号传递。这两种理论并不相互排斥，可能因中枢和外周神经系统受损细胞的类型不同而发挥不同的作用。

大多数的尸检及腓肠神经病理研究证实肌纤维内的神经分支及远端神经干发生轴索变性，而支配肌腱及肌梭的神经纤维相对保留，提示运动神经选择性受累。不同阶段的轴索变性均可见到，伴随施万细胞和髓鞘的轻微改变，提示原发性轴索病变。有长期神经病变的患者出现薄髓鞘和小有髓神经纤维聚集，提示神经再生。前角细胞的染色质溶解、细胞体积缩小，而数量相对保留，提示病变始于远端轴索，以"逆行性死亡"的方式进行。个别患者出现原发性脱髓鞘。背根神经节也有类似的病理改变，但程度较轻。可以观察到舌下神经核、面神经核及迷走神经背核的胞体内出现结构改变，以及迷走神经、膈神经、肋间神经及三叉神经变性。自主神经节细胞内可见染色质溶解，提示轴索损伤，且副交感神经受累重于交感神经；迷走神经出现脱髓鞘及轴索变性，而颈、胸和腰的交感链相对保留。腹腔神经节细胞和轴突减少50%，而脊髓的中间外侧细胞柱保留，表明神经节和节后功能障碍，而不是节前受累。

【临床表现】

周围神经病是急性肝细胞性卟啉病的主要临床症状之一，包括自主神经病和周围神经病的各种症状和体征。发病年龄为（34.33±15.86）岁，也有70多岁的发病者。有3%~8%的急性间歇性卟啉病患者会反复发作，以女性居多；而且65%反复发作的患者在发作间期也可能出现慢性症状。与急性间歇性卟啉病相比，变异性卟啉病和遗传性粪卟啉病患者的发作次数少且症状较轻，大多数有症状的患者一生中只有少数几次发作。尽管不同患者的症状不同，但同一患者每次发作的症状类似。

1. 自主神经病

通常表现为静息状态下心动过缓及高血压，早于运动性神经病数天至数周出现。肠梗阻等内脏症状是由内脏自主神经功能障碍所致，患者出现腹胀、便秘、恶心和呕吐，甚至出现肠梗阻。一些患者还存在体温调节障碍、多汗以及排尿困难。许多卟啉病患者的急性发作没有超过这个阶段。

2. 运动感觉神经病

急性发作期10%~60%的患者出现感觉运动神经病。通常在腹痛、精神症状及自主神经症状出现4~12周后出现，3~4周达高峰，部分患者可能出现四肢瘫痪和呼吸功能不全，病情迅速进展，临床表现酷似吉兰-巴雷综合征，发病之前出现腹痛和精神症状是卟啉性神经病的提示性表现，很少在没有出现腹痛或精神症状的情况下出现卟啉性神经病。反复发作或曾经出现过周围神经病的患者，在随后的发作时发生神经病变的风险更高。

典型症状为自上肢近端开始的肌无力，后发展至下肢及呼吸肌。四肢神经功能障碍达到或接近高峰之后，出现躯干及脑神经病变，最易受累的脑神经为面神经及迷走神经，其次是舌咽神经、舌下神经、三叉神经及动眼神经，导致面部无力、吞咽困难、构音障碍和眼外肌无力。严重无力通常伴有肌张力降低、肌肉萎缩和四肢感觉丧失，四肢腱反射消失。但在少数情况下，可仅表现为局灶性运动神经病，出现垂腕或垂足。运动神经病变导致的肌无力恢复缓慢，预计超过1年，而持续性腕、足下垂和手部固有肌无力也更常见于严重患者，甚至在急性发作停止后可能成为永久存在。

3. 感觉性神经病

感觉性神经病较少见于急性肝细胞性卟啉病，最常表现为四肢远端痛觉减退、感觉异常或痛觉过敏。一些患者还会在轻微刺激下出现明显的立毛反射和大汗，甚至在发作缓解后仍可能持续。严重的疼痛、痛觉过敏以及自主神经功能障碍提示存在明显的小纤维神经病。男性患者似乎比女性患者更容易出现感觉神经受累。

4. 其他症状

卟啉性神经病只是急性肝细胞性卟啉病患者神经内脏症状的一部分，还有许多其他的伴随症状，包括：①中枢神经系统症状：包括可逆性后循环脑病、痫性发作、可逆性血管痉挛导致卒中样表现、抗利尿激素分泌异常综合征。部分患者出现焦虑、抑郁、幻觉、谵妄和意识障碍；②有更高概率患肝细胞癌、慢性肾病和高血压病。

【辅助检查】

急性肝性卟啉病导致的神经系统症状涉及到中枢、自主和外周神经系统，除了进行周围神经传导检查、脑脊液检查以及头部磁共振检查，还要特别注意进行尿和血卟啉的检查，在此基础上进行基因检查。

1. 生化检查

包括尿卟胆原日晒检测、尿卟胆原测定、尿卟啉测定血浆或尿δ-氨基乙酰丙酸测定和血浆荧光发射峰检测（表10-1）。

2. 基因检测

如果生化检测提示卟啉病，可行相应致病基因测序。通过对HMBS、CPOX、PPOX和ALAD基因的致病变异进行基因检测，可以在初步治疗后确认急性肝细胞性卟啉病的诊断。

表 10-1 卟啉病生化检查

尿卟胆原日晒检测	将患者新鲜尿液置于阳光下数小时，尿中无色的卟胆原经光照可转变为有色卟啉类化合物，呈棕红或酒红色
尿卟胆原测定	除δ-氨基乙酰丙酸脱水酶缺乏性卟啉病以外，急性间歇性卟啉病、变异性卟啉病及遗传性粪卟啉病患者急性发作期间尿液中的卟胆原水平升高，发作缓解后卟胆原水平下降，但急性间歇性卟啉病患者在数月至数年内仍高于正常水平。尿卟胆原/肌酐的比值高于正常上限的4倍提示急性肝细胞性卟啉病发作
尿卟啉测定	急性期尿卟啉增加，但也可见于铅中毒、饮酒或药物摄入等
血浆或尿δ-氨基乙酰丙酸测定	急性卟啉病发作期血浆或尿液的δ-氨基乙酰丙酸升高，尿δ-氨基乙酰丙酸升高。仅有δ-氨基乙酰丙酸水平升高而卟胆原正常则提示铅中毒、酪氨酸血症或罕见的δ-氨基乙酰丙酸脱水酶缺乏性卟啉病
血浆荧光发射峰检测	卟啉及其衍生物吸光后被激活放出红色荧光，根据荧光波长的差异可判断不同的卟啉病类型

3. 神经电生理检查

（1）针极肌电图：神经病变出现1～2周内只显示募集减少而无运动单位电位增大。发病2～4周出现纤颤电位。肢体近端易受累，也可累及椎旁肌，提示神经根损害。疾病后期出现神经再支配改变，表现为运动单位电位呈多相改变，伴随波幅增高、时限增宽。发作间期神经再支配不完全的肌肉仍表现为自发放电。

（2）神经传导速度检查：卟啉性神经病的电生理改变特点符合急性轴索损害，运动重于感觉。由于自主神经和近端运动神经易受累，因此轻症患者常规神经传导检查通常正常，病情严重患者出现复合肌肉动作电位波幅降低。神经传导速度下降和F波潜伏期延长常常伴随肌电图的失神经支配改变以及复合肌肉动作电位波幅降低，最常见于腓神经及胫神经的运动纤维。严重患者感觉神经传导速度减慢或不能引出波形。发病后运动神经的复合肌肉动作电位波幅持续下降3～5个月。

4. 自主神经功能评估

评估自主神经功能的检查包括测量生命体征，显示心动过速及高血压，以及检测站立时的心率反应及深呼吸时的心率变异等，提示副交感神经功能障碍。

5. 脑脊液检测

脑脊液常规和生化多无异常，少数患者脑脊液蛋白升高（达100 mg/dl）。

6. 脑MRI检查

患者发作期的脑MRI改变主要分为两种模式：一种为皮层及皮层下白质病变，多呈可逆性，类似可逆性后循环脑病的影像学改变（图10-1）；另一种为深部灰质核团病变，包括丘脑和脑干，呈双侧分布，可以伴随弥漫性的脑室旁及深部脑白质病变。

【诊断】

临床医生常把该病误诊为其他周围神经病，而极少把其他周围神经病误诊为该病。当患者出现以下临床表现需考虑卟啉性神经病的可能：①急性-亚急性起病的四肢近端轴索性神经病，且上肢重于下肢，运动重于感觉；或出现单纯的感觉神经病；②严重自主神经功能障碍，尤其是伴有腹痛等内脏症状，且早于运动神经损害表现；③同时伴随中枢神经系统受累表现。出现上述表现的患者可以通过生化、血浆荧光发射峰检测及基因检测明确诊断。

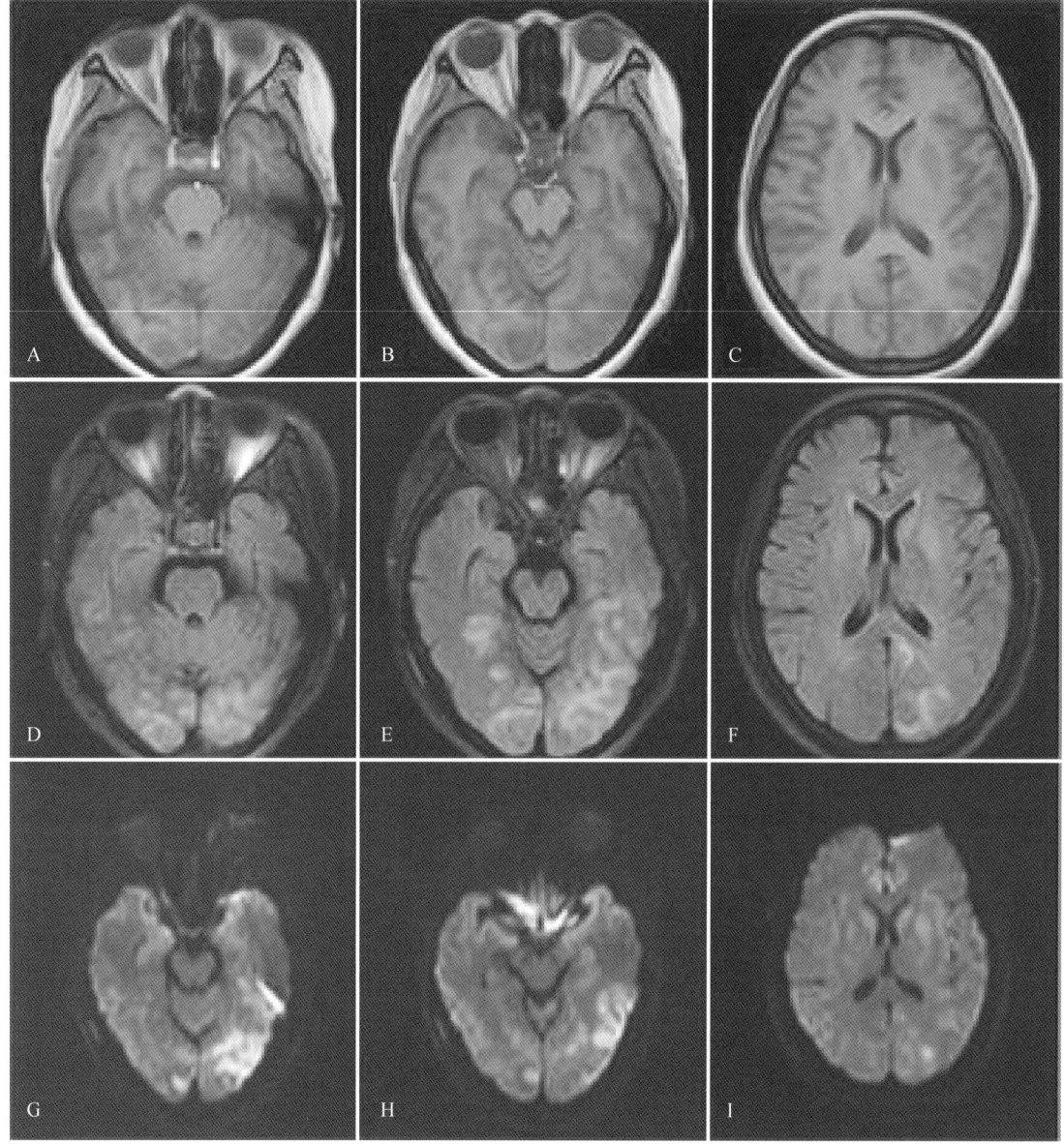

图 10-2 发作期的脑 MRI 改变。A～C（T1WI）：双侧颞枕叶皮层及皮层下多发长 T1 异常信号。D～F（T2flair）：双侧颞枕叶皮层及皮层下多发长 T2 异常信号。G～I（DWI）：双侧颞枕叶皮层及皮层下多发 DWI 高信号

【鉴别诊断】

梅毒是 20 世纪早期神经系统疾病的"最大模仿者"，今天的自身免疫性脑炎取而代之。卟啉病是轴索性吉兰-巴雷综合征、自身免疫性脑炎以及合并有中枢联合周围神经系统疾病的常规鉴别诊断疾病。临床医生不应依赖患者出现腹痛和尿液晒红的典型表现，因为在卟啉病急性发作期间，这些表现可能是短暂的或完全不存在。

卟啉性神经病的临床表现有多种形式，其鉴别诊断依据不同临床表现类型进行。

1. 急性自主神经病的鉴别

表现为自主神经病的卟啉性神经病，主要和免疫性自主神经节病、副肿瘤性自主神经病、糖尿病自主神经病、Lambert-Eaton 肌无力综合征、电压门控钾通道复合物抗体病、HIV 自主神经病进行鉴别（表 10-2），这些疾病都可以早期表现为自主神经病，尿液中 δ-氨基乙酰丙酸及卟胆原水平正常。

2. 感觉神经病的鉴别

疾病继续发展，表现为感觉神经病的卟啉性神经病，需与急性感觉和自主神经病、副肿瘤感觉和自主神经病、血管炎性神经病、糖尿病感觉和自主神经病进行鉴别，慢性发展的患者需要和一些非中毒性神经病进行鉴别，包括类淀粉神经病、神经元核内包涵体病、各种类型的遗传性感觉和自主神经病以及麻风感觉和自主神经病进行鉴别（表 10-3），

表 10-2 成年人急性自主神经病

疾病	自主神经症状
卟啉性自主神经病	静态心动过缓及高血压,早于运动性神经病数天至数周出现。内脏自主神经功能障碍导致腹胀、便秘、恶心和呕吐,甚至肠梗阻。伴随体温调节障碍、多汗以及排尿困难
免疫性自主神经节病	全自主神经功能衰竭伴体位性低血压、上消化道和膀胱功能障碍
副肿瘤性自主神经病	亚急性广泛性自主神经功能衰竭,也可以表现为局限性肠道神经病。可以合并感觉神经节病、边缘叶脑炎、肌无力综合征、小脑性共济失调、舞蹈病和脑神经病
电压门控钾通道复合物抗体病	多汗症、心动过速、血压异常和泌尿系统症状,与自身免疫性脑炎、Isaacs 综合征、Morvan 综合征有关
Lambert-Eaton 肌无力综合征	口干、勃起功能障碍和便秘,伴随肢体近端无力
糖尿病自主神经病	急性或亚急性发病,出现四肢远端水肿、无汗、疼痛等自主神经病的症状
HIV 自主神经病	副交感神经衰竭表现为静息性心动过速、勃起功能障碍和泌尿功能障碍,交感神经异常表现为体位性低血压、晕厥、腹泻和无汗症
结缔组织病伴自主神经病	自主神经功能障碍的临床表现为唾液腺分泌功能障碍,心脏迷走神经功能降低,症状性血管运动功能受损

表 10-3 成年人非中毒性感觉和自主神经病

疾病	临床表现
急性感觉和自主神经病	急性四肢远端的麻木或疼痛,伴随胃肠道自主神经症状,而后广泛性自主神经衰竭以及节段性小纤维感觉缺陷或神经病理性疼痛,多数患者存在感觉性共济失调
副肿瘤感觉和自主神经病	亚急性发病的四肢远端麻木和疼痛,伴随广泛性自主神经功能障碍,出现吞咽困难、恶心呕吐、腹胀和便秘,可以合并边缘叶脑炎、小脑性共济失调、舞蹈病
血管炎性神经病	急性和亚急性发病,局灶性单神经病及全身多系统受累表现,四肢远端的疼痛和感觉障碍,伴随肢体非对称性无力
糖尿病感觉和自主神经病	急性或亚急性发病,出现四肢远端的麻木、疼痛和无汗等自主神经病的症状,可以伴随肢体远端水肿
类淀粉神经病早期阶段	成年发病,缓慢发展的自主神经病,随疾病发展出现多发性神经病,伴随肾、心脏、眼睛、软脑膜等受累
遗传性感觉和自主神经病 I 型	包括多种类型,缓慢发展的感觉和自主神经损害症状,伴随足部无痛性水疱和溃疡
神经元核内包涵体病	亚急性和慢性发病,出现自主神经功能障碍,伴随四肢远端的无力和感觉障碍,随疾病发展出现中枢神经损害表现
麻风神经病	缓慢发展的区域性自主神经症状,多数表现为无汗、皮肤干燥破裂及溃疡,比躯体损伤更常见

这些疾病的尿液中 δ-氨基乙酰丙酸及卟胆原水平正常。

3. 运动感觉神经病的鉴别

表现为运动轴索性神经病的卟啉性神经病,需要与成年人急性发病的吉兰-巴雷综合征、副肿瘤综合征、营养缺乏、莱姆病急性神经根神经病、HIV-远端对称性多发性神经病及遗传性酪氨酸血症 I 型相鉴别(表 10-4),其他成年人出现的急性发病的轴索性运动感觉神经病包括免疫检查点抑制剂、铅中毒、铊中毒、正己烷中毒、长春新碱、奈拉滨导致的急性运动感觉神经病也需要进行鉴别,只是依靠毒物接触经历就可以区分。尿液中 δ-氨基乙酰丙酸及卟胆原水平正常。

4. 合并脑病的鉴别

急性发病的周围神经病合并脑病,也是要首先排除吉兰-巴雷综合征伴随中枢神经系统损害,急性轴索性周围神经病伴随脑病也可以出现在营养缺乏性以及中毒性疾病,如 Wernicke 脑病伴随急性轴索性神经病、丙烯酰胺中毒性脑和周围神经病,可以参考但尿液中 δ-氨基乙酰丙酸及卟胆原水平正常。

表10-4 成年人非中毒性急性轴索性运动感觉神经病

疾病	临床表现
轴索性吉兰-巴雷综合征	四肢瘫痪及呼吸肌麻痹，下肢重于上肢，腓肠肌疼痛，伴随轻微感觉障碍
副肿瘤感觉运动神经病	亚急性发病的四肢远端麻木无力，伴随广泛性自主神经功能障碍
遗传性酪氨酸血症Ⅰ型	急性至亚急性起病的运动受累为主的多发性神经病，近端重于远端，伴自主神经障碍及中枢神经系统损害，同时累及肝和肾，导致肝衰竭及范科尼综合征
急性营养缺乏神经病	严重、疼痛、感觉或感觉运动性轴索性多发性神经病，在2～12周内发展为感觉性共济失调、无反射、肌无力，常伴长时间呕吐
莱姆病急性神经根神经病	急性发病的四肢无力和疼痛，具有多发性单神经病的特点
HIV-远端对称性多发性神经病	主要表现为亚急性或慢性病程的肢体远端麻木、感觉异常和感觉缺失，伴随自发性和诱发性疼痛，通常对称发生在下肢远端

【治疗】

急性肝细胞性卟啉病患者出现神经病，多是由于诊断和（或）治疗延迟。尽早治疗是卟啉病患者获得良好预后的前提。

1. 急性期治疗

（1）静脉滴注血红素，能有效地下调限速酶δ-氨基乙酰丙酸合成酶1，并在3～4天内降低毒性卟啉前体δ-氨基乙酰丙酸和卟胆原的水平，从而快速改善临床症状。因此，静脉滴注血红素是治疗卟啉性神经病的基石，对于出现神经系统症状的患者，应尽早应用。血红素3～4 mg/（kg·d）或250 mg/d加入100 ml白蛋白（浓度5%～20%），通过中心静脉或其他深静脉（降低血栓性静脉炎的风险）静脉滴注15～30 min，疗程4～14天。常见的副作用为静脉炎、短暂性血小板减低、肝铁超载和快速出现耐药性。

（2）大剂量补充碳水化合物，当患者无法进行血红素治疗时，可以静脉滴注10%葡萄糖或每日口服300～500 g葡萄糖。由于葡萄糖抑制δ-氨基乙酰丙酸合成酶1的作用微弱，因此只对很轻的临床发作（内脏症状或轻度的自主神经症状）有效。

（3）对症支持治疗（表10-5），对于有运动性神经病变的患者，需要住院密切观察球部症状及呼吸功能。如果患者球部症状严重、有呼吸功能障碍或自主神经功能紊乱，需要进重症监护室观察。对于患者出现的神经病理性疼痛及癫痫发作等症状，应给予相应的药物治疗。

2. 预防发作

3%～5%的急性间歇性卟啉病患者反复出现严重发作，应避免诱导发作的因素，需要全面回顾患者的病史及用药史以明确急性肝细胞性卟啉病发作

表10-5 急性卟啉性神经病的治疗

症状	治疗
神经病理性痛	对乙酰氨基酚、布洛芬、阿司匹林、加巴喷丁、阿米替林
恶心、呕吐	甲氧氯普胺、氯丙嗪
癫痫发作	加巴喷丁、左乙拉西坦、拉莫三嗪
肌无力	康复锻炼
球部症状	呼吸无力需要机械通气；吞咽困难予鼻胃管
高血压/心动过速	β受体阻滞剂（普萘洛尔、美托洛尔）、血管紧张素转换酶/受体抑制剂、钙通道阻滞剂（氨氯地平和维拉帕米）
焦虑/失眠	劳拉西泮、阿普唑仑、氟西汀、帕罗西汀、阿米替林、舍曲林
幻觉	氟哌啶醇、奥氮平、利培酮
便秘/肠梗阻	番泻叶、乳果糖和新斯的明
感染	青霉素类、头孢菌素类、碳青霉烯类

的潜在诱因。常见的诱因包括酒精、禁食、减重、压力、吸烟、感染及使用某种抗生素（如红霉素、甲氧苄啶和利福平）以及抗惊厥药物（苯巴比妥、卡马西平、苯妥英钠及丙戊酸钠）等。预防频繁发作的治疗策略有避免诱因、减少 δ-氨基乙酰丙酸合成酶 1 生成（包括使用 Givosiran 及静脉滴注血红素）、激素治疗及器官移植。

（1）Givosiran，小干扰 RNA（siRNA）Givosiran 通过沉默 δ-氨基乙酰丙酸合成酶 1 mRNA，使 δ-氨基乙酰丙酸和卟胆原水平下降。对于既往多次发作的急性肝细胞性卟啉病患者，每周皮下注射 Givosiran 2.5 mg/kg，可显著减少年发作次数，减少血红素的使用，持续降低 δ-氨基乙酰丙酸（86%）和卟胆原（91%）的水平，显著提高生活质量。但是潜在的肝及肾毒性值得关注。

（2）静脉滴注血红素，对于反复发作的患者可预防性静脉滴注血红素，依据病情的严重程度每月应用 1～4 次。

（3）性激素治疗，一些女性患者出现周期性临床发作，通常是在黄体期，可通过使用促性腺激素释放激素类似物、低剂量避孕药或宫内节育器（如铜或曼月乐）来减少 δ-氨基乙酰丙酸合成酶 1 的生成，以预防发作。

（4）肝移植，有严重致残性发作且上述治疗无效的患者进行肝移植，能恢复部分酶活性，使 δ-氨基乙酰丙酸和卟胆原水平在 24～72 h 内恢复正常，获得临床缓解。

（5）新兴疗法，通过病毒或非病毒载体导入编码卟胆原脱氨酶的 *HMBS* 基因以恢复体内卟胆原脱氨酶表达，给予人卟胆原脱氨酶 mRNA 和选择性给予重组人卟胆原脱氨酶等，目前均处于早期试验阶段，在动物实验中显示出了良好的效果。

【病例摘要】

患者，女性，36 岁。反复急性腹痛后突发意识障碍伴四肢强直阵挛样发作 2 年。

患者于 2 年前开始反复出现急性腹痛，每次发作持续 1～2 天，伴随一过性突发意识障碍和四肢抽搐，曾考虑"肠套叠"开腹探查。1 年前再次出现腹痛发作，脑电图示中重度异常，诊断"腹型癫痫"。2 周前因腹痛及癫痫症状再发，急诊颅脑 MR 未见明显异常。1 天前安静状态下突发双眼视物不清，头晕头痛，四肢乏力，行走困难，随即出现言语不清，内容混乱，睡眠增多。既往：体健。家族史阴性。育有 1 子，体健。现停经 39 天。体格检查：谵妄，构音障碍，左侧视野偏盲。四肢肌力 4 级，腱反射对称正常，双侧病理征阴性，颈无抵抗。颅脑 MR 提示左侧颞枕叶及右侧枕叶 T2flair 及 DWI 高信号，MRA 正常。定位诊断：双侧枕叶、左颞叶；定性诊断：反复腹痛伴随症状性癫痫原因待查，可逆性后部白质脑病。后经尿卟胆原日晒试验及尿卟胆原检测证实。病例详细资料见二维码数字资源 10-1。

数字资源 10-1

（赵丹华　刘　祺）

【参考文献】

[1] WANG B, RUDNICK S, CENGIA B, et al. Acute hepatic porphyrias: review and recent progress. Hepatol Commun, 2018, 3(2): 193-206.

[2] 中华医学会血液学分会红细胞疾病（贫血）学组. 中国卟啉病诊治专家共识. 中华医学杂志, 2020, 100(14): 1051-1056.

[3] GANDHI MEHTA R K, CARESS J B, RUDNICK S R, et al. Porphyric neuropathy. Muscle Nerve, 2021, 64(2): 140-152.

[4] ELDER G, HARPER P, BADMINTON M, et al. The incidence of inherited porphyrias in Europe. J Inherit Metab Dis, 2013, 36(5): 849-857.

[5] BONKOVSKY H L, MADDUKURI V C, YAZICI C, et al. Acute porphyrias in the USA: features of 108 subjects from porphyrias consortium. Am J Med, 2014, 127(12): 1233-1241.

[6] GOUYA L, VENTURA P, BALWANI M, et al. EXPLORE: a prospective, multinational, natural history study of patients with acute hepatic porphyria with recurrent attacks. Hepatology, 2020, 71(5): 1546-1558.

[7] SIMON A, POMPILUS F, QUERBES W, et al. Patient perspective on acute intermittent porphyria with frequent attacks: a disease with intermittent and chronic manifestations. Patient, 2018, 11(5): 527-537.

[8] ALQWAIFLY M, BRIL V, DODIG D. Acute intermittent porphyria: a report of 3 cases with neuropathy. Case Rep Neurol, 2019, 11(1): 32-36.

[9] YOUNGER D S, TANJI K. Demyelinating neuropathy in genetically confirmed acute intermittent porphyria. Muscle Nerve, 2015, 52（5）: 916-917.

[10] BALWANI M, WANG B, ANDERSON K E, et al. Acute hepatic porphyrias: recommendations for evaluation and long-term management. Hepatology, 2017, 66（4）: 1314-1322.

[11] MEHTA R G, PENRY V B, BONKOVSKY H L. Porphyric neuropathy. Pract Neurol, 2020, 19: 37-41.

[12] ANDERSON K E, BLOOMER J R, BONKOVSKY H L, et al. Recommendations for the diagnosis and treatment of the acute porphyrias. Ann Intern Med, 2005, 142（6）: 439-450.

[13] SCOTT L J. Givosiran: first approval. Drugs, 2020, 80（3）: 335-339.

[14] BALWANI M, SARDH E, VENTURA P, et al. Phase 3 trial of RNAi therapeutic givosiran for acute intermittent porphyria. N Engl J Med, 2020, 382（24）: 2289-2301.

[15] WILLANDT B, LANGENDONK J G, BIERMANN K, et al. Liver fibrosis associated with iron accumulation due to long-term heme-arginate treatment in acute intermittent porphyria: a case series. JIMD Rep, 2016, 25: 77-81.

本章总结

　　临床上常把卟啉病误诊为其他周围神经病，而极少把其他周围神经病误诊为卟啉病。原因在于我们的医疗体制划分限制了临床大夫的思维，患者在卟啉病发展的各个阶段出现不同临床表现，可能不一定第一时间到神经内科就诊，而是因为腹痛等症状而就诊到了其他科室。神经科大夫要注意其突出的自主神经损害特点以及发病比较急的特点，才可以减少其误诊。尽管该病也是一类遗传性疾病，但发病急，不同于前面介绍的各种遗传性周围神经病，特别是发病隐匿的遗传性感觉和自主神经病。

　　感觉自主神经病也可以伴随出现在不同遗传性周围神经病中，特别是在一些疾病发病的早期，也可以作为遗传性周围神经病的主要表现形式，详见下一章有关遗传性感觉和自主神经病的介绍。

第十一章 遗传性感觉和自主神经病

感觉性神经病是由周围神经的感觉神经纤维功能障碍引起的一组具有很大异质性的疾病，病因包括从常见的糖尿病神经病到罕见的遗传性感觉神经病，其临床表现、病程发展、严重程度和发病率各不相同。小的薄髓鞘和无髓鞘神经纤维的损伤导致神经病理性疼痛，而大的有髓鞘感觉传入纤维的损伤导致本体感觉障碍和共济失调。感觉性神经病的病因包括代谢性、中毒性、感染性、免疫性和遗传性疾病。诊断评估包括自主神经功能试验、电生理检查、神经组织病理学分析、血清抗体检查和脑脊液分析。疾病的治疗依据病因采取减轻危险因素、免疫调节、对症治疗，目前大多数疾病没有对因治疗方法，仍然是对症和支持治疗和护理为主。尽管如此，也需要对感觉神经损伤的潜在病理生理过程进行更多的研究，以指导个体化治疗。

遗传性感觉和自主神经病（hereditary sensory and autonomic neuropathy，HSAN）是一组临床和基因异质性疾病，以周围神经感觉神经和自主神经神经元萎缩和变性为特点，该类疾病最早由 Dyck 教授进行总结，并定义为遗传性感觉和自主神经病。本组疾病发病率远低于遗传性运动感觉神经病，遗传方式可为常染色体显性遗传或隐性遗传。临床多以感觉神经功能障碍为主要表现，也可以表现为自主神经神经功能障碍为主，伴或不伴随运动神经功能受累。随着基因检测的发展，截至目前已经明确了多种致病基因，对疾病的研究也有了深入的认识。

根据 HSAN 临床特点和基因型，传统意义上将 HSAN 分为 5 型，随着新的致病基因的发现，目前此分类已扩展到 HSAN 8 型，但是其中部分亚型仅为个别家系报道（表 11-1）。HSAN 1 型最常见，呈常染色体显性遗传，以感觉神经受累为主，自主神经症状不突出，常有严重足部无痛性溃疡或坏疽、骨和关节病变及肢体残缺。2～4 型为先天性、婴儿期或儿童早期发病，以常染色体隐性遗传为主，非进展性或进展十分缓慢。HSAN 2 型以四肢感觉减弱为主，HSAN 3 型以自主神经功能不全为主，HSAN 4 型同时累及感觉神经以及自主神经，以皮肤感觉减退伴无汗为特征。HSAN 5 型主要表现为四肢感觉减退。HSAN 6 型、HSAN 7 型和 HSAN 8 型仅有个例报道。因此本章主要介绍 HSAN 1 型、HSAN 2 型和 HSAN 3 型，对 HSAN4～8 型进行概括总结。

这组疾病的诊断原则主要是在临床表现为感觉神经病伴随自主神经病的基础上通过神经传导检查进一步确定为感觉神经病，伴或不伴自主神经病，而后在散发患者首先排除获得性因素导致的感觉性周围神经病，对于病因不清楚或有家族史的患者通过基因检查进一步明确诊断。

遗传性感觉和自主神经病的诊断思路和远端遗传性运动神经病的诊断具有类似性，是在临床表现为感觉和自主神经损害的基础上重点分析肌电图和神经传导测定的结果，肌电图没有广泛神经源性损害，但神经传导测定提示周围神经的感觉神经存在动作电位波幅的明显下降，而运动神经正常，提示存在感觉神经轴索损害是这组疾病的诊断要点，最后借助基因检查进行分型。

表 11-1 遗传性感觉和自主神经病

类型	遗传模式	基因
HSAN1A HSAN1C	AD	*SPTLC1 SPTLC2*
HSAN1B	AD	3p22-24
HSAN1D	AD	*ATL1*
HSAN1E	AD	*DNMT1*
HSAN1F	AD	*ATL3*
HSAN2A	AR	*WNK1*
HSAN2B	AR	*FAM134B*
HSAN2C	AR	*KIF1A*
HSAN2D	AR	*SCN9A*
HSAN3	AR	*IKBKAP*
HSAN4	AR	*TRKA*
HSAN5	AR	*NGF*
HSAN6	AR	*DST*
HSAN7	AR	*SCN11A*
HSAN8	AR	*PRDM12*
HSAN9	AR	*TECPR2*

AD，常染色体显性遗传；AR，常染色体隐性遗传；HSAN，遗传性感觉和自主神经病

第一节 遗传性感觉和自主神经病 1 型

HSAN1 也称遗传性感觉神经根神经病，是遗传性感觉和自主神经病中最常见的类型。多为常染色体显性遗传。患者的脊髓后根神经节与自主神经元进行性变性，导致远端感觉丧失和程度不同的自主神经功能障碍。

多个基因突变可以导致 HSAN1，最常见的 HSAN1A 与染色体 9q22.31 上丝氨酸软脂酰转移酶的 C1 亚单位（*SPTLC1*）基因错义突变有关。该基因编码的蛋白参与鞘脂合成。基因突变导致酶功能的异常以及神经鞘脂的合成减少，具有神经毒性的鞘脂代谢产物蓄积，从而引起神经细胞在分化过程中出现凋亡和变性。HSAN1B 定位于染色体 3p24-p22，致病基因不清楚。*SPTLC2* 是参与鞘脂合成的第二个亚单位，其突变导致 HSAN1C，临床上与 HSAN1A 的表型难以区分。HSAN1D 由染色体 14q 的 *ATL1* 基因突变所致，该基因编码内质网和轴索蛋白，具有营养皮肤、指甲和运动神经元的作用。HSAN1E 由染色体 19p13.2 的 *DNMT1* 基因突变所致，该基因编码 DNA 甲基化蛋白。HSAN1F 和 *ATL3* 基因突变有关。

这类疾病主要累及脊髓后根神经节的神经元，最先受累的神经纤维是和痛觉以及交感神经传导有密切关系的 C 类神经纤维，随后出现和痛温觉以及触觉传导有关的 A-δ 纤维以及本体觉和梭外肌传出有关的 A-α 纤维。脊神经后根神经元严重丢失，而脊神经前根情况较好。腓肠神经病理改变主要是有髓和无髓神经纤维重度脱失（图 11-1）。

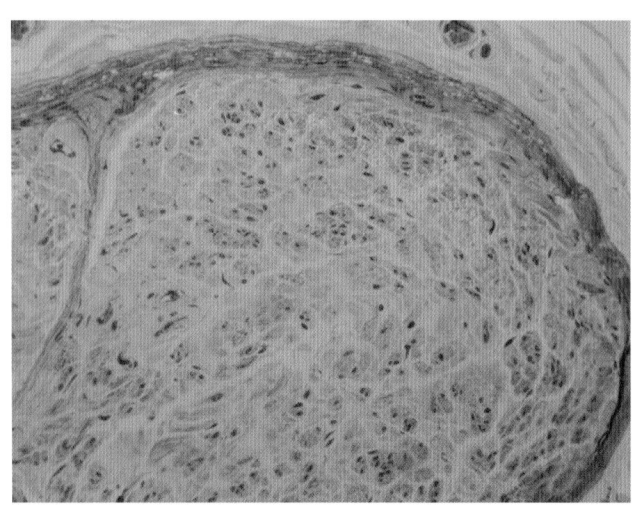

图 11-1　神经纤维完全丢失

【临床表现】

1. HSAN1A

发病年龄为 10～60 岁，开始仅表现为下肢远端轻微的感觉障碍。在 20 岁以后感觉和自主神经损害症状明显加重，出现腿部麻木、短暂的锐痛或烧灼痛。感觉受累在疾病早期通常呈分离性特点，痛觉和温度觉受累最明显和最严重，而轻触觉受累程度较小。感觉定量测试可以发现温度和疼痛的异常超过振动和触摸阈值。只有极少数患者出现轻微的肢体远端运动觉、振动觉或本体觉下降。可见耳聋、痉挛、腱反射消失。

自主神经功能障碍表现为排汗异常及排尿费力，出现足部无痛性水疱和溃疡是本病的特点之一，严重者可继发感染，出现骨髓炎或引起骨折，需要截肢。伴随瞳孔收缩和扩张异常、不宁腿以及沙尔科关节。

在所有患者的疾病晚期存在运动障碍，而且可能很严重。表现为肢体远端肌肉萎缩和无力，可能会累及肢体近端肌肉，在 70 岁后丧失行走能力。

2. 其他 HSAN1 亚型

基本在成年发病（表 11-2），均存在肢体感觉障碍，其中 HSAN1C 没有自主神经症状，其他均存在自主神经症状。HSAN1D 和 1F 可以伴随痴呆或共济失调表现。

【辅助检查】

慢性感觉自主神经病可以有多种病因，其辅助检查主要是进行神经传导测试、确定是感觉神经病，自主神经功能评估确定存在自主神经病，该病以获得性因素为主，接下来先通过血液、免疫学检查以及病理检查确定疾病的原因，遗传性因素毕竟罕见，最后才是基因检查。

1. 实验室检查

常规实验室检查一般没有明显的异常。血糖正常。甲状腺功能无异常。抗核抗体谱额血免疫球蛋白正常。

2. 神经传导速度检查

感觉神经动作电位波幅不能引出，运动神经传

表 11-2 HSAN1B ～ HSAN1F 的临床表现特点

分型	遗传模式	基因	临床特点
HSAN1A	AD	*SPTLC1*	成年发病，出现腿部麻木、短暂的锐痛或烧灼痛，伴排汗异常及排尿费力
HSAN1B	AD	3p22-24	成年发病，肢体远端感觉丧失，无足部溃疡，胃食管反流；咳嗽
HSAN1C	AD	*SPTLC2*	在 50 岁后发病，缓慢进展的肢体远端麻木刺痛感，疾病后期伴随肢体远端肌萎缩，少数患者出现锥体束征。没有自主神经受累表现
HSAN1D	AD	*ATL1*	成年发病，对疼痛和温度不敏感，伴有出汗减少和足部无痛性溃疡。年轻患者伴随肌张力增加，老年患者伴随腱反射亢进以及痴呆
HSAN1E	AD	*DNMT1*	青少年发病，先出现耳聋、感觉神经病、发作性睡病／猝倒综合征。40 多岁性格行为变化，而后出现痴呆、小脑性共济失调、四肢远端出汗障碍
HSAN1F	AD	*ATL3*	成年发病，出现下肢麻木和复发性足部溃疡，足部溃疡在发病后数年内消失，表现出良性和轻度症状

导速度正常或轻度减慢，晚期患者的运动神经传导速度轻度减慢，运动神经复合肌肉动作电位波幅降低。在 HSAN1C 患者中也可观察到传导速度减慢、传导阻滞及运动神经传导速度波形离散等，提示脱髓鞘改变。针极肌电图正常或显示远端肢体肌肉神经源性损害。

3. 自主神经功能试验

包括深呼吸和瓦尔萨尔瓦动作的心率反应和血压反应、倾斜试验、定量发汗轴索反射试验、体温调节性发汗试验和交感皮肤反应。定量发汗轴索反射试验可显示交感神经节后胆碱能纤维功能障碍，患者出汗量减少。体温调节性发汗试验显示肢体远端无汗或少汗，也可以表现为斑片状或弥漫性无汗。心脏迷走神经损伤表现为对深呼吸的心率变异降低，对瓦尔萨尔瓦动作的心率变异较少。交感皮肤反应常会减少到缺失。

4. 神经病理检查

对小纤维周围神经病最好的客观诊断方法是小腿远端皮肤活检，免疫标记可以显示病变处皮肤的小纤维表皮神经支配密度下降，大腿的小纤维表皮神经支配密度相对保留。腓肠神经活检显示疾病早期无髓和小有髓纤维的丢失多于大有髓神经纤维，没有明显的有髓神经纤维轴索变性。疾病后期大小神经纤维缺失。

5. 基因检查

基因检测方法可以采取基因靶向检测（单基因检测、多基因小组）或综合基因组检测（外显子组测序、基因组测序）。由于 *SPTLC1* 相关遗传性感觉和自主神经病的表型广泛，与许多其他遗传性感觉神经病变疾病难以区分，通过基因组检测进行诊断更可取。可以发现 *SPTLC1*、*SPTLC2*、*ATL1*、*DNMT1* 基因突变。

【诊断】

本病主要特点为成年早期发病，出现缓慢进展的肢体远端感觉丧失伴随不同程度的自主神经功能障碍，无论是否伴随足部无痛性溃疡、听力损失和痴呆，在排除获得性因素之后，都应当考虑到 HSAN 的可能性，而后通过基因检查明确诊断。

【鉴别诊断】

对成年人缓慢发病的长度依赖性感觉和自主神经病，首先考虑是否为糖尿病神经病、麻风神经病、免疫性感觉神经病和慢性中毒性神经病，这些疾病缺乏神经病变家族史。血管炎神经病和脊髓空洞症也应纳入鉴别诊断，前者出现非对称性感觉运动神经病伴随疼痛，后者出现区域性的分离性感觉丧失。这些获得性周围神经病主要在散发病例和老年患者中进行鉴别。

在排除这些非遗传性疾病之后再分析那些遗传性因素导致的成年发病的感觉性神经病，感觉障碍为主的患者需要排除 *MFN2* 基因相关感觉神经病、*CMT2B*、*CMT2I/J*、*RFC1* 基因相关感觉神经病、显性遗传性类淀粉变性神经病、核黄素反应性脂肪累积病和 *C10Orf2* 相关感觉神经病（表 11-3）。通过神经传导和基因检查协助鉴别。伴随肌无力的患者可以进行肌肉活检协助鉴别。上一章介绍的卟啉性神经病出现的自主神经病发病比较急，很快出现肢体无力，和以隐匿发病为特点的遗传性感觉和自主神经病存在明显差异，基本不会造成误诊。

表 11-3　成人遗传性感觉和自主神经病的鉴别诊断

疾病	遗传模式	基因	临床表现
CMT2B	显性遗传	RAB7	30 岁前起病，长度依赖性感觉运动周围神经病，感觉障碍重于运动障碍，伴足部溃疡，没有疼痛
CMT2I/J	显性遗传	MPZ	成年发病，肢体无力伴有严重感觉丧失和疼痛，耳聋和咳嗽，无足部溃疡
转甲状腺球蛋白淀粉样多神经病	显性遗传	TTR	成年发病，下肢感觉障碍和自主神经功能障碍，随疾病发展出现远端肢体无力，伴有心脏、肾、胃肠道、眼部表现和恶病质
MFN2 基因相关感觉神经病	显性遗传	MFN2	成年发病出现显著的感觉异常，没有肢体远端无力
RFC1 基因相关感觉神经病	隐性遗传	RFC1	成年发病，出现肢体远端对称性感觉障碍。伴有慢性咳嗽，步态不稳和肢体共济失调
ETFDH 相关感觉神经病	隐性遗传	ETFDH	成年发病，出现肢体近端肌无力及明显肢体远端感觉障碍
C10Orf2 相关感觉神经病	显性遗传	C10Orf2	成年发病，进行性感觉共济失调、构音障碍和眼外肌瘫痪
遗传性感觉和自主神经病 1A 和 C	显性遗传	SPTLC1 SPTLC12	多在 20 岁以后出现感觉和自主神经损害症状，伴随足部无痛性水疱和溃疡
感觉为主的 CMT1C 型	显性遗传	LITAF	成年发病，个别患者出现肢体远端感觉障碍，足底疼痛、溃疡，可以伴随下肢无力和肌张力障碍和听力障碍

【治疗】

其治疗团队的构建包括神经内科、康复理疗科以及骨科医师和皮肤溃疡治疗专家。提供足部护理方面的指导，包括日常清洁、搭配合脚的防护鞋、夹板固定、拉伸、指导锻炼，以及受伤的早期治疗。慢性溃疡与感染可导致骨髓炎和手术截肢，需要对远端肢体进行精心护理，包括采用合适的鞋、防治胼胝形成、清洁和保护伤口，以及避免手足创伤。由糖尿病足部护理专家进行常规足部护理。可以采用矫形器治疗足下垂，采用关节融合术治疗沙尔科关节病。

普瑞巴林、卡马西平、加巴喷丁或阿米替林，或抗癫痫药物和抗抑郁药物的组合治疗神经病理性疼痛和不宁腿综合征。卡比多巴是多巴脱羧酶的抑制剂，对自主神经紊乱的危象有效。目前，可以使用 α_2 肾上腺素能激动剂治疗伴有自主神经障碍的高血压。血压波动和直立性低血压需要抬高床头以避免仰卧位高血压，而充足的水和盐摄入、加压装置、运动和肾上腺素能药物（如米多君和屈昔多巴）可以改善体位性低血压。明显无汗的患者可以使用冷敷、定期休息和待在凉爽的地方防止发热。

口服 L- 丝氨酸导致 HSAN1A 患者的丝氨酸棕榈酰转移酶活性下降，该酶催化 L- 丝氨酸与棕榈酰辅酶 A 之间的缩合，从而减少导致神经毒性鞘脂代谢物蓄积。动物实验以及临床药物随机对照研究均证实饮食补充可以降低 L- 丝氨酸脱氧鞘脂水平，临床症状也得到改善。

L- 丝氨酸剂量每日 400 mg/kg，可以使 HSAN1C 患者的血清 1- 脱氧赖氨酸显著降低，与血清 L- 丝氨酸水平升高呈近似线性相关。代谢组学分析显示甘氨酸适度升高，胞嘧啶水平显著降低，而大多数其他测定代谢物没有变化。治疗没有直接副作用。

【病例摘要】

患者，男性，28 岁，双下肢麻木伴随溃疡 1 年。

患者于 1 年前逐渐出现双下肢痛觉缺失，常常出现双小腿的无痛性烧伤，此后发现用热水洗脚时不知冷热，双脚不同部位出现破溃而不知疼痛，且久治不愈，4～5 个月前自觉双足力量较以前稍差，双手指稍麻木，3 个月前出现小便费力，双足干燥无汗。既往无糖尿病或药物中毒史。母亲在 20 岁出现类似症状。体格检查：双足多处无痛性溃疡，双小腿多个部位有烧伤瘢痕。双耳听力正常。双手痛温觉稍减退，双下肢膝关节以下痛温觉消失，四肢触觉正常。双上肢音叉振动觉正常，双下肢膝关节以下音叉振动觉稍减退。四肢关节位置觉及运动觉正常。四肢肌力 5 级，肌张力正常，共济运动稳准。四肢腱反射对称引出。皮肤划纹试验正常。未引出病理反射。神经传导速度：手部皮肤交感反应延长，足部没有引出；感觉神经传导速度在上肢明显减慢，下肢无反应；运动神经传导速度上肢正常，下肢略减慢。定位诊断：周围神经，感觉和自主神经为主；定性诊断，遗传性感觉和自主神经病，经基因检查明确 *SPTLC1* 基因相关的遗传性感觉交感神经病。病例详细资料见二维码数字资源 11-1。

数字资源 11-1

（吕　鹤）

【参考文献】

[1] 姚生，毕鸿雁，董明睿，等. 遗传性感觉交感神病Ⅰ型一家系的临床、电生理和病理改变. 中华神经科杂志，2006，11（39）：738-741.

[2] FRIDMAN V, OAKLANDER A L, DAVID W S, et al. Natural history and biomarkers in hereditary sensory neuropathy type 1. Muscle Nerve, 2015, 51（4）：489-495.

[3] FRIDMAN V, SURIYANARAYANAN S, NOVAK P, et al. Randomized trial of l-serine in patients with hereditary sensory and autonomic neuropathy type 1. Neurology, 2019, 92（4）：e359.

[4] GAROFALO K, PENNO A, SCHMIDT B P, et al. Oral L-serine supplementation reduces production of neurotoxic deoxysphingolipids in mice and humans with hereditary sensory autonomic neuropathy type 1. J Clin Invest, 2011, 121（12）：4735-4745.

[5] SCHWARTZLOW C, KAZAMEL M. Hereditary Sensory and Autonomic Neuropathies: Adding More to the Classification. Curr Neurol Neurosci Rep, 2019, 19（8）：52.

[6] FRIDMAN V, SURIYANARAYANAN S, NOVAK P, et al. Randomized trial of l-serine in patients with hereditary sensory and autonomic neuropathy type 1. Neurology, 2019, 92（4）：e359-e370.

[7] TRIPLETT J, NICHOLSON G, SUE C, et al. Hereditary sensory and autonomic neuropathy type IC accompanied by upper motor neuron abnormalities and type II juxtafoveal retinal telangiectasias. J Peripher Nerv Syst, 2019, 24（2）：224-229.

[8] XU H, ZHANG C, CAO L, et al. ATL3 gene mutation in a Chinese family with hereditary sensory neuropathy type 1F. J Peripher Nerv Syst, 2019, 24（1）：150-155.

[9] AURANEN M, TOPPILA J, SURIYANARAYANAN S, et al. Clinical and metabolic consequences of L-serine supplementation in hereditary sensory and autonomic neuropathy type 1C. Cold Spring Harb Mol Case Stud, 2017, 3（6）：a002212.

[10] ZHENG W, YAN Z, HE R, et al. Identification of a novel DNMT1 mutation in a Chinese patient with hereditary sensory and autonomic neuropathy type IE. BMC Neurol, 2018, 18（1）：174.

[11] DU K, LI F, WANG H, et al. Hereditary transthyretin amyloidosis in mainland China: a unicentric retrospective study. Ann Clin Transl Neurol, 2021, 8（4）：831-841.

第二节　遗传性感觉和自主神经病 2 型

遗传性感觉自主神经病 2 型（hereditary sensory autonomic neuropathy type 2，HSAN2）是 1973 年首次在加拿大人群中被发现，患者在出生或儿童早期发病的常染色体隐性遗传病。至今发现 4 个亚型，分别和 *WNK1*、*KIF1A*、*FAM134B* 和 *SCN9A* 基因突变有关。HSAN2A 是由 *WNK1* 基因功能缺失突变引起的，*WNK1* 基因参与调节钠离子和氯离子通量以及细胞膜兴奋性，还调节 TRpV4 的表达，和游离神经末梢痛阈有关。HSAN2B 由 *FAM134B* 基因突变导致，该基因下调高尔基体的自噬，导致感觉和自主神经元的存活率降低。HSAN2C 与 *KIF1A* 有关，其突变导致轴索的运输中断。HSAN2D，即先天性 1 型疼痛不敏感，与 *SCN9A* 的基因突变有关，导致电压门控钠通道 Nav1.7 丢失。病理改变特点是周围神经的有髓和无髓神经纤维严重丢失。电镜下可以看到许多胶原袋样结构。

【临床表现】

HSAN2 为常染色体隐性遗传，发病可能在出生时，通常在青春期之前，个别患者在成年期发病。各个不同亚型也有其不同的表现规律（表 11-4）。

表 11-4　HSAN2 不同亚型的临床表现

疾病	临床表现
HSAN2A	出生到青春期发病，肢体远端感觉和自主神经功能障碍，伴大关节病变，自主神经功能正常
HSAN2B	儿童早期发病，肢体远端感觉丧失，伴自主神经功能障碍、锥体束征、复发性溃疡、骨髓炎和导致远端截肢的骨坏死
HSAN2C	在 10 岁前发病，肢体远端感觉丧失，形成溃疡最后导致手指或脚趾残疾。可以伴随远端肌无力，下肢受累为主
HSAN2D	出生到青春期发病，肢体远端痛觉和温度觉完全丧失、部分自主神经功能障碍、听力损失及嗅觉减退

1. 感觉神经病

主要临床症状表现为四肢远端的感觉纤维受累引起的痛觉、温度觉与触压觉丧失，感觉缺损主要发生在四肢远端，下肢比上肢受影响更严重。随着时间的推移，感觉障碍逐渐加重。

2. 自主神经紊乱

包括多汗症、强直性瞳孔和疾病晚期的尿失禁。伴随皮肤溃疡引起致残性并发症。儿童期早期会发生无痛性指/趾骨折和反复感染，随着病情进展还会出现指/趾毁损，导致手指残疾或骨髓炎。

【辅助检查】

该病的辅助检查主要是神经传导测试、皮肤或神经活检，明确是感觉自主神经病，而后进行血液、免疫方面的检查排除获得性因素，最后安排基因检查。

1. 常规实验室检查

发生皮肤溃疡感染可以发现血液白细胞增加。血糖、抗核抗体谱没有明显改变。

2. 神经传导检测

可见感觉神经动作电位波幅明显下降，而传导速度正常或轻度下降，提示存在轴索损害。在 HSAN2C 可以发现运动神经的复合肌肉动作电位波幅也出现不同程度下降，其他类型的运动神经传导速度改变较轻。此外，对出现视觉和听觉改变的患者进行听觉诱发电位和视觉诱发电位检查。

3. 自主神经功能试验

包括深呼吸和瓦尔萨尔瓦动作的心率反应和血压反应、倾斜试验、定量发汗轴索反射试验、体温调节性发汗试验和交感皮肤反应：可发现支配心率、血压调节的交感神经肾上腺素能节后纤维功能障碍及支配汗腺的交感神经胆碱能节后纤维功能障碍。

4. 皮肤穿孔活检

避免对小纤维神经病患者进行侵入性神经活检，从而防止活检部位无法愈合等并发症。皮肤活检的评估包括使用明视场显微镜下的 PGP 9.5 免疫染色切片对表皮内神经纤维密度进行形态计量评估。可以发现患者的表皮和皮下神经末梢明显减少。

5. 基因检查

采取二代基因测序方法，可以发现 *IF1A*、*FAM134B*、*SCN9A* 或 *WNK1* 四个基因之一的双等位基因致病性突变。

【诊断】

当儿童患者出现肢体感觉障碍、伴随手/脚溃疡、无痛性骨折和神经性关节病以及不同程度的自主神经受累，首先考虑为儿童发病的感觉自主神经病，神经传导测试进一步确定为感觉神经病，首先排除更为常见的获得性原因，而后通过基因检查明确其分型。

明确诊断的患者需要进行定期随访，患者自己应每天检查脚部是否有损伤或磨损源。医生要对患者进行年度随访。

【鉴别诊断】

与 HSAN2 临床上相似的感觉神经病还有其他遗传性和获得性因素导致的疾病，感觉神经病也可以出现 1 型糖尿病儿童，因此在诊断 HSAN2 时首先要排除此病。上一节介绍的 HSAN1 的各个亚型中除 1E 在青少年发病之外，其他各个亚型都在成年期发病，因此只需要排除包括 HSAN1E 在内的各种儿童遗传性轴索性感觉神经病，包括感觉型 CMT2E、*DCAF8* 基因相关的轴索型 CMT2、遗传性感觉和自主神经病 1E、*COX20* 基因相关神经病、*POLG* 基因相关神经病伴随眼外肌瘫痪、Friedreich 共济失调伴随感觉神经病、*Twinkle* 基因突变导致婴儿型脊髓小脑共济失调。

【治疗】

治疗主要针对患者的症状，管理团队通常包括神经科、骨科医生和物理治疗师。在糖尿病足护理诊所进行感觉受损肢体护理培训非常重要，包括对任何创伤迹象的自我检查，尤其是对足部的自我检查。为了防止骨髓炎，任何皮肤伤口需要清洁和保护以及防腐处理。为了防止胼胝形成，神经病变肢体的皮肤需要水合作用和基于脂质的软膏。应避免穿不合脚的鞋子或其他脚部或手部创伤源。

【病例摘要】

患儿，男性，9个月。发现痛觉缺失6个月，双眼上翻5个月，反复高热8天。

6个月前发现患儿没有痛觉，伴随搔抓面部等自残行为。5个月前出现发作性双眼上翻，先后予妥泰、德巴金治疗。8天前无明显诱因出现发热，体温与外界环境关系密切，最高为39.6℃，无汗，伴发作性低头、弯腰、双下肢屈曲，予以退热栓及物理降温治疗，半小时后降至38℃。7天前再次发热达39℃，伴随肢体抽动，无汗，物理降温治疗半小时后降至37.5℃，肢体抽动停止，3天前再次发热和肢体抽动，伴有腹泻、呕吐，物理降温后体温持续升高至40℃。智力发育落后，否认家族史。体格检查：面部新旧抓痕，皮肤干燥，精神欠佳，浅感觉减退，腹壁反射及提睾反射未引出，上肢腱反射未引出，病理征及脑膜刺激征阴性。脑电图：双侧后头部为主多灶性尖波、尖慢波、多棘波发放，睡眠期增多。周围神经传导无异常。定位诊断，自主神经，周围神经的感觉神经，大脑皮层。定性诊断，遗传性感觉自主神经病，婴儿无痛症。病例详细资料见二维码数字资源11-2。

数字资源 11-2

（李圳钰　袁　云）

【参考文献】

［1］FALCÃO DE CAMPOS C，VIDAILHET M，TOUTAIN A，et al. Hereditary sensory autonomic neuropathy type Ⅱ：Report of two novel mutations in the FAM134B gene. J Peripher Nerv Syst，2019，24（4）：354-358.

［2］YUAN J H，HASHIGUCHI A，YOSHIMURA A，et al. WNK1/HSN2 founder mutation in patients with hereditary sensory and autonomic neuropathy：A Japanese cohort study. Clin Genet，2017，92（6）：659-663.

［3］POTULSKA-CHROMIK A，KABZIŃSKA D，LIPOWSKA M，et al. A novel homozygous mutation in the WNK1/HSN2 gene causing hereditary sensory neuropathy type 2. Acta Biochim Pol，2012，59（3）：413-415.

［4］COEN K，PAREYSON D，AUER-GRUMBACH M，et al. Novel mutations in the HSN2 gene causing hereditary sensory and autonomic neuropathy type Ⅱ. Neurology，2006，66：748-751.

［5］MURPHY S M，DAVIDSON G L，BRANDNER S，et al. Mutation in FAM134B causing severe hereditary sensory neuropathy. J Neurol Neurosurg Psychiatry，2012，83（1）：119-120.

［6］WAKIL S M，MONIES D，HAGOS S，et al. Exome Sequencing：Mutilating Sensory Neuropathy with Spastic Paraplegia due to a Mutation in FAM134B Gene. Case Rep Genet，2018，2018：9468049.

第三节　家族性自主神经功能障碍

家族性自主神经功能障碍（familial dysautonomia），也称为遗传性感觉和自主神经病3型（hereditary sensory and autonomic neuropathy type 3，HSAN3）或Riley-Day综合征，是κB激酶复合物相关蛋白抑制因子（inhibitor of kappa B kinase complex-associated protein，IKBKAP）/伸长复合物蛋白1（elongator complex protein 1，ELP1）基因突变导致的一种感觉自主神经病。该基因编码的 IKBKAP 或 ELP1 参与其他蛋白的转录和截断，有助于感觉和自主神经元的神经嵴细胞发生迁移和运动。ELP1是核异质六聚体转录延伸蛋白复合物中的支架蛋白，对神经生长因子信号和神经元靶组织神经支配和存活至关重要。ELP1基因突变导致其编码蛋白减少，Shp1过度激活，导致 TrkA 受体过早去磷酸化，从而导致逆行信号传导失败和交感神经元死亡。本病多见于犹太裔儿童，基因携带率约为1/30，发病率约为1/3700例活产婴儿，非犹太裔患儿极少发病。

主要病理改变是大脑视放射和小脑中脚脱髓鞘改变，前额叶皮质体积减小。脊髓背根神经节、交感神经节的神经元数量减少，脊髓后根进入脊髓的区域和Lissauer束的轴索丢失，周围神经的无髓和薄髓神经纤维减少。外周血管壁的自主神经轴索丢失，副交感神经的神经元不同程度的减少，如睫状神经节。蝶腭神经节神经元的减少，导致无泪症和泪腺对乙酰甲胆碱超敏反应。

【临床表现】

该病在患者出生后就存在广泛的感觉和自主神经元受累症状，到成年期还会出现其他系统的症状。

1. **自主神经障碍**

常见临床表现为恶心、呕吐、吞咽困难、直立性低血压、心动过速、多汗症、分泌物增多、体温控制不当、屏气以及对低氧血症不敏感、平卧位高血压和自主神经功能障碍危象。自主神经功能障碍危象中突出表现是顽固性恶心呕吐，还可以出现交感风暴，表现为严重高血压、心动过速、面部潮红及口咽分泌物增多及情绪易激惹。消化道的自主神经功能障碍还表现为胃食管反流、食管和肠道蠕动障碍，反复引起吸入性肺炎和慢性肺病。85%的成人和91%的儿童患者有一定程度的睡眠呼吸紊乱。阻塞性睡眠呼吸暂停多出现在成年人，而中枢性呼吸暂停在儿童中更明显，未经治疗的睡眠呼吸紊乱会增加患者意外猝死的风险。

2. **感觉神经病**

表现为四肢远端痛觉和温度觉丧失，下肢重于上肢，或仅出现在手掌、脚底和生殖器区域。由于感觉障碍，患者对烧伤、骨折和关节意外损伤不能及时感知，导致沙尔科关节和骨骼的无菌性坏死。患者对内脏疼痛的敏感性相对保留。肌腱反射减弱至消失，而振动觉和本体觉随着疾病发展也出现异常改变，导致进行性发展的感觉共济失调。患者的角膜反射明显减弱，可以伴随出现角膜溃疡和视神经萎缩。

3. **其他表现**

常见的体貌特征是小颌畸形、上唇扁平和后凸畸形，导致身材矮小。运动不协调、肌张力过低和自主神经不稳定会延迟运动发育，导致消极情绪、社交退缩和极度易怒。智力通常处于较低的正常范围内，执行计划和组织技能往往较差。性成熟也会延迟，但可有正常的生殖功能。

【辅助检查】

该病的辅助检查主要是神经传导测试、自主神经功能检查，皮肤或神经活检，明确是感觉自主神经病，而后进行血液、免疫方面的检查排除获得性因素，最后安排基因检查。

1. **自主神经功能试验**

包括深呼吸和瓦尔萨尔瓦动作的心率反应和血压反应、倾斜试验、定量发汗轴索反射试验、体温调节性出汗试验和交感皮肤反应。倾斜试验常提示直立性低血压，发汗试验提示汗腺交感神经节后纤维功能障碍。在婴儿6个月后进行希尔默试验。将5 mm宽、35 mm长的滤纸末端放在下眼睑的外侧部分。5分钟后滤纸湿润不足10 mm表明基线反射性泪液分泌减少。瞳孔药物试验使用2.5%乙酰甲胆碱或0.0625%毛果芸香碱对正常瞳孔无明显影响，但几乎所有患者在大约20 min后都会出现瞳孔缩小。

2. **神经电生理检查**

患者存在感觉神经的动作电位波幅下降和传导速度的减慢，运动神经传导无异常，皮肤交感反应异常，可以看到视觉诱发电位的异常。

3. **影像学检查**

常规MRI检查显示患者双侧三叉神经的直径明显减小，是该病的特征性影像学表现。患者的视放射和小脑中脚的各向异性显著降低，额叶萎缩伴随白质比例显著降低，提示脑的髓鞘形成和脑白质微结构完整性受损。

4. **基因检查**

基因检查策略同第一节的基因检查方法介绍。家族性自主神经障碍的临床表现可以出现在多种遗传性神经病中，因此更有可能通过基因组检测进行诊断。可以发现 *IKBKAP* 或 *ELP1* 存在双等位基因致病性突变。目前使用的测序方法一般只检查一类突变，如果没有检测到基因突变，需要进一步进行基因靶向缺失/重复的分析。

【诊断】

患者出生后出现自主神经功能障碍，伴随感觉神经病可以考虑到该病，通过感觉神经和自主神经功能检查确定为自主神经病伴感觉神经病，在排除获得性因素之后，通过基因检查确定 *IKBKAP/ELP1* 中存在双等位基因致病性突变，可以明确诊断。

【鉴别诊断】

儿童发生的自主神经病也可以出现在获得性以及

其他遗传性自主神经病。1型糖尿病患者在疾病早期常常出现自主神经功能障碍，发病隐匿而缓慢，双足出现无汗、汗毛脱失，严重患者出现糖尿病足，多数患者伴随感觉神经病，血糖检查有助于明确诊断。

遗传性自主神经病的鉴别需要排除 *SCN9A* 基因突变导致的 HSAN2D、*DST* 基因突变导致的 HSAN5、*SCN11A* 基因突变导致的 HSAN7、*PRDM12* 基因突变导致的 HSAN8、*TECPR2* 基因突变导致的 HSAN9，这些疾病均从出生发病，出现严重的自主神经病伴随感觉神经病。需要通过基因检查进行鉴别。HSAN2D 可以参考本章第二节的介绍，而 HSAN5、HSAN7～9 的介绍参考下一节的介绍。

【治疗】

患者管理的多学科团队包括神经学家、矫形外科、康复科、儿科、牙科医生，治疗方法包括营养和气道保护，预防误吸，积极进行气道黏液清除和胸部物理治疗、病毒性呼吸道感染、睡眠期间的无创通气、抗生素治疗、类固醇治疗、氧疗、胃造口管放置、胃底折叠术、脊柱侧凸手术、气管造口术。

对于呕吐危象还应该积极补液支持纠正脱水，防止水电解质平衡紊乱。对于呕吐危象和交感风暴可使用交感神经抑制剂可乐定或苯二氮䓬类药物治疗，副作用是过度镇静和呼吸抑制。右美托咪定是一种中枢作用的 α2 肾上腺素能激动剂，与可乐定相比具有更高的选择性和更短的半衰期，对治疗难治性肾上腺素能危象效果更好。对于常规可乐定和苯二氮䓬药物治疗无效的患者，可考虑使用右美托咪定。卡比多巴是一种选择性多巴脱羧酶抑制剂，可抑制脑外儿茶酚胺的产生，降低先天性传入压力反射衰竭患者的血压变异性。

（袁 云）

【参考文献】

[1] RUBIN B Y, ANDERSON S L. *IKBKAP/ELP1* gene mutations: mechanisms of familial dysautonomia and gene-targeting therapies. Appl Clin Genet, 2017, 10: 95-103.

[2] NORCLIFFE-KAUFMANN L, SLAUGENHAUPT S A, KAUFMANN H. Familial dysautonomia: History, genotype, phenotype and translational research. Prog Neurobiol, 2017, 152: 131-148.

[3] LI L, GRUNER K, TOURTELLOTTE W G. Retrograde nerve growth factor signaling abnormalities in familial dysautonomia. J Clin Invest, 2020, 130 (5): 2478-2487.

[4] KAZACHKOV M, PALMA J A, NORCLIFFE-KAUFMANN L, et al. Respiratory care in familial dysautonomia: Systematic review and expert consensus recommendations. Respir Med, 2018, 141: 37-46.

[5] NORCLIFFE-KAUFMANN L, PALMA J A, MARTINEZ J, et al. Carbidopa for Afferent Baroreflex Failure in Familial Dysautonomia: A Double-Blind Randomized Crossover Clinical Trial. Hypertension, 2020, 76 (3): 724-731.

[6] GUO X, GANG Q, MENG L, et al. Peripheral nerve pathology in VAPB-associated amyotrophic lateral sclerosis with dysautonomia in a Chinese family. Clin Neuropathol, 2020, 39 (6): 282-287.

[7] PORTNOY S, MAAYAN C, TSENTER J, et al. Characteristics of ataxic gait in familial dysautonomia patients. PLoS One, 2018, 13 (4): e0196599.

[8] WON E, PALMA J A, KAUFMANN H, et al. Quantitative magnetic resonance evaluation of the trigeminal nerve in familial dysautonomia. Clin Auton Res, 2019, 29 (4): 469-473.

[9] SINGH K, PALMA J A, KAUFMANN H, et al. Prevalence and characteristics of sleep-disordered breathing in familial dysautonomia. Sleep Med, 2018, 45: 33-38.

[10] DILLON R C, PALMA J A, SPALINK C L, et al. Dexmedetomidine for refractory adrenergic crisis in familial dysautonomia. Clin Auton Res, 2017, 27 (1): 7-15.

第四节　遗传性感觉和自主神经病的其他类型

遗传性感觉和自主神经病的其他类型还包括4～9型，在我国均有报道，除7型之外都是隐性遗传，其临床表现有类似也有差异，基因突变各不相同。HSAN4 和 *NTRK1* 基因突变有关，*NTRK1* 基因编码一种自身磷酸化途径所必需的激酶，有助于交感、伤害性感觉和胆碱能神经元的生长和存活，在免疫系统发育中发挥作用，功能丧失导致伤口愈合缓慢，周围神经的无髓神经纤维与小直径有髓神经纤维严重减少（图11-2）。HSAN5 和 *NGFB* 基因突变有关，该基因参与 HSAN4 的 *NTRK1* 基因结合，也参与伤害性感觉神经元的信号凋亡，周围神经的小有髓神经纤维缺失，而大神经纤维保留。HSAN6 与 *DST* 基因突变相

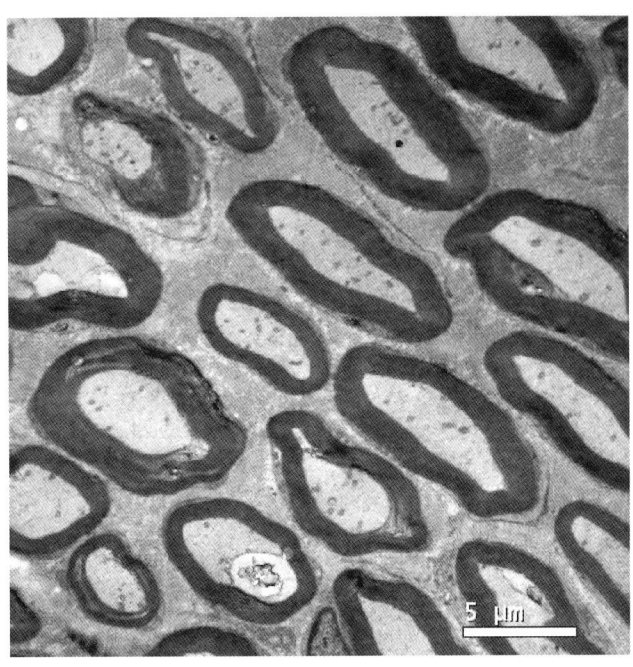

图11-2 腓肠神经的电镜检查，有髓神经纤维保留，而无髓神经纤维完全没有发育导致缺乏

乱，交感神经节和睫状神经节减小，舌乳头减少，肢体进行性挛缩。HSAN7为*SCN11A*基因的功能获得性突变导致，*SCN11A*编码一种电压门控钠通道1.9，在肠丛、伤害感受和温度感觉神经元中表达。HSAN8与*PRDM12*基因突变相关，与感觉伤害感受器的发生有关。而HSAN9与*TECPR2*基因突变有关。

关，该蛋白具有神经元、肌肉和皮肤亚型，所有这些都有助于细胞骨架功能。*DST*基因敲除小鼠的背柱和DRG的大有髓感觉神经明显丢失，自主神经功能紊

【临床表现】

HSAN4~9基本在生后发病，出现感觉缺失导致无痛，伴随自主神经功能障碍，常常存在自残症状。个别类型出现皮肤溃疡或大关节挛缩（表11-5）。

【辅助检查】

尽管HSAN类型之间存在表型变异，一些临床特征有助于和其他疾病进行鉴别，其中一个主要特征是疼痛和体温感觉的早期丧失。

该病的辅助检查主要是神经传导测试、自主神经功能检查，皮肤或神经活检，明确是感觉自主神经病，而后进行基因检查。

1. **常规实验室检查**

没有明显异常发现。

表11-5 HSAN4~9的临床表现特点

疾病	遗传	基因	临床表现
HSAN4	AR	*TRKA*	也称为先天性无痛无汗症，婴儿早期发病，主要表现为痛觉和温度觉丧失。自主神经症状表现为体温调节缺陷和无汗症。伴随症状包括多动、情绪不稳定、关节畸形、骨折、触觉、振动和位置觉异常，皮肤、头发和指甲异常和体温过低。运动和反射正常，没有胃肠道或呼吸系统症状
HSAN5	AR	*NGF*	从出生到成年发病，出现肢体的疼痛和热感觉丧失，伴随皮肤溃疡、沙尔科关节、无痛性骨折、脊柱侧凸、口腔病变、角膜反射缺失、多汗或少汗、轻度认知障碍
HSAN6	AR	*DST*	出生后发病，和HSAN3很相似。表现为新生儿肌张力低下、呼吸和喂养困难以及缺乏精神运动发育。自主神经异常包括心血管功能不稳定、角膜反射消失、角膜瘢痕以及腱反射消失。纯合子突变的婴儿病情严重，早期死亡。杂合子错义突变的婴儿相对病情较轻
HSAN7	AV	*SCN11A*	在出生或儿童早期出现疼痛和体温感觉明显减轻或疼痛发作，导致四肢远端溃疡，舌唇溃疡，多处无痛性骨折。部分患者出现多汗、瘙痒、自残、沙尔科关节、脊柱侧凸、肌张力降低、运动发育延迟，少数患者出现肠道运动障碍和腹泻、轻度肌无力和运动发育迟缓，排便或排尿时出现腹部、肛周或直肠阵发性疼痛
HSAN8	AR	*PRDM12*	婴儿发病，主要表现为疼痛和体温感觉丧失、无汗、高热、角膜反射缺失和无泪，吮吸手指和咬手指。振动、本体感觉和认知正常。口腔表现包括牙齿过早脱落、牙齿创伤和自残、龋齿和黏膜下脓肿，乳牙矿化不足，以及下颌骨髓炎。自主神经功能大部分被保留下来
HSAN9	AR	*TECPR2*	婴儿发病，发育迟缓/智力残疾、肌张力降低、共济失调、反射减退、中枢/夜间低通气是核心表现。出现阵发性自主神经症状的自主感觉神经病

AD，常染色体显性遗传；AR，常染色体隐性遗传。

2. 神经传导研究

可以证明长度依赖性轴索性感觉神经病，其感觉神经动作电位波幅下降也具有长度依赖性，肢体远端比近端降低幅度大，远端潜伏期和神经传导速度正常。运动神经传导没有明显异常。

3. 自主神经功能试验

通过观察深呼吸和瓦尔萨尔瓦动作的心率反应、瓦尔萨尔瓦动作的血压反应、倾斜试验、定量发汗轴索反射试验、体温调节性发汗试验和交感皮肤反应可以协助评估自主神经受累情况。皮内组胺注射不能引起正常的轴突反应，是除HSAN5外所有HSAN的特征改变。

4. 基因检查

因为大多数HSAN在临床和电生理诊断上都无法区分。通过二代基因检查可以发现 *TRKA*、*NGF*、*DST*、*SCN11A*、*PRDM12* 和 *TECPR2* 基因突变。

【诊断】

出生后出现自主神经和感觉神经损害表现，进行自主神经检查发现有自主神经功能障碍，应当考虑婴儿发病的HSAN4～8。在此基础上通过基因检查发现 *NTRK1*、*NGFβ*、*DST*、*SCN11A*、*PRDM12* 和 *TECPR2* 基因之一的双等位基因致病性突变，即可明确诊断。

明确诊断的患者需要进行定期随访，患者自己应每天检查脚部是否有损伤或磨损源。医生要对患者进行年度随访。

【鉴别诊断】

HSAN4～9的鉴别诊断思路和其他类型的HSAN一样，该组疾病是一组以婴儿期无痛为特点的感觉自主神经病，不同于HSAN1的显性遗传性以及在成年期发病的特点，也不同于青少年期发病的HSAN2的各种感觉缺失以及感觉神经传导动作电位波幅下降；也不同于HSAN3的以自主神经病为主伴随不同程度的感觉神经病。

对于其他疾病伴随的自主神经病进行鉴别，目前也发现个别基因突变可以导致新生儿的无痛和无汗，在婴儿期主要涉及的范围和青少年期发病以及成年期发病的疾病谱系也不同，其鉴别诊断主要依靠基因检查。

【治疗】

构建的多学科团队除了神经科医生外，还需要整形外科医生、消化科医生、呼吸科医生、眼科医生、物理康复治疗师。提供足部护理指导，包括皮肤溃疡的日常检查和清洁、穿着合脚的防护鞋。对于明显无汗的患者，使用冷敷、定期休息和处于凉爽环境，以防止体温升高。消化科大夫协助治疗胃肠动力障碍导致的呕吐、胃食管反流病和吞咽困难，严重的患者需要考虑胃造口管和胃底折叠术。反复吸入可能导致慢性肺部疾病，需要呼吸科参与，以评估夜间睡眠中是否给予吸氧和（或）持续气道正压通气。眼科医生协助评估是否采取人工泪液、湿室眼镜、巩膜镜片、睑板修补术和泪道烧灼术，增加眼球表面湿度，保护角膜。

对患者出现的各种临床表现可以给予相关药物进行对症治疗。神经性疼痛患者口服普瑞巴林或加巴喷丁，可以改善灼痛和不宁腿综合征的症状。自主神经功能紊乱危象患者可以口服卡比多巴，该药是多巴脱羧酶抑制剂，可阻止大脑外多巴胺合成。血压波动患者需要抬高床头以避免仰卧位高血压，直立性低血压需要充足的水和盐摄入、弹力袜、增加运动，给予肾上腺素能药物如米多君和屈昔多巴。伴有自主神经功能障碍的高血压使用 α_2 肾上腺素能激动剂（如可乐定、右旋美托咪定或地西泮）治疗。

（李圳钰　袁　云）

【参考文献】

[1] ALTASSAN R, SAUD H A, MASOODI T A, et al. Exome sequencing identifies novel NTRK1 mutations in patients with HSAN-IV phenotype. Am J Med Genet A, 2017, 173 (4): 1009-1016.

[2] ECHANIZ-LAGUNA A, ALTUZARRA C, VERLOES A, et al. NTRK1 gene-related congenital insensitivity to pain with anhidrosis: a nationwide multicenter retrospective study. Neurogenetics, 2021, 22 (4): 333-341.

[3] TESTA G, MAINARDI M, MORELLI C, et al. The NGF^{R100W} mutation specifically impairs nociception without affecting cognitive performance in a mouse model of hereditary sensory and autonomic neuropathy type V. J Neurosci, 2019, 39 (49): 9702-9715.

[4] CAPSONI S. From genes to pain: nerve growth factor and hereditary sensory and autonomic neuropathy type V. Eur J Neurosci, 2014, 39 (3): 392-400.

[5] LYNCH-GODREI A, KOTHARY R. HSAN-VI: A spectrum disorder based on dystonin isoform expression. Neurol Genet, 2020, 6 (1): e389.

[6] CASTORO R, SIMMONS M, RAVI V, et al.

SCN11A Arg225Cys mutation causes nociceptive pain without detectable peripheral nerve pathology. Neurol Genet, 2018, 4（4）：e255.

[7] EDVARDSON S, CINNAMON Y, JALAS C, et al. Hereditary sensory autonomic neuropathy caused by a mutation in dystonin. Ann Neurol, 2012, 71（4）：569-572.

[8] HAN C, YANG Y, TE MORSCHE R H, et al. Familial gain-of-function Nav1.9 mutation in a painful channelopathy. J Neurol Neurosurg Psychiatry, 2017, 88（3）：233-240.

[9] ELHENNAWY K, REDA S, FINKE C, et al. Oral manifestations, dental management, and a rare homozygous mutation of the PRDM12 gene in a boy with hereditary sensory and autonomic neuropathy type Ⅷ: a case report and review of the literature. J Med Case Rep, 2017, 11（1）：233.

[10] HASANUDDIN S, MOGHE G, REDDY J S. Hereditary sensory autonomic neuropathy Type Ⅷ: A rare clinical presentation, genomics, diagnosis, and management in an infant. J Indian Soc Pedod Prev Dent, 2020, 38（3）：315-318.

[11] ELHENNAWY K, REDA S, FINKE C, et al. Oral manifestations, dental management, and a rare homozygous mutation of the PRDM12 gene in a boy with hereditary sensory and autonomic neuropathy type Ⅷ: a case report and review of the literature. J Med Case Rep., 2017, 11（1）：233.

本章总结

这组疾病的诊断原则主要是在临床表现为感觉神经病伴自主神经病的基础上通过神经传导检查进一步排除运动神经损害，确定为感觉和自主神经病，而后在散发患者首先排除获得性因素导致的感觉和自主神经病，对于病因不清楚或有家族史的患者通过基因检查进一步明确诊断，各个亚型的区分主要结合患者的发病年龄。

前十一章我们系统地介绍了各种遗传性周围神经罕见病，总体而言，除个别卟啉病神经病发病比较急，其他遗传性周围神经病都发展非常缓慢，自主神经损害和获得性自主神经病存在哪些差异，详见下章介绍的免疫性自主神经病。

第十二章 急性免疫性神经病

第一节 免疫性自主神经病

自主神经系统主要负责调节人体重要的内脏器官、血管和腺体最基本的生理活动，从功能上可分为交感神经、副交感神经及肠自主神经，在解剖学上可分为中枢部分和周围部分。自主神经系统中枢部分主要包括岛叶皮层、下丘脑、丘脑、脑干网状结构及相关神经核团与联系纤维，周围部分主要包括自主神经节及节后纤维。自主神经功能障碍从功能学的角度既可以表现为高兴奋性，也可以表现为功能衰竭；从解剖学的角度即可以是中枢性的，也可以是周围性的，这些在诊断自主神经病变时应当注意加以区分。孤立性自主神经系统受累的疾病在临床中并不常见，大部分自主神经系统疾病常常作为中枢神经系统或周围神经系统疾病相关解剖结构受累的伴随症状出现，因此可结合相关高级皮层功能、感觉、运动功能协助进行自主神经病变的定位诊断。自主神经衰竭的病理生理学机制是多种多样的，其机制包括毒性/代谢（糖尿病、淀粉样蛋白）、遗传缺陷（遗传性感觉和自主神经病变）、结构性损伤（压力感受器损伤）、神经退行性变（α-突触核苷酸病）和自身免疫性疾病等。

中枢性自身免疫性自主神经系统疾病很少孤立出现，通常作为中枢神经系统自身免疫性疾病的伴随症状。边缘叶脑炎常常伴有自主神经高兴奋性的临床表现。抗N-甲基-D-天冬氨酸受体的自身抗体脑炎患者自主神经功能不稳定的发生率高达69%，主要表现为心律失常、体温和血压波动、多汗、流涎等。心率变异性分析提示交感神经存在高兴奋性。抗二肽基肽酶样蛋白-6的抗体导致的自身免疫性脑炎可引起中枢过度兴奋和主要累及胃肠道的自主神经症状，出现腹泻和体重减轻。相当大比例的多发性硬化患者有自主神经功能障碍，包括心血管自主神经功能受损以及肠道、膀胱和性功能障碍，反映了大脑和脊髓相关部位的脱髓鞘损伤。视神经脊髓炎谱系疾病患者也有心脏自主神经功能障碍的报道。

涉及中枢神经系统免疫性自主神经系统疾病的内容在本章节不做展开。

周围性自主神经系统疾病主要是自主神经节和节后疾病，出现在第十章表10-2所列的免疫性自主神经节病（autoimmune autonomic ganglionopathy，AAG）、卟啉病自主神经病、急性感觉和自主神经病、副肿瘤性自主神经病、Lambert Eaton综合征、电压门控钾通道复合物抗体病、吉兰-巴雷综合征伴自主神经病、HIV自主神经病、结缔组织病伴自主神经病。识别自主神经疾病中潜在的自身免疫性疾病的病因非常重要（表12-1），因为此类疾病除了对症支持治疗外，早期及时的免疫治疗会使患者受益。由于自身免疫性自主神经系统疾病常常表现为心血管系统、消化系统、皮肤及泌尿生殖系统等各系统的非特异性症状，以及这些疾病相对罕见，难以建立免疫学的客观诊断标准，早期诊断通常存在一定的困难，需要专科医师提高对此类疾病的认识和早期识别能力。

AAG的发病机制是由于抗神经节乙酰胆碱受体（ganglionic nicotinic acetylcholine receptor，gAChR）抗体介导的体液免疫反应引起交感神经节、副交感神经节及肠神经节的快速突触传递障碍，相关神经节支配的自主神经产生障碍。gAChR由两个α3亚基和三个其他亚基（通常是β4）组成，在所有自主神经节中介导快速突触传递。抗gAchR抗体与α3亚单位特异性结合形成抗原抗体复合物，激活抗体依赖性细胞毒性反应而致病。由于α3亚单位是神经节受体所特有，所以gAChR抗体和神经肌肉接头中的乙酰胆碱受体之间的交叉反应很小，不会导致重症肌无力。已有多条证据证实抗α-3亚单位的gAChR抗体在急性坏死性胃炎中的致病性，用受感染兔或人的免疫球蛋白治疗的小鼠会出现自限性自主神经衰竭。母体的gAChR抗体引起的暂时性新生儿AAG也有报道。gAChR在中枢神经系统广泛表达，参与胆碱能递质的传递和多巴胺神经元功能的

表 12-1　不同免疫性自主神经病的临床表现

疾病	自主神经症状	其他症状
自身免疫性自主神经节病	全自主神经功能衰竭伴体位性低血压、上消化道和膀胱功能障碍	感觉异常、认知障碍、精神症状、咳嗽和内分泌功能障碍
急性感觉自主神经病	胃肠道运动障碍，进展为全自主神经功能衰竭	小纤维感觉缺陷伴神经病理性疼痛，感觉性共济失调。精神症状，咳嗽，睡眠呼吸暂停
副肿瘤自主神经病	全自主神经功能衰竭或局限性肠神经病	感觉神经节病、感觉运动神经病、小脑共济失调、边缘脑炎、痴呆、舞蹈病等
兰伯特-伊顿综合征	胆碱能功能障碍	近端腿部无力伴无反射
电压门控钾离子通道复合物抗体病	多汗症、心动过速、血压异常、泌尿系统症状	周围神经兴奋性过强、脑病
吉兰-巴雷综合征伴自主神经病	窦性心动过速、高血压、阵发性低血压、缓慢性心律失常、胃肠道运动障碍、尿潴留	亚急性上升性无力、脱髓鞘性多神经根神经病
结缔组织病伴自主神经病	结缔组织病，内分泌功能障碍、心脏迷走神经功能受损、交感血管舒缩功能受损、直立心动过速	感觉神经节病、小纤维神经病

调节以及下丘脑-垂体-肾上腺轴功能的调控，其损害导致精神症状及内分泌异常。

周围神经的小有髓和无髓神经纤维及其施万细胞不同程度丢失，伴随小有髓神经纤维沃勒变性，没有正常的簇状施万细胞单元轮廓（图 12-1），尸检病例显示胸交感神经节和背根神经节的神经元丢失。经过治疗或疾病开始缓解之后，随着病情发展，可以看到施万细胞单元增多以及无髓和有髓神经纤维出现再生簇。慢性期电镜检查可以看到许多胶原袋样结构以及无髓神经纤维丢失后留下的空洞结构。

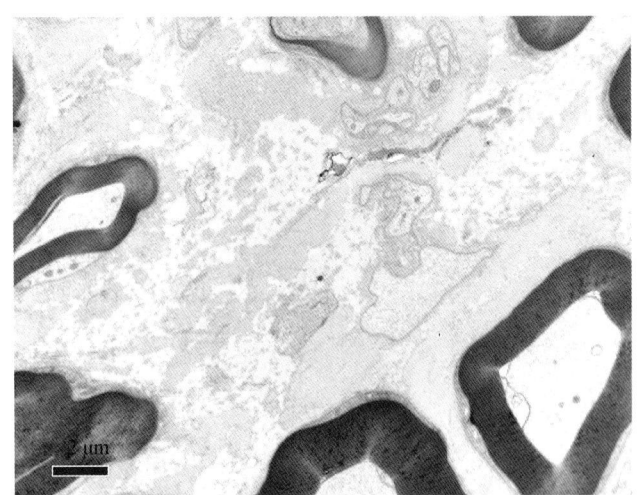

图 12-1　无髓神经纤维丢失

【临床表现】

欧洲患者通常是中年发病（45～61 岁），女性与男性比例为 2∶1。亚洲患者中位发病年龄为 60 岁，男性略多于女性。可有前驱感染史，如小肠结肠炎、流感样症状。临床表现可分为自主神经症状、非自主神经症状以及合并疾病。

1. **自主神经症状**

（1）全自主神经功能障碍，初始症状为体位性低血压，包括头晕、体位性低血氧或晕厥。其他症状包括：瞳孔异常，可表现为阿迪瞳孔；皮肤干燥和排汗减少引起的热不耐受或多汗；胃肠动力障碍引起的胃轻瘫造成早饱、呕吐、腹痛、厌食、腹泻、肠梗阻、味觉障碍和便秘；泌尿生殖系统功能异常包括排尿困难、尿潴留及性功能障碍等。

（2）局限性自主神经衰竭，可以表现为体位性心动过速综合征无相关立位性低血压，胃肠道紊乱常见且持续时间较长。可以表现为无汗症，尽管暴露于高温或运动，但全身不出汗；可以表现为胃肠运动障碍，出现贲门失弛缓症、胃轻瘫、结肠无力或肠假性梗阻、幽门梗阻或肛门痉挛；也可以表现为排尿困难、尿潴留及性功能障碍。

2. **非自主神经症状**

包括四肢感觉障碍、中枢神经系统症状、内分泌异常。感觉异常在 AAG 中的发生率大约为 46%，大多为症状性，多不伴有客观体征。部分患者在出现自主神经功能障碍之后又出现中枢神经系统受累表现，包括抑郁状态、认知功能障碍、淡漠及性格改变。部分患者可合并闭经、抗利尿激素分泌失调综合征、低钠血症、肾上腺皮质功能不全及垂体功能低下等内分泌异常。

【辅助检查】

急性自主神经病是一种小纤维神经病，首先是依据临床表现进行自主神经功能检查，通过神经传导排除伴随的感觉和运动神经病，皮肤和腓肠神经活检可以进一步确认自主神经损害，而后进行血清抗体检查和脑脊液检查，确定其可能的病因。

1. 血清学检查

主要包括血清学 gAChR 抗体及相关副肿瘤综合征相关抗体检查。gAChR 抗体对于 AAG 的诊断具有重要支持诊断价值。gAChR 抗体水平越高，临床严重程度越高，自主神经功能障碍的实验室测量结果也越严重。与副肿瘤性自主神经病变相关的最常见的抗体是抗 Hu、抗 CRMP5 和 gAChR 抗体。部分患者可合并出现抗核抗体或干燥综合征相关抗体。合并自身免疫性脑炎可以发现相关抗体阳性。

2. 神经电生理检查

对于考虑免疫性自主神经系统疾病的患者应常规完善肌电图检查，自身免疫性自主神经节神经病患者神经传导速度检查通常是正常的，其他伴随自主神经损害的自身免疫性周围神经病常常伴随大有髓纤维受累的电生理表现，可见感觉、运动神经传导速度下降或波幅下降等。

3. 自主神经系统功能评价

自主神经功能试验可分为心血管自主神经功能试验、排汗功能功能试验、胃肠动力学评估试验及泌尿生殖系统功能评价（表 12-2）。

表 12-2　自主神经功能测试

检查领域	检查方法
心血管自主神经功能	包括直立倾斜试验，深呼吸心率变化、Valsalva 率、holter 的心率变异性分析等，量化评价心血管系统交感神经、副交感神经受累程度。卧立位儿茶酚胺水平测定、123I-MIBG 核素显像，对于心血管自主神经系统节前、节后纤维病变的定位诊断
排汗功能	温度控制的发汗试验及定量排汗轴索反射试验等，可以协助进行自主神经节前及节后纤维受累的定位诊断
胃肠动力学	食管测压评估食管下括约肌功能，协助胃轻瘫的诊断；立位腹平片对于假性肠梗阻的诊断具有一定的帮助
泌尿生殖功能	残余尿测定及尿动力试验有助于评价膀胱括约肌的功能

4. 腰椎穿刺脑脊液

部分患者可见蛋白轻度升高，细胞数正常，出现蛋白-细胞分离现象。合并自身免疫性脑炎可以发现脑脊液细胞数目增加。

5. 病理检查

腓肠神经活检在急性全自主神经病可以发现小有髓纤维和无髓纤维及其施万细胞完全丢失。如果合并出现感觉神经病，病理检查可以发现大直径神经纤维丢失。皮肤活检可提示非长度依赖的小纤维神经病或神经节病，伴有交感胆碱能和肾上腺素能神经节后损害。

【诊断】

AAG 常常漏诊，其原因主要在于其临床表现被忽视。成年患者急性或亚急性发病，出现全身或局限性自主神经功能障碍，没有感觉、运动神经损害表现，需要首先考虑到 AAG 的可能性。通过抗体检查可以区分为抗体阳性和阴性的 AAG，也需要进一步确定是否为自主神经病伴随其他疾病，特别是肿瘤。如果合并出现感觉神经病或感觉运动神经病的表现或其他自身免疫疾病表现的患者，需要考虑其他疾病伴随自主神经病。外周神经或皮肤活检对于证实自主神经节病变有一定的诊断价值。

【鉴别诊断】

该病常被漏诊，其原因主要在于自主神经功能障碍的临床表现常被认为是躯体化形式障碍或其他心因性疾病。约 31% 的 AAG 患者合并系统性自身免疫性疾病，最常见的是干燥综合征，其次是系统性红斑狼疮、类风湿关节炎、系统性硬化症、风湿性多肌痛、原发性胆汁性肝硬化、成人 Still 病、Hashimoto 病、Graves 病及纤维肌痛等。

出现明显自主神经病的疾病除 AAG 之外，还有其他疾病伴随的自主神经病。因此鉴别诊断首先是第十章表 10-2 所列出的成年人急性发病的自主神经病，包括卟啉性自主神经病、Lambert-Eaton 肌无力综合征、电压门控钾通道复合物抗体病、吉兰-巴雷综合征、HIV 自主神经病、副肿瘤自主神经节病以及急性感觉自主神经病进行鉴别。这些疾病中自主神经病只是疾病表现的一部分出现在疾病早期阶段。注意这些疾病的其他临床特征，应当不难鉴别。

【治疗】

AAG 患者的预后个体差异较大，少数患者呈现自限性病程，未经治疗可自发缓解，大部分患者在急性期数周内症状明显加重，早期免疫治疗对于大多数患者可以得到不同程度的症状改善，极少数患者预后不良。AAG 的治疗分为对症治疗和对因治疗（表 12-3）。

表 12-3　免疫性自主神经节病药物选择方案

IVIg	一线治疗，多数患者有效
血浆置换	一线治疗
皮质类固醇	联合免疫治疗
利妥昔单抗	多数患者有效
霉酚酸酯	一线治疗失败后使用
硫唑嘌呤	一线治疗失败时，联合治疗

1. 对症治疗

指对于自主神经功能障碍引起的症状如直立性低血压、胃肠动力障碍、排尿障碍及排汗障碍等进行对症处理，改善患者生活质量。其中，对于轻中度直立性低血压推荐非药物治疗，增加水盐摄入，避免过快的体位改变，加用弹力袜等可使部分患者症状明显缓解。中重度直立性低血压可选用盐酸米多君、屈昔多巴、溴吡斯的明等进行对症处理，选用上述药物时特别应注意患者是否合并平卧位高血压。对于胃轻瘫患者，多潘立酮、甲氧氯普胺、溴吡斯的明、红霉素等可以改善症状。对于假性肠梗阻患者，注意禁食补液及营养支持。对于尿潴留患者，可留置导尿。排汗障碍患者可因散热障碍引起体温升高，应予对症物理降温。大多数患者经对症治疗后症状可得到部分改善。

2. 对因治疗

（1）单纯自主神经病，抗体阳性 AAG 患者对糖皮质激素冲击、血浆置换或 IVIg 等免疫治疗反应较好，对于症状较重、单一糖皮质激素冲击或血浆置换效果不佳的患者，可考虑二者联合并且加用其他免疫抑制剂如泼尼松龙、硫唑嘌呤、霉酚酸酯、莫非替尔及利妥昔单抗。对于抗体阴性的 AAG，类固醇激素治疗具有一定的效果。

（2）其他疾病合并自主神经病，副肿瘤性 AAG 的治疗首先针对的是识别和根除潜在的恶性肿瘤，同时加用针对细胞免疫的药物。考虑 LEMS 的诊断应注意对潜在肿瘤的筛查，给予免疫治疗及 2,3-二氨基吡啶对于运动症状及自主神经症状都有一定的效果。针对 GBS 的自主神经功能障碍，IVIg 及血浆置换都有一定的治疗效果。合并系统性结缔组织病的自主神经病，可根据原发病选择相应的免疫调节治疗。

【病例摘要】

患者，女，22 岁。主诉频发呕吐及坐立后晕倒 2 个月。

2 个月前直立后意识丧失，腹胀伴进食减少，间断高热不能坐起，被迫卧床频发呕吐，无法进食，尿便费力，口干眼干，冷热不知，躯干烫伤数次。既往因两次发热、头痛诊断"病毒性脑炎"，无遗留症状。个人、家族史无异常。体格检查：体温 36.3℃，心率 80 次/分，呼吸 14 次/分，血压 100/68 mmhg（卧位），79/43 mmHg（60°斜卧位，心率 86 次/分）。体型偏瘦，平卧体位，无法耐受坐、立，全身皮肤干燥。神经系统检查：神志清楚，言语流利。双侧嗅觉丧失，双眼仅有光感，眼底因角膜云翳状改变而无法窥入。左侧瞳孔直径约 2 mm，直接对光反射未引出，间接对光反射存在；右侧瞳孔直径 3 mm，直接、间接对光反射迟钝。四肢浅感觉正常，双下肢深感觉略差；四肢肌力正常，四肢腱反射消失。四肢皮肤划痕试验未见异常，发汗试验检查全身皮肤未见出汗。

辅助检查：ANA + ENA 谱：ANA 阳性（颗粒型 1∶1000），dsDNA（—），SS-A 阳性（136），SS-B（—）。电生理检查：右尺神经 F 波传导速度减慢、左胫神经 H 反射未引出。双掌心、足心记录，交感皮肤反应均未引出。腹部 X 线片可见较多含气肠管影，右下腹可见肠管扩张。胃肠标志物示踪显像可见大部分示踪物 7 h 未通过幽门。上消化道造影可见胃排空延迟。131I-MIBG 显像示心肌交感功能减低。腓肠神经病理提示无髓神经纤维密度显著下降，大有髓神经纤维相对保留。

定性诊断：自身免疫性自主神经节神经病。

治疗及随访：住院予丙种球蛋白，甲泼尼龙激素冲击，环磷酰胺，盐酸米多君，胃肠促动力药物，行胃造瘘术，后可乘坐轮椅，出院后继续口服泼尼松治疗，可直立行走，未再有晕厥发作，后呃逆症状完全缓解，拔出胃造瘘管。病例详细资料见二维码数字资源 12-1。

数字资源 12-1

（李　凡）

【参考文献】

［1］SHUNYA N, OSAMU H, MICHIAKI K, et al. Autoimmune autonomic ganglionopathy and the detection of subunit-specific autoantibodies to the ganglionic acetylcholine receptor in Japanese patients. PLoS One, 2015, 10（3）: e0118312.

［2］MANGANELLI F, DUBBIOSO R, NOLANO M, et al. Autoimmune autonomic ganglionopathy: a possible postganglionic neuropathy. Arch Neurol, 2011, 68: 504-507.

［3］SHUNYA N, AKIHIRO M, OSAMU H, et al. Autoimmune autonomic ganglionopathy: an update on diagnosis and treatment. Expert RevNeuroth, 2018, 18（12）: 953-965.

［4］NAKANE S, WATARI M, ANDO Y. Anti-Ganglionic Acetylcholine receptor antibodies, autoimmune autonomic ganglionopathy, and related disorders. Brain Nerve, 2018, 70: 383-393.

［5］GOLDEN E P, VERNINO S. Autoimmune autonomic neuropathies and ganglionopathies: epidemiology, pathophysiology, and therapeutic advances. Clin Auton Res, 2019, 29: 277-288.

［6］VERNINO S. Autoimmune Autonomic Disorders. Continuum（Minneap Minn）, 2020, 26（1）: 44-57.

［7］KAUR D, TIWANA H, STINO A, et al. Autonomic neuropathies. Muscle Nerve, 2021, 63（1）: 10-21.

［8］NAKANE S, MUKAINO A, HIGUCHI O, et al. A comprehensive analysis of the clinical characteristics and laboratory features in 179 patients with autoimmune autonomic ganglionopathy. J Autoimmun, 2020, 108: 102403.

［9］TAKAHASHI Y, NISHIMURA H, NAKANE S, et al. A case of seropositive autoimmune autonomic ganglionopathy with diffuse esophageal spasm. J Clin Neurosci, 2017, 39: 90-92.

［10］MORIMOTO N, TAKAHASHI S, INABA T, et al. A case of seropositive autoimmune autonomic ganglionopathy with diffuse esophageal spasm. J Clin Neurosci, 2017, 39: 90-92.

［11］李凡, 孟令超, 白静, 等．以急性全自主神经功能障碍发病的自身免疫性自主神经病临床特点分析．中国现代神经疾病杂志, 2020, 20（10）: 868-876。

［12］BOUXIN M, SCHVARTZ B, MESTRALLET S, et al. Rituximab treatment in seronegative autoimmune autonomic neuropathy and autoimmune autonomic ganglionopathy: Case-report and literature review. J Neuroimmunol, 2019, 326: 28-32.

第二节　吉兰-巴雷综合征

吉兰-巴雷综合征（Guillain-Barré syndrome, GBS）是一种感染后、单相、免疫介导的多发性神经根神经病，估计年发病率最低的是日本（0.44/10万）、中国（0.67/10万），最高的是智利（2.12/10万）和孟加拉国（3.25/10万），GBS在我国是一种罕见病。免疫因素在疾病发生过程中发挥主要作用，遗传因素也可能在GBS的免疫生物学中起作用。GBS与肿瘤坏死因子基因多态之间存在中度关联，严重程度与甘露糖结合凝集素基因的多态性有关。

GBS的病理生理学过程分为两个阶段，分别是免疫触发的启动和免疫介导的轴索和（或）髓鞘的破坏。2/3的患者报告有前驱胃肠道或呼吸道症状，空肠弯曲杆菌是最常见的致病诱因，通过其表面脂寡糖和宿主周围神经节苷脂之间的分子模拟，触发针对神经节苷脂GM1、GD1a和GQ1b的交叉反应抗体产生，导致周围神经损伤。其他可以诱发GBS的病原体包括EB病毒、巨细胞病毒、戊型肝炎病毒、肺炎支原体、流感嗜血杆菌、甲型流感病毒和寨卡病毒。在这些诱发因素下导致人体固有免疫和细胞免疫等异常，人体的T淋巴细胞、B淋巴细胞、NK细胞、树突状细胞和巨噬细胞都参与轴索损伤和脱髓鞘。患者的脑脊液和神经组织中有CD4＋T细胞和CD8＋T细胞的增加，属于具有细胞毒性T辅助1样表型的自身反应性记忆CD4＋T细胞以及针对脱髓鞘疾病变异型患者周围神经髓鞘抗原的CD8＋T细胞。伴随神经元的郎飞结、结旁区、临近结旁区和神经末梢以及施万细胞的损害。一般导致可逆性传导障碍，并有可能迅速恢复，出现脱髓鞘后恢复较慢，而轴索变性伴长期且不完全恢复（图12-2）。

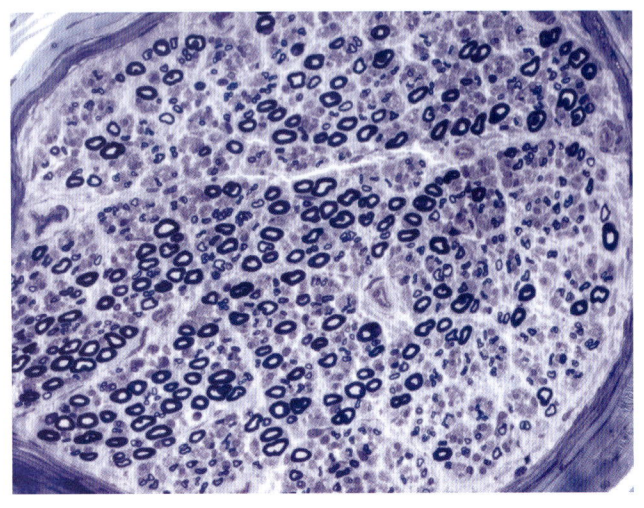

图 12-2 吉兰-巴雷综合征的周围神经损害，神经纤维密度非均匀性下降

【临床表现】

该病在任何年龄发病，男女比例为 1.5∶1。典型患者表现为四肢急性、快速进行性松弛麻痹，深部肌腱反射缺失或减少。感觉障碍可能存在，也可能不存在。患者通常在 10～14 天内达到残疾的最低点，症状很少在 4 周后进展。疼痛常见于下背部、肩胛间或神经根部，持续几个月。反射亢进和括约肌功能障碍［膀胱和（或）肠道功能障碍］不常见。脑病或意识水平的改变可能提示 Bickerstaff 脑干脑炎，也偶尔出现在伴随的后部可逆性脑病和（或）可逆性脑血管收缩综合征。如果疾病持续时间超过治疗作用的持续时间，一些 GBS 患者在最初改善或稳定后可能会出现复发，称为与治疗相关的波动，不会超过 8 周和 3 次以上。GBS 的表型谱列于表 12-4。

表 12-4 吉兰-巴雷综合征谱系

典型 GBS	单纯运动或感觉运动型，四肢对称性无力，腱反射减弱/缺失
变异型 GBS	
咽-颈-臂	双侧面部无力 ± 双臂感觉异常 ± 双臂无力
双下肢瘫	单纯性双下肢无力
纯感觉型	感觉症状和反射降低/消失，但没有无力
MFS 谱	
MFS	共济失调、眼肌麻痹、无腱反射，抗 GQ1b 抗体（90%）
部分性 MFS	三种临床特征中的两种或一种，抗 GQ1b 抗体（90%）
GBS-MFS 重叠	具有 GBS 和 MFS 二者的特点，抗 GQ1b 抗体（70%）
Bickerstaff 脑干脑炎	共济失调、眼肌麻痹、反射亢进、意识水平改变，抗 GQ1b 抗体（66%）
急性眼肌麻痹	眼外肌和（或）眼内肌的急性麻痹，可以单侧受累

【辅助检查】

GBS 的辅助检查主要是为了排除其他疾病，首先安排进行脑脊液检查和神经电生理检查，在此基础上进行神经节苷脂以及其他抗体检测以及影像学检查，由于腓肠神经在该病很少累及，因此周围神经活检极少进行。

1. 脑脊液检查

脑脊液蛋白细胞学分离，蛋白水平高，白细胞计数正常，是 GBS 的标志，与脑脊液/血清白蛋白商数（QALB）升高一起，表明受影响神经根的血-神经屏障被破坏，从而蛋白质通过渗漏的血管渗入蛛网膜下腔。正常的脑脊液蛋白在疾病的第一周是常见的，不排除 GBS，在症状出现后的第二周可能是正常的或仅轻微升高。高水平的脑脊液蛋白与早期严重病程和脱髓鞘亚型有关。脑脊液细胞计数升高，罕见的 ≥50/μl。较高的白细胞数量增加提示感染（HIV、莱姆病）、血液系统恶性肿瘤或肉芽肿性炎性疾病（如结节病）。脑脊液应该在静脉注射免疫球蛋白治疗前采集样本，静脉注射免疫球蛋白通常会同时提高脑脊液蛋白和白细胞数。

2. 神经节苷脂以及其他抗体检测

神经节苷脂自身抗体的 IgG 和 IgM 亚型均与 GBS 有关，其出现具有不同的临床意义（表 12-5）。它们的存在支持 GBS 诊断，缺失并不排除 GBS。在所有神经节苷脂抗体中，抗 GQ1b 具有最高的特异性，应该在疑似 Miller Fisher 综合征（MFS）或 GBS/MFS 重叠的患者中进行检测。对治疗和（或）治疗相关波动反应差的患者应检测针对 NF155、NF186/NF140、CNTN-1 或 CASPR-1 的结节和旁结节抗体。至少 40% 的 GBS 患者没有可识别的血清或脑脊液自身抗体。

表 12-5 吉兰-巴雷综合征患者的不同神经节苷脂抗体的临床意义

抗 GM1 抗体	较差的临床恢复，80% 的 MMN
抗 GM2 抗体	CMV 感染
抗 GD1a 抗体	年轻患者、面部无力和明显的轴索损伤
抗 GT1a 抗体	咽-颈-臂变异的 GBS
抗 GQ1b 抗体	MFS、BBE 和 GBS/MFS 重叠综合征

3. 电生理检查

神经传导检查和肌电图在发病最初几天正常，或者显示出神经不兴奋，表明严重的神经损伤，但在发病几周后改变逐渐明显，出现传导速度减慢、传导阻滞、波形暂时性弥散、远端运动潜伏期延长和 F 波延迟。相反，以轴索损害为主要特征的患者，出现复合肌肉动作电位波幅显著降低，相对较不明显的传导速度减慢，归类为急性运动性（和感觉性）轴索神经病，目前提出该类型，和脱髓鞘性 GBS 之间的区别对临床管理没有任何意义。在症状出现的第一周感觉神经动作电位和（或）CMAP 的降低将支持 GBS 诊断，H 反射缺失也提示神经根病，对 GBS 高度敏感（95%～100%），H 反射正常不支持 GBS 的诊断。腓肠神经不被累及有助于 GBS 的早期诊断以及与 GBS 类型疾病的鉴别诊断。

4. 影像学检查

磁共振成像和超声在典型患者的临床表现中不作为诊断 GBS 的常规检查，但在诊断不确定的情况下可以考虑使用。脊髓的磁共振成像可能有助于区分周围神经病和脊髓病，或者可能将病变定位于神经根。弥漫性神经增粗在 MRI 上是非特异性改变，可以提示神经病变的广泛鉴别，包括炎症性、感染性、浸润性和遗传性。合并脑病的患者需要进行脑部磁共振检查。

【诊断】

GBS 的诊断主要依靠临床表现，目前还没有疾病特异性抗体可用于该病单诊断，电生理改变以及影像学改变都相对滞后。如果患者的周围神经表现是急性发病（不超过 4 周），并伴有脑脊液蛋白升高和免疫抑制或免疫调节后症状的改善，提示 GBS。传统上分为急性炎症性脱髓鞘多根神经病和急性运动性轴索神经病，由于没有治疗方面的差异，新的指南不再支持该类型的存在，其诊断见表 12-6。

表 12-6 吉兰-巴雷综合征诊断标准

基本条件	进行性上肢和下肢无力 腱反射消失或减少 临床进展不超过 4 周
支持条件	对称性神经病 轻微或无感觉症状 脑神经受累 呼吸衰竭 自主神经功能障碍 近期胃肠道或呼吸道感染（＜6 周） 背痛
其他条件	脑脊液蛋白细胞学解离 神经传导测试证实周围神经病

【鉴别诊断】

模拟包括外周和中枢神经系统疾病（表 12-7），在某些情况下，只有时间才能证实或排除 GBS 的诊断。

表 12-7 吉兰-巴雷综合征鉴别诊断

肌肉病	周期性瘫痪 病毒性肌炎 中毒性肌病 核黄素反应性脂肪累积肌肉病
神经肌肉接头疾病	重症肌无力 兰伯特-伊顿肌无力综合征 肉毒杆菌中毒 有机磷中毒迟缓性瘫痪
周围神经病	慢性炎性脱髓鞘神经根神经病急性发病 自身免疫性郎飞结病 血管性神经病 感染性神经病（莱姆病、艾滋病、狂犬病、白喉） 脊髓灰质炎 重金属（铊、铅、砷、汞）或化工产品（丙烯酰胺和正己烷等）中毒 维生素 B1 缺乏周围神经病 急性间歇性卟啉病神经病
脊髓疾病	急性横贯性脊髓炎 髓鞘少突胶质细胞糖蛋白相关疾病
中枢神经疾病	脑干卒中 韦尼克脑病 Leigh 病 类固醇激素反应性慢性淋巴细胞性炎症伴脑桥血管周围强化症

1. 肌肉病

周期性瘫痪、病毒性肌炎、中毒性肌病（拉米夫定、秋水仙碱）都可以急性出现肢体无力。周期性麻痹导致的无力反复发作，没有感觉障碍、括约肌障碍和球或呼吸肌受累。而病毒性肌炎导致快速瘫痪，伴有肌肉痛、横纹肌溶解和发热，在 GBS 中很少见。中毒肌病通常表现为快速进行性无力，肌酸激酶升高，脑脊液正常有助于将其与 GBS 鉴别。

2. 神经肌肉接头疾病

重症肌无力是最常见的神经肌肉接头疾病，球部起病的患者类似于咽-颈-臂型 GBS。兰伯特-伊顿肌无力综合征通常是一种副肿瘤综合征，急性无力伴随腱反射丧失，运动之后腱反射回复和对重复神经刺激出现递增现象，但症状波动不是 GBS 的典型表现。肉毒杆菌中毒表现为急性瘫痪，脑脊液没有明显异常。有机磷中毒导致迟缓性瘫痪伴随胆碱能症状，如腹泻、尿频增加、流泪、多汗和流口水，并伴有肌病和心动过缓，这些症状不出现在 GBS。

3. 周围神经病

慢性炎性脱髓鞘神经根神经病可表现为急性发病的感觉运动神经病，自身免疫性郎飞结病可也可以急性发病，有严重的 GBS 样神经病。3 个或更多的复发、严重的感觉障碍倾向于急性发病的 CIDP。从发病到达到最严重程度的时间超过 2 周和（或）运动神经传导速度在疾病早期显著降低提示其他疾病。急性发病血管性神经病的肢体麻木无力具有不对称性或多灶性，而不同于 GBS 发病对称性。表现为急性迟缓性瘫痪的感染性周围神经病包括由伯氏疏螺旋体导致的莱姆病、HIV 相关周围神经病、狂犬病单纯麻痹的和白喉多神经病，脑脊液没有蛋白细胞分离现象。重金属（铊、铅、砷、汞）或化工产品（丙烯酰胺和正己烷等）中毒引起急性周围神经病，一般没有脱髓鞘的特征。维生素 B1 缺乏引起的急性周围神经病表现为进行性上行性无力，但不会出现蛋白细胞分离以及脱髓鞘特征。急性间歇性卟啉病导致的急性神经病，通常始于上肢对称性近端无力，随后累及下肢，严重者迅速进展为四肢瘫痪、呼吸衰竭和死亡，往往伴随神经精神症状、腹痛、恶心、呕吐和自主神经功能障碍的前驱症状，电生理上倾向于轴索，缺乏脑脊液蛋白细胞学上的解离，对免疫治疗无效。

4. 脊髓疾病

各种急性脊髓疾病可在发病后的头几天模仿 GBS。急性横贯性脊髓炎（炎性或感染性）和 GBS 均可表现为急性松弛麻痹、括约肌障碍伴或不伴背痛，在脊髓休克期缺乏腱反射。髓鞘少突胶质细胞糖蛋白相关疾病可表现类似 GBS，通常起病时伴有明显的括约肌功能障碍，这在 GBS 中并不常见。脊髓病会有感觉水平，而 GBS 通常不会，脊髓 MRI 将有助于鉴别诊断。

5. 中枢神经疾病

脑干卒中类似于 Bickerstaff 脑干脑炎或急性眼肌麻痹。桥脑卒中会出现四肢瘫痪、构音障碍、吞咽困难、水平凝视麻痹、眩晕和意识水平改变。韦尼克脑病表现为共济失调、眼球运动异常和脑病，Leigh 病具有和韦尼克脑病类似的临床表现，酷似 MFS 或 Bickerstaff 脑干炎。对类固醇反应的脑桥血管周围慢性淋巴细胞浸润的特征是与脑干和小脑有关的症状，如复视、步态共济失调和小脑构音障碍，MRI 可见这些疾病的影像学改变特点。

【治疗】

大多数 GBS 患者最终会康复，超过 10% 的患者出现残疾，3%～7% 的 GBS 患者死亡，通常死于脓毒症、急性呼吸窘迫综合征、肺栓塞或心搏骤停。不良预后因素包括年龄 > 60 岁、起病快、入院时严重无力、需要机械通气、有腹泻、以及严重电生理改变。因此患者的治疗要结合疾病的特点以及可能的并发症进行康复和治疗的安排。

目前治疗 GBS 的疾病修改疗法是静脉注射免疫球蛋白和血浆置换，通过干扰免疫过程，防止急性期进一步的神经损伤和促进功能恢复，不要用于疾病恢复期。静脉注射免疫球蛋白在 2 周内开始起效，而血浆置换 4 周内起效。

治疗 GBS 的常用 IVIg 方案是 2 g/kg，连续 5 天给药。严重的 GBS 和预后较差的患者也只进行一个疗程的 IVIg，不能从第二次免疫球蛋白静脉点滴中受益，反而增加血栓的风险。对于仍有无力症状的患者，建议在发病后 2 周内进行两次血浆置换。对于仍在活动但有迅速恶化迹象（呼吸困难、球或自主神经功能障碍）的患者，建议在 1 或 2 周内进行 4～5 次血浆置换，总交换量为 12～15 L。目前没有证据表明存在任何形式的联合治疗，例如静脉注射免疫球蛋白后进行 PLEX，反之亦然。

【病例摘要】

患者，男性，42 岁。四肢麻木、无力 1 个月半余。

患者1月半前无明显诱因出现对称性双手、足尖及舌尖麻木，伴喉部异物感，次日出现双足走路踩棉花感，伴四肢远端乏力。5天后出现双小腿对称性疼痛。3日后疼痛加重，出现蹲起费力、不能独立站立、第二指尖关节以远、膝关节以远麻木，予静脉点滴丙种球蛋白5天，临床症状明显好转，出院时仅遗留轻微指尖麻木症状。2周前患者再次出现双手掌、面部对称性麻木，手掌及小腿麻木，无法独立站立、行走。体格检查：四肢手套袜套样分布浅感觉减退。左上肢近端肌力4级，远端肌力5级，右上肢近端肌力5级，远端肌力5级，双下肢近端肌力5级，远端肌力3级。四肢肌张力对称减低。双下肢腱反射未引出。神经传导提示：双正中神经、尺神经、胫神经、腓肠神经感觉神经SNAP均未引出；双正中神经、尺神经运动神经传导速度减慢，远端潜伏期延长，CMAP波幅降低；双尺神经F波传导潜伏期延长，F出现率降低；右胫神经H反射潜伏期延长。腰穿可见脑脊液蛋白0.94 g/L。定位诊断：周围神经，感觉和运动神经；定性诊断：吉兰-巴雷综合征，药物相关性症状波动。病例详细资料见二维码数字资源12-2。

数字资源12-2

（李圳钰　袁云）

【参考文献】

[1] SHAHRIZAILA N, LEHMANN H C, KUWABARA S. Guillain-Barré syndrome. Lancet, 2021, 397（10280）：1214-1228.

[2] VAN DOORN P A, VAN DEN BERGH P Y K, HADDEN R D M, et al. European Academy of Neurology/Peripheral Nerve Society Guideline on diagnosis and treatment of Guillain-Barré syndrome. Eur J Neurol, 2023, 30（12）：3646-3674.

[3] BUSL K M, FRIED H, MUEHLSCHLEGEL S, et al. Guidelines for Neuroprognostication in Adults with Guillain-Barré Syndrome. Neurocrit Care, 2023, 38（3）：564-583.

[4] SúKENíKOVá L, MALLONE A, SCHREINER B, et al. Autoreactive T cells target peripheral nerves in Guillain-Barré syndrome. Nature, 2024, 626（7997）：160-168.

[5] AL-HAKEM H, DOETS A Y, STINO A M, et al. CSF Findings in Relation to Clinical Characteristics, Subtype, and Disease Course in Patients With Guillain-Barré Syndrome. Neurology, 2023, 100（23）：e2386-e2397.

[6] KOBAYASHI H, HOSHINA Y, HIGA H, et al. Guillain-Barré Syndrome Complicated by Posterior Reversible Encephalopathy Syndrome and Reversible Cerebral Vasoconstriction Syndrome. Eur J Case Rep Intern Med, 2023, 10（10）：003949.

[7] UMAPATHI T, LI Z, VERMA K, et al. Sural-sparing is seen in axonal as well as demyelinating forms of Guillain-Barré syndrome. Clin Neurophysiol, 2015, 126（12）：2376-80.

[8] KOIKE H, FUKAMI Y, NISHI R, et al. Ultrastructural mechanisms of macrophage-induced demyelination in Guillain-Barré syndrome. J Neurol Neurosurg Psychiatry, 2020, 91（6）：650-659.

本章总结

急性免疫性周围神经病中的吉兰-巴雷综合征因教学的原因而被大家熟悉，其鉴别诊断因存在不同亚型而较为复杂。急性免疫性自主神经病常误诊为其他疾病，而极少把其他疾病误诊为该病。误诊原因和卟啉病的误诊一样，在于我们的医疗体制划分限制了其他科室临床大夫的思维，大多数患者因为腹痛和腹胀而就诊于消化科，因为体位性低血压就诊于心血管科等，即使到了神经内科，神经科医生对自主神经损害也知之甚少。任何科室的临床医生要掌握自主神经损害的特点，才可以减少误诊。注意到发病比较急的特点不同于前面介绍的发病隐匿的遗传性感觉自主神经病。

急性免疫性周围神经病和不同类型的慢性免疫性周围神经病存在巨大临床差异，详见下章有关慢性免疫性周围神经病的介绍。

第十三章　慢性免疫性周围神经病

周围神经系统轴突和髓鞘具有独特的蛋白、蛋白脂质和神经节苷脂抗原决定簇。尽管存在血-神经屏障，微生物感染通过分子模拟机制都可以诱发针对周围轴突和髓鞘发生体液免疫和细胞免疫反应。免疫性神经病的分类一般会按照疾病发展速度、独特临床表现、电生理改变、预后和血清学特征进行划分。吉兰-巴雷综合征（Guillain-Barré syndrome，GBS）包括了各种急性发病的非血管炎性神经病，区分为急性脱髓鞘性多神经根神经病以及各种变异型，如急性运动轴索性神经病、急性运动感觉轴索性神经病、Miller-Fisher综合征、全自主神经病和感觉神经病。类似地，慢性免疫性神经病包括了慢性炎性脱髓鞘性多发性神经根神经病（chronic inflammatory demyelinating polyradiculoneuropathy，CIDP）、免疫性自主神经病、多灶性运动神经病、多灶性运动感觉神经病、慢性免疫性感觉神经病、远端获得性对称性脱髓鞘神经病、慢性特发性轴索性周围神经病和神经束膜炎，也包括血管炎性神经病、异常球蛋白病相关神经病和血液增殖性疾病伴随的周围神经病。最近几年一些周围神经病特异性抗体的发现，导致少数GBS和CIDP患者被诊断为郎飞结/结旁疾病，这一病种的产生预示未来进一步细化免疫性神经病的趋势，把GBS或CIDP这些疾病综合征拆分为许多抗体相关神经病。

本章重点介绍慢性炎性脱髓鞘性多发性神经根神经病、郎飞结/结旁疾病、多灶性运动神经病、慢性特发性轴索性周围神经病和神经束膜炎。由于其特殊的发病机制，多种免疫性自主神经病、各种血管炎伴随的周围神经病、多种异常球蛋白病相关神经病以及多种血液增殖性疾病伴随的周围神经病将在后续章节予以介绍。

第一节　慢性炎性脱髓鞘性多发性神经根神经病

慢性炎性脱髓鞘性多发性神经根神经病（chronic inflammatory demyelinating polyradiculoneuropathy，CIDP）是一种免疫介导的获得性周围神经病，其患病率为（0.67～10.3）/10万，发病率为（0.15～10.3）/10万人年。CIDP是神经科可治性周围神经病之一，在疾病早期大多数患者对治疗有较好的反应，由于其复发率较高，并且随着病情发展，药物反应的减弱以及受药物不良反应等因素影响，其长期预后并不乐观。

早在1958年，Austin等就首先描述2例复发性周围神经病患者，并发现其对糖皮质激素治疗敏感。1975年Dyck等报道了53例患者，详细描述了该组患者的临床特点，提出了慢性炎性多发性神经根神经病（chronic inflammatory polyradiculoneuropathy，CIP）的概念及诊断标准。1989年Barohn等首次提出了CIDP这一概念及其诊断标准，之后有关CIDP的文献报道大幅度增加，国内最早有关CIDP的较完善的文献报道出现于1988年。这些研究详细描述了CIDP的临床、电生理、脑脊液、病理改变以及治疗反应。

CIDP的发病机制中既有细胞免疫，也有体液免疫参与，其对神经损伤的程度在不同患者存在差异。病变主要累及有髓神经纤维的髓鞘结构，周围神经可见巨噬细胞和T淋巴细胞浸润，提示针对髓鞘抗原的T淋巴细胞介导的迟发超敏反应可能是CIDP发病的主要原因。Th1淋巴细胞产生细胞因子IL-2、TNF、IFN-γ，激活巨噬细胞；Th2淋巴细胞产生IL-4、IL-5、IL-10则可抑制免疫过程。T淋巴细胞的激活和介导免疫需要抗原提呈细胞发出两种信号，其一是T淋巴细胞受体与组织相容性抗原复合体结合，其二是同时将协同刺激信号传递给抗原提呈细胞。协同刺激信号由B7蛋白产生，后者包括

B7-1（CD80）和 B7-2（CD86）两个分子，另外还涉及 CD28 和 CTLA-4。在小部分患者中，可以检测到针对郎飞结结构的抗体，因此体液免疫也参与了部分 CIDP 的发病过程。由于远端神经末梢和神经根的血-神经屏障在解剖学上存在缺陷，在免疫性疾病中会首先被炎症细胞或抗体损伤，出现周围神经最远端和最近端的脱髓鞘可能是导致典型 CIDP "非长度依赖性"肌无力的原因。

CIDP 的典型病理改变为周围神经的有髓神经纤维不同程度的丢失，伴随有髓神经纤维的脱髓鞘以及髓鞘再生不完全而造成的有髓神经纤维洋葱球样结构，在疾病活动期可以发现神经内膜的巨噬细胞浸润，部分患者可同时见到继发于脱髓鞘的轴索损害。束间和神经内膜毛细血管可见增生表现。在进展较快的病例，可有神经内膜和神经束膜下水肿（图 13-1）。上述病理改变在不同束和同一个束的不同区域之间存在明显的差异。在 NF155 等抗体相关的 CIDP，病理学检测并无炎症细胞浸润的证据，但可见郎飞结的结旁区和近结旁区髓鞘和轴索连接处结构异常。

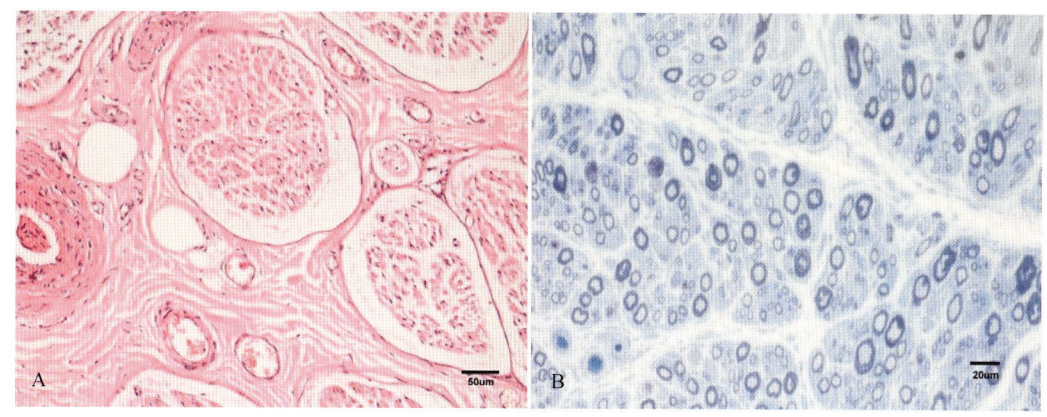

图 13-1 CIDP 患者腓肠神经病理。A. 神经束膜下间隙增宽，提示神经束膜下水肿（HE 染色，20×）；B. 有髓神经纤维密度下降，可见许多薄髓鞘的有髓神经纤维（甲苯胺蓝染色，40×）

【临床表现】

CIDP 在任何年龄均可发病，但以成人最为常见，40～60 岁为高峰。80% 以上的患者表现为缓慢发展，有阶梯性加重的特点，少数患者可呈现复发缓解的过程。18% 左右的患者表现为急性或亚急性起病过程，类似 GBS。CIDP 经过积极合理的治疗，大部分可以维持正常生活和工作，但该病容易复发，部分患者在稳定多年后，仍有复发现象。小部分患者多种免疫治疗药物治疗效果不佳，最终致残。

CIDP 临床表现多样（表 13-1），其中 70% 的患者为典型 CIDP，还有 18% 的患者为非典型 CIDP，后者包括多灶性获得性髓鞘性感觉运动神经病（multifocal acquired demyelinating sensory and motor neuropathy，MADSAM）、远端获得性脱髓鞘性对称性神经病（distal acquired demyelinating symmetric neuropathy，DADS）、感觉型 CIDP、运动型 CIDP、局灶型 CIDP 以及 CIDP 伴随其他疾病等，大约 53% 的非典型 CIDP 患者在发病 1 年内发展为典型 CIDP。

CIDP 的各种临床类型的主要临床表现如下：

1. **典型 CIDP**

占全部 CIDP 的 70% 左右。临床特征为累及肢体近端和远端的对称性多发性神经病，当周围神经病存在近端和远端肌无力时，强烈提示典型 CIDP。一般下肢出现无力的时间往往早于上肢，也较上肢为重；早期无力可以很突出，但并不一定存在明显的肌肉萎缩。10%～15% 的患者可以出现轻微面肌

表 13-1 慢性炎性脱髓鞘性多发性神经根神经病的临床类型

A. 典型 CIDP
B. 非典型 CIDP
（1）远端获得性脱髓鞘性对称性神经病
（2）多灶获得性髓鞘性感觉运动神经病（Lewis-Sumner 综合征）
（3）局灶型 CIDP（累及上肢或下肢的臂丛或腰骶丛或一条或多条周围神经）
（4）运动型 CIDP
（5）感觉型 CIDP
（6）CIDP 伴随其他疾病

无力,偶尔出现视乳头水肿。与GBS不同,CIDP患者很少出现呼吸肌受累的表现。大部分CIDP患者存在明显的麻木等感觉异常,以肢体远端为主,下肢重于上肢,大约20%的患者可以有疼痛的表现。自主神经功能障碍较少,很少出现体位性低血压等严重的表现。四肢腱反射一般减弱或消失。

为了与GBS区别,在CIDP诊断标准中规定典型CIDP的发展过程要达到2个月以上。另外尚有报道发病高峰介于4～8周者,称为亚急性炎性脱髓鞘性多发性神经根神经病,运动障碍较感觉障碍明显,很少发生上升性呼吸肌麻痹。部分CIDP患者起病较急,在4周内较快进展,称为急性发病的CIDP,随诊可见8周后仍逐渐进展,急性起病的CIDP发病前一般无前驱症状,脑神经较少受累,一般无呼吸肌受累。

2. 非典型CIDP

(1)多灶性获得性髓鞘性感觉运动神经病,也称Lewis-Sumner综合征,是一种慢性隐袭起病的运动感觉性多发单神经病,与典型的CIDP患者相比,病程较长,进展较慢,临床表现更不对称。发病初常表现为肢体远端不对称性的无力,上肢多见,与多灶性运动神经病(multifocal motor neuropathy,MMN)非常相似,二者不同点在于MADSAM临床上存在明确的感觉神经受累,有报道其感觉异常不仅仅存在于运动受累的神经支配区,还可以更为广泛,超过运动受累的神经范围,具有多发性周围神经病的特点。随着病情发展,后期可呈现多发性周围神经病表现,类似经典型CIDP。

(2)远端获得性脱髓鞘性对称性神经病,其特点是四肢远端为主的多发性神经病,临床表现对称,感觉受累为主,但也有运动的受累,主要局限于肢体远端,呈现长度依赖性的特点。出现肢体远端感觉障碍和运动无力、步态不稳、震颤。大约67%的患者伴有髓鞘相关糖蛋白抗体,主要影响60～70岁的老年男性。其余1/3的DADS患者没有M蛋白,发病年龄较小,会演变为典型的CIDP。

(3)感觉型CIDP,以纯感觉受累起病,慢性病程,仅仅表现为突出的感觉异常,甚至出现感觉性共济失调,但在随诊时大部分患者会出现或轻或重的无力,随着病程的发展,无力也会很明显,多数最终发展出现感觉运动均受累。纯感觉型CIDP是否真的存在仍存在争议。

(4)运动型CIDP,临床表现为亚急性或慢性多发性运动神经病,下肢重于上肢,部分患者可有轻微感觉异常的主诉,但查体无明确感觉异常。该型CIDP是否真的存在仍存在争议。

(5)局灶型CIDP,临床有感觉运动受累,症状在较长时间内局限于某一肢体,类似神经丛病变的表现。随着病情进展,范围可有扩大。

3. CIDP伴随其他疾病

大约10%的CIDP患者伴有其他系统性疾病,如恶性肿瘤、结缔组织病、乙肝、HIV感染、炎性肠病、甲亢、糖尿病等,这些疾病与CIDP之间的关系尚不清楚,可能是由于系统性疾病使得发生CIDP的易感性增加,也可能是二者具有某种共同的免疫机制。

部分CIDP伴有意义未明单克隆丙种球蛋白血症(CIDP-MGUS),这类患者和原发性CIDP不同,其发病年龄较大,发展更缓慢,感觉受累更重,随访多年后可以发现大约25%的患者转化为恶性肿瘤,目前狭义的CIDP不包括异常球蛋白血症伴随的周围神经病。

也有CIDP合并腓骨肌萎缩症或其他遗传性周围神经病的报道,此时仅靠临床往往难以区分,当患者发病较急,或存在明确的遗传性周围神经病家族史,或出现肢体远端受累为主的感觉运动障碍,或存在弓形足等,或在原有疾病的基础上急性加重,出现肢体近端无力或感觉障碍时,需要考虑有无合并CIDP的可能性。

【辅助检查】

1. 一般实验室检查

由于CIDP缺乏诊断金标准,临床可根据患者的具体特点,从诊断和鉴别诊断的需要入手,选择必要的化验检测,包括血常规、肝和肾功能、甲状腺功能、血糖、红细胞沉降率、C反应蛋白、叶酸和维生素B_{12}、肿瘤标志物、抗核抗体、抗中性粒细胞抗体、血管紧张素转化酶、HIV、快速血浆反应素、血清和尿免疫固定电泳以及轻链的筛查。其中,在电生理符合髓鞘病变的患者,应常规进行血和尿免疫固定电泳测定。

2. 神经电生理检查

神经电生理检查为CIDP的首选检查方法。通过神经传导和肌电图检测,可以发现获得性脱髓鞘性电生理改变的证据,以及伴随的轴索损害。其异常表现主要包括在不同神经发现有神经传导阻滞、异常波形离散、末端潜伏期延长、传导速度减慢、F波传导减慢及出现率下降等。近端神经根刺激（包括电刺激和磁刺激）有助于发现近端的运动神经传导异常。感觉传导测定表现为传导速度的减慢和波幅下降，但在下肢常常不能引出波形，所以主要参考运动神经的传导测定结果。

在 CIDP 患者，上述电生理参数在不同神经之间存在明显的差异，也提示炎性损害在不同神经之间的不均一性，这也是各种免疫性疾病的普遍规律。各种 CIDP 的变异型在神经传导测定的发现有所不同。MADSAM 可见局灶性的部分性运动神经传导阻滞、波形离散、可有末端潜伏期延长、传导速度减慢以及 F 波异常，但其传导速度并非普遍减慢，而呈现灶性分布特点。DADS 的电生理检查可见对称性感觉运动受累，呈脱髓鞘性的改变特点，不同神经存在程度的差异。感觉型和运动型 CIDP 的电生理检查可见髓鞘病变证据，部分患者电生理测定可有临床上的感觉和运动异常。在郎飞结和结旁抗体相关CIDP，电生理检查也可以见到运动神经传导速度明显减慢，远端潜伏期明显延长、运动神经部分传导阻滞和异常波形离散。

3. 血清和脑脊液检查

约 90% 的典型 CIDP 患者存在脑脊液的蛋白增高，在非典型 CIDP 患者脑脊液蛋白质升高不太明显。脑脊液蛋白-细胞分离现象并非 CIDP 特异性表现。如果脑脊液细胞数超过 10/μl，则需要慎重考虑，是否为 CIDP 合并其他疾病；或并非 CIDP，而是其他疾病，如脊膜肿瘤浸润、神经淋巴瘤病或感染性周围神经病。大约 20% 的患者出现寡克隆区带阳性，髓鞘碱性蛋白和 24 h IgG 合成率也可以升高，但这些改变并无特异性，对于治疗和预后也无指导意义。脑脊液细胞学检查有助于进一步排除其他病变，如肿瘤的脊膜和神经根浸润。

2/3 的 DADS 神经病变患者患有 IgM 单克隆丙种球蛋白病。67% 的患者存在抗髓鞘相关糖蛋白抗体。在不足 10% 的 CIDP 患者中，血清或脑脊液可检测到抗神经节结旁抗体，如 NF-155、NF186、CNTN1 和 CASPR1 抗体等。部分中枢合并周围神经联合脱髓鞘患者可检测到 NF155 抗体，这些抗体阳性的患者目前归类于新的郎飞结病或结旁病。

4. 神经影像学检查

MRI 和神经超声可以作为诊断工作中有价值的补充，MRI 可以评估臂丛和腰骶丛，而感觉和运动神经传导测定则无法有效反映这一区域的病变。周围神经超声可以检测到颈神经根肥大、臂丛神经的异常增粗，以及远端神经干的节段性增粗，部分患者可以正常，其改变的严重程度与电生理并非完全平行。MRI 及增强检查可以发现臂丛和脊神经根变以及局部增强效应。神经明显增粗的机制可能主要源于间质的水肿，其具体机制仍有待阐明。对于临床表现不典型者，影像学检查有助于排除其他病变，如脊膜和神经根的肿瘤。

对于合并中枢神经系统损害的患者需要进行头部 MRI 检查，在部分后者可以发现中枢神经系统脱髓鞘改变，从而诊断为中枢合并周围神经脱髓鞘。

5. 神经活检

对于神经电生理检查结果达不到 CIDP 诊断要求，或临床表现不典型，以及怀疑其他原因者（如血管炎或遗传性周围神经病），神经活检对 CIDP 的诊断有较大的帮助。48%～71% 的患者的腓肠神经活检可见神经纤维丢失、有髓神经纤维脱髓鞘形成的薄髓鞘和洋葱球样结构以及炎性浸润，这些改变在不同神经束之间以及同一个神经束内不同区域的分布存在明显差异，对于诊断 CIDP 重要的提示意义。此外，患者神经活检无论是否发现有异常改变，对于诊断都有价值，假如电生理检查不能测到动作电位，而神经活检几乎正常，则提示感觉神经存在严重传导阻滞现象，最大可能在于 CIDP 的多灶性损害特点，病理活检所取部分正常并不能代表全部神经均正常。神经活检是有创检查，大多数患者在活检神经支配区域出现持续的感觉丧失，而在少数患者中也有持续疼痛。

【诊断】

任何年龄的患者出现亚急性或慢性进展或波动性加重的四肢运动和感觉障碍，病程 8 周以上，神经传导测试提示脱髓鞘性周围神经病，可以考虑为 CIDP。通过周围神经影像学检查和脑脊液检查结果可以进一步支持 CIDP 的诊断，而一般实验室检查则协助排除其他疾病。

在诊断 CIDP 中要理性参考各种指南，国内外提出过多个 CIDP 的诊断标准，其中 AAN 标准特异性较高，可达 90%～100%，但敏感性较差，仅为 40%～60%，临床神经病学专家诊断的 CIDP 患者中，仅有 1/3～2/3 达到 AAN 标准。这是因为 AAN 诊断标准对于脱髓鞘的电生理要求非常严格，传导速度的减慢必须达到较高的程度，该标准能够完全排除轴索损害的可能性，但由于CIDP往往存在脱髓鞘伴随轴索损害，这部分患者可能被排除在外；另外对于脱髓鞘病变轻微的患者，往往难以达到AAN的电生理标准；当远端存在明显的传导阻滞或波形离散时，也会出现波幅的明显下降，造成轴索损害的假象；再者对于近端的脱髓鞘改变，常规神经传导往往不能检测到。总之，由于上述多种因素的存在，均会导致CIDP患者达不到AAN的诊断标准。另外，在CIDP患者中只有12%～35%活检能够达到脱髓鞘诊断标准，神经病理检查也只有50%能够符合CIDP的病理表现。AAN标准对电生理条件和病理条件的严格要求，是导致其诊断敏感性较低的主要原因。

各种诊断标准均存在明显的局限性，因为这些标准均是从研究的角度着手，为保证研究纳入病例的准确性，诊断特异性均较高，但敏感性不足，如果完全照搬这些标准，往往会导致漏诊，延误诊断意味着错失治疗时机。在临床实际工作中，应该从临床、电生理、脑脊液改变以及病理检查等角度充分考虑，根据患者的特点，具体情况具体分析。其中临床表现和电生理改变最重要，当电生理结果不典型时，脑脊液检测、周围神经影像学检查、免疫治疗反应以及神经病理检测可作为重要的辅助依据。采用较为宽松的临床诊断条件，可以避免漏诊，从而使患者尽早获得有效的治疗。

【鉴别诊断】

临床上首次诊断为CIDP的患者大约有40%在随访中确诊为其他疾病，导致误诊为CIDP的人为因素包括病程的判断错误、免疫治疗效果判断的不确定、忽略其他系统病变的表现、忽略家族史、过于依赖脑脊液蛋白细胞分离和对于神经电生理检查结果解读错误，其中神经电生理检查结果解读错误是导致误诊的最主要原因，包括勉强凑够的电生理标准，波幅非常低时的运动神经传导速度、末端潜伏期延长、神经传导阻滞、异常波形离散的判断错误，以及嵌压部位的电生理表现纳入髓鞘病变的诊断等。

CIDP的诊断过程中需要与多种疾病进行鉴别。不支持CIDP的线索包括：呼吸肌无力，发病早期萎缩明显，明显的自主神经损害，疼痛为主的表现，神经传导测定没有脱髓鞘改变，多种免疫治疗无效。当出现上述表现时，通常需要考虑其他疾病。CIDP的鉴别诊断要在临床和电生理检查完成之后进行，首先依据神经传导测定排除那些轴索损害为主的疾病，包括本章后面介绍的慢性特发性轴索性神经病、副肿瘤性感觉神经病、异常球蛋白血症伴随的周围神经病和转甲状腺素蛋白相关家族性淀粉样多发性神经病，还有在第三章介绍的近端型腓骨肌萎缩症等。而后依据患者的CIDP临床类型，进行不同脱髓鞘神经病的鉴别。

需要鉴别的获得性脱髓鞘性周围神经病主要包括POEMS综合征、IgM单克隆丙种球蛋白病神经病，约10%的CIAP患者检测发现为单克隆丙种球蛋白病。其他需要鉴别的疾病包括GBS、郎飞结病、多灶性运动神经病、腰骶丛神经病或臂丛神经病、结节病神经病、莱姆病慢性多发性神经根神经病（表13-2）。

需要鉴别的遗传性脱髓鞘性周围神经病主要包括遗传性压迫易感性神经病、腓骨肌萎缩症1型、腓骨肌萎缩症4型、腓骨肌萎缩症中间型以及个别性连锁型。通常这些遗传性周围神经病可以在青少年或成年期隐袭起病，非常缓慢发展，出现四肢远端为主的无力，下肢重于上肢，弓形足，通常无明显的感觉异常，常有家族史。肌电图可见远端潜伏期明显延长、传导速度明显减慢，无运动神经传导阻滞。病理检查可以发现薄髓鞘的有髓神经纤维，一般没有活动性脱髓鞘的改变，需要基因检查协助鉴别。

【治疗】

到目前为止，多项前瞻性随机双盲对照试验已经证实的治疗方法包括糖皮质激素、静脉注射免疫球蛋白（intravenous immunoglobulin，IVIg）和血浆置换，后二者疗效相似，但二者与糖皮质激素之间疗效的差异尚不清楚，糖皮质激素治疗时究竟何种方案更为有效也并无定论。80%的CIDP使用糖皮质激素治疗有效，无效者近半数IVIg治疗有效；70%左右的患者使用IVIg治疗有效，无效者也有近半数使用糖皮质激素有效。大部分患者使用二者均有效，10%～20%的患者两种治疗效果均不佳。多数患者需要长期维持治疗2～3年，甚至更长时间。

总体而言，糖皮质激素、IVIg和（或）血浆置换为一线治疗，76%的患者使用后临床表现有所改善，一线治疗无效的患者中64%的患者对环磷酰胺或利妥昔单抗有反应。与典型CIDP患者相比，DADS和MADSAM患者对IVIg的反应频率较低，

表 13-2 慢性炎性脱髓鞘神经根神经病的鉴别诊断

CIDP 类型	需鉴别的疾病	临床特点
典型 CIDP	POEMS 综合征	多为成年发病，多发性感觉运动性周围神经病，皮肤颜色变黑。血清或尿可见 M 蛋白血症，内分泌异常、脏器肿大。血清 VEGF 明显增高。常有骨骼溶骨性或硬化性改变
	IgM 型 MGUS 相关神经病	发病在 60～90 岁，缓慢发病的远端脱髓鞘对称性周围神经病，感觉障碍为主。伴随轻度的远端肢体无力
	郎飞结 / 结旁病	青壮年或老年发病，亚急性或慢性进展，出现四肢远端无力和感觉障碍，可以合并脑病或肾病
急性起病的 CIDP	GBS	常有前驱因素，发病后 1 个月达峰，四肢无力和感觉障碍，复发一般只有 1 次，常有脑神经受累或呼吸困难
Lewis-Sumner 综合征	多灶性运动神经病	多在青少年和成年隐袭起病，缓慢或阶段性进展，早期上肢累及多见，表现为不对称性肢体无力和肌肉萎缩，无客观的感觉异常体征
	遗传压迫易感神经病	青少年发病，多条运动神经损害导致的肢体非对称性无力，感觉症状较为突出
	结缔组织病相关周围神经病	成年发病，出现多发单神经病
局灶性 CIDP	腰骶丛神经病或臂丛神经病	从下肢或上肢开始出现的非对称性的无力、麻木和明显的疼痛症状，伴随出现肌肉萎缩
	神经结节病	成年期亚急性或慢性发病，出现四肢非对称性的多发单神经病或脑神经病，伴有疼痛。结节病肉芽肿
感觉性 CIDP	莱姆病慢性神经根神经病	远端感觉异常或四肢神经根性疼痛，轻微肌无力。腱反射正常或轻微减低。脑脊液淋巴细胞增多

亚急性 CIDP 患者使用糖皮质激素治疗有效且无复发。抗 MAG 抗体阳性患者大部分对糖皮质激素治疗效果不佳，血浆置换可能有效，部分患者 IVIg 治疗有效。而单纯运动型和感觉型 CIDP 患者的治疗反应相似，运动型 CIDP 通常使用 IVIg 治疗有效，而糖皮质激素效果不佳，甚至有加重者，但伴有电生理感觉异常者，使用糖皮质激素治疗常常有效。合并 CIDP 的腓骨肌萎缩症为糖皮质激素反应性腓骨肌萎缩症，经过免疫治疗后患者部分症状改善，但仍会遗留明显的后遗症状。

1. 糖皮质激素

波尼松是治疗 CIDP 的主要药物。起始用量为每日 1～1.5 mg/kg，早晨单次口服，对于病情严重的患者，也可以先采用甲泼尼龙 1 g，每日一次，静脉点滴，3～5 次之后改为泼尼松口服。根据临床症状改善情况，调整泼尼松用量。在糖皮质激素治疗 2 个月时，大约 90% 的患者症状可有改善。当患者临床改善后，可以根据情况将泼尼松逐步减量。当患者疗效达到最佳或稳定于平台期时（50% 的患者需要 6 个月的时间，在 12 个月内 95% 的患者可达到这一阶段），一般连续大剂量治疗 4～8 周，不超过 3 个月就需要将泼尼松减量，每 2～4 周隔日减 5～10 mg。对于病情反复复发，或维持量需要高于隔日 35 mg 者，以及不能耐受糖皮质激素者，需要及时加用免疫抑制剂或 IVIg 治疗，以减少糖皮质激素用量。

糖皮质激素价格低廉，但长期使用时副作用较多。使用时要注意患者教育、低盐、低热量、高蛋白、高维生素饮食，适当锻炼，有助于避免肥胖、激素性肌病以及骨质疏松等，可同时补充钙剂每日 1.5 g，老年患者可以同时加用维生素 D。在剂量较大时，可适当补钾，以避免电解质紊乱；加用 H2 受体拮抗剂，如雷尼替丁等抑制胃酸分泌，预防消化道溃疡，注意定期检测血压、血糖以及骨密度等。

2. IVIg

IVIg 治疗 CIDP 的疗效也已经得到公认，由于其副作用少，使用方便，临床应用越来越多，尤其是对于儿童和糖皮质激素慎用的患者（如严重高血压、糖尿病、肥胖、消化道溃疡等）以及绝经期后的女性，开始治疗时更可作为首选。一般采用 0.4 g/kg，每日一次静脉输入，共 5 次，总量达到 2 g/kg。之后可根据患者的临床改善情况定期维持，因为丙种球蛋白的半衰期为 3～4 周，因此可以每 3～4 周静脉滴注一次，对于严重的患者，也有报道每周一次 0.2 mg/kg，静脉滴注。但目前并无公认的 IVIg 维持方案。该药使用过程中最大的问题为价格昂贵，目前还没有纳入医保范围，患者难以承担长期的治疗。存在IgA缺乏症者禁用。常见不良反应为发热、头痛和感冒样症状等。

3. 血浆置换

血浆置换一般仅用于病情严重的患者，可以和糖皮质激素联合使用，7～10日内共用5次，之后根据情况维持。也可以开始2周，每周3次，之后3～6周，每周2次维持。一般数周内起效，治疗后2～8周可能会复发，该方法价格昂贵，有创，耗时，需要特殊设备及有该方面经验的医生，随着IVIg的广泛应用，血浆置换已经较少采用。

4. 免疫抑制剂

对于经上述药物治疗症状无改善或复发，或不能耐受上述药物的副作用，药物减量困难或不能耐受昂贵的治疗费用者，可以采用免疫抑制剂治疗，如硫唑嘌呤、环孢霉素、环磷酰胺等。但这些药物治疗CIDP是否有效，目前均尚缺乏循证医学的证据。当糖皮质激素治疗无效时，免疫抑制剂对某些患者可能有效。在临床上，为了减少糖皮质激素或IVIg用量，可以加用免疫抑制剂。

（1）硫唑嘌呤，疗效一般在用药6～12个月才能显现出来，由于证据质量非常低，硫唑嘌呤是否有益尚不确定，目前作为一种附加治疗来减少泼尼松用量。硫唑嘌呤的治疗剂量是每日2.0～3.0 mg/kg，以50 mg/d 开始，服用一周，如果这个剂量可以耐受，可以每隔1周增加50 mg，用药期间要定期进行全血细胞计数和肝功能监测，早期有发生可逆性急性超敏反应的可能（发热、呕吐、腹泻、肝损害和胰腺炎等），迟发的副作用包括剂量依赖的骨髓抑制、抵抗力降低（可诱发感染或肿瘤形成）等，严重的白细胞减少症、血小板减少症（少于$5\times10^9/L$）和全身感染是此药的禁忌证。

（2）环孢素A，初始剂量是每日5.0 mg/kg，分两次口服，持续应用环孢素A 3～3.5年，对于40%～90%的CIDP患者可能有效。用药数周后起效。可监测血液中环孢素A的浓度（100～200 ng/ml），来指导用药，同时要依据血细胞水平来调整剂量，需要定期监测血压、肝肾功能等。具有超敏反应病史、肾功能异常、难以控制的高血压和恶性肿瘤的患者禁用，慎重合用地高辛（有增加严重的地高辛毒性的风险）或保钾利尿药物（有引起高血钾的风险）。

（3）环磷酰胺，环磷酰胺亦可同泼尼松、IVIg或血浆置换联合应用，以减少其用量或应用频率。环磷酰胺常规应用剂量是每日2～3 mg/kg 口服，或1.0 g/m²每月静脉给药。一般用药后3个月起效。用药后要定期监测全血细胞分类计数、血小板计数和尿常规。主要的副作用是剂量依赖的骨髓抑制、抵抗力减低、出血性膀胱炎、致畸效应等。此药有诱发淋巴瘤和白血病的风险，在给药之前和静脉给药期间至少要静脉给予3L的液体来减少出血性膀胱炎的风险。

（4）其他药物，其他用于CIDP治疗的药物有吗替麦考酚酯、他克莫司、利妥昔单抗等，这些药物的作用机制不同，临床可根据情况选用。促进抗体代谢以及清除补体的药物在临床研究阶段。

5. 支持疗法

适度的功能训练及辅助支持治疗对于阻止瘫痪肢体的关节挛缩，延缓患肢功能进一步恶化可起到一定作用。同时，开展专门的针对性职业方面的训练，有利于患者在现有情况下，最大可能从事一定的工作，回归社会。

【病例摘要】

患者，女性，48岁，进行性四肢麻木无力1年。

患者1年前双侧足底麻木，双手指尖也有麻木感，并有下肢远端无力，病情缓慢发展。近2个月持物费力，需拄拐杖行走。四肢远端麻木发展至双侧腕部和膝部。体格检查：四肢近端肌力4级，远端3级；四肢远端手套袜套样针刺觉音叉觉减退。四肢腱反射消失。肌电图检测提示上下肢神经源性损害，感觉运动纤维均受累，髓鞘病变为主，伴有轴索损害。脑脊液可见蛋白细胞分离现象。血尿免疫固定电泳阴性。定位诊断，周围神经病，感觉和运动神经纤维，髓鞘和轴索联合损害；定性诊断，慢性炎性周围神经病，CIDP。给予泼尼松口服治疗，1个月后症状逐渐好转，3个月时明显恢复，可正常生活。病例详细资料见二维码数字资源13-1。

数字资源 13-1

（刘明生）

【参考文献】

[1] LEHMANN H C, BURKE D, KUWABARA S. Chronic inflammatory demyelinating polyneuropathy: update on diagnosis, immunopathogenesis and treatment. J Neurol Neurosurg Psychiatry, 2019, 90: 981-987.

[2] LUIGETTI M, ROMANO A, DI PAOLANTONIO A, et al. Pathological Findings in Chronic Inflammatory Demyelinating Polyradiculoneuropathy: A Single-Center Experience. Brain Sci, 2020, 10 (6): 383.

[3] PASCUAL-GOÑI E, MARTÍN-AGUILAR L, QUEROL L. Autoantibodies in chronic inflammatory demyelinating polyradiculoneuropathy. Curr Opin Neurol, 2019, 32 (5): 651-657.

[4] NIU J, LI Y, ZHANG L, et al. Cross-sectional area reference values for sonography of nerves in the upper extremities. Muscle Nerve, 2020, 61 (3): 338-346.

[5] KOIKE H, KADOYA M, KAIDA K I, et al. Paranodal dissection in chronic inflammatorydemyelinating polyneuropathy with anti-neurofascin-155 and anti-contactin-1 anti-bodies. J Neurol Neurosurg Psychiatry, 2017, 88 (6): 465-473.

[6] LUAN X H, ZHENG R L, CHEN B, et al. A comparison of pathologically non-uniform with uniform chronic inflammatory demyelinating polyneuropathy. pediatric Neurology, 2010, 43: 103-109.

[7] CORTESE A, FRANCIOTTA D, ALFONSI E, et al. Combined central and peripheral demyelination: Clinical features, diagnostic findings, and treatment. J Neurol Sci, 2016, 363: 182-187.

[8] NOBILE-ORAZIO E. Treatment of dysimmune neuropathies. J Neurol, 2005, 252: 385-395.

[9] DONEDDU P E, COCITO D, MANGANELLI F, et al. Atypical CIDP: diagnostic criteria, progression and treatment response. Data from the Italian CIDP Database. J Neurol Neurosurg Psychiatry, 2019, 90 (2): 125-132.

[10] RAJABALLY Y A, STETTNER M, KIESEIER B C, et al. CIDP and other inflammatory neuropathies in diabetes—diagnosis and management. Nat Rev Neurol, 2017, 13 (10): 599-611.

[11] OAKLANDER A L, LUNN M P, HUGHES R A, et al. Treatments for chronic inflammatory demyelinating polyradiculoneuropathy (CIDP): an overview of systematic reviews. Cochrane Database Syst Rev, 2017, 1 (1): CD010369.

[12] GODIL J, BARRETT M J, ENSRUD E, et al. Refractory CIDP: Clinical characteristics, antibodies and response to alternative treatment. J Neurol Sci, 2020, 418: 117098.

第二节 郎飞结/结旁疾病

在郎飞结蛋白和结旁蛋白中，神经束蛋白对郎飞结的形成和维持至关重要。通过选择性剪接，在神经组织中产生并表达四种主要的神经束蛋白多肽，分别是NF186、NF180、NF166和NF155。这些多肽主要由6个免疫球蛋白样结构域、5个纤维连接蛋白Ⅲ型结构域、1个跨膜结构域和1个短细胞质结构域组成。NF180和NF166是未成熟的神经元蛋白。在成熟神经系统中，神经元亚型NF186和胶质亚型NF155占主导地位。神经束蛋白与基质和施万细胞微绒毛中的胶质介素相互作用，促进轴突-施万细胞微绒毛附着。在中枢神经系统中细胞外基质蛋白可能发挥与胶质蛋白类似的作用。

NF155在中枢神经系统的少突胶质细胞旁环和周围神经的施万细胞中表达，与轴突CNTN1和CASPR1相互作用，NF186在组装节点复合体中起着关键作用。在终末环和轴突之间形成隔状横带，以维持郎飞结处的离子通道聚集。NF155的髓鞘神经胶质细胞特异性消融导致神经传导速度显著降低，同时结旁CASPR1和近结钾通道向结区迁移，这表明NF155对于分离结电压门控钠通道和并列钾通道至关重要。NF155和CNTN1的缺失导致隔膜样连接的破坏，在轴膜和施万细胞终末环之间留下一个很大的间隙，从而降低神经传导速度。

朗飞结/结旁疾病（nodo-paranodopathy），即郎飞结旁抗体相关的慢性炎性脱髓鞘性多发性神经根神经病（chronic inflammatory demyelinating polyradiculoneuropathy，CIDP），约占CIDP总体的5%，也有研究报道高达18%，涉及的郎飞结和结旁抗体包括两大类，一类是抗接触蛋白抗体相关神经病，包括接触蛋白-1（contactin-1，CNTN1）、接触蛋白相关蛋白1（contactin-associated protein 1，Caspr 1）抗体，CNTN1抗体导致的周围神经病可以伴随膜性肾病。另一类是抗神经束蛋白抗体相关神经病，包括神经束蛋白155（neurofascin 155，NF155）、神经束蛋白186（neurofascin 186，NF186）和神经束蛋白140（neurofascin 140，NF140）抗体，抗NF186抗体也被发现存在于中枢神经系统中，是导致中枢和周围神经联合脱髓鞘（combined central and peripheral demyelination，CCPD）的原因之一。IgG4抗NF155抗体的主要作用可能是阻断NF155和CNTN1/CASPR1之间的相互作用，导致传导失败。

各抗体所致的郎飞结/结旁疾病患者的周围神经改变存在类似之处，在抗NF155抗体阳性患者观察到神经周围水肿，有髓神经纤维密度正常或轻度减少，即使在疾病发生数年后，有髓神经纤维的丢失也很轻微。有髓神经纤维出现郎飞结旁脱髓鞘形成的薄髓鞘神经纤维以及有髓神经纤维的洋葱球样结构，可以看到轴膜和髓鞘在施-兰切迹部位分离形成巨大空泡改变。一般没有明显的炎细胞浸润。免疫荧光染色显示结旁区IgG4沉积。电子显微镜下可以观察到结旁区的髓袢从轴膜上脱离，髓鞘和轴突分离的轴突-胶质连接中断（图13-2）。

表13-3 郎飞结/结旁病的临床类型

抗接触蛋白抗体相关神经病	CNTN1抗体	运动感觉神经病 周围神经病合并膜性肾病
	抗Caspr1抗体	运动感觉神经病，加脑神经
抗神经束蛋白抗体相关神经病	NF155抗体	运动感觉神经病，加脑神经 中枢和周围神经联合脱髓鞘
	NF186/NF140抗体	运动感觉神经病

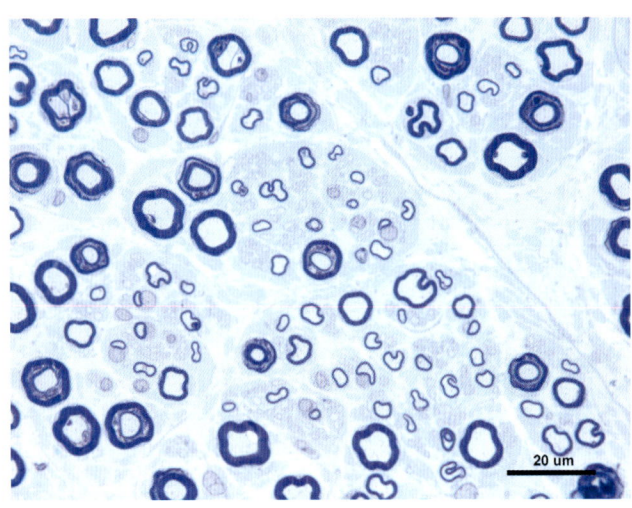

图13-2 抗NF155抗体阳性患者周围神经的有髓神经纤维轻度减少，可见较多薄髓鞘的有髓神经纤维（箭头）

【临床表现】

临床表现依据抗体的不同而存在明显差异（表13-3），长度依赖性感觉运动神经病是共同临床表现，个别类型可以伴随出现脑白质脱髓鞘、肾病以及脑神经损害的表现。

1. 抗接触蛋白抗体相关神经病

（1）CNTN1抗体及相关疾病：①运动感觉神经病，见于6%的CIDP患者，通常发病较晚，中老年发病，男性居多，常为亚急性发病，进展偏快，感觉运动受累均较重，运动症状更为明显，部分患者可伴肢体震颤和感觉性共济失调，也可以表现为疼痛性神经病。幼儿也可发生，其临床特点与成人基本相似，但病程相对良性。②周围神经病合并膜性肾病，男性占大多数，平均发病年龄较高[（60.2±15.7）岁，范围为43～78岁]，40%的患者急性至亚急性发作。临床表现包括感觉运动神经病、感觉共济失调。伴有膜性肾病的患者发病年龄早于单纯抗CNTN1抗体相关的结病。膜性肾病可以在周围神经病发生之前、之后或同时发生。

（2）抗Caspr1抗体及相关疾病，患者临床无力和深感觉减退以远端为主，约一半患者以急性-亚急性起病，表现为急性发病的CIDP。80%有共济失调，约一半患者出现神经痛，40%有脑神经受累。

2. 抗神经束蛋白抗体相关神经病

（1）NF155抗体及相关疾病：①运动感觉神经病，患者多为青壮年发病，发病年龄为（25.2±10.7）岁，亚急性或慢性进展，多以四肢远端无力和感觉障碍为首发症状，出现远端获得性脱髓鞘对称性神经病变表型的频率较高。合并感觉性共济失调和肢体震颤，以意向性和姿势性震颤为主。少数患者出现脑神经受累、舌震颤、头部和声音震颤等。个别患者急性发病，出现快速发展的四肢远端无力和感觉障碍。②中枢和周围神经联合脱髓鞘，平均发病年龄为32岁（8～59岁）。发病方式为急性、亚急性和慢性，临床病程可以复发缓解或慢性进展。中枢神经系统和周围神经受累可能同时发生，也可以依次发生。中枢神经系统受累的表现类似于多发性硬化，症状包括视觉障碍、偏瘫和半身感觉障碍，括约肌功能障碍出现在47.4%的患者。偶尔观察到精神障碍、癫痫发作和呼吸障碍。周围神经最常见的表现是感觉障碍，其次是无力、步态障碍、脑神经受累，视神经损害见于63.3%的患者。反射减弱和反射亢进分别占65.0%和22.5%，病理反射占45.0%。约

25% 的患者出现肌肉萎缩和小脑共济失调。

（2）NF186/NF140 抗体及相关疾病，患者中老年亚急性起病，运动受累较重，除对称的感觉运动性周围神经病外，还出现感觉性共济失调，严重者可有呼吸衰竭，部分患者表现为肾病综合征伴局灶性节段性肾小球硬化，这一关联与抗 CNTN1 抗体类似，提示了肾小球中神经黏附分子的作用。偶见 IgG4 相关性腹膜后纤维化，与 NF186/NF140 之间的关联尚不十分清楚。

【辅助检查】

1. 常规实验室检查

抗 CNTN1 和 NF186 抗体阳性患者可以出现低蛋白血症、蛋白尿。成年患者需要检查血清的免疫球蛋白以及结缔组织病相关抗体。血清免疫固定电泳和游离轻链是必要的检测项目，可以帮助鉴别 M 蛋白相关周围神经病。

2. 脑脊液检查

脑脊液蛋白明显升高，呈现蛋白-细胞分离现象。细胞数目一般不高。合并中枢神经系统损害的患者可以发现脑脊液蛋白水平升高 82.5%，少数患者出现细胞增多，57.5% 的患者出现白蛋白-细胞分离。

3. 周围神经抗体检测

需要进行基于细胞的间接免疫荧光检测法的 NF155、CNTN1、Caspr1、NF186 等抗体检测，脑脊液中也可以检测到这些抗体。进一步分型显示抗体属于 IgG4 亚型。病情越严重的患者抗体滴度越高。

4. 神经电生理检查

周围神经传导测定呈脱髓鞘改变，表现为运动神经传导速度减慢、F 波潜伏期延长、传导阻滞等，部分患者合并轴索损害。部分抗 Caspr1 抗体相关疾病患者的电生理表现为轴索变性和急性失神经改变。NF186/NF140 抗体及相关疾病的神经电生理显示传导阻滞或远端运动神经复合肌肉动作电位的波幅降低。抗 CNTN1 抗体阳性患者肌电图提示脱髓鞘损害，而且早期便出现轴索损害。在合并视神经损害患者视觉诱发电位异常率为 71.4%，双侧异常率为 53.3%。

郎飞结和结旁病变的电生理改变形成的机制与 CIDP 有所不同，前者髓鞘的脱失和髓鞘修复并不严重，更多的病理改变发生于有髓神经纤维郎飞结处结构的异常，导致轴索与髓鞘连接处的功能异常，有髓神经纤维正常跳跃式传导无法正常进行。因此，有研究将周围神经病变神经传导上电生理表现异常的机制，分为郎飞结和结旁病变、脱髓鞘病变以及轴索变性。郎飞结和结旁病变严重到一定程度，则会向轴索变性以及髓鞘脱失发展。由于结旁抗体相关的 CIDP 主要来源于已诊断的 CIDP 的筛查，未来随着抗体检测的普及，有可能在电生理不符合髓鞘病变的患者中筛查到相关抗体，从而协助诊断该病。

5. 神经影像学

周围神经超声可以对臂丛以及神经干进行测定，沿神经走行连续扫描时，在部分患者可见神经横截面积节段性增粗。在 MRI 的 T2 相可见神经根和神经丛增粗水肿（图 13-3），动眼神经和三叉神经也表现出肥大。增强 MRI 可有神经根强化。IgG4 抗 NF155 抗体阳性患者会出现中枢神经系统脱髓鞘，类似多发性硬化的改变，大脑、小脑、脑干和视神经病变分别占 75.0%、15.0%、32.5% 和 17.5%。在 25.0% 的患者中观察到较大病变（＞3 cm 直径），少数患者病灶有增强病变。脊髓病变检出率为 75.0%，少数患者纵向脊髓损伤延伸三个或更多椎体节段。

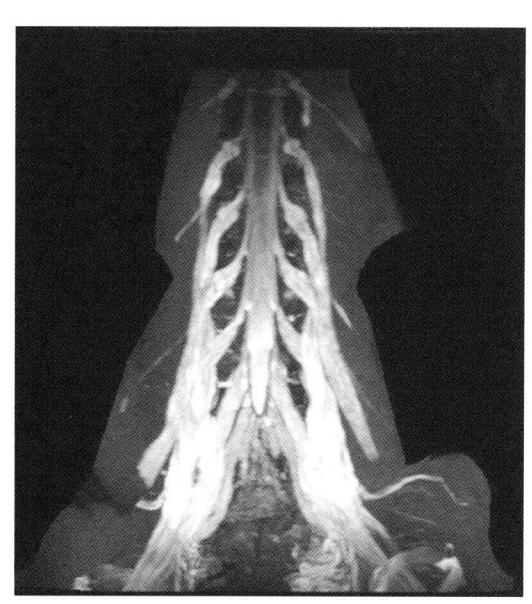

图 13-3 抗 NF155 抗体阳性 CIDP 患者腰骶丛 MRI 平扫 T2 压脂相，可见 L2～S3 神经根、腰骶丛增粗并不均匀高信号，提示神经水肿

6. 病理检查

当进行了抗体检查明确诊断，一般不需要进行病理检查，其病理检查可以发现周围神经存在各种与髓鞘损害有关的改变，这些改变和疾病的严重程度以及病程的长短有关系。光镜检查可以发现脱髓鞘改变和复髓鞘形成的薄髓鞘神经纤维，神经超微结构

分析中可见结旁区轴索膜和施万细胞膜的分离。抗CNTN1抗体阳性患者的肾穿刺活检提示膜性肾病，肾小球基底膜IgG4沉积。

【诊断】

从儿童到成年人的任何阶段出现亚急性和慢性的运动感觉性周围神经病，脑脊液蛋白-细胞分离，电生理检查提示周围神经传导速度减慢、传导阻滞或异常波形离散，应当考虑到慢性免疫性神经病的可能性，当影像学检查提示周围神经根明显增粗时，应当考虑到该病，通过抗体检查明确诊断郎飞结/结旁疾病。

【鉴别诊断】

该病的鉴别诊断和CIDP类似，首先通过神经传导测定排除那些以轴索损害为主的周围神经病，包括慢性特发性轴索型神经病、副肿瘤性感觉神经病、冷球蛋白血症伴随的周围神经病、周围神经淋巴瘤病、淀粉样多神经病、中毒性周围神经病以及第三章介绍的腓骨肌萎缩症2型等，而后在儿童到成年各个阶段发生的慢性脱髓鞘神经病的范围内进行鉴别，包括单纯的远端感觉运动神经病、合并肾病的周围神经病以及中枢和周围神经联合脱髓鞘与其他疾病的鉴别。

1. 远端感觉运动神经病

（1）需要鉴别的获得性周围神经病，主要包括POEMS综合征、IgM单克隆丙种球蛋白病神经病、GBS，可以参考表13-2所介绍的各种疾病的临床表现、血和脑脊液的检查结果。下一节介绍的多灶性运动神经病缺乏感觉障碍以及症状明显的非对称性而有所不同。

（2）需要鉴别的遗传性脱髓鞘周围神经病，主要包括遗传性压迫易感性神经病、腓骨肌萎缩症1型、腓骨肌萎缩症4型、腓骨肌萎缩症中间型以及个别性连锁型。这些遗传性周围神经病可以在青少年或成年期隐袭起病，非常缓慢发展，出现长度依赖性周围神经病。病理检查可以发现薄髓鞘的有髓神经纤维，一般没有活动性脱髓鞘的改变，需要基因检查协助鉴别。

2. 合并肾脏疾病的周围神经病

（1）遗传性周围神经病合并肾损害的鉴别已经在第三章的表3-3进行了介绍，包括卟啉症神经病、中间型运动感觉神经病E亚型、家族性类淀粉变性病和神经病共济失调和视网膜色素变性综合征，结合患者的临床表现特点、病理改变以及基因检查结果都不难诊断。

（2）非遗传性神经病并肾脏疾病，常见于结缔组织病和糖尿病，这些疾病在常规实验室筛查中就可以排除，其他需要鉴别的疾病包括第三章表3-4的介绍的慢性炎性脱髓鞘神经根神经病、血管炎性神经病、AL淀粉样神经病、冷球蛋白血症，对这些疾病需要进行血液以及病理检查进行鉴别。

3. 中枢和周围神经联合脱髓鞘

成年人出现白质脑病伴周围神经病偶尔出现在GBS伴随的可逆性白质脑病，更多见于第五章表5-8所列的各种遗传性脑白质营养不良伴随周围神经病，包括神经细胞核内包涵体病、CMTX1A伴随脑白质病变、成人多聚糖小体病、成年型Alexander病、成年型Krabbe病、异染性白质营养不良、肾上腺脑白质营养不良，这些疾病的脑部损害各具特色，大都表现为弥漫性的白质损害，需要通过基因检查进行鉴别。

【治疗】

以免疫抑制和免疫调节治疗为主，辅以对症治疗、神经营养治疗、功能锻炼和康复治疗，具体参见CIDP章节。

由于抗体大多为IgG4亚型，郎飞结/结旁抗体相关CIDP患者使用IVIg效果常常不佳，大多数NF155抗体阳性患者对IVIg或类固醇激素的反应较差。故而免疫治疗方面首选血浆置换。当多种治疗反应不好时，利妥昔单抗可能会有比较不错的疗效，对震颤也有比较好的改善效果。也有研究提示静脉注射免疫球蛋白、血浆置换、利妥昔单抗和硼替佐米组成的积极免疫治疗组合可以明显改善临床表现。有研究者发现低剂量利妥昔单抗在6个月的随访下可以有效改善疾病严重程度和震颤，并有效降低记忆B细胞数量。所有利妥昔单抗治疗患者的抗NF155滴度和血清神经丝轻链水平均下降，患者每周100 mg利妥昔单抗治疗4周，然后接受每月100 mg利妥昔单抗治疗2次。在治疗后1个月开始症状明显改善。NF186/NF140抗体及相关疾病IVIg和皮质类固醇对多数患者有效，部分患者在接受利妥昔单抗治疗后缓解。

【病例摘要】

患者，男，7岁，肢体麻木无力11个月。

患者11个月前出现双下肢无力，双手持物轻微抖动，无肢体麻木，曾经给予IVIg及糖皮质激素治疗后无力症状好转，糖皮质激素减量过程中无力加重。体格检查：左上肢近端肌力5级，远端肌力4级。双下肢屈髋肌力4级，远端肌力5级。双手姿势性震颤。左上肢远端痛觉减退，下肢感觉无异常。四肢腱反射未引出。肌电图提示四肢神经源性损害，感觉、运动神经均出现，传导速度减慢，动作电位波幅没有明显异常。脑脊液蛋白1.208 g/L。腰骶神经MRI示L5、S1双侧神经根略增粗，血NF155抗体（+），定位诊断：多发性单神经，运动和感觉，髓鞘损害；定性诊断：慢性免疫性周围神经病，抗NF155抗体阳性的郎飞结病。病例详细资料见二维码数字资源13-2。

数字资源13-2

（刘 畅 袁 云）

【参考文献】

[1] LUIGETTI M, ROMANO A, DI PAOLANTONIO A, et al. Pathological Findings in Chronic Inflammatory Demyelinating Polyradiculoneuropathy: A Single-Center Experience. Brain Sci, 2020, 10（6）: 383.

[2] HASHIMOTO Y, OGATA H, YAMASAKI R, et al. Chronic Inflammatory Demyelinating Polyneuropathy With Concurrent Membranous Nephropathy: An Anti-paranode and Podocyte Protein Antibody Study and Literature Survey. Front Neurol, 2018, 9: 997.

[3] VURAL A, DOPPLER K, MEINL E. Autoantibodies against the node of ranvier in seropositive chronic inflammatory demyelinating polyneuropathy: Diagnostic, pathogenic, and therapeutic relevance. Front Immunol, 2018, 9: 1029.

[4] MARTÍN-AGUILAR L, LLEIXÀ C, PASCUAL-GOÑI E, et al. Clinical and laboratory features in anti-NF155 autoimmune nodopathy. Neurol Neuroimmunol Neuroinflamm, 2021, 9（1）: e1098.

[5] STENGEL H, VURAL A, BRUNDER A M, et al. Anti-pan-neurofascin IgG3 as a marker of fulminant autoimmune neuropathy. Neurol Neuroimmunol Neuroinflamm, 2019, 6（5）: e603.

[6] GARG N, PARK S B, YIANNIKAS C, et al. Neurofascin-155 IGG4 neuropathy: Pathophysiological insights, spectrum of clinical severity and response to treatment. Muscle Nerve, 2018, 57（5）: 848-851.

[7] ATHANASOPOULOS D, MOTTE J, FISSE A L, et al. Longitudinal study on nerve ultrasound and corneal confocal microscopy in NF155 paranodopathy. Ann Clin Transl Neurol, 2020, 7（6）: 1061-1068.

[8] LV H, MENG L, YU M, et al. Dissociation of axo-glial junction in anti-neurofascin 155 chronic inflammatory demyelinating polyneuropathy. Clin Neuropathol, 2021, 40（2）: 87-92.

[9] KLEHMET J, STAUDT M, DIEDERICH J M, et al. Neurofascin（NF）155- and NF186-Specific T cell response in a patient developing a central pontocerebellar demyelination after 10 years of CIDP. Front Neurol, 2017, 8: 724.

[10] LUAN X, ZHENG R, CHEN B, et al. Childhood chronic inflammatory demyelinating polyneuropathy with nonuniform pathologic features. Pediatr Neurol, 2010, 43（2）: 103-109.

[11] CORTESE A, LOMBARDI R, BRIANI C, et al. Antibodies to neurofascin, contactin-1, and contactin-associated protein 1 in CIDP: Clinical relevance of IgG isotype. Neurol Neuroimmunol Neuroinflamm, 2019, 7（1）: e639.

[12] APPELTSHAUSER L, BRUNDER A M, HEINIUS A, et al. Antiparanodal antibodies and IgG subclasses in acute autoimmune neuropathy. Neurol Neuroimmunol Neuroinflamm, 2020, 7（5）: e817.

[13] XU Q, LIU S, ZHANG P, et al. Characteristics of anti-contactin1 antibody-associated autoimmune nodopathies with concomitant membranous nephropathy. Front Immunol, 2021, 12: 759187.

[14] DU K, XU K, CHENG S, et al. Nerve ultrasound comparison between transthyretin familial amyloid polyneuropathy and chronic inflammatory demyelinating polyneuropathy. Front Neurol, 2021, 12: 632096.

第三节　多灶性运动神经病

多灶性运动神经病（multifocal motor neuropathy，MMN），是一种以运动神经损害为主的慢性免疫介导的进行性多发性单神经病，大多数患者存在血清IgM抗神经节苷脂抗体（Serum IgM anti-ganglioside antibodies，anti-GM1）。国内外均缺乏准确的患病率报道，估计为（0.3～3）/10万。临床特征为隐袭起病，阶段性加重或逐渐进展，也可有长时间的稳定，早期上肢神经受累多见，表现为不对称性肢体远端为主的无力、萎缩，无客观感觉障碍。MMN与其他形式的慢性免疫介导神经病有一些共同特征，如慢性炎症性脱髓鞘性多发性神经根神经病和与单克隆丙种球蛋白病相关的脱髓鞘性神经病，但鉴于其临床特征和对免疫调节治疗的反应，MMN是一个独立的疾病实体。

MMN患者的GM1抗体在体外可以激活补体，暴露于抗GM1抗体阳性MMN患者血清中的干细胞源性运动神经轴索显示出补体依赖性结构变化和钙稳态改变。没有抗GM1抗体的MMN患者的血清也显示补体激活和IgM与运动神经轴索结合。当患者血清经IVIg预处理后，这些变化显著降低。暴露于MMN血清后，感觉神经轴索的结构变化不太明显，钙稳态没有改变。

MMN主要是对郎飞结旁运动轴索的免疫攻击，导致周围神经朗飞结处神经兴奋传导受阻，最终发展为轴索变性。部分MMN患者存在IgM型抗神经节苷脂抗体，推测与抗体攻击郎飞结及结旁结构相关。与感觉神经纤维相比，GM1主要出现在周围神经的运动神经，特别是郎飞结附近。GM1可以稳定和聚集郎飞结周围的离子通道，对动作电位的传播非常重要。这些离子通道的破坏导致动作电位传播减少，出现传导阻滞和传导速度降低。

MMN临床受影响区域的神经和神经丛出现肥大性改变。病理改变可以类似CIDP出现局灶性脱髓鞘、再髓鞘化和洋葱球样结构，也可以表现为大有髓纤维丢失和再生簇数量增加，没有脱髓鞘和洋葱球样结构。症状持续时间较短的患者病变比较轻微，而症状持续时间较长的患者有更多的慢性轴索丢失。

【临床表现】

该病在任何年龄均可发病，成年多见，男性多于女性。临床特征是隐袭起病、缓慢或进行性进展的非对称性肢体无力，具有多发性单神经病的特点。两条或多条神经多灶性受累，缺乏上运动神经元损害症状以及明显的感觉症状。发病通常发生在手臂，多达1/3的病例发生在下肢。早期以单侧上肢某一根或多根神经受累多见，表现为相应神经支配区域的肌肉无力，远端为主，可伴有痉挛或束颤。无力分布不对称，表现为同一肢体不同神经受累程度不同，或双侧肢体的神经受累程度不同，或上下肢神经受累程度不同；甚至可见同一神经支配的不同肌肉无力程度不同；随着病情发展，可以出现肌肉萎缩；病程较长者，可有多个肢体的多根神经受累，受累神经的不对称性可不明显，而呈现为类似多发性周围神经病的分布。患者可有轻微感觉异常的主诉，但缺乏客观感觉受累的体征，病程后期部分患者也可出现轻度感觉神经受累。脑神经通常不受累。在无力不明显的肢体，腱反射可以正常。无上运动神经元受累体征。

【辅助检查】

MMN的辅助检查安排是在临床和电生理改变的基础上能够确定为多灶性运动神经病，而后进行影像学和周围神经抗体检查，确定以免疫性神经病的特点。

1. **实验室检查**

血和脑脊液抗神经节苷脂抗体-IgM阳性，可见于1/3～2/3的患者。脑脊液白细胞正常，蛋白可有升高或正常，一般不超过1 g/L。抗神经节苷脂抗体1检测应在标准化的实验室中进行，对于滴度不明显高的患者，应谨慎解释。90%的MMN患者检测到单一类型的轻链。GD1A和GM2抗体的阳性率较低。NF155、CNTN1、Caspr1、NF186和胶质蛋白抗体不出现在MMN。抗神经节苷脂抗体阳性与临床表型或治疗反应之间的关系尚不清楚。

2. **肌电图检测**

运动神经传导测定：可见运动神经部分传导阻滞，上肢神经受累多见；远端复合肌肉动作电位波幅可以正常或减低；跨越传导阻滞部位的运动传导速度可以减低。传导阻滞的电生理诊断标准为：①肯定的运动传导阻滞：常规神经节段测定时，近端与远端比较负相波面积下降≥50%，负相波时限增宽≤30%。②可能的运动传导阻滞：在上肢常规神经节段测定时，近端与远端比较负相波面积下降≥30%，负相波时限增宽≤30%；或近端与远端比较负相波面积下降≥50%，负相波时限增宽＞30%。感觉神经传导测定通常正常，包括跨运动传导阻滞部位的感觉传导也正常。针极肌电图可见异常自发电位，运动单位电位时限增宽，波幅增高，募集减少；可存在同一肢体不同神经支配肌肉针电极检测正常与异常并存现象。

注意事项：①判断运动神经传导阻滞时，所测定神经的远端CMAP负向波波幅应至少为正常下限的20%以上；或负向波波幅不低于1 mV，否则判断传导阻滞应慎重。②当肌无力明显，而远端CMAP波幅正常，或波幅与肌力不平行时，无力明显而肌肉萎缩轻微或无萎缩时，在除外中枢病变后，应注意有无近端运动神经部分传导阻滞；当常规节段测定未检测到传导阻滞时，应注意近端神经根或神经丛病变的可能，F波或经颅磁刺激测定对协助判断该情况有一定作用。③进行运动神经传导测定，判断传导阻滞时，应首先排除神经变异，当电生理结果和临床不一致时尤其需要注意。④电生理未能发现传导阻滞，可能与传导阻滞位于刺激点的远端或近端，难以进行准确检测有关。⑤由于MMN为多灶性受累，增加测定神经数量，有助于提高诊断的敏感性，特别是双侧正中神经、尺神经、桡神经、胫后神经和腓总神经，并进行多节段测定，必要时可进行寸进测定。

3. 影像学检查

影像学检查可作为电生理测定的补充。MMN的MRI显示40%～50%的患者存在非对称性或单侧的臂丛T2高信号，伴随对比增强或神经根肿大，正中神经和尺神经可见弥漫性神经增大。正中神经和尺神经的高分辨率超声显示MMN患者的横截面积增加。MRI高信号和神经肿大也发生在其他炎症性和遗传性神经病变中，但可以将MMN患者与肌萎缩侧索硬化症区分开来，后者的神经直径通常减小。

【诊断】

任何年龄的患者出现下列情况均需要考虑MMN的可能性（表13-4）：①隐袭起病，缓慢或阶段性进展；②临床至少有2根运动神经受累的证据，表现为不对称性肢体无力和肌肉萎缩，无客观的感觉异常体征；③运动神经传导测定在非嵌压部位发现至少2根神经或1根神经的两个节段出现运动神经传导阻滞，相应部位的感觉神经传导正常。IVIg治疗有效可进一步支持MMN的诊断。

表13-4 MMN临床诊断标准

核心标准	1. 缓慢或逐步进展的不对称性肢体无力（至少有2条运动神经支配区受累），病程超过1个月。如果症状仅存在于一条神经的支配区，只能做出疑诊 2. 除下肢振动觉轻微异常外，没有客观的感觉异常
支持标准	1. 以上肢受累为主，受累肢体存在无力、痛性痉挛和肌束颤动 2. 受累肢体的腱反射减退或消失 3. IgM抗神经节苷脂GM1抗体升高 4. 脑脊液蛋白增加（＜1 g/L） 5. MRI显示T2加权成像显示神经根信号强度增加 6. IVIg治疗后的客观临床改善
排除标准	1. 上运动神经元体征 2. 明显的延髓受累 3. 下肢的痛温觉受损比振动觉缺失更明显 4. 起病初期即发展为弥漫对称性无力

欧洲神经病学学会/周围神经学会2010版诊断标准

【鉴别诊断】

前两节介绍的CIDP以及郎飞结病大都存在明显的感觉障碍。其他需要鉴别诊断的周围神经病包括第七章表7-16介绍的平山病鉴别诊断范畴，各种原因导致的臂丛神经病、卡压性神经病、压迫易感性神经病、神经内神经膜瘤脊髓空洞症和脊髓肿瘤，由于明显的感觉障碍而易于鉴别。重点需要鉴别运动神经元病的连枷臂综合征、青少年肌萎缩性侧索硬化和平山病，MMN 因明显的上肢非对称性无力而不同于远端遗传性运动神经病，这些疾病虽然没有感觉障碍，但神经传导检查可以发现感觉和运动神经传导速度均没有明显异常（表 13-5）。

表 13-5 多灶性运动神经病鉴别诊断

疾病	临床表现
平山病	青少年发病，慢性单侧上肢远端无力和肌肉萎缩
FUS 相关肌萎缩侧索硬化	青少年发病，慢性单侧上肢和颈部无力发病，短时间内扩展至延髓和呼吸无力
连枷臂综合征	起病年龄晚，慢性局限于双上肢非对称性肌无力，男性患者居多，上肢反射减低或消失，没有锥体束征
GARS 相关远端遗传性运动神经病	青少年隐匿发病，出现双手无力和萎缩，伴随下肢远端的无力
SLC5A7 相关远端遗传性运动神经病	成年隐匿发病，出现上肢远端为主的无力和肌肉萎缩

【治疗】

注重早期诊断，进行个体化治疗。

（1）IVIg，初始可给予 0.4 g/(kg·d)，共 5 天，观察肢体无力变化，部分患者使用后 1 周内即可出现无力的改善，但疗效维持时间通常仅 1 个月左右，少数患者可长达数月。IVIg 治疗可以改善患者临床无力和生活质量，有可能延缓周围神经轴索变性的发生。在初次使用有效后，可以根据患者经济情况以及临床反应，个体化间断使用不同剂量的 IVIg 维持治疗，如 1～2 个月给予 1～2 g/kg。皮下注射剂型和静脉使用疗效相似。不伴传导阻滞的 MMN，IVIg 治疗效果和预后与有传导阻滞者相似。

（2）免疫抑制剂，免疫抑制剂治疗 MMN 的效果有待进一步评估。IVIg 效果不佳，或其他因素限制使用 IVIg，无禁忌证且耐受的患者，可试用环磷酰胺，2～3 mg/(kg·d)。但需密切注意其不良反应。其他药物如干扰素 β-1a、麦考酚酸吗乙酯、硫唑嘌呤、环孢素、依库珠单抗已有相关使用报道，个别患者有效。英夫利昔单抗可诱发 MMN，应避免使用。

（3）糖皮质激素和血浆置换：糖皮质激素治疗有可能加重病情，血浆置换在少数患者有效，但也有可能加重病情，不建议常规使用。

（4）患者管理和宣教：由于该病无法彻底根治，提倡"与疾病共存"理念，患者及家庭需对所患疾病有正确认识，学会自我管理，重视患者及家庭成员的心理健康。

尽管 87% 的患者接受了维持治疗，但随着时间的推移，肌力、反射、振动感和自我评估量表评分显著恶化。较低的 MRC 评分和无反射预示为进展的疾病过程。

【病例摘要】

患者，女性，48 岁，四肢无力 8 年。

患者 8 年前右手力弱，拇指无力明显，缓慢发展，逐渐出现腕部和前臂无力，6 年前左手指不能伸指，上臂偶有肉跳。3 年前下肢有疲劳感。体格检查：神清，语利，脑神经未见异常。右上肢近端肌力 5 级，屈腕伸腕肌力 4 级，分并指、拇外展肌力 3 级，左上肢近端肌力 4 级，屈腕伸腕 4 级，分并指、拇外展肌力 1～2 级，右下肢近端肌力 4 级，足背伸跖屈肌力 4＋级，左下肢近端肌力 5 级，足趾跖屈 4 级，背伸 5－级。左大鱼际肌萎缩。左肱二头肌、肱三头肌反射消失，左桡骨膜反射阳性，右侧桡骨膜及肱二头肌、肱三头肌反射阳性，双跟腱、膝腱反射消失，深浅感觉检查未见异常。肌电图检测可见上下肢肌肉神经源性损害，神经传导测试可见多根神经的运动神经传导阻滞，感觉神经传导正常。神经彩超可见右侧正中神经上臂段稍增粗，左侧臂丛神经根、臂丛上中下干轻度增粗。定位诊断，非对称性周围神经，运动神经，髓鞘；定性诊断，慢性免疫性周围神经病，MMN。病例详细资料见二维码数字资源 13-3。

数字资源 13-3

（刘明生）

【参考文献】

[1] LI Y, NIU J, LIU T, et al. Conduction block and nerve cross-sectional area in multifocal motor neuropathy. Front. Neurol, 2019, 10: 1055-1059.

[2] LI Y, NIU J, LIU T, et al. Motor conduction blockand conduction velocity in Lewis-Sumner syndrome and multifocal motor neuropathy. J Clin Neurosci, 2019, 67: 10-13.

[3] 刘明生, 蒲传强, 崔丽英, 等. 中国多灶性运动神经元病诊治指南2019. 中华神经科杂志, 2019, 52 (11): 889-892.

[4] BREINER A, EBADI H, BRIL V, et al. Ultrasound in multifocal motor neuropathy: clinical and electrophysiological correlations. J Clin Neuromuscul Dis, 2019, 20 (4): 165-172.

[5] KUMAR A, PATWA H S, NOWAK R J. Immunoglobulin therapy in the treatment of multifocal motor neuropathy. J Neurol Sci, 2017, 375: 190-197.

[6] HERRAETS I, VAN ROSMALEN M, BOS J, et al. Clinical outcomes in multifocal motor neuropathy: A combined cross-sectional and follow-up study. Neurology, 2020, 95 (14): e1979-e1987.

[7] TRACY J A, TAYLOR B V, KIERNAN M, et al. Nerve Pathology Distinguishes Focal Motor Chronic Inflammatory Demyelinating Polyradiculoneuropathy From Multifocal Motor Neuropathy. J Clin Neuromuscul Dis, 2020, 22 (1): 1-10.

[8] AL-ZUHAIRY A, SINDRUP S H, ANDERSEN H, et al. A population-based and cross-sectional study of the long-term prognosis in multifocal motor neuropathy. J Peripher Nerv Syst, 2019, 24 (1): 64-71.

第四节 慢性特发性轴索性周围神经病

慢性特发性轴索性周围神经病（chronic idiopathic axonal polyneuropathy，CIAP）是一种常见于中老年人病因不明的慢性周围神经病。1984年McLeod等通过对519例行腓肠神经活检的周围神经病患者回顾性研究，其中67例表现为病程超过1年，详细检查没有发现病因。这些病人表现为感觉运动性、感觉性或单纯运动性周围神经病。脑脊液蛋白轻度升高，神经活检均为慢性轴索变性。这一组患者残疾程度轻，进展缓慢。1993年Notermans等研究一组表现为轴索损害特点的中老年发病的慢性特发性周围神经病患者，于1994年正式提出CIAP概念。目前没有明确的CIAP的流行病学调查资料。1999年Mygland等对挪威患者进行调查，提出慢性隐源性多神经病的发病率为33/10万，该研究可能除了CIAP外还包括其他原因导致的周围神经病。但在所有50岁以后发病的慢性轴索性周围神经病中有25%为CIAP。

CIAP的发病机制并不明确，目前研究提示代谢综合征如空腹血糖升高、糖耐量异常、高血压、肥胖等可能为CIAP的高危因素，氧化应激可能是参与发病的一个重要环节。有研究发现HLA-DQA1*05等位基因与长度依赖性CIAP有关，也有研究认为免疫系统在CIAP发病机制中发挥作用，部分患者对免疫抑制剂、丙种球蛋白或利妥昔治疗有反应，患者组织型谷氨酰胺转移酶IgA抗体升高。

周围神经出现轴索变性以及伴随毛细血管结构改变是本病的主要病理特点（图13-4）。周围神经的轴索变性主要表现为有髓神经纤维丢失、有髓神经纤维变性形成髓球样结构以及出现有髓神经纤维的再生簇结构，无明显的炎性细胞浸润。部分患者伴随轻微的有髓神经纤维节段性脱髓鞘和洋葱球样改变，与CIDP病理特点类似。微血管的改变主要表现为毛细血管基底膜肥厚、血管内皮细胞肥大及核增多。此外还可发现神经外膜及束膜下少量T细胞浸

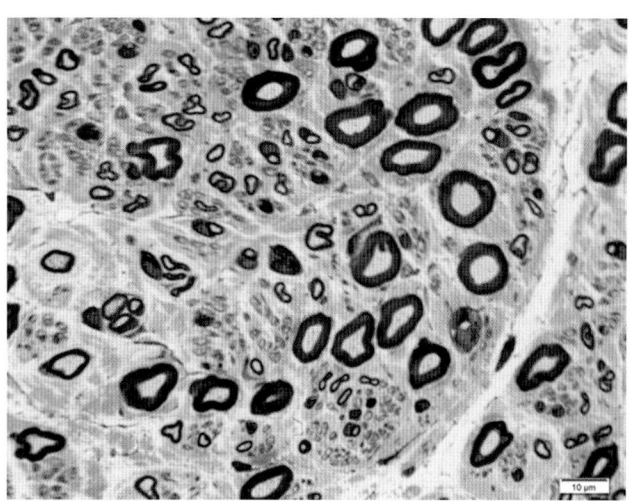

图13-4 有髓神经纤维的轴索变性（长箭头）和再生改变（短箭头）（半薄切片甲苯胺蓝染色）

润,当腓肠神经活检病理出现较多的T细胞浸润时往往提示伴随IgG亚型单克隆丙种球蛋白病。

【临床表现】

发病年龄多在60～70岁,男性多于女性。按发病年龄分为晚发型(≥65岁)及早发型(<65岁)。晚发型CIAP也称为老年型CIAP,80岁以上CIAP患者更多见。发病隐匿,缓慢进展。早发型CIAP患者病程短,一般少于10年,但是残疾程度更重。临床病程上可以表现为缓慢进展,或初期缓慢进展,而后稳定或缓解复发。症状呈对称性发展,多由足部开始,约半数患者5年内发展至手部症状。部分患者的症状仅局限于小腿。一般无自主神经损害症状和脑神经受累表现。根据临床表现可将其分为:①单纯感觉性神经病;②单纯运动性神经病;③感觉运动性神经病。其中以感觉运动性或单纯感觉性神经病为多,单纯运动性神经病少见。

(1)单纯感觉性神经病,男女比例约4:1,平均发病年龄为63.2岁,平均病程为62.9个月。病情缓慢进展,随后处于稳定期。最常见的症状是双足麻木或烧灼样疼痛,并因疼痛而出现不宁腿综合征的表现。也可出现指尖麻木,双手不能完成精细动作。行走时宽基底步态,严重者站立时需扶物。无肢体力弱。查体发现远端手套、袜套样分布的针刺觉和触觉减退,绝大部分患者除累及小神经纤维外,还累及感觉性大神经纤维,出现膝部以下的振动觉消失,部分患者上肢远端振动觉消失。半数患者出现龙贝格征阳性。四肢腱反射减弱或消失,可以出现腓肠肌痉挛现象,无肌萎缩和肌束震颤。部分患者的单纯感觉性神经病可以向感觉运动性神经病过渡,逐渐出现运动神经受累的症状、体征或发现亚临床的电生理检查异常。约2/3的患者存在神经病理性疼痛。

(2)感觉运动性神经病,男女比例约1:1,发病年龄在50岁以后。病程缓慢进展。最常见的感觉症状是单足的刺痛感、双足沉重感、疲劳感或麻木感,也可出现踝部的束带感。腿部僵硬在行走时更明显,伴随踩棉花感。本型患者较常出现腓肠肌痉挛,特别是在行走后更易发生。下肢力弱,导致双足下垂而影响步态。查体可发现感觉障碍体征,手的骨间肌、腿部腓骨肌和胫前肌萎缩,一般无四肢近端肌肉萎缩和肌束震颤。部分患者可出现龙贝格征阳性。跟腱反射均对称性消失。

(3)单纯运动性神经病,较少见,发病年龄在50岁以后。主要表现为四肢远端的力弱,早期即可出现双足下垂,具有下运动神经元综合征的临床特点。查体可见骨间肌、胫前肌和腓肠肌等肌肉的萎缩,手及下肢远端的力弱较重,而四肢近端肌力正常。部分患者在随访中转化为感觉运动神经病。

【辅助检查】

CIAP的辅助检查类似CIDP,都没有诊断的金标准,其辅助检查的安排是在临床和电生理改变的基础上能够确定为CIAP,而后进行血液、影像学、免疫学和病理检查,排除已知病因导致的慢性轴索性神经病。

1. **血清学检查**

患者血叶酸和维生素B_{12}水平正常。血胆固醇及甘油三酯通常可升高。免疫学相关检查抗核抗体谱及抗中性粒细胞抗体谱均阴性,一般不与恶性疾病及丙种球蛋白病相关。血抗MAG抗体及神经节苷脂GM抗体均阴性,仅部分患者出现抗硫苷脂抗体阳性。血中高价抗硫苷脂抗体的出现往往提示可能为特发性轴索性感觉性周围神经病。

2. **脑脊液检查**

患者脑脊液细胞数目正常,脑脊液蛋白正常或轻度升高,通常在0.45～1 g/L,很少超过1 g/L。部分患者可以出现脑脊液蛋白细胞分离现象。

3. **神经电生理检查**

神经传导测定可以协助判断周围神经病变是脱髓鞘为主还是轴索损害为主,并有助于发现临床上受累纤维种类,是感觉运动性神经病和单纯感觉性神经病。可见周围神经感觉神经和运动神经的动作电位波幅显著下降,神经传导速度正常或轻度下降。一般无神经传导阻滞现象。小部分患者可出现动作电位波幅下降伴随神经传导速度下降,提示存在轴索和髓鞘混合性损害。在单纯感觉性神经病也可以发现运动神经轴索损害的亚临床电生理改变。可见腓肠神经感觉动作电位消失,胫前肌异常自发电位,如纤颤电位、正锐波等,为该病的电生理特点之一。

4. **病理检查**

CIAP患者的周围神经病理检查主要是为了排除遗传性或其他获得性慢性轴索性神经病,该病可以发现有髓神经纤维丢失和再生改变,神经内自噬相关结构的密度显著增加,比炎症性神经病患者更明显。

【诊断】

CIAP 的诊断是一个排除诊断，需要符合其诊断标准（表 13-6）。中老年患者出现慢性发展的肢体远端无力或麻木，神经传导测定提示存在轴索性神经病，需要考虑到 CIAP 的可能性，需要进一步排出其他已知病因的慢性轴索性神经病，才能够诊断该病。

表 13-6　CIAP 诊断标准

发病特点	中老年发病，年龄 ≥ 50 岁，病程在 8 周以上，没有家族史
主要症状	慢性进行性发展的对称性肢体远端感觉减退和无力，双下肢为主
肌电图	周围神经轴索损害
脑脊液	蛋白正常或轻度升高
血液	没有特殊抗体、异常球蛋白，血液细胞正常，血糖和维生素 B_{12} 正常

【鉴别诊断】

该病的诊断首先通过神经传导检查排除脱髓鞘周围神经病，如本章前几节介绍的 CIDP、郎飞结病、多灶性运动神经病以及下一章介绍的 IgM 型副蛋白血症周围神经病和 POEMS 综合征等，而后需要排除老年人发病的非对称性周围神经病，如后续章节介绍的血管炎性周围神经病、神经淋巴瘤病或神经白血病以及感染性周围神经病。

CIAP 需要重点鉴别的疾病是其他中老年发病的慢性对称性轴索性周围神经病（表 13-7），包括糖尿病性周围神经病、淀粉样多神经病、晚发的腓骨肌萎缩症 2 型、远端遗传性运动神经病、慢性中毒性神经病、POEMS 综合征、副肿瘤综合征周围神经病等，其鉴别需要进行血液的抗体、病理或基因检查。

表 13-7　老年人慢性对称性轴索性周围神经病鉴别诊断

疾病	表现特点
慢性特发性周围神经病	慢性发展的肢体对称性分布的远端无力或麻木，表现为感觉神经病、运动感觉神经病或运动神经病
慢性中毒性神经病	亚急性或慢性发展的肢体远端麻木无力和自主神经症状，有明确的毒物接触历史，如酒精、核酸类似物、化工原料
糖尿病性周围神经病	主要和感觉型 CIAP 鉴别。早期主要累及小有髓纤维出现趾端灼痛或感觉过敏，肢体位置觉减退、振动觉减退和腱反射消失
淀粉样多神经病	主要和感觉运动型 CIAP 鉴别，患者以下肢感觉障碍和自主神经功能障碍为早期特征，随疾病发展出现远端肢体无力，病理检查发现刚果红阳性物质沉积
晚发型腓骨肌萎缩症 2 型	主要和感觉运动型 CIAP 鉴别。发病隐匿，主要表现为四肢远端的感觉运动性神经病，常存在高弓足
晚发型远端遗传性运动神经病	主要和运动型 CIAP 鉴别。发病隐匿，主要表现为四肢远端无力和肌肉萎缩，常存在高弓足
运动神经元病	主要和运动型 CIAP 进行鉴别。该病主要表现为非对称性进行性加重的肢体无力和肌肉萎缩，伴肌束震颤和球部肌肉萎缩以及分裂手
异常球蛋白血症伴随周围神经病	主要和感觉运动型 CIAP 鉴别。约 10% 的 CIAP 患者检测发现为单克隆丙种球蛋白病。这类 CIAP 患者的残疾程度更重。血清免疫球蛋白检查对鉴别诊断至关重要

【治疗】

CIAP 的管理团队成员包括神经内科医生、康复科医生。在严重足下垂的患者使用特殊鞋子和（或）足踝矫形器，用于矫正足下垂和辅助行走；可改善患者的平衡和步态。物理治疗和康复训练可以延缓疾病进展。

虽然循证医学尚无证据证明糖皮质激素或其他免疫抑制剂有效，但有部分患者对 IVIg、糖皮质激素和硫唑嘌呤有反应。如果对类固醇、IVIg、血浆置换或免疫抑制剂药物的经典治疗无反应，可以给予静脉注射利妥昔单抗，其无力、肌肉萎缩、麻木和感觉异常显著改善。

确诊的 CIAP 患者在发病后的 5～10 年内可无严重的残疾或出现一个缓慢性进展病程。一般小于 65 岁的患者比大于 65 岁的患者在同样的病程中预后更差，提示早发病的 CIAP 比晚发病的患者在短期病程中的残疾程度更重。一小部分患者需要扶拐或助行器行走，但无患者因此丧失行走能力。

【病例摘要】

患者，男性，53岁。四肢麻木无力6个月余。

患者6个月前足底厚胀感，相继双侧足部无力，4个月前进展双下肢无力，蹲下站起需扶墙，伴左下肢紧胀感，双手也有麻木感。外院查体：脑神经未见异常，上肢远端肌力4+级，双下肢肌力3级，跟腱反射减低，双上肢腕、下肢膝以下痛觉减退，双足关节位置觉减退，病理征（－）。当地给予IVIg 30 g×5 d，之后甲强龙500 mg 3天，250 mg 3天，120 mg 3天，之后口服泼尼松60 mg qd，快速减量，1个月后停用，肢体无力未再进展，略有好转。2个月前下肢无力再次加重，双手力弱，持筷费力，1个半月前已无法行走，四肢麻木也较前明显。既往：5年前有机磷农药中毒、高血压病、糖尿病史。家族史无殊。神经系统查体：脑神经未见异常。左上肢近端4级，远端握力3+级，右上肢近端3+级，握力4级，双侧分并指3级。双下肢近端3-级，足背伸右2级，左3级，双跖屈3级。双手远端深浅感觉减退，双足针刺过敏，双髋以下音叉觉减退。行走需双人搀扶，跨阈步态。肌电图：上下肢肢周围神经源性损害，运动感觉均受累，轴索损伤为主。脑脊液可见蛋白细胞分离现象。定位诊断，多发性周围神经病，运动及感觉纤维均受累，轴索损害为主。定性诊断，慢性炎性轴索性周围神经病。入院后再次给予丙种球蛋白每日0.4 g/kg，静脉输液5天同时加用泼尼松60 mg qd，30天后，每周减5 mg至40 mg qd，之后每2周减5 mg，至20 mg，逐渐缓慢减量。治疗1个月时，患者无力症状逐渐较前好转。治疗4个月时随访：肌力上肢近端5级，远端3～4级，下肢近端5级，远端3～4级，可独立行走，但足尖足跟行走仍差。肌电图结果也有所改善。给予泼尼松口服治疗，1个月后症状逐渐好转，3个月时明显恢复，可正常生活。病例详细资料见二维码数字资源13-4。

数字资源13-4

（漆学良）

【参考文献】

[1] ZIS P, SARRIGIANNIS P G, RAO D G, et al. Chronic idiopathic axonal polyneuropathy: a systematic review. J Neurol, 2016, 263 (10): 1903-1910.

[2] NOTERMANS N C, WOKKE J H, FRANSSEN H, et al. Chronic idiopathic polyneuropathy presenting in middle or old age: a clinical and electrophysiological study of 75 patients. J Neurol Neurosurg Psychiatry, 1993, 56: 1066-1071.

[3] VRANCKEN A F, FRANSSEN H, WOKKE J H, et al. Chronic idiopathic axonal polyneuropathy and successful aging of the peripheral nervous system in elderly people. Arch Neurol, 2002, 59: 533-540.

[4] NOTERMANS N C, WOKKE J H, VAN DER GRAAF Y, et al. Chronic idiopathic axonal polyneuropathy: a five year follow up. J Neurol Neurosurg Psychiatry, 1994, 57: 1525-1527.

[5] VISSER N A, VRANCKEN A F, VAN DER SCHOUW Y T, et al. Chronic idiopathic axonal polyneuropathy is associated with the metabolic syndrome. Diabetes Care, 2013, 36 (4): 817-822.

[6] ZIS P, SARRIGIANNIS P G, ARTEMIADIS A, et al. Chronic idiopathic axonal polyneuropathy: Electrophysiological progression and human leukocyte antigen associations. Muscle Nerve, 2021, 63 (4): 567-571.

[7] VRETHEM M, LINDH J, TONDEL M, et al. IgA antibodies against tissue transglutaminase, endomysium and gliadin in idiopathic polyneuropathy. Acta Neurol Scand, 2013, 127 (2): 109-115.

[8] WARENDORF J, VRANCKEN A F, VAN SCHAIK I N, et al. Drug therapy for chronic idiopathic axonal polyneuropathy. Cochrane Database Syst Rev, 2017, 20; 6 (6): CD003456.

[9] SAMUELSSON K, PRESS R. Chronic axonal idiopathic polyneuropathy: is it really benign. Curr Opin Neurol, 2020, 33 (5): 562-567.

[10] MOUSSA H, SAWAYA R A. Rituximab Treatment for Chronic Idiopathic Axonal Polyneuropathy. J Clin Neuromuscul Dis, 2021, 22 (4): 214-219.

[11] Oh SJ, Lu L, Alsharabati M, et al. Chronic inflammatory axonal polyneuropathy. J Neurol Neurosurg Psychiatry, 2020, 91 (11): 1175-1180.

第五节 神经束膜炎

神经束膜炎（perineuritis）是一组以神经束膜出现增生伴随炎细胞浸润为主要病理改变特点的慢性炎性周围神经病，包括脑神经束膜炎和脊神经束膜炎，根据病因不同，还可将神经束膜炎分原发和继发性束膜炎，原发性神经束膜炎不能找到其他原因可以解释，而继发性神经束膜炎可见于糖尿病、结节病、冷球蛋白血症、恶性肿瘤、溃疡性结肠炎、副肿瘤综合征、感染（结核和麻风病）或胶原结缔组织病。尽管在患者的神经束膜可以出现免疫球蛋白沉积，但这种表现可出现在多种疾病中，因此更倾向于非特异性改变，只是反映了神经束膜组织结构的病理改变比较突出。由于神经束内的血供来自神经束外的血管，增厚的神经束膜可以阻断和神经外的血液联系，导致神经束内缺血，引起神经纤维缺血性损害，而神经束膜的屏障作用破坏也会导致神经束内压力改变，进一步加重神经的损害。

神经束膜炎性改变在不同神经束缺乏一致性，一个神经束可以完好无损，而临近的神经束可能存在严重病变。急性活动性病变通常表现为层样上皮样细胞增加和淋巴细胞浸润伴随水肿（图 13-5），有时几乎达到肉芽肿的程度。浸润的细胞形态类似巨细胞，但一般不存在多核巨细胞。神经周围的血管出现数量增多，神经束膜或神经内膜可见血管周围炎性细胞袖套样改变。炎症也延伸到神经内膜，除淋巴细胞性炎性浸润外，还可以看到显著的胆固醇晶体沉积和神经周围巨噬细胞的泡沫状改变。神经束膜上增生的成纤维细胞和浸润的炎性细胞分离了神经束膜，形成巨大的"洋葱皮"样外观。慢性病变表现为明显的神经束膜纤维性增厚，缺少炎细胞浸润，毛细血管周围基底膜均质样增厚。神经束内的有髓纤维密度降低，急性期靠近神经束膜炎的部位可见活动性轴索变性，轴索丢失的程度与神经束膜炎症的严重度具有平行关系。慢性期可以看到有髓神经纤维再生簇，偶尔可以看到个别薄髓鞘有髓神经纤维以及小的洋葱球状结构。电镜下可见神经束膜板层的分裂和神经束膜细胞坏死。免疫组织化学染色可以发现多克隆的淋巴细胞以及巨噬细胞浸润，在神经束膜受累部位存在异常的通透性，可见多克隆的 IgG 和 IgM 沉积。

【临床表现】

1. 视神经束膜炎

是最近几年报道最多的神经束膜炎，通常成年亚急性发病，表现为单侧进行性持续数周的急性视力减退，视力丧失的范围从轻微到严重不等，表现为视力模糊、变暗、斑点，伴有眼球运动性疼痛，眼痛类似于视神经炎的眼动后加剧，但疼痛更严重或持续时间更长。也可以伴随三叉神经损害表现，出现单侧面部的麻木和疼痛症状，临床表现可以反复发作。

眼底检查可见视乳头水肿，视野检查可见中心视力缺失，包括中央旁暗点、弓状缺损、中央凹暗点、周边岛和垂直缺陷。有传入性瞳孔对光反射消失，伴随色差和对比敏感度下降。可以伴随出现眼眶内肌肉损害的体征和症状，如眼外肌瘫痪、上睑下垂和突眼，很少出现眼内病变，如视网膜坏死、巩膜炎和巩膜上炎。

2. 脊神经束膜炎

临床症状有多种形式，部分患者以肢体远端疼痛性感觉神经病为特征，由于以感觉症状为主，因此也称为感觉性神经束膜炎。部分患者表现为多发性单神经炎、多神经根病、远端感觉运动神经病。患者亚急性和慢性发病，出现肢体感觉异常、疼痛以及肢体力量下降，受影响的神经分布区可有触觉过敏。可以出现非特异性的全身性症状，但不存在其他疾病。

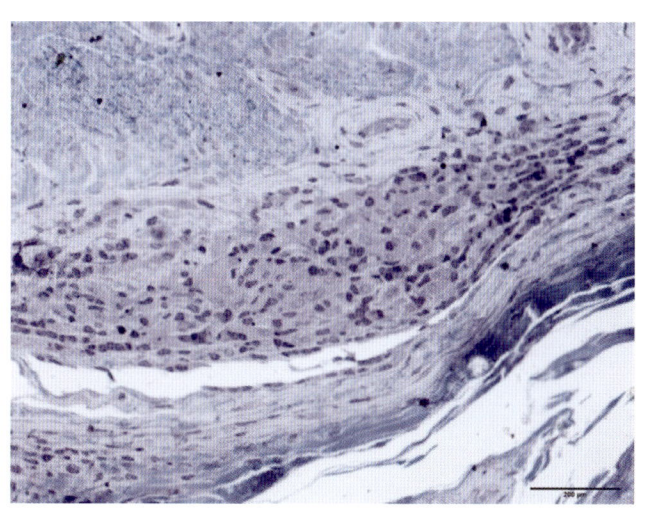

图 13-5　神经束膜明显增厚伴炎细胞浸润

3. 继发性神经束膜炎

与许多不同的全身性疾病有关。即在特定的全身性疾病的背景下相对选择性的神经周围炎症，因此可以看到其他疾病的不同表现特点，如合并结核病，可以有结核病的全身感染中毒表现；合并血管炎可以出现其他脏器血管炎损害带来的表现；而IgG4疾病可以伴随出现其他脏器损害，伴随胸膜或腹膜的增厚改变。

【辅助检查】

依据临床表现首先选择电生理检查，周围神经的神经传导测试可以提示周围神经病，视觉诱发电位可以提示视神经损害，神经束膜炎是一个病理诊断，影像学检查有一定的帮助，特别是视神经束膜炎，血液和脑脊液检查主要作为鉴别诊断措施。

1. 血清学检查

常规进行血糖、感染筛查和结缔组织病相关的免疫学检查，包括结节病、血管炎、白塞病、IgG4疾病、梅毒、结核、麻风病的检查，部分视神经束膜炎患者血清存在髓鞘少突胶质细胞糖蛋白抗体。

2. 电生理检查

在视神经束膜炎可以发现视觉诱发电位的异常，而在脊神经束膜炎可以发现多发性单神经病、脱髓鞘神经病、远端感觉运动神经病的电生理改变特点，其周围神经的运动神经和感觉神经的动作电位波幅显著降低或不能引出，而传导速度大致正常或轻度降低，提示周围神经存在非对称性的轴索损害。

3. 影像改变

MRI是诊断视神经束膜炎的主要工具，可以发现患者的神经束膜出现增强和增厚，在部分患者会发现亚临床的脊髓异常信号。脊神经束膜炎目前更多依靠病理检查，而非影像学研究。

4. 病理检查

是脊神经束膜炎的主要诊断手段，主要病理改变是神经束膜肿胀、束衣细胞的增生、炎细胞浸润、IgG和IgM沉积，神经束膜增生可用上表皮膜抗原免疫组化染色显示。

【诊断】

对于患有痛性神经病或视力下降的患者，应进行核磁共振检查，神经周围增强是视神经束膜炎的诊断依据。在出现脊神经损害症状的患者进行神经活检检查或磁共振检查可以协助诊断。

【鉴别诊断】

1. 视神经束膜炎的鉴别诊断

视神经束膜炎需要和其他导致视力下降的不同炎性疾病进行鉴别（表13-8），一般需要借助眼眶磁共振，在个别患者中需要进行必要的病理检查。

表13-8 视神经束膜炎的鉴别诊断

1. 脱髓鞘视神经炎
2. 眼眶炎症综合征，包括特发性、结节性、肉芽肿眶肌炎
3. 眶内肿瘤，包括视神经鞘脑膜瘤、白血病、淋巴瘤视神经浸润
4. 眶内感染，包括结核、梅毒感染
5. 球后视神经炎，继发性于葡萄膜炎的视乳头水肿
6. 视神经脊髓炎谱系病

当眼眶磁共振排除了其他导致视力下降的疾病，需要进一步对视神经束膜炎和视神经炎进行鉴别，这两种疾病在临床表现上非常类似，但在治疗和预后方面存在巨大差异，需要对其进行鉴别诊断（表13-9）。

表13-9 视神经炎和视神经束膜炎的鉴别

临床特点	视神经束膜炎	视神经炎
年龄	年老	年轻
视力丧失发作	亚急性（数周以上）	急性（数天）
病理改变	视神经鞘炎	视神经炎
视野缺损	中央旁暗点/弓状缺损	中央暗点
与多发性硬化的关系	无	有
色觉障碍	较少	较多
MRI	神经周围强化	神经内强化

2. 脊神经束膜炎的鉴别诊断

主要和伴随疼痛的周围神经病进行鉴别（表13-10），包括糖尿病神经病、血管炎性周围神经病、副肿瘤综合征周围神经病、中毒性神经病和莱姆病慢性多发性神经根神经病，也包括下一章要介绍的冷球蛋白血症神经病，以及后续介绍的神经结节病、神经淋巴瘤病和神经白血病。需要通过周围神经的病理检查进行鉴别。

【治疗】

神经束膜炎不是自限性疾病，如果不进行治疗，症状不会自己消失。主要治疗方法是糖皮质激素治

表 13-10 成年人疼痛性周围神经病

疾病	临床特点
腓骨肌萎缩症 2C	慢性发展的肢体远端疼痛和感觉障碍，肢体无力不明显
脊神经束膜炎	亚急性和慢性发病，出现肢体感觉异常、疼痛以及肢体力量下降，受影响的神经分布区可有触觉过敏
糖尿病神经病	急性和亚急性发病，包括治疗性糖尿病神经病、因持续高血糖急性疼痛性糖尿病神经病和微血管炎神经根病
血管炎性神经病	急性和亚急性发病，表现为感觉运动神经病。通常为多系统损害，血免疫学检查异常，ESR、CRP 等升高，ANCA 抗体阳性等
副肿瘤性神经病	临床表现类型包括运动性、感觉性和自主神经性神经病，其中亚急性感觉性周围神经病是最常见的亚型，伴随肢体疼痛。
神经结节病	成年期亚急性或慢性发病，出现四肢非对称性的多发单神经病或脑神经病，伴有疼痛的感觉症状
神经淋巴瘤病	成年期亚急性或慢性发病，出现疼痛性神经根、神经丛或多发单神经病的临床表现。超声发现周围神经局部增粗
神经白血病	成年晚期亚急性发病，既往白血病历史，出现单或多发单神经支配区域的疼痛性运动和感觉障碍，超声检查可以发现局部的肿块
莱姆病多发性神经根神经病	表现为肢体远端感觉异常或四肢神经根性疼痛，脑脊液检查可以发现淋巴细胞增多，血清伯氏疏螺旋体的 IgG 明显升高可以提示该病
免疫检查点抑制剂相关神经疾病	使用免疫检查点抑制剂相关药物导致，其中一种类型为急性疼痛性感觉神经病，主要以肢体远端的疼痛和感觉障碍为主
中毒性神经病	亚急性或慢性发病的对称性肢体远端麻木和自主神经症状，酒精、核酸类似物导致的感觉神经病均以疼痛为主要表现

疗，一般在数小时或一天内迅速显著改善症状和体征。短疗程的糖皮质激素口服治疗会导致疾病复发，因此需要较长疗程的治疗，首选治疗方式是口服，需要高剂量的类固醇（每日 80 mg），按照免疫性疾病的糖皮质激素治疗规律，剂量逐渐减少。静脉注射糖皮质激素治疗只会加快疾病恢复，不会影响最终治疗结果。

个别患者治疗后症状没有改善，可能和慢性炎症浸润以及神经束衣中的纤维组织沉积，导致压迫性神经病变和缺血性梗死。使用吲哚美辛代替糖皮质激素治疗，可以有一定效果，难治性患者可以给予放疗和硫唑嘌呤等免疫抑制剂，也可以给予静脉注射免疫球蛋白、血浆置换。可在口服泼尼松龙的同时，进行血浆置换或静脉注射免疫球蛋白。

出现疼痛的患者可以服用低剂量止痛药（普瑞巴林：150 毫克 / 天，氯硝西泮：1 毫克 / 天），患者疼痛可明显改善。

【病例摘要】

患者，男性，36 岁，发作性肢体感觉异常 18 个月，无力 12 个月。

患者最初在 8 个月前表现为双小腿前部瘙痒感，并蔓延至大腿外侧，随后出现双上肢外侧麻木感，洗澡时感到双侧肋缘难以忍受的疼痛，数天后症状自行缓解。12 个月前出现左脚踝部走路发酸、无力。11 个月前出现跑步时双下肢无力，伴随双手小指力弱，症状缓慢加重，8 个月前双手不能完成精细运动。4 个月前出现双手肌肉萎缩。双下肢无力继续缓慢加重。既往史、个人史以及家族史无特殊。神经系统查体：四肢远端手套、袜套样痛觉过敏，四肢远端音叉振动觉减退。四肢均匀肌肉萎缩，四肢近端 4～5 级，远端 2～3 级。四肢腱反射对称低下。入院后检查：ESR，风湿三项正常。全套自身免疫相关抗体均阴性。血、尿免疫蛋白电泳均未见单克隆免疫球蛋白区带。腰椎穿刺脑脊液常规、生化均正常，脑脊液和血的髓鞘碱性蛋白、髓鞘碱性蛋白自身抗体以及抗髓鞘少突胶质细胞糖蛋白抗体均正常。四肢感觉神经传导诱发电位未引出，双正中神经运动神经传导速度分别下降 38%，右腓总神经运动神经传导伸趾短肌记录无运动反应，胫前肌记录速度为 25.6 m/s，远端潜伏期 12 ms，诱发电位波幅 0.4 mV，左腓总神经运动神经传导远、近端记录均无反应，右正中神经 F 波传导速度下降 31% 右胫神经 H 反射未引出。胸部 CT 提示为双肺多发病变，表现为双肺上叶及左肺下叶背段可见大片状实变灶，边界不清。双侧胸膜不规则增厚，双侧胸腔未见积液。签署知情同意后，为明确诊断行腓肠神经活检。定位诊断：多发性单神经，感觉和运动神经纤维，髓鞘和轴索。定性诊断：多发性单神经病，神经束膜炎。病例详细资料见二维码数字资源 13-5。

数字资源 13-5

（吕 鹤）

【参考文献】

［1］BERGMAN O，ANDERSSON T，ZETTERBERG M. Optic perineuritis: a retrospective case series. Int Med Case Rep J, 2017, 10: 181-188.

［2］NAKAMURA T, KAWARABAYASHI T, SEINO Y, et al. Perineuritis successfully treated with early aggressive Immunotherapy. Intern Med, 2019, 58（19）: 2875-2878.

［3］ELAMIN M, ALDERAZI Y, MULLINS G, et al. Perineuritis in acute lyme neuroborreliosis. Muscle Nerve, 2009, 39(6): 851-854.

［4］YANAGIDAIRA M, HATTORI T, EMOTO H, et al. Optic perineuritis with anti-myelin oligodendrocyte glycoprotein antibody. Mult Scler Relat Disord, 2020, 38: 101444.

［5］SORENSON E J, SIMA A A, BLAIVAS M, et al. Clinical features of perineuritis. Muscle Nerve, 1997, 20（9）: 1153-1157.

［6］ZHANG Y S, SUN A P, CHEN L, et al. Nerve biopsy findings contribute to diagnosis of multiple mononeuropathy: 78% of findings support clinical diagnosis. Neural Regen Res, 2015, 10（1）: 112-118.

［7］吕鹤，张巍，王朝霞，等. 以神经束衣炎为首发表现的肺非朗格汉斯细胞组织细胞增生症的临床特点（附1例报告）. 临床神经病学杂志, 2016, 29（3）: 203-205.

［8］NAKAMURA T, KAWARABAYASHI T, SEINO Y, et al. Perineuritis Successfully Treated with Early Aggressive Immunotherapy. Intern Med, 2019, 58（19）: 2875-2878.

［9］GUPTA S, SETHI P, DUVESH R, et al. Optic perineuritis. BMJ Open Ophthalmol, 2021, 6（1）: e000745.

［10］SHOR N, ABOAB J, MAILLART E, et al. Clinical, imaging and follow-up study of optic neuritis associated with myelin oligodendrocyte glycoprotein antibody: a multicentre study of 62 adult patients. Eur J Neurol, 2020, 27（2）: 384-391.

本章总结

各种慢性免疫性周围神经病的诊断思路中要注意患者周围神经病症状的发病和发展速度快于遗传性周围神经病或神经元病，其次是症状和电生理改变的非对称性，炎性疾病都具有灶性分布的特点，电生理检查可以是脱髓鞘性神经病，也可以是轴索性神经病。存在运动神经损害的症状和电生理改变也不同于前一章介绍的免疫性自主神经病。实验室检查发现炎性因素的可靠指标可以支持诊断，由于大多数慢性免疫性周围神经病没有诊断的金标准，需要多种相关因素的综合分析，特别是病理检查和周围神经病特异性抗体检查，而且在随访中要对诊断及时调整。

和慢性免疫性周围神经病临床表现非常相似的另一组获得性慢性周围神经病是和血液疾病相关的周围神经病，都可以在成年期亚急性和慢性发病，病程都不长。如何区分，详见下一章有关副蛋白血症神经病的介绍。

第十四章 副蛋白血症神经病

血液副蛋白病也称为单克隆丙种球蛋白病,副蛋白血症神经病(paraproteinemic neuropathies)是指单克隆丙种球蛋白病导致的周围神经病。单克隆丙种球蛋白可以由整个单克隆免疫球蛋白分子组成,包括IgM、IgG和IgA,也可以只是免疫球蛋白的重链或轻链。周围神经病的发生频率取决于单克隆免疫球蛋白的种类,κ型轻链增多出现在IgM型意义未明单克隆丙种球蛋白血症(monoclonal gammopathy of undetermined significance,MGUS)神经病和冷球蛋白血症,λ型轻链增多出现在POEMS和淀粉样变。不同单克隆免疫球蛋白周围神经病的临床病理特征存在明显差异,从而构成了该组疾病的不同亚型,其中41.6%为MGUS、3.7%为原发性淀粉样变、1.6%为冷球蛋白血症、0.5%为POEMS综合征。按照沉积的抗体进行分析可以发现IgM类型占60%、IgG为30%和IgA为10%,也有个别IgD副蛋白神经病,IgG在良性副蛋白血症患者中最常见。

单克隆丙种球蛋白病主要和浆细胞异常增生有关(表14-1)。狭义单克隆丙种球蛋白病包括MGUS、多发性骨髓瘤和Waldenström巨球蛋白血症。广义单克隆丙种球蛋白病还包括IgM相关疾病(高黏滞综合征、轻链淀粉样变性、冷凝集素病、冷球蛋白血症)、卡斯特勒曼病、IgM相关的淋巴增生性疾病。本章重点介绍单克隆丙种球蛋白病神经病、冷球蛋白神经病、POEMS综合征和系统性类淀粉神经病。

表14-1 浆细胞疾病相关周围神经病

单克隆丙种球蛋白病相关周围神经病
A. 意义未明单克隆丙种球蛋白血症
IgM型
非IgM型:IgG和IgA
B. 多发性骨髓瘤(包括隐源性多发性骨髓瘤)
C. Waldenström巨球蛋白血症
POEMS综合征
免疫球蛋白轻链淀粉样变性
单克隆蛋白非相关神经病

第一节 单克隆丙种球蛋白病神经病

周围神经病是单克隆丙种球蛋白病的常见并发症。由于50岁以上的普通人群中有3%~4%患有单克隆丙种球蛋白病,这个年龄段的周围神经病患者需要进一步检查确定是否存在单克隆球蛋白,由于绝大多数此类患者没有任何恶性肿瘤的证据,处于MGUS阶段,单克隆丙种球蛋白病神经病(monoclonal gammopathy neuropathies)的周围神经损害和单克隆球蛋白可以有因果关系,也可以是一种没有关系的伴随现象。

MGUS是多发性骨髓瘤的前期病变,根据血清单克隆球蛋白类型,可以分为三种主要类型,即IgM、非IgM(包括IgG和IgA)和轻链MGU。每年1%的MGUS患者可能发展到浆细胞瘤,而IgM MGUS可以发展为Waldenström巨球蛋白血症,非IgM型MGUS具有进展为多发性骨髓瘤的风险,轻链型MGUS也可进展为多发性骨髓瘤。所有形式的MGUS均可进展为AL淀粉样变。MGUS患者发生慢性炎性脱髓鞘性多发性神经根神经病的相对风险为5.9,发展为自主神经病的相对风险为3.2。

40%~50%的IgM型MGUS相关神经病患者中,M蛋白与髓鞘相关糖蛋白结合,对周围神经的直接损害导致脱髓鞘,从而损害神经传导速度,而在其他病例中,发现副蛋白对神经节苷脂具有反应性,IgM型MGUS来源于CD19＋/CD20＋淋巴细胞群。病理学研究显示周围神经存在脱髓鞘和髓鞘增厚(图14-1)。在髓鞘增厚部位可检测到单克隆IgM蛋白沉积,施万细胞和巨噬细胞出现髓鞘碎片,少数患者出现有髓神经纤维洋葱球样结构,提示反复脱髓鞘和髓鞘再生。周围神经的有髓神经纤维密度下降，伴随出现薄髓鞘的有髓神经纤维。

【临床表现】

1. IgM 型 MGUS 相关神经病

90% 以上的患者出现慢性溶血性贫血和（或）感冒引起的循环症状，约一半的患者有肢端青紫病或雷诺综合征。周围神经损害表现为远端脱髓鞘对称性周围神经病，发病在 60～90 岁，男性多见，一般缓慢发病，病程持续数月到数年。主要影响较大的感觉神经纤维，导致感觉共济失调。运动神经纤维也轻微受累，出现远端肢体无力。脑神经一般不被累及。25%～30% 的 IgM 单克隆抗体相关周围神经病患者在发病 10 年后中出现度残疾。患者生存期为 16 年。

2. 非 IgM 型 MGUS 相关神经病

患者更常见长度依赖性感觉运动轴索性周围神经病，也可以是典型的慢性炎症性脱髓鞘性多发性神经病。IgG 型 MGUS 和 IgA 型 MGUS 患者之间没有显著的临床差异。如果周围神经病患者出现 IgG 或 IgA 单克隆丙种球蛋白病，除非与 POEMS 综合征或 AL 淀粉样变同时出现，否则目前认为可能与周围神经病变没有因果关系。

【辅助检查】

辅助检查首先是依据临床表现和电生理检查确定存在周围神经病，而后通过血液检查发现 IgM MGUS，由于 IgM MGUS 可能进展为一些淋巴增生性疾病，需要针对淋巴增殖性疾病进行检查，针对凝血性贫血进行检查，包括冷凝集素检查以及进行体细胞突变 MYD88（L265P）和编码趋化因子受体 CXCR4 基因突变的检查。针对周围神经的检查还要进行影像学检查和病理检查。

1. 血实验室检查

发生溶血贫血患者可以发现网织红细胞增多、乳酸脱氢酶升高、未结合高胆红素增加。脑脊液蛋白通常增加。骨髓穿刺可以发现合并多发性骨髓瘤，少数患者出现巨球蛋白血症。35% 的患者存在抗神经节苷脂抗体，9% 的患者存在抗神经节苷脂复合物抗体，未发现抗体特异性与临床特征之间存在明确的关系。特异性直接抗球蛋白试验对补体 C3d 呈强阳性，并且有 ≥1 的冷凝集效价。

2. 神经传导检查

主要表现为脱髓鞘改变，可看到周围神经的运动传导速度减慢、远端潜伏期显著延长和末端潜伏期指数降低，提示末端神经受累。感觉神经传导的动作电位波幅也出现下降或消失。与 IgG 型患者比较，以上电生理的异常在 IgM 患者中更严重，IgG 型患者通常表现为轴索损害，表现为周围神经的感觉和运动神经动作电位波幅显著下降，传导速度仅轻度减慢，但个别患者出现经典 CIDP 电生理改变伴有传导阻滞。

3. 神经影像学检查

可见抗神经节苷脂抗体神经病患者的下肢周围神经增粗最为明显。在少数 IgM 型 MGUS 相关神经病可以发现多灶性神经增粗。磁共振检查可见近端神经增粗，C6 神经根横截面积可达 15.9 ± 8.1 mm^2，而正常对照为 (9.1 ± 2.3) mm^2。

4. 病理检查

所有类型的 MGUS 均可能进展为 AL 淀粉样变性，λ 轻链是主要的轻链类型。可通过周围神经的活检进行鉴别诊断，确定是否为单纯的周围神经病，还是存在冷球蛋白血症的血管炎或类淀粉周围神经病。Waldenström 巨球蛋白血症的诊断依赖于骨髓活检，可发现淋巴细胞和淋巴浆细胞表达 IgM、κ 或 λ、CD19、CD20 和弱 CD22。也可以发现表达 CD38 或 CD138 并显示出与淋巴细胞成分相同的限制性轻链表达的单克隆浆细胞。

5. 基因检查

66.7% 的抗 MAG 抗体神经病患者携带 MYD88 变异，也可以发现个别患者存在 CXCR4、KMT2D 和 CARD11 体细胞突变。这些突变和疾病的严重程度相关性还不确定。

【诊断】

当成年发病的周围神经病患者在检查中检测到 M 蛋白时，应考虑 MGUS 相关神经病（图 14-1）。

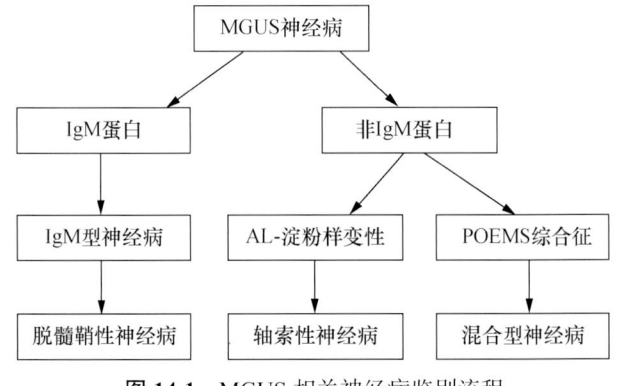

图 14-1 MGUS 相关神经病鉴别流程

首先确定 MGUS 是否是周围神经病的原因，尽管没有任何检查可以确定周围神经病和 MGUS 存在因果关系或合并关系，但患者越年轻，两者存在因果关系的可能性就越大，因为 MGUS 在 50 岁以下人群中的患病率不到 1.5%。与 IgG 或 IgA 型 MGUS 相比，与 IgM 的 MGUS 存在因果关系的可能性更大。检测到抗神经节苷脂抗体可以提示存在内在联系，但特异性较低。

在明确存在 MGUS 相关神经病后，还需要明确 MGUS 的性质，是单纯的 MGUS，还是意义明确的多发性骨髓瘤和巨球蛋白血症伴随的单克隆免疫球蛋白增加，特别是 IgG 或 IgA 型 MGUSM，这些疾病需要通过骨髓穿刺研究排除，以确定克隆细胞的比例，并通过影像学研究排除溶骨性骨病变、淋巴结病或器官肿大。

【鉴别诊断】

MGUS 相关神经病的鉴别诊断首先通过发现 MGUS 排除导致脱髓鞘周围神经病的其他原因，特别是上一章介绍的慢性炎性脱髓鞘性多发性神经根神经病，因为 10% 临床诊断的该病存在 MGUS，特别是哪些伴随轴索损害的患者。患者发现 MGUS，也不一定就是 MGUS 相关周围神经病，需要进一步区分是那一种疾病伴随出现 MGUS（表 14-2），在诊断中还需要将 MGUS 相关神经病与已知具有明确因果关系的血液细胞异常增生性疾病进行区分，如本章下一节介绍的骨硬化性骨髓瘤（POEMS 综合征）相关的神经病以及第三节介绍的免疫球蛋白轻链淀粉样变性神经病，以及散发性迟发性杆状体肌病以及第九章介绍的家族性转甲状腺素蛋白淀粉样多发性神经病。

【治疗】

治疗目标是减轻感冒引起的症状和溶血性贫血，所有患者都应避免暴露在寒冷中，有症状的患者应该使用叶酸，进行血栓预防。

首先需要治疗潜在的恶性肿瘤。在选择治疗恶性肿瘤的药物时应注意，尽量避免使用具有已知神经毒性的药物。对于类似 CIDP 特征的非 IgM 相关周围神经病患者，应按照 CIDP 进行治疗，根据症状的严重程度采用血浆置换、IVIg、泼尼松等治疗。

1. IVIg

治疗 IgM 单克隆丙种球蛋白病相关周围神经病

表 14-2 伴随单克隆球蛋白的神经肌肉病

疾病	临床表现
IgM 型 MGUS 相关神经病	发病在 60～90 岁，缓慢发病的远端脱髓鞘对称性周围神经病，感觉障碍为主。伴随轻度的远端肢体无力
POEMS 综合征	表现为多发性神经病、器官肿大、内分泌病、单克隆球蛋白和皮肤色素沉着过度。长度依赖性慢性进行性感觉运动性多发性神经病具有脱髓鞘特点。单克隆球蛋白为 IgG 或 IgA，骨病变为硬化性
轻链淀粉样变性神经病	周围神经病变发生在 15%～20% 的轻链淀粉样变性患者中，表现为渐进加重的疼痛性感觉神经病或自主神经功能障碍，上肢受累常见，通常叠加腕管综合征。神经传导提示轴索损害模式。周围神经病理检查可以发现类淀粉蛋白沉积
散发性迟发性杆状体肌病	平均发病年龄为 52 岁。主要表型为上肢或下肢近端无力和萎缩，伴随呼吸困难和吞咽困难。一半患者的血清中检测到单克隆丙种球蛋白。肌电图检查为肌源性损害，肌肉活检可见肌纤维内杆状体
转甲状腺素蛋白家族性淀粉样多发性神经病	成年发病，先出现自主神经和感觉神经病，后出现运动神经受累，有 49% 的患者存在 MGUS，提示同时存在的 MGUS 与该病的高患病率，通过病理检查和基因检查可以确定诊断

的短期疗效有限。在每 4 周剂量为 2 g/kg 治疗 8 天后，患者的肌力开始改善，并通过持续高剂量治疗得以持续。

2. 血浆置换

去除血液的 M 蛋白，减少靶抗体介导的神经纤维损伤，治疗非 IgM 型神经病可以改善感觉症状和无力表现。持续治疗或增加交换频率可逆转患者的复发。

3. 利妥昔单抗

最成熟的治疗方法是以利妥昔单抗为基础的治疗。中等应答率为 50%，超过 1/3 的患者的中位应答期为 15 个月，重复应答率超过 1/3。加入苯达莫司汀可提高疗效，有效率为 71%，其中 40% 的患者完全缓解。基于 Bortezomib 的治疗有效率为 32%，应仅限于 IgM 型 MGUS 患者或检测到 CD20 阳性 B 细胞克隆的 MGUS 患者。一般在 4 周内每周输注 375 mg/m² 的利妥昔单抗，能观察到 IgM 单克隆丙种球蛋白病相关神经病变的 IgM 水平降低，巨球蛋白血症患者的神经病变改善，对抗 MAG-IgM 脱髓鞘性神经病效果不佳。

【病例摘要】

患者，男性，51岁，四肢麻木伴力弱4年。

患者4年前出现四肢远端麻木，后逐渐出现四肢无力、呼吸困难、饮水呛咳、言语不清。入院查体：神清语利，双下肢远端痛觉过敏，四肢远端音叉振动觉减退，双侧屈髋、屈膝、伸膝、屈趾、伸趾肌力5－级。四肢腱反射消失。神经电生理提示双正中、尺、腓总及胫神经远端潜伏期延长，部分波形离散，传导速度下降。感觉神经传导均未引出。血免疫固定电泳提示IgG-Lamda（＋）。血游离轻链Lamda，Kappa未见异常。腓肠神经病理提示重度髓鞘样周围神经病理改变。定位诊断：周围神经，感觉和运动，髓鞘为主。定性诊断：意义未明单克隆丙种球蛋白血症伴周围神经病。病例详细资料见二维码数字资源14-1。

数字资源14-1

（杜 康 袁 云）

【参考文献】

[1] ATHANASOPOULOU I M, RASENACK M, GRIMM C, et al. Ultrasound of the nerves—An appropriate addition to nerve conduction studies to differentiate paraproteinemic neuropathies. J Neurol Sci, 2016, 362: 188-195.

[2] CAO X X, MENG Q, MAO Y Y, et al. The clinical spectrum of IgM monoclonal gammopathy: A single center retrospective study of 377 patients. Leuk Res, 2016, 46: 85-88.

[3] LEAVELL Y, SHIN S C. Paraproteinemias and peripheral nerve disease. Clin Geriatr Med, 2021, 37（2）: 301-312.

[4] MANI A M, DEVASIA A J, NAIR A, et al. Monoclonal gammopathies of 'neurological significance': paraproteinemic neuropathies. Can J Neurol Sci, 2021, 48（5）: 616-625.

[5] CHAUDHRY H M, MAUERMANN M L, RAJKUMAR S V. Monoclonal gammopathy-associated peripheral neuropathy: diagnosis and management. Mayo Clin Proc, 2017, 92（5）: 838-850.

[6] RAVINDRAN A, LACKORE K A, GLASGOW A E, et al. Monoclonal Gammopathy of Undetermined Significance: Indications for Prediagnostic Testing, Subsequent Diagnoses, and Follow-up Practice at Mayo Clinic. Mayo Clin Proc, 2020, 95（5）: 944-954.

[7] ATHANASOPOULOU I M, RASENACK M, GRIMM C, et al. Ultrasound of the nerves—An appropriate addition to nerve conduction studies to differentiate paraproteinemic neuropathies. J Neurol Sci, 2016, 362: 188-195.

[8] GARCIA-SANTIBANEZ R, ZAIDMAN C M, SOMMERVILLE R B, et al. CANOMAD and other chronic ataxic neuropathies with disialosyl antibodies (CANDA). J Neurol, 2018, 265（6）: 1402-1409.

[9] SVAHN J, PETIOT P, ANTOINE J C, et al. Anti-MAG antibodies in 202 patients: clinicopathological and therapeutic features. J Neurol Neurosurg Psychiatry, 2018, 89（5）: 499-505.

[10] TANG M H, MATHIS S, DUFFAU P, et al. Prognostic factor of poor outcome in anti-MAG neuropathy: clinical and electrophysiological analysis of a French Cohort. J Neurol, 2020, 267（2）: 561-571.

[11] TEDESCHI A, CONTICELLO C, RIZZI R, et al. Diagnostic framing of IgM monoclonal gammopathy: Focus on Waldenström macroglobulinemia. Hematol Oncol, 2019, 37（2）: 117-128.

[12] PHULL P, SANCHORAWALA V, CONNORS L H, et al. Monoclonal gammopathy of undetermined significance in systemic transthyretin amyloidosis (ATTR). Amyloid, 2018, 25（1）: 62-67.

第二节 POEMS综合征

周围神经病、器官肿大、内分泌病、M蛋白和皮肤改变综合征（polyneuropathy, organomegaly, endocrinopathy, M-protein, skin changes, POEMS）是一种罕见的多系统受累的副肿瘤综合征，该病于1938年首次被报道，主要表现为周围神经病及单克隆浆细胞病，Bardwick等在1980年首次创造的首字母缩写词"POEMS"概括了该综合征的几个临床特征，其他表现还包括骨硬化性骨病、Castleman病、血液血管内皮生长因子（vascular endothelial growth factor，VEGF）水平升高、视乳头水肿、多浆膜腔积液、血小板增多、红细胞增多等。

POEMS 综合征周围神经病变的机制是血管内皮细胞损伤。VEGF 是与疾病活动相关性最好的细胞因子，正常情况下由成骨细胞、巨噬细胞、肿瘤细胞（包括浆细胞）和巨核细胞/血小板分泌，其靶细胞是血管内皮细胞，可以诱导血管通透性的快速可逆性增加，并在血管生成中起重要作用。单克隆浆细胞的细胞内 IL-6 表达水平较高，可以刺激各种细胞合成和释放 VEGF，特别是患者骨髓浆细胞的 VEGF mRNA 表达水平升高。VEGF 以及炎症相关的细胞因子，如肿瘤坏死因子 α、IL-1β、IL-6 的表达上调，是引起血管通透性增加导致不同组织或器官水肿的重要原因。这种通透性的增加可能使血清中对神经有毒的成分，如补体和凝血酶在周围神经增加，诱发进一步的神经损伤。

该病的主要病理改变是血管内皮细胞肥大和增殖，并伴有继发性微血管病。周围神经的主要改变是有髓神经纤维脱髓鞘，典型特征为有髓神经纤维的髓鞘层不紧密，常伴有髓神经纤维丢失，没有有髓神经纤维的洋葱球样结构。也没有炎细胞浸润，观察到的炎细胞主要是血管外膜周围，神经外膜新生血管较多。超微结构检查没有巨噬细胞相关脱髓鞘的特征，血管内皮细胞的胞浆增大，内皮细胞之间紧密连接的开放和细胞膜附近存在许多胞饮小泡，与神经内血管通透性的改变相一致。超过 50% 的神经内膜血管管腔狭窄或闭合，基底膜较厚，神经内膜内有强的多克隆免疫球蛋白染色和凝血酶-抗凝血酶复合物。

【临床表现】

POEMS 综合征在中老年人中常见，男性多于女性。起病年龄为 30～83 岁，平均为 51 岁，63% 患者为男性。其主要临床表现出现率存在明显差异（表 14-3）。

1. 多发性神经病

常见的第一临床特征，可能是唯一的首发表现。典型特征为亚急性起病，远端为主的对称性感觉运动神经病，疼痛可能是 10%～15% 患者的主要特征，多达 76% 的患者有感觉过敏。相较于上肢，下肢受累更早，也更严重，感觉症状通常早于运动症状。部分患者由于肢体无力或疼痛，早期需要轮椅辅助或卧床。临床查体提示肢体远端无力、萎缩，感觉减退累及大纤维及小纤维。合并 Castleman 病的患者

表 14-3 POEMS 综合征的各种症状出现的百分比

主要症状及百分比	(%)
多发性神经病	100
器官肿大	45～85
内分泌病	67～84
单克隆浆细胞增生	100
皮肤变化	68～89
视乳头水肿	29～64
血管外容量超负荷	29～87
骨损伤	27～97
血小板增多症	54～88
红细胞增多症	12～19

症状相对轻微，临床表现以感觉神经损害为主。

2. 其他系统临床表现

（1）皮肤改变，68% 的患者出现皮肤改变，包括皮肤色素沉着、多毛、肾小球样血管瘤、手足发绀、面部潮红、白甲、硬皮样变、面部萎缩和潮红等。女性出现乳房发育、乳晕变暗。

（2）血管外容量高负荷表现，包括腹水、胸腔积液、心包积液、外周水肿。67% 有眼部体征和症状，其中 52% 的患者视乳头水肿。50% 患者出现器官肿大，包括脾大、肝大和淋巴结肿大。

（3）内分泌病，是该病的一个特征，性腺功能减退是最常见的内分泌异常，其次是甲状腺异常、糖代谢异常，最后是肾上腺功能不全。大多数患者在四个主要内分泌轴（性腺、甲状腺、胰腺和肾上腺）有多种内分泌疾病的表现。重要的是不要漏掉亚临床肾上腺功能不全，因为患者可能发生肾上腺危象。

（4）骨硬化病变约 95% 的患者出现，可与良性骨岛、动脉瘤性骨囊肿、非骨化性纤维瘤和纤维发育不良相混淆。一些病变为致密硬化，而另一些病变为溶解性硬化，还有一些病变为混合性改变。

（5）肺部表现，包括肺动脉高压、限制性肺病、神经肌肉呼吸功能受损和一氧化碳扩散能力受损，25% 表现为肺动脉高压，近 10% 的患者患有限制性肺病。呼吸困难、胸痛、咳嗽的频率分别为 20%、10% 和 8%。

（6）其他表现，近 20% 的患者在治疗过程中出现动脉和（或）静脉血栓形成，10% 的患者出现脑血管事件。

【辅助检查】

临床上怀疑POEMS综合征，要结合临床表现进行辅助检查，首先是进行血液学检查和电生理检查，其次是细胞因子、影像学、骨髓检查以及周围神经病理检查。

1. 实验室检查

包括血常规、生化（血糖、肝肾功能等）、内分泌功能检测（甲状腺、甲状旁腺、性腺、肾上腺等）、单克隆免疫球蛋白检测（血清蛋白电泳、血尿免疫固定电泳、血清游离轻链）、脑脊液分析等。50%患者出现血液系统异常，包括血小板增多、红细胞增多，26%的患者患有贫血。肌酐清除率低于60 ml/（min·m^2）见于22%的患者。内分泌异常见于67%患者，包括原发和继发性甲状腺功能减退、性腺功能减退、肾上腺皮质功能不全、糖尿病和甲状旁腺功能异常，血清胱抑素C升高出现在71%的患者中。通过血清蛋白电泳和（或）免疫固定电泳发现IgA或IgG λ单克隆蛋白，提示单克隆浆细胞病。

2. 细胞因子检查

血清VEGF水平有助于POEMS综合征诊断的临界值为200 pg/ml（特异性95%，敏感性68%）。血清VEGF水平与双眼平均视网膜神经纤维层厚度呈正相关。Ⅰ型胶原N端前肽的最佳截止值为70 ng/ml，特异性为91.5%，敏感性为80%。IL-1β、TNF-α和IL-6水平通常也升高。

3. 神经电生理检查

存在长度依赖性感觉运动神经病变，运动神经传导检查出现远端潜伏期延长或神经传导速度下降，神经中间段的神经传导减慢更为明显，异常波形离散和传导阻滞少见，伴随复合肌肉动作电位波幅降低，上肢更为严重。表明脱髓鞘主要发生在神经干而不是远端神经末梢，而轴突丢失主要发生在下肢神经。感觉神经传导检查可见神经动作电位波幅下降或缺失。针肌电图可见受累区域的肌肉神经源性损害。

4. 影像学检查

可以通过骨骼CT、99m锝-HMDP骨显像、FDG-PET CT评估硬化性骨病。骨病变常出现在骨盆、胸腰椎及肋骨，也可以出现在肩胛骨、锁骨、胸骨、头骨及长骨。CT的骨窗可以很快发现异常，病变往往为多发，多数病变直径小于10 mm。近25%有明显的胸部X线异常。通过超声、CT等手段评估浆膜腔积液以及肝脾大。超声检查可以发现淋巴结肿大，提示Castleman病。超声检查显示周围神经增粗出现低回声信号和高回声神经内结缔组织。

5. 组织病理检查

神经活检可用于支持POEMS综合征的诊断，但在实践中并不必要，尤其是当其他临床和副临床发现已符合诊断标准时。腓肠神经活组织检查可见不同程度的脱髓鞘及轴索病变的混合性损害，以及神经外膜较多的新生血管。骨髓活检显示巨核细胞增生和巨核细胞聚集分别占54%和93%。1/3的患者在髂嵴活检中没有克隆浆细胞。另外2/3的患者骨髓中有克隆性浆细胞，其中91%为克隆性λ轻链。淋巴结活检可以发现坏死性淋巴结炎，提示存在Castleman病。皮肤活检显示极为复杂的毛细血管网，血管大量扩张且经常吻合，可以看到肾小球样血管瘤。肾组织学最常见的是膜增生特征和内皮损伤、系膜扩张、毛细血管管腔变窄、基底膜增厚、内皮下间隙增宽、内皮细胞肿胀和空泡化。

【诊断】

成年患者出现慢性感觉运动性周围神经病，单克隆球蛋白（尤其是λ轻链）、血小板增多症、淋巴结肿大、或乳头水肿，都要考虑到该病的可能性。任何诊断为慢性炎性脱髓鞘性多发性神经病且对标准治疗无反应的患者也应当考虑到POEMS综合征的可能性，进行血清VEGF检查以及进行骨髓活检可以明确诊断（表14-4）。

诊断POEMS综合征需要满足2条必须标准、至少1条主要标准、至少1条次要标准。特别说明的是，由于糖尿病和甲状腺疾病在普通人群较为常见，因此只出现二者不作为内分泌紊乱的标准。

【鉴别诊断】

通过电生理检查首先排除那些慢性轴索性神经病，POEMS综合征需要与其他类型的成年发病的亚急性脱髓鞘性感觉运动神经病进行鉴别（表14-5），包括前一节介绍的MGUS神经病和下一节介绍的免疫球蛋白轻链淀粉样变性，也包括巨球蛋白血症、溶骨性骨髓瘤以及慢性共济失调性神经病伴眼肌麻痹、M蛋白、冷凝集素和双烯丙基抗体。对血清VEGF检查、骨髓活检以及周围神经活检可以将POEMS与其他疾病区分开来。

表 14-4　POEMS 综合征的诊断标准

必须标准	多发性周围神经病（脱髓鞘性为典型表现） 单克隆浆细胞增值（几乎都是 λ 型）
主要标准	Castleman 病 硬化性骨病 VEGF 升高 视乳头水肿 血小板增多 / 红细胞增多
次要标准	器官肿大（脾大、肝大、淋巴结肿大） 血管外容量高负荷（水肿、腹水、胸腔积液） 内分泌紊乱（肾上腺、甲状腺、垂体、性腺、甲状旁腺、胰腺） 皮肤改变（皮肤色素沉着、多毛、肾小球样血管瘤、手足发绀、面部潮红、白甲）
其他症状或体征	杵状指、多汗、消瘦、肺动脉高压 / 限制性肺病、血栓体质、腹泻、维生素 B_{12} 降低

表 14-5　POEMS 的鉴别诊断

疾病	表现
意义未明的单克隆丙种球蛋白病	男性占优势，发病年龄通常高于 POEMS。进展缓慢，感觉性和无痛性神经病变主要与 IgM 副蛋白有关，伴有感觉性共济失调和震颤。有针对髓鞘相关糖蛋白的抗体
巨球蛋白血症	一种恶性浆细胞异常增生，具有 IgM 副蛋白和＞骨髓中 10% 的淋巴浆细胞浸润。但可转化为高级别淋巴瘤。男性占优势，发病年龄高于 POEMS。半数患者出现远端感觉性轴索性神经病，全身症状包括肝脾大、淋巴结病和贫血
溶骨性骨髓瘤	一种恶性骨髓浆细胞，可引起溶骨性骨损伤和终末器官损伤，包括贫血、高钙血症和肾衰竭。骨髓中恶性浆细胞的比例远高于 POEMS 综合征。轴索性周围神经病少见
免疫球蛋白轻链淀粉样变性	免疫球蛋白轻链的单克隆非恶性浆细胞瘤引起，出现心肌病、肝大、肾病综合征、无力和体重减轻。25% 的患者出现多发性疼痛性轴索性神经病，具有明显的自主神经受累
慢性共济失调性神经病伴眼肌麻痹、M 蛋白、冷凝集素和双烯丙基抗体	由针对双烯丙基和多烯丙基神经节苷脂的 IgM 抗体引起，包括 GD1b、GD3、GT1b 和 GQ1b。男性占优势，发病年龄通常在 60 岁后。进展缓慢的严重感觉性脱髓鞘或轴索性神经病，伴感觉性共济失调

【治疗】

对于确诊 POEMS 综合征的患者，尽管疾病反应与 VEGF 水平下降之间存在关系，但最成功的治疗经验是针对潜在的克隆性浆细胞疾病进行治疗，而不是仅针对 VEGF 使用抗 VEGF 抗体。应当进行神经内科、血液科、康复科、内分泌科、肾内科、呼吸内科、放射治疗科等多学科联合会诊及治疗，不同的药物组合其疗效存在差异。

1. 无弥漫性骨髓受累患者

对于在髂骨嵴活检中未发现克隆性浆细胞的患者，推荐采用放射治疗，因为这是一种更直接的孤立性骨浆细胞瘤。在 3～36 个月的过程中，对一个孤立（甚至 2～3 个孤立）病变的辐射不仅可以改善患者的症状，而且可以治愈。导致 4 年总生存率为 97%，10 年总生存率为 70%。

2. 弥漫性骨髓受累

一旦出现弥漫性骨髓受累，即使血浆细胞百分比很低，放射也无法治愈。对于弥漫性骨髓受累（3 个或者 3 个以上），全身放射治疗仍为主要治疗方法。完成后治疗 6 个月才有明显改善，在完成放疗后的 6～12 个月内跟踪症状、血清 M 蛋白和血液 VEGF 水平，然后决定是否启动系统性治疗。治疗方法需要个体化，由于目前还没有针对 POEMS 综合征患者发表的随机临床试验，治疗方法借鉴了其他浆细胞疾病（表 14-6）。可以选择美法仑联合地塞米松、糖皮质激素单药、环磷酰胺联合地塞米松、自体干细胞移植、沙利度胺联合地塞米松、来那度胺联合地塞米松、硼替佐米等。

皮质类固醇可以改善症状，但疗效持续时间有限。最有效果的是以烷化剂为基础的治疗，低剂量或高剂量的外周血干细胞移植。美法仑和地塞米松

表 14-6　POEMS 综合征治疗选择

治疗方案	疗效
放射	50%～70% 的患者有显著改善
美法仑-地塞米松	81% 的血液学应答率；100% 神经功能改善
泼尼松	50% 的患者有显著临床改善
环磷酰胺-地塞米松	50% 的患者有显著改善
沙利度胺-地塞米松	部分患者有反应，存在神经毒性风险，不推荐一线药物
来那度胺	多数患者有改善
硼替佐米-环磷酰胺-地塞米松	多数患者有改善

治疗，81% 的患者有血液学反应，100% 的患者有 VEGF 反应，100% 的患者至少有一些神经状况的改善。来那度胺和地塞米松作为放射治疗前的辅助治疗，大部分患者有效，鉴于 POEMS 综合征患者存在血栓形成的内在风险，必须使用阿司匹林进行预防。沙利度胺与地塞米松联合应用也显示在 VEGF、周围神经病变和血管外容量过载方面产生反应，该药物有引起周围神经病变的风险，沙利度胺治疗的患者的 VEGF 水平下降更快，神经传导速度增加。硼替佐米也具有抗 VEGF 和抗 TNF 作用。环磷酰胺、小剂量硼替佐米和地塞米松治疗，总体血液学应答率为 76%，88% 有 VEGF 反应。95% 的患者的周围神经症状改善。大剂量化疗加外周血干细胞移植也相当有效，美法仑的剂量为 140～200 mg/m^2，在 1 年、2 年和 5 年时无进展生存率分别为 98%、94% 和 75%。

【病例摘要】

患者，女性，47 岁，消瘦、乏力，伴纳差、嗜睡、记忆力减退 1 年。

患者 1 年前出现消瘦、乏力，伴纳差、嗜睡、记忆力减退，曾经检查甲状腺功能示"亚临床甲状腺功能减退"，11 个月前予甲状腺素替代治疗，无减轻。2 个月前，双下肢出现麻木，伴腹胀、胸闷、憋气。自发病以来，饮食、睡眠差，有盗汗，体重下降 12.5 kg。既往有甲状腺功能亢进病史。体格检查：皮肤偏黑，眼睑水肿，腹部移动性浊音阳性，双下肢凹陷性水肿。四肢手套袜套样痛触觉及音叉振动觉减退，四肢肌力 5 级，四肢腱反射不能引出。血免疫固定电泳可见单克隆区带 IgA λ，周围神经传导检查提示感觉运动神经病，髓鞘为主，其他检查提示多系统受累。定位诊断：周围神经，运动和感觉纤维，髓鞘；皮肤、内分泌和血液系统。定性诊断：POEMS 综合征。病例详细资料见二维码数字资源 14-2。

数字资源 14-2

（孟令超）

【参考文献】

[1] ALI T, QAZILBASH M H. POEMS syndrome：A multisystem clonal disorder. Eur J Haematol, 2021, 106（1）：14-18.

[2] NASU S, MISAWA S, SEKIGUCHI Y, et al. Different neurological and physiological profiles in POEMS syndrome and chronic inflammatory demyelinating polyneuropathy. J Neurol Neurosurg Psychiatry, 2001, 83（5）：476-479.

[3] DAO L N, HANSON C A, DISPENZIERI A, et al. Bone marrow histopathology in POEMS syndrome：a distinctive combination of plasma cell, lymphoid, and myeloid findings in 87 patients. Blood, 2011, 117（24）：6438-6444.

[4] SHIBUYA K, MISAWA S, HORIKOSHI T, et al. Detection of bone lesions by CT in POEMS syndrome. Intern Med, 2011, 50（13）：1393-1396.

[5] PAN Q, LI J, LI F, et al. Characterizing POEMS syndrome with 18F-FDG PET/CT. J Nucl Med, 2015, 56（9）：1334-1337.

[6] MISAWA S, SATO Y, KATAYAMA K, et, al.Vascular endothelial growth factor as a predictive marker for POEMS syndrome treatment response：retrospective cohort study. BMJ Open, 2015, 5（11）：e009157.

[7] CERRI F, FALZONE Y M, RIVA N, et al. An update on the diagnosis and management of the polyneuropathy of POEMS syndrome. J Neurol, 2019, 266（1）：258-267.

[8] PICCIONE E A, ENGELSTAD J, DYCK P J, et al. Nerve pathologic features differentiate POEMS syndrome from CIDP. Acta Neuropathol Commun, 2016, 4（1）：116.

[9] DISPENZIERI A. POEMS syndrome：2017 Update on diagnosis, risk stratification, and management. Am J Hematol, 2017, 92（8）：814-829.

[10] SVAHN J, PETIOT P, ANTOINE J C, et al. Anti-MAG antibodies in 202 patients：clinicopathological and therapeutic features. J Neurol Neurosurg Psychiatry, 2018, 89（5）：499-505.

[11] MATSUDA M, GONO T, MORITA H, et al. Peripheral nerve involvement in primary systemic AL amyloidosis：a clinical and electrophysiological study. Eur J Neurol, 2011, 18（4）：604-610.

[12] DISPENZIERI A. POEMS Syndrome：2019 Update on diagnosis, risk-stratification, and management. Am J Hematol, 2019, 94（7）：812-827.

[13] MAUERMANN M L. The Peripheral neuropathies of POEMS syndrome and castleman disease. Hematol Oncol Clin North Am, 2018, 32（1）：153-163.

第三节 轻链淀粉样变性神经病

淀粉样变性（amyloidosis）可分为原发性、继发性、家族性和组织特异性。原发性淀粉样变的蛋白来自免疫球蛋白轻链，即免疫球蛋白轻链淀粉样变性（immunoglobulin light chain amyloidosis，AL），伴随血液的浆细胞异常增生。淀粉样蛋白沉积于各种组织，常伴有周围神经病，即轻链淀粉样变性神经病（AL amyloidosis neuropathies）。继发性淀粉样变性，以血清载脂蛋白 A 为主要蛋白，可作为慢性全身炎症性疾病的一部分发生，但并不导致多发性神经病。

淀粉样蛋白是一种细胞外蛋白物质，不溶于水，对蛋白质水解有很高的抵抗力。到目前为止，已知有 30 多种细胞外蛋白可以沉积形成淀粉样蛋白，主要是甲状腺转移球蛋白、免疫球蛋白轻链、载脂蛋白 A、凝溶胶蛋白和朊蛋白。淀粉样蛋白出现 β-折叠，形成短丝状无分支的纤维，宽度为 7～10 nm。每个淀粉样纤维包含两个丝状的亚单位，平行排列并相互缠绕。在光学显微镜下呈不规则状均质沉积物，刚果红染色阳性，偏振光观察表现出苹果绿-黄双折射。在电子显微镜下呈团块样无序排列的短丝。

免疫球蛋白轻链具有形成多倍体的趋势，神经毒性依赖于非纤维可溶性寡聚物与细胞膜受体的结合，导致细胞内应激、内质网钙释放和活性氧生成，从而导致细胞死亡。此外，淀粉样蛋白沉积引起的神经束内毛细血管机械性压迫闭塞会导致局部缺血，神经内毛细血管淀粉样蛋白沉积对血-神经屏障的损害会引起组织水肿和神经内压升高，从而加剧神经纤维缺血性损伤。脊神经节由于缺乏血-神经屏障，是淀粉样变性的一个主要受累部位，神经轴索丢失可能是由于该部位的神经元损害导致，特别是交感神经节和脊神经节小神经元的选择性丢失，而运动神经元相对保留，导致淀粉样神经病的早期临床特征。神经外膜淀粉样蛋白沉积对神经纤维的影响不大，神经纤维病变主要与神经束内类淀粉蛋白沉积相关（图 14-2）。由于类淀粉蛋白沉积具有多灶性分布特点，周围神经活检不一定看到类淀粉蛋白沉积，但出现类淀粉蛋白沉积都存在严重神经纤维丢失。

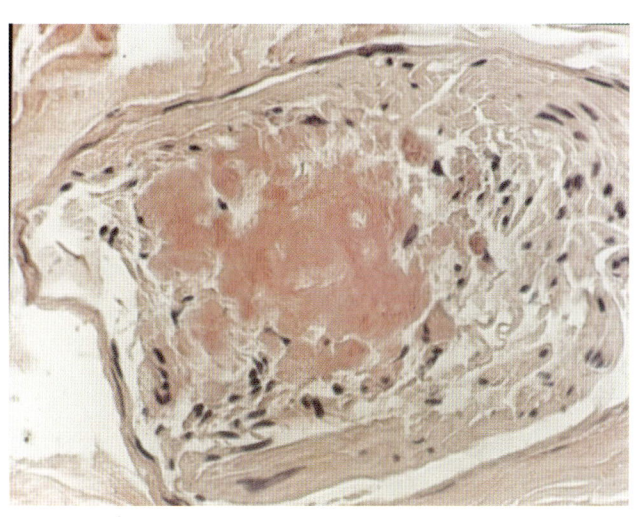

图 14-2　周围神经内类淀粉蛋白沉积

【临床表现】

患者一般在成年晚期发病，中位发病年龄 65 岁（31～93 岁）。出现神经系统和非神经系统损害的表现。最常受累的器官是肾，其次是心脏、胃肠道、肝和周围神经系统。

（1）非神经系统表现，其他经典的临床表现，包括巨舌症，双侧心皮隧道综合征和眼眶周围瘀血（"浣熊眼"），可能会引发对系统性淀粉样变性的评估，MUGUS 患者出现不明原因的体重减轻、下肢水肿、早饱感和劳累性呼吸困难有可能发展为轻链淀粉样变。

（2）周围神经损害，20%～34%的患者有神经受累，7%～12%的患者在其他系统性疾病表现明显之前数月至数年出现周围神经病。周围神经受累的诊断年龄和病程分别为（57.9±8.7）岁和（14.7±7.2）个月，最初症状包括对称性下肢麻木，下肢早期受累，可以出现双侧腕管综合征。大多数患者伴随自主神经功能障碍的症状，如胃轻瘫、上肠运动障碍伴假性梗阻引起呕吐或下肠运动障碍引起交替性便秘和腹泻。也可能出现直立性低血压引起的反复晕厥以及伴随性功能障碍。随疾病发展出现多发性感觉运动神经病，出现肢体远端麻木和无力。

【辅助检查】

1. 血清学检查

诊断 AL 淀粉样变性的第一步是确定存在一种单克隆免疫球蛋白，否则不能诊断 AL 淀粉样变。需要进行血清电泳和免疫固定、24 h 尿蛋白采集以进行电泳/免疫固定，以及血清游离轻链分析。50 岁以上的 MGUS 患病率为 4.2%，因此血清、尿液或克隆性骨髓浆细胞中的单克隆蛋白不能诊断 AL 型，还是需要病理检查。

2. 神经传导检测

可以协助区分周围神经病的类型，在感觉神经病和多发性感觉运动神经病可以发现周围神经的动作电位波幅明显下降，提示存在轴索性神经病，而自主神经病常规的神经传导检测正常，需要进行皮肤交感反应检查。少数患者神经传导提示脱髓鞘。

3. 组织活检

患者的病理诊断依据临床表现而选择，最常见于胃肠道活检，其次是骨髓和肾活检，少数患者进行了腹部脂肪垫活检。腹部脂肪抽吸是一种微创的简单方法，敏感性为 78%，特异性为 93%，和骨髓活检联合活检的敏感性为 82.9%。标本大于 700 mm³ 或 50 mg 组织将增加诊断的阳性率。如果没有脂肪抽吸经验，可以使用唾液腺和骨髓。如果上述活组织检查结果为阴性，对临床高度怀疑的患者应进行皮肤、肌肉或周围神经联合活组织检查。检查方法包括免疫组织化学、免疫电镜和质谱分析。腓肠神经活检可以发现中度至重度有髓神经纤维丢失伴轴索变性，血管周围淀粉样沉积。皮肤活检在 61% 的患者出现小纤维神经病。进行 AL 染色同时进行 ATTR 染色，进行全面评估以确定沉积的蛋白。

【诊断】

成人出现远端感觉症状为主的周围神经病，伴随意义不明的单克隆丙种球蛋白病。对于有心脏、肾、肝或神经系统多系统疾病的患者，应考虑到该病的诊断，钆的心脏磁共振成像是一种更具特异性的检测。病理检查发现 AL 类淀粉沉积。血液学检查在淀粉样蛋白的诊断中起着关键作用（表 14-7）。

表 14-7 免疫球蛋白轻链淀粉样变的诊断标准

多系统损害	肾、肝、心脏、胃肠道或周围神经受累
病理检查	沉积物为刚果红染色阳性，免疫组织化学染色提示轻链沉积
单克隆浆细胞病	在血清、尿液或骨髓活检进行蛋白质分型，提示轻链增多

【鉴别诊断】

该病需要与第九章表 9-3 介绍的其他类淀粉神经病进行鉴别，包括轻链型淀粉样变性周围神经病、转甲状腺素蛋白家族性淀粉样变性多发性神经病、野生转甲状腺素蛋白淀粉样变性、血清淀粉样蛋白 A 淀粉样变性、白细胞趋化因子 2 淀粉样变性、凝溶胶蛋白系统性类淀粉变性病和载脂蛋白 A-1 系统性类淀粉变性病。周围神经病理检查的免疫染色以及基因检查可以协助诊断。

其次是和其他成年发病具有类似临床表现的慢性周围神经病进行鉴别，包括本章第二节介绍的 POEMS，也包括巨球蛋白血症、溶骨性骨髓瘤以及慢性共济失调性神经病伴眼肌麻痹、M 蛋白、冷凝集素和双烯丙基抗体。这些疾病都存在异常球蛋白血症，但病理检查没有类淀粉沉积。

【治疗】

患者的多学科团队包括神经内科、血液科医生，原发性系统性轻链淀粉样变性的治疗决策包括选择大剂量化疗、干细胞移植或硼替佐米。硼替佐米、环磷酰胺和减毒来那度胺的全身化疗是这种多系统疾病的常用疗法。

美法仑和泼尼松优于秋水仙碱的治疗方法，烷基化剂化疗对近 2/3 的患者有效。来那度胺与地塞米松联合治疗 AL-淀粉样变性，有效率为 67%。来那度胺、环磷酰胺和地塞米松联合治疗，有效率为87%，作为复发性疾病的挽救性治疗，可产生62%的缓解率。硼替佐米已与环磷酰胺和地塞米松联合使用的有效率为94%，达拉单抗是一种高效抗浆细胞疗法，使其成为治疗 AL 淀粉样变性的理想药物，有效率为80%。上述治疗效果不佳，可以选择进行干细胞移植。

心脏病变可能无法通过植入式心脏除颤器预防。心脏移植也可以进行，但需要严格控制浆细胞群，以防止随后的淀粉样蛋白沉积。

【病例摘要】

患者，男，61岁，进行性四肢麻木无力1年

1年前双下肢疼痛性麻木，双手指指尖麻木，伴下肢远端无力，向近端缓慢进展。3个月前双下肢疼痛性麻木、力弱较前加重，双上肢出现力弱。体格检查：高级皮层功能及脑神经查体未见明显异常。双下肢近端肌力5－级、远端5－级，双上肢远端肌力5－级。四肢远端长手套袜套样针刺觉减退。四肢腱反射未引出。辅助检查：尿蛋白＋＋，24 h 尿蛋白1.61 g。血、尿免疫固定电泳：轻链 Lambda M 蛋白阳性；血/尿游离轻链 Lambda 明显升高。BNP1223 pg/ml；心肌增强 MRI 提示左心室弥漫增厚，双侧心房、心室心内膜下弥漫延迟强化；左室射血分数46.1%。神经超声：双侧坐骨神经局灶增粗。骨髓穿刺：浆细胞16%，未检出轻链限制性表达。肌肉活检：轻链 Lambda 免疫组化（＋＋），刚果红阳性。

神经传导：双侧腓浅感觉神经、足底内侧感觉神经均未引出，右侧腓肠感觉神经速度轻度下降，左侧腓肠神经活检术后。上下肢感觉运动纤维均受累，轴索病变为主，伴有髓鞘损害。定位诊断：周围神经，感觉和运动神经纤维，轴索损害为主。心脏和肾脏。定性诊断：系统性淀粉样变性（AL-Lambda）。病例详细资料见二维码数字资源14-3。

数字资源 14-3

【参考文献】

[1] CHOMPOOPONG P, ALMARWANI B, KATIRJI B. Neuropathy associated with IgA monoclonal Gammopathy. A harbinger of AL amyloidosis. J Neurol Sci, 2021, 422: 117336.

[2] FANCELLU R, BUZZO P, FAGA D, et al. Primary AL amyloidosis presenting as lower motor neuron disease. J Neurol Sci, 2016, 364: 177-179.

[3] KOLLMER J, WEILER M, PURRUCKER J, et al. MR neurography biomarkers to characterize peripheral neuropathy in AL amyloidosis. Neurology, 2018, 91（7）: e625-e634.

[4] MATSUDA M, KATOH N, IKEDA S. Clinical manifestations at diagnosis in Japanese patients with systemic AL amyloidosis: a retrospective study of 202 cases with a special attention to uncommon symptoms. Intern Med, 2014, 53（5）: 403-412.

[5] GERTZ M A, DISPENZIERI A. Systemic Amyloidosis recognition, prognosis, and therapy: A systematic review. JAMA, 2020, 324（1）: 79-89.

[6] BALLEGAARD M, NELSON L M, GIMSING P. Comparing neuropathy in multiple myeloma and AL amyloidosis. J Peripher Nerv Syst, 2021, 26（1）: 75-82.

[7] COHEN O C, SHARPLEY F, GILBERTSON J A, et al. The value of screening biopsies in light-chain（AL）and transthyretin（ATTR）amyloidosis. Eur J Haematol, 2020, 105（3）: 352-356.

[8] KOKOTIS P, MANIOS E, SCHMELZ M, et al. Involvement of small nerve fibres and autonomic nervous system in AL amyloidosis: comprehensive characteristics and clinical implications. Amyloid, 2020, 27（2）: 103-110.

[9] QIAN M, QIN L, SHEN K, et al. Light-Chain amyloidosis with peripheral neuropathy as an initial presentation. Front Neurol, 2021, 12: 707134.

[10] SHIMAZAKI C, HATA H, IIDA S, et al. Nationwide survey of 741 patients with systemic amyloid light-chain amyloidosis in Japan. Intern Med, 2018, 57（2）: 181-187.

[11] PHULL P, SANCHORAWALA V, CONNORS L H, et al. Monoclonal gammopathy of undetermined significance in systemic transthyretin amyloidosis（ATTR）. Amyloid, 2018, 25（1）: 62-67.

（杜　康　袁　云）

第四节 冷球蛋白神经病

冷球蛋白神经病（cryoglobulinemic neuropathies）是一组和冷球蛋白血症相关的周围神经病。冷球蛋白是在低于37℃的温度下从人体的血清或血浆中沉淀出来的一组蛋白，主要是免疫球蛋白和补体成分的混合物，也可以是单纯的免疫球蛋白。这些冷球蛋白沉积在全身的大中型血管的管壁，引起血管内皮细胞损伤，称为冷球蛋白血症。该病分为三类（表14-8），Ⅰ型冷球蛋白血症只有一种单克隆免疫球蛋白，通常是IgM，可以出现在第一节介绍的MGUS以及B细胞非霍奇金淋巴瘤、Waldenström巨球蛋白血症和多发性骨髓瘤；Ⅱ型冷球蛋白血症有多种免疫球蛋白，但存在单克隆成分（几乎总是IgM）；Ⅲ型冷球蛋白血症也有多种免疫球蛋白，没有单克隆成分，该类型最常见。Ⅱ型和Ⅲ型冷球蛋白血症常常出现在丙型肝炎患者，也与其他全身性疾病相关，包括胶原血管病、慢性炎症或淋巴增生性疾病。

表14-8 冷球蛋白分类

类型	特点
Ⅰ型	只有一种单克隆免疫球蛋白，IgM，
Ⅱ型	有多种免疫球蛋白，存在单克隆成分，主要是IgM
Ⅲ型	有多种免疫球蛋白，没有单克隆成分

血管炎是冷球蛋白血症的一个显著特征，伴随疾病早期的补体成分耗竭。尽管涉及许多靶向抗原，但冷球蛋白血症最终的共同损伤途径涉及免疫复合物在血管壁的沉积、补体的激活、炎症因子和蛋白水解酶对血管的破坏，这与其他类型坏死性血管炎的免疫损伤过程非常相似。冷冻球蛋白水平与临床疾病严重程度之间的相关性较差，尽管血浆置换去除了冷球蛋白，使临床表现获得改善，但持续获益很难用去除冷球蛋白可以解决。

虽然血管炎可能是冷球蛋白血症（尤其是Ⅱ型和Ⅲ型）周围神经病的主要原因，但有时却没有动脉损伤的证据，主要的病理过程是弥漫性轴索病，神经纤维丢失在神经束内呈斑片状分布（图14-3）。在扩张的周围神经微血管结构中检测到"指纹状"冷球蛋白沉积，可能与闭塞性微血管病有关。微血

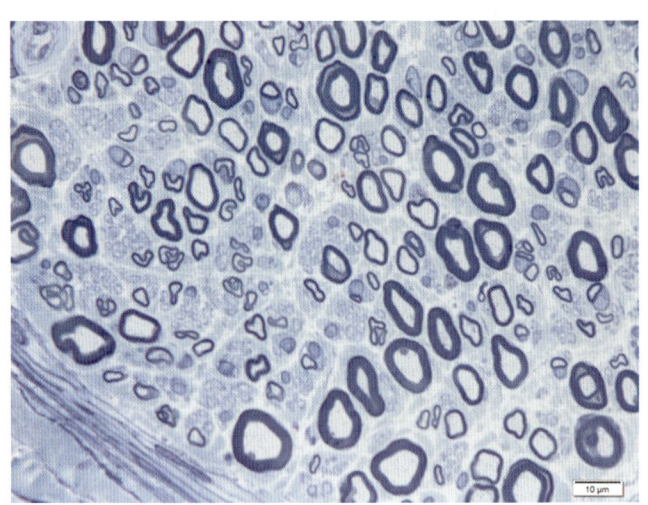

图14-3 较多薄髓鞘神经纤维（半薄切片甲苯胺蓝染色）

管病变可能在某些冷球蛋白性神经病中起重要作用。

【临床表现】

诊断时的中位年龄为60岁（26～83岁）。87%的患者为Ⅱ型，13%为Ⅲ型。作为一种血管炎该病的临床特征包括多个器官功能障碍。

1. 神经系统损害

（1）周围神经病，在Ⅱ型和Ⅲ型冷球蛋白血症中最常见，出现在7%～62%的患者中，在原发性混合性冷球蛋白血症中，神经病出现在12%～19%的患者。女性占优势，病程进展迅速。主要以感觉神经损害为主，感觉症状通常先于运动受累，表现为下肢疼痛或灼热性感觉异常，通常在夜间更严重，伴随腱反射减弱或消失。小纤维神经病变往往发生在该病的早期和轻度系统性疾病的患者。该阶段可以诊断为感觉性神经病或小纤维神经病。随疾病发展出现运动神经损害导致比较轻的无力，仅限于足伸肌，感觉下降和肢体无力存在不同程度的不对称性，较少发生单神经炎或多发性单神经炎。随着时间的推移，不对称性感觉障碍和无力逐渐变为对称性表现。

（2）中枢神经系统损害，表现不常见，包括癫痫发作、短暂性脑缺血发作、后部可逆性脑病综合征、脑出血、快速进展性痴呆和脊髓炎/脑膜炎。出现头痛、肢体无力、认知障碍等表现。

2. 非神经系统损害表现

Ⅱ型较Ⅲ型更易出现紫癜、关节痛、膜增生性肾小球肾炎和非霍奇金淋巴瘤。其他还有丙型肝炎、干燥综合征和系统性红斑狼疮。皮肤损伤出现在 57.8% 的患者中，最常见的临床表现为紫癜和皮肤溃疡，15.6% 的患者出现肾受累。

【辅助检查】

对一个成年晚期出现的非对称性的周围神经病，首先进行神经传导检查以及血液学检查（包括血常规、免疫球蛋白和冷球蛋白检查），而后依据临床表现对不同器官进行检查，包括中枢神经系统，其次是影像学、骨髓检查以及周围神经病理检查。

1. 一般实验室检查

ESR 和 CRP 升高见于大多数患者，合并肾损害的患者可以出现蛋白尿和血肌酐升高，也可以在部分患者发现血清 SS-A（Ro）/SS-B（La）抗体以及抗核抗体。大约 50% 的患者存在丙型肝炎抗体阳性。在Ⅱ型和Ⅲ型患者可见类风湿因子的增加和补体（主要是 C4）减少，Ⅰ型偶尔也出现这些改变。

2. 血清冷球蛋白检查

诊断基于血清中存在冷球蛋白。取血不少于 5 ml，以提高诊断阳性率。样品应在 37 ℃下转移和离心，以避免血清冷球蛋白提前发生沉淀。Ⅰ型患者的样品应保存 7 天，因为Ⅱ型和Ⅲ型会延迟沉淀。当检测到冷球蛋白时，应报告冷压积的测量结果，一般Ⅰ型患者较高，2 型患者最低。用抗 IgG1、IgG2、IgG3 和 IgG4 的抗血清，通过免疫固定电泳进行冷沉淀 IgG 亚类分析。

3. 神经传导检测

在下肢检查至少 2 条运动神经和 1 条感觉神经，在上肢检查 2 条运动神经和 2 条感觉神经。神经传导检测提示感觉运动轴索多发性神经病，少数患者伴随脱髓鞘改变。

4. 影像学检查

在合并脑病的患者可以发现脑白质和丘脑的 T2 高信号，也可以表现为可逆性后循环脑病综合征，出现脑后白质血管源性水肿以及颅内出血。周围神经超声检查可以发现节段性增粗，类似血管炎神经病。

5. 组织活检

神经活检可以发现血管壁出现纤维素样坏死、血管周围炎细胞浸润。神经束内的神经纤维出现非均匀分布的轴索变性和丢失，提示存在缺血性损害。由于血管炎是一个局部过程，神经和肌肉联合活检可将诊断敏感性提高到 85%。

合并 MGUS 的患者需要进行骨髓穿刺，非霍奇金淋巴瘤、膜增生性肾小球肾炎也需要进行穿刺检查，进一步明确诊断。

【诊断】

该病存在多系统损害，当中老年患者出现皮肤溃疡、关节痛、肾小球肾炎、周围神经病和紫癜，神经传导检查提示存在轴索性神经病，应怀疑该病，进行血清学检查可以确定是否存在冷球蛋白，不同器官或组织穿刺检查排除其他疾病，可以进一步明确诊断。

诊断明确后通常每 3 个月安排一次密切随访，如果病情缓解持续 2 年以上，则每年可安排两次随访。在随访期间评估缓解状态。每次就诊时的常规实验室评估包括全血细胞计数、冷球蛋白测量、类风湿因子和补体测量、尿液分析和 24 h 蛋白尿尿液采集。免疫功能低下人群的推荐疫苗接种。应监测恶性肿瘤，尤其是慢性病毒性肝炎患者的肝细胞癌和血液系统恶性肿瘤。

【鉴别诊断】

1. 血管炎周围神经病

病理检查在患者发现血管炎改变，因此需要和其他血管炎神经病进行鉴别（表 14-9）。无论哪种类型的血管炎神经病，其鉴别诊断都需要进行周围神经或其他组织活检确定为血管炎，而后进行冷球蛋白检查，确定为冷球蛋白血症。

2. 非血管炎性轴索性周围神经病的鉴别

需要在成年人发病的亚急性或慢性发展的轴索性神经病中进行鉴别，除本章第三节介绍的淀粉样变性神经病之外，还有下一章介绍的血液细胞增殖疾病相关的周围神经病以及后续介绍的感染性以及中毒性周围神经病的一部分。也需要通过周围神经的病理检查和血清冷球蛋白检查进行鉴别。

【治疗】

1. 疾病护理和对症治疗

必须教育患者在使用冷冻柜或冰箱时戴上手套，在空调设施中穿上温暖的衣服，并在冬季移居到气候温暖的南方地区。足部和腿部护理对于预防伤口并发症非常重要，应遵循糖尿病足部护理指南，每

表 14-9　血管炎神经病类型

一、原发性系统性血管炎	三、继发性系统性血管炎
1. 以小血管为主的血管炎	1. 结缔组织病
（1）显微镜下多血管炎	（1）类风湿关节炎
（2）Churg-Strauss 综合征	（2）系统性红斑狼疮
（3）韦格纳肉芽肿	（3）干燥综合征
（4）冷球蛋白血症	（4）系统性硬化症
（5）Henoch-Schölein 过敏性紫癜	（5）皮肌炎
2. 以中血管为主的血管炎	（6）混合性结缔组织病
结节性多动脉炎	2. 结节病
3. 主要大血管血管炎	3. 白塞病
巨细胞血管炎	4. 感染
二、局限性血管炎	5. 药物
1. 非系统性血管炎性神经病	6. 恶性肿瘤
2. 糖尿病神经根性神经病	7. 炎症性肠病
3. 局限性皮肤／神经性血管炎	8. 低补体性荨麻疹血管炎综合征
结节性皮肤多动脉炎	

天检查足部，随时穿鞋和袜子，轻轻修剪脚趾甲。

有疼痛的患者推荐的一线治疗药物包括各种抗抑郁药、加巴喷丁和普瑞巴林。阿片类镇痛药和曲马多通常被推荐为二线药物。

2. 丙型肝炎

需要在使用各种免疫抑制剂之前开始抗病毒治疗，可以使用干扰素或聚乙二醇化干扰素、单独或联合利巴韦林治疗。

3. 免疫治疗

每种类型都需要不同的治疗方法，应根据疾病的严重程度给予皮质类固醇、环磷酰胺、氨甲蝶呤、硫唑嘌呤或霉酚酸酯，也可以使用利妥昔单抗、血浆置换和静脉注射免疫球蛋白。

Ⅰ型冷球蛋白血症可以针对有症状的患者和潜在的疾病进行治疗。由于存在病毒感染的可能性，不建议单独给予免疫抑制剂，可以考虑在给予抗病毒治疗之后加上免疫抑制药物，大剂量糖皮质激素冲击治疗作为一线治疗，加其他免疫抑制药物。出现单纯周围神经病的患者，来那度胺为基础治疗药物，其次可以给予环磷酰胺，按 2 mg/kg 每天一次口服，或 500～750 mg/m² 每月一次静脉注射。

在多发性骨髓瘤相关冷球蛋白血症患者发现 Waldenström 巨球蛋白血症以及出现肾衰竭，以硼替佐米为基础治疗药物；对淋巴瘤相关难治性冷球蛋白血症患者，可以给予氟达拉滨-环磷酰胺-利妥昔单抗方案。

血浆置换的使用符合下列几条标准：①病情严重，对其他治疗无反应；②有症状的高黏滞血症；③病情严重危及生命，如肺出血或肠血管炎。这些患者同时给予细胞减灭治疗，70%～80% 的混合冷球蛋白血症有良好效果。

利妥昔单抗治疗的使用要符合下列条件：①出现皮肤溃疡；②严重周围神经病变或肾小球肾炎患者；③血浆置换后症状持续性无缓解。要注意利妥昔单抗作为患者的初始治疗可能导致高黏滞血症，该治疗在患者获得其他药物的初步治疗之后加入。利妥昔单抗作为一种 B 细胞耗竭剂，通常每四周给予 375 mg/m² 的剂量。利妥昔单抗与皮质类固醇联合使用在临床反应、肾反应和免疫反应方面取得最大的益处，比单独使用皮质类固醇或皮质类固醇与烷化剂组合更有效，不足之处是患者严重感染的发生率明显增加。

【病例摘要】

患者，女性，62 岁。双下肢紫癜 1 年余，双下肢力弱 2 个月余。

患者 1 年余前无明显诱因出现双下肢对称性紫癜，大小不一，压之不褪色，无瘙痒，未予特殊治疗。2 个月余前开始出现双下肢力弱，上楼费力，双小腿酸软，左侧为著，无明显感觉障碍，1 个月余前无法下地行走。4 天前无明显诱因出现双下肢站立不稳、跌倒。2 个月前发现血压升高。自发病以来，患者食欲、睡眠、精神差，大小便正常，体重下降 10 kg。既往发现"丙型病毒性肝炎" 2 个月，服用"索磷布韦维帕他韦"抗丙肝治疗。体格检查：双小腿、双足背可见紫癜样皮疹及色素沉着，浅表淋巴结未触及肿大，无面部及双下肢水肿。双侧肢体及躯干痛觉、触觉对称正常。双侧肢体关节运动觉、位置觉正常，双踝以下音叉振动觉正常。双上肢肌力5级，屈髋、内收肌力4级，双下肢远端肌力5级。四肢肌张力对称适中。指鼻及跟膝胫双侧稳准，Romberg征睁闭目均（−）。未见不自主运动。双侧腹壁反射对称引出，双侧膝反射、右侧跟腱反射活跃，左侧跟腱反射未引出。无病理征。尿游离轻链κ：141.75 mg/L↑，λ：4.6 mg/L，κ/λ：38.8152↑。冷球蛋白试验（＋），冷球蛋白免疫固定电泳IgM、κ、λ、为单克隆＋多克隆。丙肝病毒RNA定量：3.52×10^5 IU/L，抗丙肝抗体阳性。定位诊断：周围神经和皮肤。定性诊断：冷球蛋白血症周围神经病，伴随慢性肾病2期和肾性高血压以及肾性贫血。病例详细资料见二维码数字资源14-4。

数字资源14-4

（袁　云）

【参考文献】

[1] TREDICI G, PETRUCCIOLI M G, CAVALETTI G, et al. Sural nerve bioptic findings in essential cryoglobulinemic patients with and without peripheral neuropathy. Clin Neuropathol，1992，11（3）：121-127.

[2] GULLI F, BASILE U, GRAGNANI L, et al. IgG cryoglobulinemia. Eur Rev Med Pharmacol Sci，2018，22（18）：6057-6062.

[3] FELDMAN L, DHAMNE M, LI Y. Neurologic manifestations associated with cryoglobulinemia：A single center experience. J Neurol Sci. 2019；398：121-127.

[4] SIDANA S, RAJKUMAR S V, DISPENZIERI A, et al. Clinical presentation and outcomes of patients with type 1 monoclonal cryoglobulinemia. Am J Hematol，2017，92（7）：668-673.

[5] SCARPATO S, GALASSI G, MONTI G, et al. Peripheral neuropathy in mixed cryoglobulinaemia：clinical assessment and therapeutic approach. Clin Exp Rheumatol，2020，38（6）：1231-1237.

[6] ZHANG L L, CAO X X, SHEN K N, et al Clinical characteristics and treatment outcome of type I cryoglobulinemia in Chinese patients：a single-center study of 45 patients. Ann Hematol，2020，99（8）：1735-1740.

[7] MUCHTAR E, MAGEN H, GERTZ M A. How I treat cryoglobulinemia. Blood，2017，129（3）：289-298.

[8] KOLOPP-SARDA M N, MIOSSEC P. Cryoglobulinemic vasculitis：pathophysiological mechanisms and diagnosis. Curr Opin Rheumatol，2021，33（1）：1-7.

[9] GALLI M, MONTI G, MARSON P, et al. Recommendations for managing the manifestations of severe and life-threatening mixed cryoglobulinemia syndrome. Autoimmun Rev，2019，18（8）：778-785.

[10] MAZZARO C, MASO L D, MAURO E, et al. Survival and Prognostic Factors in Mixed Cryoglobulinemia：Data from 246 Cases. Diseases，2018，6（2）：35.

本章总结

副蛋白血症神经病的诊断思路和慢性免疫性周围神经病非常类似，除发病年龄在前者基本都在成年人之外，副蛋白血症神经病临床上有更多的非神经系统症状，神经传导检查在类淀粉神经病以及冷球蛋白血症主要为轴索性神经病，而在MGUS神经病以及POEMS综合征更多表现为脱髓鞘神经病。由于副蛋白血症患者的非IgM类型存在类淀粉蛋白沉积以及冷球蛋白血症神经病的血管炎改变，而且还需要和淋巴增生性疾病进行鉴别，病理检查有其必要性。

在诊断副蛋白血症神经病的过程中当发现血液存在异常球蛋白时，无论和周围神经病是伴随还是有因果关系，自然要探索这些异常的血液蛋白来自哪里，详见下章有关血液细胞增生性疾病相关神经病的介绍。

第十五章 血液细胞增生性疾病相关神经病

外周神经系统可以在血液增生性疾病的任何阶段受到影响，这类疾病包括继发于化疗的中毒性神经病、病变直接浸润神经、免疫介导的神经病或伴随营养缺乏神经病，这些因素在周围神经的不同部位（神经节、神经根、神经丛和周围神经）或不同神经纤维（有髓神经纤维或无髓神经纤维）、神经纤维的不同结构（髓鞘、轴突）造成损害，导致患者的周围神经病临床表现存在明显的异质性，包括局灶性或弥漫性受累，对称或不对称受累。血液病变直接浸润神经涉及良性淋巴细胞增生疾病以及恶性血液细胞弥漫性神经浸润，前者包括浆细胞增生伴随的周围神经病、Castleman病相关神经病和结节病相关神经病，后者主要包括神经淋巴瘤病和神经白血病。属于免疫介导神经病的类型我们在前一章节进行了介绍，包括浆细胞增生伴随的周围神经病以异常球蛋白血症伴随周围神经病的形式在第十四章的第一节已经给予介绍；Castleman病相关神经病属于POEMS综合征的疾病范畴，我们也在第十四章第三节中进行了介绍，本章重点介绍结节病神经病和神经淋巴瘤病，而神经白血病和神经淋巴瘤病具有类似的临床、电生理改变特点，其诊断方法也类似，由于浸润的恶性细胞不同，我们也单独进行介绍。

第一节　神经结节病

结节病（sarcoidosis）是一种多系统疾病，其特点是在许多组织和器官中形成的非结缔性肉芽肿，特别是对非裔美国人、欧洲人，尤其是瑞典人。北欧国家的发病率最高，为（11～24）/10万，东南亚国家的发病率最低，韩国为0.85/10万，日本为1.01/10万。由于在亚洲发病率非常低，累及神经系统的结节病只占结节病的3.5%～7%，显然神经结节病极罕见。

神经结节病的表现形式多种多样，包括周围神经系统的脑神经病、脊神经病，也包括中枢神经系统的无菌性脑膜炎、脑病、血管病、癫痫发作、下丘脑-垂体疾病、脑积水、脊髓病，偶尔可以导致肌病。

结节病的肉芽肿出现在不同组织，包括肌肉，一般在肉芽肿的中央区域有上皮样细胞或朗格汉斯多核巨细胞，其周围是大量淋巴细胞（图15-1）。神经结节病的肉芽肿可见于神经内膜或神经外膜，上皮样组织细胞对神经束的浸润非常突出。神经纤维的损害可能有不同的机制，也可以看到血管周围炎、真性血管闭塞性纤维蛋白样坏死导致周围神经缺血损害，也可以是肉芽肿内组织细胞分泌的细胞因子具有局部细胞毒性作用，导致神经纤维出现不同程度的有髓神经纤维脱失、多灶性或弥漫性轴索变性以及出现再生簇。也可以看到节段性脱髓鞘和髓鞘再生。

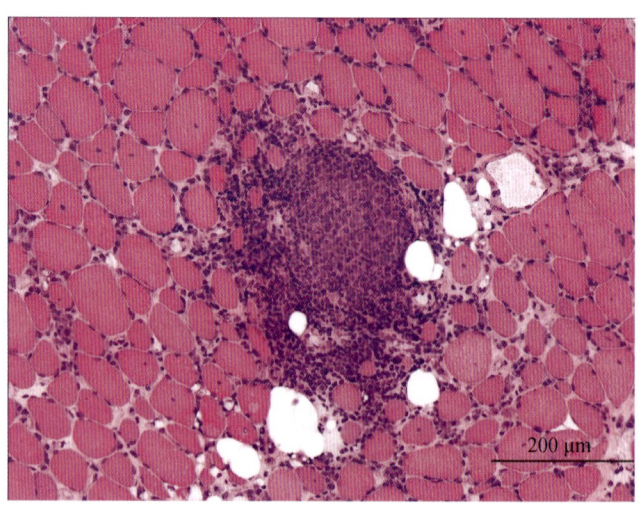

图15-1　肌肉内肉芽肿

【临床表现】

发病年龄各不相同，很少有病例发生在儿童和老年人身上，平均发病年龄在45～55岁，女性比男性晚。总的来说，女性比男性更常见。起病是亚急性的，很少是急性的，临床表现包括神经系统和非神经系统损害，而神经系统也分中枢神经系统和周围神经系统损坏表现。

1. 非神经系统症状

84%的患者可在病程中的任何时间出现神经系统外结节病的全身表现，皮肤、心脏、肝、肾、骨骼和关节受累很常见。其中57%的患者出现肺部受累，20%的患者眼部受累，18%的患者出现淋巴结肿大和皮肤病表现。全身症状包括感觉不适、发热和盗汗、踝关节炎、结节性红斑和肺门淋巴结病。部分患者还出现肉芽肿性葡萄膜炎、腮腺和下颌下唾液腺肿胀。肺部受累的特点是咳嗽、呼吸困难、胸闷或刺痛。眼睛内的任何结构都可能受累。可以合并静脉血栓栓塞、心血管疾病、血液病和皮肤癌，以及其他自身免疫性疾病，特别是甲状腺疾病、结缔组织疾病和多发性硬化症的发病率增加。死亡主要与呼吸、心脏和神经系统受累患者的疾病严重程度有关，但也与感染风险增加有关。

2. 神经系统症状

神经系统受累的发生率为3.5%～7%。其中大脑（38%）、脑神经（36%）最常见，其次是脊髓（10%）和脊神经（14%）。

（1）周围神经损害，①脑神经损害：面神经病最常见，占孤立性脑神经病变的70%，大多数是单侧。其次是视神经炎，发生率为30%，发生在任何疾病阶段，主要表现为亚急性视神经炎，与脱髓鞘性视神经炎表现相同，出现视力下降，大多数为单侧。视神经鞘发炎时会发生视神经周围炎，导致视野收缩、视盘肿胀、眼球疼痛。当颅底软脑膜炎累及下丘脑和邻近结构时，视交叉受累出现异向性视野缺损。硬脑膜炎性累及视神经时，可能发生压迫性视神经病变。也有视力丧失和疼痛。其他孤立性脑神经病变不太常见，动眼神经、滑车神经、展神经相对频繁地受累，三叉神经、前庭蜗神经一起受累比例较低。眼眶内、眶尖和海绵窦的炎性肿块可能导致复视、三叉神经感觉丧失和疼痛以及眼球突出。邻近颅底软脑膜扩散的炎性肿块也可能累及这些神经。孤立性听力损失在结节病中很少见，通常伴随前庭神经损害，肥厚性脑膜炎或软脑膜炎损害前庭耳蜗神经，常伴有面神经麻痹。孤立性后组脑神经病变不常见，患者出现进行性发音困难和吞咽困难为特征的延髓麻痹症状，可以发现单侧舌无力和萎缩。和颅底脑膜炎有关。②脊神经病：主要表现为感觉运动或纯感觉神经病，分布形式包括单神经病、多发性单神经炎、小纤维神经病或自主神经病。单神经病变通常为急性，主要累及的神经包括膈神经、尺神经和腓总神经。多灶性周围神经病主要表现为慢性进展性远端多发性神经病、神经根病和神经丛病，出现下肢为主的远端无力和踝反射消失。急性炎性脱髓鞘性多发性神经根神经病比较罕见。小纤维神经病也不常见，与远端神经病理性疼痛相关，出现非长度相关感觉丧失，小纤维为主，出现不适、疼痛、麻木。53%的患者伴有自主神经症状，如心血管系统调节不稳定、出汗障碍和胃肠道障碍。

（2）中枢神经损害，59%的患者出现脑实质病变，54%的患者伴随垂体/下丘脑损害，41%的患者出现慢性脑膜炎。出现头痛、认知障碍、精神障碍、癫痫发作偏身感觉异常和偏瘫。

【**辅助检查**】

对一个青-中年患者出现的非对称性的周围神经病，首先进行神经传导检查以及血液学检查（包括血常规、免疫球蛋白和冷球蛋白检查），而后依据临床表现对不同器官进行检查，包括肺部CT、腹部B超和中枢和周围神经的影像学检查，通过周围神经或其他组织的病理检查而明确诊断。

1. 实验室检查

轻度贫血，少数患者出现嗜酸性粒细胞增多。急性期ESR升高见于32%的患者。约50%患者血清球蛋白增高，血浆白蛋白减少。血管紧张素转换酶活性升高见于35%的患者，9%的患者出现高钙血症。少数患者血清中尿酸、碱性磷酸酶升高。30%患者血清抗核抗体滴度升高。

2. 脑脊液检查

58%的患者出现脑脊液细胞数量增加，为5～1571/mm^3。63%的患者脑脊液总蛋白升高。40%的患者IgG指数升高，46%的患者出现寡克隆带。46%患者的脑脊液血管紧张素转换酶水平升高。

3. 神经传导检查

电生理检查主要提示轴索损害，也可以存在传导减慢、局灶性传导阻滞和多灶性传导阻滞等脱髓鞘改变。提示存在单神经病或多发单神经病。其中正中神经、腓骨神经和胫神经的复合肌肉动作电位波幅显著降低，正中神经、尺神经和腓肠神经的感觉神经动作电位波幅显著降低，和神经超声改变之间存在显著相关性。

4. 影像学检查

怀疑该病的患者都需要进行肺部 CT 检查以及中枢神经系统和周围神经的检查，可以发现 60% 的患者肺门淋巴结肿大等结节病的典型改变。头颅 MRI 显示 79% 的患者存在异常，包括脑实质性病变、脑膜病变和脑神经增强。多数病例有视神经受累，或视神经附近存在炎症改变。周围神经超声检查可以发现局部增粗改变，与对照组相比，尺神经、腓神经、腓肠神经和胫神经的横截面积显著增加。

5. 病理检查

肉芽肿存在于神经或其他组织中，神经周围血管周围炎性细胞和肉芽肿浸润。有髓神经纤维丢失，大直径有髓神经纤维丢失为主。可以发现神经周围血管炎的病理特征。皮肤活检提示神经纤维丢失，通常不具有长度依赖特点。

【诊断】

神经结节病的诊断通常是在系统性结节病诊断明确的基础上确定。在诊断过程提示神经结节病的线索包括四肢偏侧性和近端性无力或麻木、周围神经干分支区域的感觉缺陷、伴有疼痛的感觉症状，在神经传导检查发现灶性分布的轴索病变，神经超声发现神经局部增粗。明确诊断取决于神经组织活检发现结节病肉芽肿；如果只有神经外的病理确诊，只能提出神经结节病的可能诊断；没有病理学证据，是临床可疑诊断（表 15-1）。

【鉴别诊断】

神经结节病的临床特征比较广泛，和其他多系统罕见病的鉴别诊断需要分类进行。

表 15-1 神经结节病诊断标准

明确诊断	神经结节病的提示性临床表现 神经系统活检的阳性组织病理学证据 排除其他疾病
可能诊断	神经结节病的提示性临床表现 神经系统炎症的证据 系统性结节病的病理学证据 排除其他疾病
可疑诊断	神经结节病的提示性临床表现 排除了不符合明确和可能的神经结节病标准的其他疾病

1. 脑神经病

该病出现面神经、视神经和其他脑神经损害，因此需要和其他原因导致的脑神经病进行鉴别。单侧面神经发炎可能需要和常见的特发性面神经炎进行鉴别，该病单侧发病多为病毒感染导致，双侧发病出现在干燥综合征、吉兰-巴雷综合征等免疫性疾病，一般没有其他脑神经或其他系统的损害。视神经炎需要和其他原因导致的视神经周围炎以及视神经脊髓炎进行鉴别，其他脑神经损害多需要进行头颅影像学检查，发现颅底硬膜炎性增厚要考虑到神经结节病的可能性。通过病理检查进一步明确诊断。

2. 脊神经病

脊神经病包括单神经病、多发单神经病，需要和其他成年发病的亚急性和慢性发病的非对称性轴索性神经病进行鉴别，包括前一章介绍冷球蛋白血症神经病、类淀粉神经病，还有本章介绍的周围神经淋巴瘤病、神经白血病以及下一章介绍的血管炎神经病（表 15-2）。

表 15-2 成年非对称性轴索性周围神经病鉴别诊断

疾病	临床表现
周围神经结节病	主要表现为非对称性感觉运动或纯感觉神经病。多发单神经炎主要表现为慢性进展性远端多发性神经病、神经根病和神经丛病，出现下肢为主的远端无力和踝反射消失，肺门淋巴结肿大
血管炎神经病	该病存在多系统损害，急性和亚急性发病的非对称性肢体无力，伴随肢体麻木和疼痛。ESR 升高，血清抗 ANCA 抗体阳性。超声检查可以发现节段性的增粗
冷球蛋白血症神经病	该病存在多系统损害，具有和血管炎神经病类似的临床表现，除出现多发单神经病之外，还存在皮肤溃疡、关节痛、肾小球肾炎和紫癜，血清学检查可以确定是否存在冷球蛋白
类淀粉神经病	该病存在多系统损害，出现远端感觉症状的周围神经病，如麻木、感觉异常和感觉障碍，伴随心脏、肾等多系统疾病的患者，神经超声检查可以发现神经增粗
神经淋巴瘤病	成年期亚急性或慢性发病，出现疼痛性神经根、神经丛或多发单神经病的临床表现。超声发现周围神经局部肿块
神经白血病	成年晚期发病，既往多有白血病史，出现单或多发单神经病，该神经支配区域的疼痛性运动和感觉障碍，超声检查发现局部肿块

这些疾病基本需要病理检查才可以确诊。

【治疗】

中、高剂量糖皮质激素是神经结节病的首选治疗方法，也是治疗该病的基础。皮质类固醇治疗对非压迫性的周围神经炎患者有帮助，但对肿块性病变压迫周围神经的情况帮助不大。病情严重的患者可以静脉点滴丙种球蛋白治疗，同时加用免疫抑制剂。自主神经病患者需要静脉注射免疫球蛋白、肿瘤坏死因子-α拮抗剂和促红细胞生成素衍生物。

疾病复发一般发生在糖皮质激素剂量逐渐减少之后，复发不是不良预后因素，要预防复发就需要加用免疫抑制剂。对于治疗后复发的患者，需要增加或升级治疗，给予氨甲蝶呤、硫唑嘌呤、氯喹、霉酚酸酯和环孢素A二线治疗，个别患者进行环磷酰胺和肿瘤坏死因子-α拮抗剂组成的三线治疗。

【病例摘要】

患者，女，47岁，双侧大腿及小腿肿胀5个月。

5个月前自觉大腿前侧及小腿后侧肌肉发硬。3个月前，双小腿后侧出现对称性硬块，伴散在红疹，双侧膝关节瘙痒感。既往史：右乳浸润性导管癌改良根治术后，术后规律应用紫杉醇等化疗药物，甲亢病史，近期复查甲功正常。体格检查：双小腿后侧对称性硬结，无触压痛，活动性差，边缘较清晰，余内科查体无特殊。脑神经未见明显异常。四肢感觉和运动未见明显异常。反射：双侧腹壁反射对称引出，双上肢腱反射对称引出，双下肢腱反射减低。双侧掌颏反射（−）。双侧Hoffmann征、Rossolimo征均（−）。双侧Babinski征、Chaddock征（−）。脑膜刺激征（−）。植物神经系统未见明显异常。血清CK正常，ESR轻度加快，血清抗nRNP/Sm抗体阳性。双下肢MRI显示双侧大腿肌群水肿，左大腿局部皮下软组织水肿，右侧腹股沟多发淋巴结；双侧小腿诸肌肉水肿，伴皮下组织水肿。膝关节超声显示双侧股四头肌内侧束及小腿多发肌层肿胀伴回声减低，血供丰富。肌电图显示左侧股四头肌内侧头、左侧胫骨前肌神经源性损害。股四头肌活检显示多个炎性肉芽肿结构，周围出现萎缩、再生肌纤维，肌纤维膜及胞浆MHC-I弥漫阳性表达。定位诊断：大腿前侧及小腿后侧肌肉发硬，定位骨骼肌。定性诊断：结节病。病例详细资料见二维码数字资源15-1。

数字资源15-1

（王怡康　袁云）

【参考文献】

[1] KOGA M. Sarcoid Neuropathy. Brain Nerve, 2020, 72（8）: 855-862.

[2] KIDD D P, BURTON B J, GRAHAM E M, et al. Optic neuropathy associated with systemic sarcoidosis. Neurol Neuroimmunol Neuroinflamm, 2016, 3（5）: e270.

[3] SAID G. Sarcoidosis of the peripheral nervous system. Handb Clin Neurol, 2013, 115: 485-495.

[4] MUNDAY W R, MCNIFF J, WATSKY K, et al. Perineural granulomas in cutaneous sarcoidosis may be associated with sarcoidosis small-fiber neuropathy. J Cutan Pathol, 2015, 42（7）: 465-470.

[5] TAVEE J O, KARWA K, AHMED Z, et al. Sarcoidosis-associated small fiber neuropathy in a large cohort: Clinical aspects and response to IVIG and anti-TNF alpha treatment. Respir Med, 2017, 126: 135-138.

[6] BRIER M R, EVERETT E A, BUCELLI R C. An Atypical and Multifactorial Acute Immune Polyradiculopathy: A Case Report. Neurohospitalist, 2020, 10（2）: 118-120.

[7] FRITZ D, VAN DE BEEK D, BROUWER M C. Clinical features, treatment and outcome in neurosarcoidosis: systematic review and meta-analysis. BMC Neurol, 2016, 16（1）: 220.

[8] FRITZ D, TIMMERMANS W M C, VAN LAAR J A M, et al. Infliximab treatment in pathology-confirmed neurosarcoidosis. Neurol Neuroimmunol Neuroinflamm, 2020, 7（5）: e847.

[9] UNGPRASERT P, CROWSON C S, MATTESON E L. Characteristics and Long-Term Outcome of Neurosarcoidosis: A Population-Based Study from 1976-2013. Neuroepidemiology, 2017, 48（3-4）: 87-94.

[10] RAMOS-CASALS M, PÉREZ-ALVAREZ R, KOSTOV B, et al. Clinical characterization and outcomes of 85 patients with neurosarcoidosis. Sci Rep, 2021, 11（1）: 13735.

第二节 周围神经淋巴瘤病

神经淋巴瘤病（neurolymphomatosis，NL）是非霍奇金淋巴瘤的一种少见表现，肿瘤侵犯脑神经、脊神经根、神经丛或周围神经。多数 NL 是全身其他部位淋巴瘤浸润周围神经系统所致的继发性损害，也可以是淋巴瘤单纯浸润周围神经系统的原发性损害。出现在 8.5%～29% 的非霍奇金淋巴瘤患者中。

NL 最典型的病理改变是周围神经弥漫性大量淋巴瘤细胞浸润，出现在神经外膜、神经束膜和神经束膜下（图 15-2），形成血管周围袖套样肿瘤细胞浸润，浸润细胞可见于血管壁，但不引起血管坏死。有时淋巴瘤细胞出现在血管腔内，是血管内淋巴瘤病的特点。网状纤维染色显示被淋巴瘤细胞浸润的血管壁网格结构完整，浸润的淋巴细胞出现细胞异型性和细胞核的异型性，可见细胞核有丝分裂，其内夹杂分化良好的淋巴瘤细胞很难与正常淋巴细胞区分。神经纤维出现急性和慢性轴突变性，伴随节段性脱髓鞘和再生髓鞘，前者通常占优势。此外，可见神经外膜或神经内血管增生。

【临床表现】

患者的平均发病年龄（64.6±10.0）岁，临床表现形式包括神经根神经丛病、多发性单神经病、脑神经病，亚急性或慢性发病（表 15-3），个别患者可以急性发病。表现为非对称性肢体疼痛，伴随肢体无力和感觉减退，也可以表现为脑神经麻痹症状，出现面瘫、面部麻木或讲话言语不清等。偶尔出现复发-缓解病程，大多数为持续进展性病程，发病后不久可以出现脑损害的表现，提示淋巴瘤细胞颅内浸润。NL 的中位总生存期为初始诊断后 10 个月。

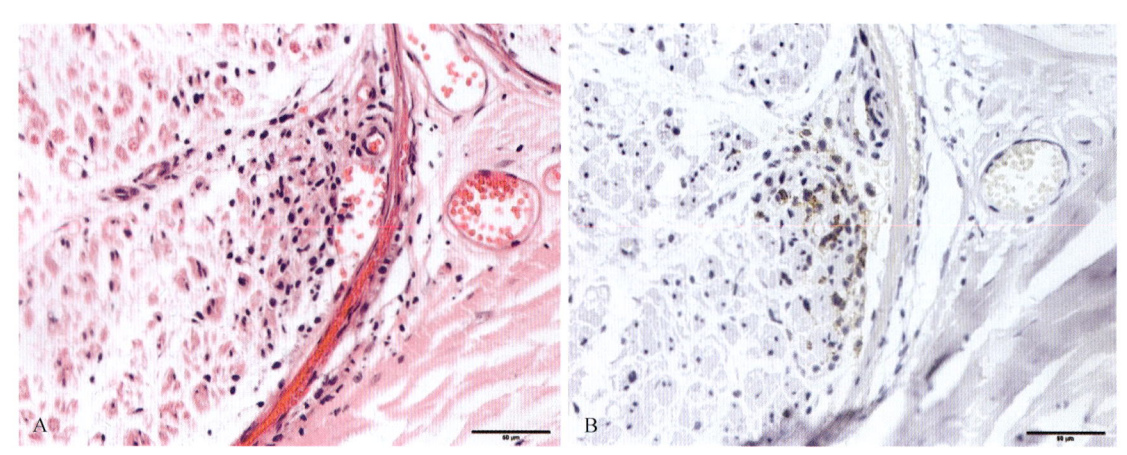

图 15-2 神经束内淋巴瘤细胞浸润。A. 束膜下淋巴细胞浸润；B. 免疫组织化学染色显示 CD20 细胞局部聚集

表 15-3 神经淋巴瘤病的临床表现

类型	临床表现
痛性多发性神经病和神经根病	腰骶神经根及相应周围神经或马尾神经受累较为常见，出现放射到下肢的神经病理性疼痛，伴随上行性感觉运动性多发性神经根神经病，最终导致对称性四肢瘫痪，发展为多发性神经病。颈神经根病及胸神经根病较为少见
痛性或无痛性脑神经病	20% 的患者中早期病程以孤立性脑神经病为特征，出现双侧或单侧面神经、展神经、动眼神经、三叉神经麻痹，也可以出现听力丧失、声带麻痹
无痛性多发性神经病	出现下肢的感觉异常、麻木和腱反射丧失，而后出现下肢无力。可以伴或不伴随疼痛。如果是急性起病，临床表现酷似吉兰-巴雷综合征
痛性或无痛性单神经病	其中坐骨神经病最为常见，也可以累及正中神经、桡神经、肋间神经。随着疾病进展，多数患者会从单神经病进展到多发单神经病

【辅助检查】

中老年患者急性或亚急性发病，出现进行性非对称性的周围神经病，首先进行神经传导检查、周围神经影像学检查以及血液学检查（包括血常规、ESR、乳酸脱氢酶、免疫球蛋白和冷球蛋白检查），影像学检查发现异常增粗的周围神经，需要进行周围神经或其他组织的病理检查。

1. 血清学检查

部分患者出现贫血、ESR 升高、血小板数目减少、乳酸脱氢酶升高。大部分患者血清蛋白电泳异常，可以发现单克隆蛋白。

2. 脑脊液检查

如果淋巴瘤细胞累及脑和脊髓的软膜系统，脑脊液白细胞计数出现增加，蛋白出现升高，少数患者可以检测到异常淋巴细胞，但是周围神经病患者的脑脊液检查多为阴性。

3. 影像学评估

神经超声检查可以发现受累神经、神经根或神经丛明显增粗。MRI 检查是 NL 重要的评估手段，受累神经、神经根及神经丛出现条形或梭形肿块，增强扫描可见相应部位增强。PET-CT 对 NL 的评价具有很高的敏感性，可以观察到受累神经、神经根或神经丛增粗，相应部位为高代谢病灶，同时也可以观察全身淋巴结受累的情况，对选择组织活检部位也具有指导意义。神经根增厚不是 NL 的特异性改变，也出现在炎性神经病，应根据临床信息和其他检查结果进行综合判断。

4. 神经电生理检查

怀疑 NL 要进行双侧神经传导检测，以区分多发性单神经病和对称性轴索性多神经病。典型的模式是不对称的轴索感觉运动多发性单神经病。个别患者出现非长度依赖性脱髓鞘性周围神经病，可以合并传导阻滞现象，间隔不同时间反复检查时神经传导阻滞现象可以消失，变为轴索损害，此为假传导阻滞。这种神经生理学现象的病理生理机制是继发于近端和远端刺激部位之间神经内局灶性淋巴瘤细胞浸润，导致局部脱髓鞘，随后发生巨噬细胞浸润和远端轴突变性。

5. 组织活检

在诊断 NL 之前应避免使用皮质类固醇，这些药物的淋巴毒性作用会掩盖组织病理学发现。神经根、神经丛或周围神经发现淋巴瘤细胞浸润是诊断 NL 的金标准，可以看到淋巴瘤细胞广泛浸润神经内膜和神经束膜。伴随不同程度的活动性轴索变性以及神经纤维丢失。由于 NL 累及的部位具有灶性分布特点，可以根据 MRI 以及 PET-CT 选择活检部位。

6. 分子诊断

最近提出了淋巴瘤的分子分类系统，跨越了现有的淋巴瘤分类系统，新的遗传亚群有助于进行精确治疗。携带单克隆性 TCR 基因重排和克隆性可能有助于支持诊断。

【诊断】

成年患者，亚急性和慢性发病，出现快速发展的严重疼痛、分布不对称的神经病变，对免疫调节治疗反应差或者早期出现复发，需要考虑 NL 的可能性。神经超声、MRI 及 PET/CT 发现患者周围神经条形或梭形增粗，更支持该病的诊断。周围神经组织活检发现淋巴瘤细胞浸润可以确定 NL 的诊断。

【鉴别诊断】

NL 应当与淋巴瘤其他类型的神经系统并发症进行鉴别，包括肿瘤机械性压迫所致的神经病，副肿瘤综合征，化疗或放疗相关的神经病，这些肿瘤的并发症或药物治疗的副作用结合病史就可以排除。NL 作为首发症状出现时极易误诊成不典型的慢性炎性脱髓鞘性多发性神经根神经病、血管炎性周围神经病、腰骶神经根神经丛病，也难以和神经结节病以及慢性自然杀伤细胞淋巴细胞增多症相关多发性单神经病进行鉴别。

1. 神经白血病

成年发病，多有既往白血病史，出现单或多发单神经病，表现为该神经支配区域的疼痛性运动和感觉障碍，超声检查可以发现局部的肿块，病理检查可以确定病变的性质。

2. 慢性自然杀伤细胞淋巴细胞增多症相关多发性单神经病

成年亚急性发病，出现四肢进行性非对称无力和麻木，具有多发单神经病的特点。腓肠神经活检显示神经内膜自然杀伤细胞浸润，没有淋巴瘤的克隆样细胞增殖。皮质类固醇可以使神经电生理和血液学指标迅速改善。

3. 腰骶丛或臂丛神经病

该病的发病时间都在成年晚期，急性和亚急性发病，从下肢或上肢开始出现非对称性的无力、麻木和明显的疼痛症状，伴随出现肌肉萎缩，影像学检查可以发现神经根轻度增粗，不会形成肿块样结构。

【治疗】

NL 的治疗原则与原发性中枢神经系统淋巴瘤相似。大多数患者单独接受全身化疗或结合鞘内化疗或外照射放射治疗。准确的分期至关重要，因为治疗必须解决有症状和无症状的神经受累，以及淋巴瘤细胞向脑实质、脑脊液以及其他神经的播散问题。最大的挑战是 NL 和脑膜淋巴瘤之间的区别。

有多种淋巴瘤的化疗方案可以参考（表15-4）。当非霍奇金淋巴瘤患者的脑脊液播散未诊断为 NL 时，可以给予鞘内化疗注射或头颅或脊柱野放射治疗。原发性 NL 的治疗应遵循基于原发性中枢神经系统淋巴瘤指南，全身化疗是治疗 NL 最有希望的方法，静脉注射氨甲蝶呤作为孤立性神经系统受累病例的一线治疗，其剂量为 3.5 g/m²。鞘内注射氨甲蝶呤或阿糖胞苷用于治疗软脑膜淋巴瘤，用药 6 个周期后出现临床症状改善以及周围神经的影像学好转，但对淋巴瘤结节性神经根浸润治疗不足。其他方法还有自体干细胞移植进行清髓性化疗，辅助放疗有助于治疗体积较大的局部浸润以及难治性局部淋巴瘤。对于 B 细胞淋巴瘤患者可以配合进行抗 CD20 的单克隆抗体治疗。

表 15-4 淋巴瘤治疗方案

方案	药物
CHOP	环磷酰胺、阿霉素、长春新碱、泼尼松
MCHOD	氨甲蝶呤、环磷酰胺、阿霉素、长春新碱、地塞米松
VAC	长春新碱、阿霉素、环磷酰胺
ProMACE	丙卡巴嗪、氨甲蝶呤、阿霉素、环磷酰胺、足叶乙甙
Cytabom	阿糖胞苷、博莱霉素、长春新碱、氨甲蝶呤

【病例摘要】

患者，男性，70 岁，进行性左下肢麻木无力、右侧上下肢麻木 1 个月余。

患者 1 个月余前无明显诱因出现左下肢麻木，逐渐出现左侧足踝不能向上抬起。后很快出现右侧足背、右侧小腿外侧皮肤麻木及右上肢肘以下麻木、肿胀。既往 2 年前患非霍奇金淋巴瘤，曾行小肠切除术及右侧睾丸根治术，行化疗 8 次，出现药物性肺纤维化。体格检查：脑神经无异常，双足及小腿外侧皮肤痛觉减退，右侧肘关节以下痛觉减退，四肢音叉振动觉、关节运动觉、关节位置觉对称正常。左足背屈肌力 0 级。四肢腱反射对称减低。四肢病理征阴性。神经传导检查：双侧腓总神经末端运动波幅下降、感觉传导速度减慢，双侧正中神经感觉传导速度减慢。脑脊液常规、生化均正常。定位诊断：周围神经，感觉和运动，髓鞘和轴索；定性诊断：神经淋巴瘤病（非霍奇金淋巴瘤浸润周围神经）。病例详细资料见二维码数字资源 15-2。

数字资源 15-2

（孟令超　袁　云）

【参考文献】

[1] GWATHMEY K G. Plexus and peripheral nerve metastasis. Handb Clin Neurol，2018，149：257-279.

[2] JEONG J，KIM S W，SUNG D H. Neurolymphomatosis：a single-center experience of neuromuscular manifestations，treatments，and outcomes. J Neurol，2021，268（3）：851-859.

[3] BAEHRING J M，BATCHELOR T T. Diagnosis and management of neurolymphomatosis. Cancer J，2012，18（5）：463-468.

[4] KIM K T，KIM S I，DO Y R，et al. Sciatic nerve neurolymphomatosis as the initial presentation of primary diffuse large B-cell lymphoma：a rare cause of leg weakness. Yeungnam Univ J Med，2021，38（3）：258-263.

[5] BAEHRING J M，DAMEK D，MARTIN E C，et al. Neurolymphomatosis. Neuro Oncol，2003，5（2）：104-115.

[6] NEGRE BUSÓ M，BALLIU COLLGRÓS E，RUBIÓ RODRÍGUEZ A，et al. Utility of the 18F-FDG PET/CT in the diagnosis of the neurolymphomatosis：A case report. Rev Esp Med Nucl Imagen Mol（Engl Ed），2021，40（5）：328-331.

[7] GRISARIU S，AVNI B，BATCHELOR T T，et al. Neurolymphomatosis：an inter-national Primary CNS Lymphoma Collaborative Group report. Blood，2010，115（24）：5005-5011.

[8] BRIANI C，VISENTIN A，CAMPAGNOLO M，et al.

Peripheral nervous system involvement in lymphomas. J Peripher Nerv Syst, 2019, 24（1）: 5-18.

[9] TOMITA M, KOIKE H, KAWAGASHIRA Y, et al. Clinicopathological features of neuropathy associated with lymphoma. Brain, 2013, 136（Pt 8）: 2563-2578.

[10] KEDDIE S, NAGENDRAN A, COX T, et al. Peripheral nerve neurolymphomatosis: Clinical features, treatment, and outcomes. Muscle Nerve, 2020, 62（5）: 617-625.

[11] SIDERAS P A, MATTHEWS J, SAKIB S M, et al. Neurolymphomatosis of the peripheral nervous system: a case report and review of the literature. Clin Imaging, 2016, 40（6）: 1253-1256.

第三节 周围神经白血病

白血病患者髓外浸润最常见的部位是皮肤、软组织、骨和淋巴结。中枢神经系统和周围神经很少受累，因为这些部位都有屏障，血-神经屏障与血-脑屏障类似，将循环血液与周围神经分开，血-神经屏障由神经内血管内皮细胞、基底膜和周细胞组成。紧密的细胞间连接使白血病细胞难以穿透，不太可能扩散到这些部位，但软脑膜、脑神经和脊神经根的血-神经屏障薄弱，白血病细胞可以浸润这些部位，称为周围神经白血病（neuroleukemiosis，NLK）。

在孤立性神经白血病患者中，白血病细胞向周围神经的血行播散也发挥重要作用，一旦白血病细胞直接突破血-神经屏障进入周围神经，就处于理想的生长位置，因此增生极快而且很难治疗，通常被认为是系统性复发的预测因子和不良预后标志物。

【临床表现】

患者大多为男性，平均年龄为68岁（46～72岁）。急性白血病缓解期患者出现孤立性周围神经病，提示存在新的白血病系统性复发，或白血病系统性复发之后出现孤立的周围神经病。NLK通常表现为周围神经病和（或）皮下肿块。

所有患者均有疼痛性进行性发展的肢体运动和感觉障碍。常常累及的单个神经或神经丛包括腋神经、腓神经、尺神经、正中神经、桡神经和坐骨神经以及臂丛和腰丛，多神经受累表现为多发性单神经炎，出现这些神经分布区域的肢体无力、感觉异常、麻木和疼痛。查体可以发现沿神经分布的局部肿块称为髓样肉瘤，提示存在髓外白血病浸润。

【辅助检查】

NLK的早期诊断对于优化患者对治疗的反应至关重要。怀疑NLK时，首先需要通过活检和（或）影像学方法确定诊断。

1. **神经传导检查**

有助于确认周围神经病变的存在，可以发现慢性轴索性损害或叠加脱髓鞘改变特点。协助确定患者是否存在单神经病、多发性单神经病或神经丛病。

2. **影像学检查**

MRI和PET-CT扫描可以检测到神经的局部肿块具有典型的放射学表现，T1等强度，T2高强度，可以出现增强，以及强烈的氟脱氧葡萄糖高代谢摄取。高分辨率超声也可以发展增粗的周围神经。

3. **细胞学检查**

患者骨髓和外周涂片呈阳性或阴性，脑脊液细胞学检查在部分患者为阳性，可以发现白血病细胞，对于阴性患者需要重复进行脑脊液检查。

4. **神经活检**

是诊断的金标准，可以发现白血病浸润以及伴随的周围神经轴索损害。应进行全面的病理评估，并与原始骨髓病理进行比较。

【诊断】

NLK的早期诊断对于优化患者的治疗方案至关重要。白血病患者出现非对称性周围神经病，怀疑NLK时，通过神经传导测定确认周围神经病的存在。而后进行影像学检查，超声检查显示局部明显增粗形成肿块时，MRI显示特征性增强，FDG-PET可能显示受影响周围神经的高代谢。神经活检仍然是诊断的黄金标准，NLK活检显示白血病细胞浸润，免疫分型应用于确认诊断。当活检不可行时，影像学表现和治疗反应强烈支持诊断。一旦确定NLK的诊断，进一步筛查是否存在系统性复发的可能性。

【鉴别诊断】

如果患者仅出现周围神经病变症状，NLK很容易被误诊，尤其是血液涂片和骨髓活检结果阴性时。要注意到，四肢对称性神经症状不太支持 NLK 的诊断。

NLK 的鉴别诊断思路和神经淋巴瘤类似，可以参考第二节神经淋巴瘤病的鉴别诊断，首先依靠病史排除副肿瘤综合征、化疗或放疗相关的神经病，其次是排除以轴索损害为主的血管炎神经病、冷球蛋白血症神经病、类淀粉神经病、腰骶神经根神经丛病以及慢性自然杀伤细胞淋巴细胞增多症相关多发性单神经病。出现疼痛性神经肿块时需要排除神经淋巴瘤病和神经结节病。适当的临床判断和辅助检查有助于区分这些疾病，特别是周围神经的病理检查。

【治疗】

NLK 治疗后可能会出现长期持续缓解，因此应当积极治疗。

NLK 治疗方案取决于白血病类型、患者症状和转移程度。局部浸润通常采用局部放射治疗和外科减压来缓解症状，大多数患者结合全身化疗、鞘内化疗和放疗以获得长期疗效。在没有全身复发的情况下，NLK 通常对局部分割放疗有一定反应。多数患者放射治疗与化疗相结合，能迅速缓解肿块导致的肢体疼痛和无力。在罕见的情况下，可针对肿块采用手术切除或放疗。

由于 NLK 通常是系统性复发的预测因子，治疗方法应包括常规或清髓性全身化疗和异基因造血干细胞移植。在选择化疗方案时，要包括能够穿透血-神经屏障的药物可以选择氟达拉滨、氨甲蝶呤、米托蒽醌和环磷酰胺等药物。

【病例摘要】

患者，男，51 岁，发热、四肢麻木无力 3 个月

3 月余前无明显诱因出现发热，伴咳嗽、咳痰，牙龈肿痛，血常规示 WBC 12.29×10^9/L、Hb 94 g/L、PLT 71×10^9/L；骨髓穿刺结果示增生极度活跃，早幼粒细胞占 93.5%，可见 Auer 小体，巨核系及红系受抑；染色体核型分析结果示 46，XX，t（15，17）（q24，q21）；融合基因检测结果示 PML/RARa 阳性。确诊急性早幼粒细胞性白血病。予维甲酸＋亚砷酸双诱导治疗，2 个月前出现四肢麻木、肌力减弱。体格检查：中度贫血貌，双手骨间肌萎缩，双侧胫前肌萎缩，双上肢近端肌力 4＋级，远端 5－级，双下肢近端 3＋级，远端 4 级。颈椎＋胸椎＋腰椎 MRI 平扫示颈椎椎体、胸椎椎体、腰骶椎体异常信号，符合白血病骨质受累改变。颅脑 MRI 增强扫描未见明显异常。神经电生理检查示双正中神经、双尺神经、双桡浅神经、双腓浅神经、双腓肠神经感觉神经传导 SNAP 未引出。左正中神经运动神经传导速度减慢。双腓总神经、双胫神经运动神经传导速度均减慢，远端潜伏期延长，CMAP 波幅降低。腓肠神经活检示出现有髓神经纤维中度丢失，较多轴索变性。定位诊断：周围神经，感觉和运动，髓鞘和轴索；定性诊断：急性早幼粒细胞白血病（M3 型）伴随周围神经病。病例详细资料见二维码数字资源 15-3。

数字资源 15-3

（王怡康　袁　云）

【参考文献】

[1] MAU C, GHALI M G Z, STYLER M, et al. Neuroleukemiosis: Diagnosis and management. Clin Neurol Neurosurg, 2019, 184: 105340.

[2] SABATÉ-LLOBERA A, CORTÉS-ROMERA M, GAMUNDÍ-GRIMALT E, et al. Diagnosing neuroleukemiosis: Is there a role for 18F-FDG-PET/CT? Rev Esp Med Nucl Imagen Mol, 2017, 36（6）: 396-398.

[3] VOIN V, KHALID S, SHRAGER S, et sl. Neuroleukemiosis: Two Case Reports. Cureus, 2017, 9（7）: e1529.

[4] REDDY C G, MAUERMANN M L, SOLOMON B M, et al. Neuroleukemiosis: an unusual cause of peripheral neuropathy. Leuk Lymphoma, 2012, 53（12）: 2405-2411.

[5] WANG T, MIAO Y, MENG Y, et al. Isolated leukemic infiltration of peripheral nervous system. Muscle Nerve, 2015, 51（2）: 290-293.

[6] BAEK S J, LEE J W, CHUNG S, et al. Clinical usefulness of ultrasound as an early diagnostic tool for neuroleukemiosis-a case report. Korean J Anesthesiol, 2021, 74（1）: 65-69.

[7] POIKAYIL R J, NARAYANAN G, SUGATHAN H, et al. Mixed phenotypic acute leukemia with leukemia cutis and neuroleukemiosis. Proc（Bayl Univ Med Cent）, 2017, 30（3）: 334-335.

[8] SIEGAL T, BENOUAICH-AMIEL A, BAIREY O. Neurologic complications of acute myeloid leukemia. Diagnostic approach and therapeutic modalities. Blood Rev, 2021: 100910.

本章总结

　　这是一组依靠病理检查而诊断的疾病，血液细胞增生性疾病相关神经病基本是在副蛋白血症神经病以及慢性免疫性神经病的基础上进行诊断，三类疾病具有类似的诊断思路，这些疾病的发展都快于遗传性周围神经病，除和副蛋白血症神经病一样的成年期发病年龄，临床表现和神经电生理改变也非常类似，唯一的差异在于各种检查发现患者存在血液细胞增生以及轴索性周围神经损害，脑脊液分析、神经活检和神经成像技术（磁共振神经造影术和神经超声）对于正确的诊断至关重要。

　　导致非对称性疼痛性周围神经病除本章介绍的各种血液细胞增生性疾病神经病之外，也出现在其他成年发病的急性或亚急性非对称性轴索性周围神经病，详见下章有关血管炎周围神经病的介绍。

第十六章 血管炎性神经病

血管炎周围神经病（vasculitis neuropathies）是一组不同类型血管炎导致的周围神经病，其发生率占所有周围神经活检标本的9.3%。血管炎包括感染性血管炎和非感染性血管炎，后者依据抗中性粒细胞胞质抗体（anti-neutrophil cytoplasmic antibody，ANCA）分为阴性和阳性两大类，也可以依据临床表现划分为多器官受累的系统性血管炎神经病或局限于周围神经系统的非系统性血管炎神经病。理论上这些血管炎都可以伴随周围神经损害，但结节性多动脉炎、显微镜下多血管炎、嗜酸细胞肉芽肿多动脉炎、韦格纳肉芽肿病和类风湿血管炎相对常见，占血管炎神经病的一半左右。不同类型血管炎的病理改变非常相似，活检只证明存在血管炎，区分主要依靠临床表现或其他检查。

不同血管炎的发病机制具有异质性，各种血管炎的发病具有疾病特异性或组织特异性。无论病因如何，63%～100%出现炎性改变的血管壁都有激活的补体和免疫球蛋白沉积，引起血管壁和其他炎性物质的沉积或释放。大多数血管炎的抗原不清楚。血管炎相关细胞的免疫组化研究表明，活化的T细胞都是血管壁浸润炎细胞的主要组成部分，主要是CD8＋细胞毒性T淋巴细胞，该淋巴细胞介导的血管损伤在血管炎发病中发挥重要作用，免疫球蛋白和补体的沉积不是血管炎的主要原因，而是细胞介导的免疫攻击伴随改变。

其病理改变特点是神经外膜小动脉或小静脉的管壁出现炎性改变伴随管腔内血栓形成或再通，导致神经缺血性损害（图16-1）。血管炎的急性期特征是血管的肌层和内皮层破坏，血管壁出现纤维素样坏死，伴随出现一些跨壁的单核或多核炎细胞浸润、纤维素样物质沉积和管腔内血栓形成。血管炎的病变通常是斑片状分布，神经外膜的血管比神经束内血管更常被累及，小动脉比小静脉更常被累及。神经纤维的破坏是由于血管破坏而继发的缺血性损害，有髓纤维的轴索破坏始终是主要的病理改变。在血管炎的急性期可以发现神经纤维轴索急性沃勒变性，不同神经束的神经纤维变性存在很大差异，变性的有髓纤维成片或成灶分布，大的有髓神经纤维轴索可以选择性地受到影响，但是在严重的病变中，所有的神经纤维都会受到影响。

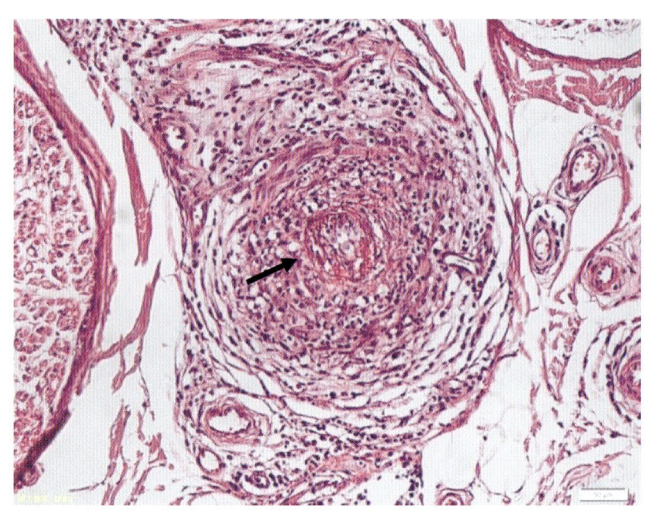

图16-1 ANCA相关小血管炎患者的腓肠神经活检。神经外衣的小动脉管壁炎细胞浸润，内膜纤维素样坏死（HE，箭头）

【临床表现】

血管炎患者的平均发病年龄为57岁（18～91岁）。急性至亚急性发作的疼痛性感觉或感觉运动障碍是血管炎性神经病的典型表现。一些患者表现为暴发性，而其他患者也可以表现为渐进性，少数患者出现急性快速进展性病程。病变多分布于肢体远端神经，特别是下肢的腓总神经、腓浅神经和手臂的尺神经，一般单个周围神经依次受到影响，逐渐形成多灶性单神经病，即同时或顺序影响2个或2个以上非相邻神经的解剖分布模式。多个单神经病变可以融合，导致长度依赖性对称或不对称周围神经病。除了神经根和神经丛外，脑神经也可以被累及。不同类型的血管炎神经病存在差异，临床表现包括非神经系统表现和周围神经损害表现。

1. 非神经系统表现

（1）系统性血管炎，包括结节性多动脉炎、嗜酸细胞肉芽肿多动脉炎、韦格纳肉芽肿病、显微镜下多动脉炎、过敏性紫癜、白塞病、干燥综合征和其他结缔组织病伴随的血管炎。患者通常会有多器官受累，包括皮疹、胃肠道症状、呼吸障碍和血尿。这些患者常常出现发热、发冷、盗汗和体重减轻。

1）结节性多动脉炎，是一种全身性坏死性动脉炎，在儿童和成年人中都可以发病，小于 10 岁的发病者，需要考虑遗传性腺苷脱氨酶 2 缺乏症的可能性。主要累及皮肤、肌肉或神经，涉及中等大小的动脉，偶尔也有较小的动脉，但很少涉及微小动脉或毛细血管。少数患者合并乙型肝炎感染。患者通常会出现包括发热、疲劳、厌食和体重减轻在内的全身症状。除肺外，结节性多动脉炎可以影响任何器官，包括肾、肌肉、骨骼、胃肠道和（或）皮肤，器官受累的程度因患者而异，从单个器官到多器官不等，周围神经损害的频率高于其他器官或系统。

2）ANCA 阳性血管炎，在儿童和成年都可以发病。影响一系列器官的中动脉、小动脉、微小动脉、毛细血管和小静脉。出现发热、盗汗、疲劳和体重减轻等全身症状。在 ANCA 相关血管炎中 Churg-Strauss 综合征最常见，其次是韦格纳肉芽肿病、显微镜下多动脉炎。Churg-Strauss 综合征患者通常有很长的哮喘史和慢性鼻窦炎，巩膜炎、浆液性中耳炎和空洞性肺结节也常见表现。Churg-Strauss 综合征和显微镜下多血管炎都具有弥漫性肺泡出血和快速进展性肾小球肾炎的高风险，短暂的肺浸润是 Churg-Strauss 综合征肺部受累的特征。显微镜下多动脉炎最典型的临床特征是快速进行性肾小球肾炎、肺部受累和皮肤血管炎引起的可触及紫癜。韦格纳肉芽肿病可以出现副鼻窦炎、肺炎和坏死性肾小球肾炎。

3）其他血管炎，过敏性紫癜是一种病因不明的系统性血管炎，该病主要见于儿童，涉及小血管，尤其是皮肤、胃肠道和肾小球，并伴有关节痛或关节炎。其主要组织病理学特征为白细胞增生性血管炎，主要发生在真皮乳头状组织，与小血管内 IgA 免疫复合物沉积有关。白塞病表现为系统性血管炎，主要影响大静脉和大动脉，包括腔静脉和主动脉及其分支。在受累血管中形成假性动脉瘤。冷球蛋白血管炎相应的临床表现反映了小动脉和毛细血管床的炎症，这些炎症倾向于皮肤、神经血管和肾。

（2）非系统性血管炎性，指神经血管的血管炎，类似于局限于周围神经系统的器官特异性血管炎，约占所有血管炎性神经病的 25%。平均发病年龄为 60 岁，女性略占优势。只有 30% 患者出现轻微神经外表现，如体重减轻、疲劳、肌痛和关节痛，只有不到 15% 的患者出现低热。

2. 周围神经病表现

周围神经病可以独立存在，也可以作为系统性疾病的临床表现之一首发或伴随其他临床表现，主要临床表现为下肢为主的非对称性多发单神经病，早期出现下肢远端非对称性的疼痛、无力和感觉丧失，随后在数周到数月内逐步累及上肢或其他部位的周围神经，出现对称性感觉运动神经病可能是多节段的随机小血管损伤的总和，造成最长的神经纤维产生更严重的病变。

多发性单神经炎是血管炎性神经病的典型表现，多灶性病变最常影响到腓深神经、尺神经、胫神经和腓肠神经，也偶尔累及脑神经。患者常常沿着一个神经急性出现其分布区域的疼痛、感觉障碍，伴随肢体多汗或无汗，随后出现肌无力，症状在数小时到数天达峰，而后间隔数天到数月出现其他部位的神经损害表现，表现为多发性单神经炎，少数患者可以表现为单纯感觉性共济失调和神经根炎。部分患者的病变弥漫性分布，表现为不对称的多发性神经病。也有患者表现为急性、亚急性或慢性进行性发展的对称性运动感觉神经病。进展迅速的患者可以误诊为 GBS。

（1）系统性血管炎周围神经病，当多系统疾病患者出现周围神经功能障碍的症状和体征时，一般先怀疑血管炎。不同血管炎导致周围神经病发生率存在明显差异（表 16-1）。不同血管炎导致的周围神经病的临床表现也有一定的差异。

（2）非系统性血管炎周围神经病，非系统性血管炎周围神经病是一种主要出现周围神经症状的低度系统性血管炎，大约 25% 的血管炎神经病患者被诊断为非系统性血管炎神经病，包括糖尿病和非糖尿病性神经根神经病。病程更为缓慢，从症状发作到就诊有较长的延迟，通常为 6 个月或更长时间。肢体疼痛是常见症状，伴随步态障碍。大多数患者表现为多灶性神经病或不对称多发性神经病，但 25% 有远端对称性多发性神经病，15% 有感觉神经病。

糖尿病性腰骶神经根病变是一组非系统性局部血管病，其特征是大腿剧烈疼痛和无力，并逐渐影响脚和脚趾。为单相临床过程。非糖尿病性腰骶神经根性神经病是近端受累的非系统性血管炎性神经病，通常表现为亚急性或慢性发病，以多发性单神经炎为主要临床表现，有非对称性的肢体运动和感觉症状以及疼痛，个别患者也可以表现为远端对称

表 16-1　周围神经病在系统性血管炎的发生率和临床表现

疾病	发生率（%）	临床表现
结节性多动脉炎	50～70	多发性单神经炎，偶尔会引起远端感觉多神经病、多神经根病、神经丛病或单纯运动神经病
Churg-Strauss综合征	43～72	疾病早期出现，感觉异常和肌无力，累及上肢和下肢。30%的患者患有对称性多发性周围神经病，16.4%的患者多发性单神经炎
冷球蛋白血症血管炎	68	神经病理性疼痛、远端感觉神经病、混合性多发性神经病或多灶性神经病，紫癜
显微镜下多动脉炎	55～79	疾病早期出现单神经病或多发性单神经病
韦格纳肉芽肿	11～44	病程后期出现多发性单神经病
白塞病	14.28	感觉神经比运动神经受到的影响更大
过敏性紫癜	偶见	多发性周围神经病
类风湿关节炎	少见	轻微的感觉性神经病，嵌压神经病或进行性多灶性神经病
干燥综合征	1.8	单纯感觉神经病、远端感觉运动性神经病或多发性单神经炎
系统性红斑狼疮	10～20	远端运动性多发性神经病、多发性单神经炎
硬皮病	1～10	单神经病或多发单神经病

性多发性神经病。

【辅助检查】

系统性和非系统性神经血管炎的诊断方法类似，除了少数病例外，一般不针对特定类型的血管炎神经病。对患者的评估应始终从详尽的病史开始，进行全面而准确的体检，而后进行针对性辅助检查，以寻找潜在的全身性疾病的证据。

1. 实验室检查

血液检查应包括：全血计数、肾和肝功能、炎症生物标志物（ESR、CRP、补体水平）、血糖和糖化血红蛋白、血脂、乳酸脱氢酶、血管紧张素转换酶、血清蛋白电泳、冷球蛋白、病毒血清学（HIV）、自身抗体筛查（ANCA、抗核抗体、可提取核抗原、双链DNA抗体、类风湿因子、抗环瓜氨酸肽抗体、副肿瘤神经元抗体和抗神经节苷脂抗体）。在一些患者中，血清神经丝轻链水平和血管内皮生长因子也可以作为疾病活动性的标志。在结节性动脉炎可以检测到血清乙型肝炎表面抗原。血管炎也可以发现肝肾功能异常的血生化改变，肝功能异常提示肝损害，血肌酐升高和尿蛋白阳性提示伴随肾损害。

2. 血管炎抗体检查

所有血管炎患者应使用两种复合技术检测ANCA，通过固定中性粒细胞的间接免疫荧光和蛋白酶-3和髓过氧化物酶抗体的免疫分析，蛋白酶-3抗体主要出现在Churg-Strauss综合征，在免疫荧光上产生细胞质模式的ANCA，而髓过氧化物酶抗体出现在显微镜下多血管炎和Churg-Strauss综合征，在免疫荧光上产生核周模式ANCA。ANCA免疫荧光检测还可以检测其他中性粒细胞成分的抗体，如弹性蛋白酶，是药物诱导的ANCA血管炎的特征，也可以出现在其他自身免疫性疾病。干燥综合征的诊断主要是基于临床表现，发现血清SS-A（Ro）/SS-B（La）抗体的存在。

3. 神经传导检查

正确的检查方法是检查远端和近端的多条神经和肌肉，比较两侧。帮助定义病理生理学（感觉或感觉运动），定位神经病变的区域和分布，并提供有关疾病当前活动的信息（存在活跃的失神经）。血管性神经病的电生理特点是具有非对称性和多灶性损害，发现周围神经存在动作电位波幅降低，提示存在轴索损害。部分患者可以因神经局部严重缺血损害而出现非嵌压部位的神经传导阻滞现象，不一定是病理上的脱髓鞘，只提示局部神经传导功能下降。对于血管炎性神经病的诊断至关重要，可以指导进行神经活检而提高阳性率。针肌电图显示神经源性损害。

4. 影像学检查

常规血管造影可检测到肾、肝和肠系膜血管出现囊状或梭形微动脉瘤和狭窄。神经影像学检查对腓肠神经、胫骨神经、腓总神经、腓浅神经和腓深神经进行高分辨率超声检查可见近端和远端神经多灶性增粗。其中腓浅神经截面积最大，特别是在神经非嵌压部位。由于在临床和电生理检查正常的神经可以发现腓浅神经和腓肠神经增大，对血管炎性神经病和其他免疫性神经病的鉴别诊断有帮助。

5. 病理检查

当诊断不确定时，通常的做法是对腓肠神经或腓浅神经进行活组织检查，以证实血管炎周围神经病的存在。血管炎是神经活检重点关注的病理改变之一，在没有周围神经病症状的患者中也可以发现血管炎的病理改变，血管壁炎症必须伴有血管壁炎性病变才确定为血管炎，可以进一步区分为活动性或慢性期血管炎。微血管炎为没有血管壁损伤的微血管炎症，是非特异性改变，可以出现在许多非血管炎性神经病中。如果临床和电生理检查提示血管炎，神经活检阳性率为45%～70%，进行神经、肌肉和皮肤联合活检可将阳性率提高15%～20%。在多发性单神经病患者中，可以看不到血管炎的病理改变特点，但存在周围神经的梗死改变，因此没有血管炎的改变不应作为排除血管炎性神经病的依据。

周围神经的病理特点包括轴索变性和血管炎改变。坏死性血管炎表现为血管壁的纤维样坏死，直接免疫荧光法检测到血管壁补体、IgM或纤维蛋白原沉积；血管周围含铁血黄素沉积。血管壁坏死性肉芽肿是结节性动脉炎的病理特征，而系统性红斑狼疮的血管炎累及的小血管具有中性粒细胞浸润的特点。糖尿病性腰骶神经根病可以表现为血管周围炎和毛细血管基底膜增厚。巨细胞动脉炎表现为跨壁淋巴浸润、多核巨细胞形成与内弹板变性。可以看到非均匀性神经纤维丢失和显著的活动性轴索变性。肌肉活检显示的灶性肌纤维坏死、再生或梗死。

【诊断】

血管炎周围神经病的诊断思路中要注意患者出现的周围神经病症状的发病和发展速度和其他免疫性神经病类似，其症状和电生理改变更具有非对称性，诊断评估应侧重于血管炎的累及范围，而非单纯周围神经病。实验室检查发现炎性因素的可靠指标可以支持临床诊断，病理检查发现血管炎是诊断的金标准。

1. 临床诊断

血管炎患者在没有病理证据情况下，如果临床特征与组织活检证实的典型血管炎性神经病病例的临床表现相匹配，特别是表现为非对称性疼痛性感觉或感觉运动神经病，可以提出临床诊断为血管炎性神经病，特别是伴随ESR升高、C反应蛋白升高、类风湿因子阳性、髓过氧化物酶pANCA阳性、β2-微球蛋白阳性和血管内皮生长因子水平升高的患者。对血管炎性神经病具有高度敏感性的特征为神经传导测定显示远端为主的多灶性轴索性神经病、肌电图检测到的至少一块肌肉的纤颤电位和至少一次急性发作为特征的临床病程。不支持血管炎的因素是出现脱髓鞘神经病、对称性多发性神经病、单纯运动受累、上肢占优势、脑脊液细胞增多和脑脊液蛋白水平＞110 mg/dl。

2. 临床病理诊断

非系统性血管炎神经病的诊断需要神经活检，确定存在血管炎性神经病，缺乏系统性血管炎的临床、影像学、实验室或活检证据，或与血管炎相关的特殊感染。约10%的非系统性血管炎患者将发展为系统性血管炎。

系统血管炎神经病的诊断首先是确定存在多系统损害。而后依据血清免疫学检查进行诊断。如果只有周围神经病的表现，需要神经活检进行诊断。

【鉴别诊断】

系统性血管炎神经病的鉴别诊断主要在原发病的识别，当神经传导检查提示轴索性神经病时，鉴别诊断的重点在成年发病的疼痛性周围神经病，包括第十三章表13-6所列的脊神经束膜炎、糖尿病神经病、副肿瘤综合征周围神经病、神经结节病、中毒性神经病和莱姆病慢性多发性神经根神经病。这些疾病基于各自的临床表现特点、影像学改变规律以及病理检查可以进行鉴别。

【治疗】

血管炎性神经病的治疗需要多学科治疗师团队的投入，包括神经内科大夫、风湿免疫科大夫、肾脏科大夫、康复科大夫、心理科大夫的参与。足下垂和各种上肢局灶性麻痹可能需要夹板固定。情绪障碍患者需要进行抗抑郁和焦虑治疗。慢性疼痛的患者可以给予普瑞巴林、加巴喷丁、卡马西平进行治疗。

严重和（或）快速进展的系统性血管炎性神经病患者联合治疗比单用糖皮质激素治疗更有可能诱导患者的持续改善，并降低残疾和复发风险，减少皮质类固醇剂量。推荐使用糖皮质激素与环磷酰胺、氨甲蝶呤或利妥昔单抗的联合疗法。利妥昔单抗和静脉点滴丙种球蛋白联合治疗均表现出临床改善。

非系统性血管炎患者的一线治疗是使用糖皮质激素单一疗法，泼尼松每天 1 mg/kg，连续治疗 4～8 周，而后在开始治疗后的 6 个月内逐渐减少至每天 10 mg，然后每天 5～7.5 mg 持续 6～18 个月。病情严重的患者可以开始使用甲泼尼龙静脉冲击治疗。对于进展迅速或接受糖皮质激素单药治疗无效患者，可以使用环磷酰胺或硫唑嘌呤进行联合治疗，比单独使用皮质类固醇更好地控制疾病发展。对于与乙型肝炎病毒相关的结节性动脉炎患者，血浆置换和抗病毒药物应与皮质类固醇联合使用。在难治性或疾病快速进展的患者，可以选择进行血浆置换和 IVIg。

【病例摘要】

患者，女，57 岁。双下肢麻木力弱伴疼痛 5 个月余。

5 个月前劳累后出现双脚麻木、疼痛，症状逐渐向近端进展，后出现双小腿力弱、疼痛。2 个月前出现间断发热。1 个月前出现双上肢力弱。既往 10 年前诊断系统性红斑狼疮，规律治疗自述病情稳定；个人史以及家族史无特殊。

体格检查：一般内科查体未见明显异常。意识及高级皮层功能：正常

脑神经正常。感觉系统：双下肢远端袜套样痛觉过敏。运动系统：双上肢肌力远近端 5－级，双下肢近端肌力 4 级、左侧足背屈肌力 3 级、右侧足背屈肌力及右侧跖屈肌力 5－级，肌张力正常。反射：四肢腱反射对称低下，病理征阴性。

脑膜刺激征（－）。植物神经系统未见明显异常。辅助检查：全套自身免疫相关抗体提示 ANA1:100，SSA、Sm 抗体均阳性。肌酸激酶、甲状腺功能、甲状腺抗体均正常。血、尿免疫蛋白电泳均未见单克隆免疫球蛋白区带。

神经传导：双上肢正中及尺神经神经感觉神经传导未见异常，双下肢胫神经、腓总神经 SNAP 未引出。双上肢正中及尺神经神经运动神经传导未见异常，右下肢胫神经及双下肢腓总神经运动神经 CMAP 波幅明显降低；左下肢胫神经运动神经传导未见异常。右正中神经 F 波传导速度正常。右胫神经 H 反射未引出。

定位诊断：周围神经。感觉神经和运动神经。定性诊断：多发性周围神经病

免疫性多发周围神经病。腓肠神经活检：有髓神经纤维重度丢失，较多的轴索变性及个别再生簇结构，符合活动性轴索性周围神经病的病理改变特点。

个别小动脉纤维素样坏死，其管壁可见炎细胞浸润，不同束间病变存在差异，提示血管炎性周围神经病的可能。最后诊断：血管炎周围神经病。

免疫治疗为血管炎周围神经病患者主要治疗，本例患者接受规范免疫治疗后出院时疼痛、麻木力弱较前明显改善。病例详细资料见二维码数字资源 16-1。

数字资源 16-1

（杜 康 袁 云）

【参考文献】

[1] 张英爽，孙阿萍，张斌，等. 血管炎性周围神经病 15 例临床电生理及病理特点. 中华内科杂志，2014，53（5）：384-389.

[2] 吕鹤，沈光丽，张巍，等. 显微镜下型多血管炎微血管病变及其对周围神经和肌肉的影响. 中华内科杂志，2005，85：2006-2008.

[3] 李颖，张巍，冯立群，等. 以周围神经病为主要表现的显微镜下多血管炎的神经和微血管病理特点分析. 中华神经科杂志，2014，47：324-326.

[4] COLLINS M P, DYCK P J B, HADDEN R D M. Update on classification, epidemiology, clinical phenotype and imaging of the nonsystemic vasculitic neuropathies. Curr Opin Neurol, 2019, 32（5）：684-695.

[5] TAKAHASHI M, KOIKE H, IKEDA S, et al. Distinct pathogenesis in nonsystemic vasculitic neuropathy and microscopic polyangiitis. Neurol Neuroimmunol Neuroinflamm, 2017, 4（6）：e407.

[6] GOEDEE H S, VAN DER POL W L, VAN ASSELDONK J H, et al. Nerve sonography to detect peripheral nerve involvement in vasculitis syndromes. Neurol Clin Pract, 2016, 6（4）：293-303.

[7] ÜÇEYLER N, SCHÄFER K A, MACKENRODT D, et al. High-resolution ultrasonography of the superficial peroneal motor and sural sensory nerves may be a non-invasive approach to the diagnosis of vasculitic neuropathy.

[8] DE BOYSSON H, GUILLEVIN L. Polyarteritis nodosa neurologic manifestations. Neurol Clin, 2019, 37（2）: 345-357.

[9] ZHANG Z, LIU S, GUO L, et al. Clinical Characteristics of Peripheral Neuropathy in Eosinophilic Granulomatosis with Polyangiitis: A Retrospective Single-Center Study in China. J Immunol Res, 2020, 2020: 3530768.

Front Neurol, 2016, 7: 48.

本章总结

血管炎周围神经病是一组主要依靠病理检查而诊断的疾病，血管炎周围神经病除和血液细胞增生性疾病神经病一样为成年期发病外，临床表现和神经电生理改变也非常类似，都可为亚急性和慢性发病，都出现非对称性轴索性周围神经病，也有存在非神经系统的临床表现，都需要病理检查进行诊断。唯一的差异在血液细胞增生性疾病神经病会发现血液增生疾病的病理改变，而血管炎神经病能够发现直接和间接的血管炎改变。

非对称性疼痛性轴索性周围神经病除了因为炎细胞浸润或肿瘤细胞浸润导致的损害之外，也可以见于微生物感染导致的血管壁非免疫性炎性疾病，详见下章有关感染性周围神经病的介绍。

第十七章 感染性周围神经病

周围神经也存在一些感染性疾病（表17-1），比如疱疹病毒导致的带状疱疹、病毒性肝炎相关神经病、狂犬病相关神经病，也有中国北方常见的布鲁氏菌感染导致的周围神经病，影响周围神经系统的病原体既有病毒和细菌，也有螺旋体和寄生虫，如麻风神经病和人类免疫缺陷病毒（human immunodeficiency virus，HIV）相关神经病。带状疱疹和布鲁氏菌感染属于常见疾病，有些感染作为诱发因素导致的吉兰-巴雷综合征（Guillain-Barré syndrome，GBS）并非罕见，而慢性炎性脱髓鞘性多发性神经根神经病（chronic inflammatory demyelinating polyradiculoneuropathy，CIDP）已经在本书的第十二章给予详细介绍，丙型肝炎相关的冷球蛋白血症在第十五章的副蛋白神经病中给予介绍，本章重点介绍HIV相关的各种神经病、麻风神经病和莱姆病周围神经病。

表17-1 微生物感染相关神经病

微生物	临床特点
HIV	远端对称性多发性神经病 核苷类似物中毒神经病 急性炎性脱髓鞘性多发性神经根神经病 慢性炎性脱髓鞘性多发性神经根神经病 多发性单神经病 进行性多神经根病 自主神经病 弥漫浸润性淋巴细胞增多综合征
病毒性肝炎	巨细胞病毒腰骶神经根炎 远端感觉或感觉运动性多发性神经病 急性炎性脱髓鞘性多发性神经根神经病
病毒性疱疹	慢性炎性脱髓鞘性多发性神经根神经病
狂犬病毒	脑神经病
麻风分枝杆菌	小纤维感觉神经病
伯氏疏螺旋体	骶神经根炎
白喉杆菌	带状疱疹后神经痛、脑神经病
肉毒杆菌	急性炎性脱髓鞘性多发性神经病
蜱	神经丛病

第一节 HIV 相关周围神经病

获得性免疫缺陷综合征（acquired immunodeficiency syndrome，AIDS），俗称艾滋病，是人类免疫缺陷病毒（human immunodeficiency virus，HIV）感染导致的一种炎性疾病。艾滋病相关神经系统综合征的分类包括原发性HIV神经系统疾病、继发性或机会性神经系统疾病以及治疗相关的神经系统疾病。其中HIV脑炎、HIV脊髓炎和周围神经弥漫性浸润性淋巴细胞增多症和HIV的感染以及其他微生物的机会性感染直接相关，50%以上的患者直接和HIV感染有关，机会性感染发生率＞20%；空泡性脊髓病、远端对称性多发性神经病以及中枢和外周神经系统脱髓鞘与病毒感染没有直接关系，是宿主免疫失调和代谢功能障碍的结果。HIV对儿童的神经系统发育造成影响，出现小头畸形、矿化和皮质脊髓束退行性变。随着药物治疗，可以发生CD8+T细胞脑炎以及中毒性神经病。

HIV感染/AIDS的许多神经系统并发症中，周围神经病最常见，称之为HIV周围神经病（HIV peripheral neuropathy，HIV-PN）。高活性的抗逆转录病毒疗法已经延长了HIV感染者的生存期，使得与HIV感染相关的中枢神经系统并发症的发生率和流行率大幅下降，但周围神经病变仍然是HIV感染每个阶段常见的并发症。不论是HIV感染或机会性感染的直接影响，还是免疫异常或核苷酸类似物中毒的间接影响，周围神经系统受累的临床表现复杂多样，包括远端对称性多发性神经病、炎症性脱髓鞘性多发性神经病、进行性多发性神经根神经病、多发性单神经病、自主神经病和弥漫浸润性淋巴细胞增多综合征，这些HIV-PN可发生在疾病的不同阶段。

不同周围神经病的病理改变存在明显差异，远端对称性周围神经病的周围神经可见不同程度有髓和无髓神经纤维丢失，伴随急性和慢性有髓神经纤维轴索变性，免疫病理学研究显示在轴索变性区域可见巨噬细胞浸润。HIV相关的GBS或CIDP的周围神经病理改变和HIV阴性的患者类似，CIDP可见周围神经有髓和无髓神经纤维密度减低、炎性改变以及巨噬细胞对有髓神经纤维的破坏现象，随着疾病进展，可见髓鞘再生、洋葱球样结构，在HIV-GBS中巨噬细胞介导针对施万细胞或髓鞘结构的免疫攻击，周围神经和根的炎细胞浸润主要由CD8淋巴细胞组成。多发性单神经病可见坏死性血管炎的证据，伴随局灶性脱髓鞘和轴索变性，内皮细胞中可见巨细胞病毒包涵体。

【临床表现】

艾滋病的神经系统损害包括脑病和脊髓病，其HIV-PN包括多种临床表现类型，未接受抗逆转录病毒治疗患者的HIV-PN患病率为29%～31.3%；随疾病发展可以增加到38%，接受抗逆转录病毒治疗超过10年的患者，其周围神经病发生率达60.1%。在免疫功能相对保留的AIDS患者中，HIV-CIDP或弥漫浸润性淋巴细胞增多综合征可以是AIDS的首发症状；随着患者免疫能力的逐步下降，继发于机会性感染的HIV-PN逐渐增加。

1. 远端对称性多发性神经病

是HIV-PN最常见的形式，通常出现在AIDS的晚期阶段。主要表现为亚急性或慢性病程的肢体远端麻木、感觉异常和感觉缺失，伴随自发性和诱发性疼痛，通常对称发生在下肢远端，与日常活动中的残疾、失业和生活质量下降显著相关。随疾病发展出现上肢远端对称感觉症状。如果运动受累，通常局限于下肢远端。神经系统查体可见手套及袜套样的感觉减退，腱反射减弱或消失。伴随自主神经症状和体征的出现率为15%。

2. 炎性脱髓鞘性多发性神经病

包括GBS和CIDP两种临床形式，CIDP较GBS常见，更常见于疾病的中晚期。HIV-GBS可能发生在HIV感染初期或者血清转化时，表现为快速进行性上升性肌无力伴随广泛的腱反射消失，伴或不伴感觉减退。HIV-CIDP的特点是进展较慢，可能是单相或复发病程肢体麻木和无力表现。

3. 进行性多发性神经根病

对于处于免疫抑制状态的AIDS晚期患者，且存在机会性感染时可出现进行性多神经根病。许多患者同时存在巨细胞病毒感染，其次为神经梅毒和淋巴瘤性脑膜炎。最常见的临床表现为快速进行性弛缓性瘫痪，其他表现包括沿马尾神经分布的放射性疼痛和感觉异常、下肢腱反射消失、轻度感觉异常和括约肌功能障碍。

4. 多发性单神经病

是HIV感染患者中不常见的并发症，可发生在AIDS的早期，表现为血管炎性神经病，或在AIDS晚期因巨细胞病毒感染引起。临床特征是多灶性感觉或运动障碍，累及脊神经或脑神经。在HIV感染早期，当患者CD4淋巴细胞计数大于200/mm^{3}时，病情具有自限性，表现为急性发病的单神经病仅局限于1或2条周围神经或脑神经的感觉缺陷。随着HIV疾病的进展至免疫抑制状态，出现更为广泛和快速进展的多发性单神经病，可涉及多个肢体的周围神经或多个脑神经。

5. 自主神经病

与HIV感染者相比，AIDS患者更易发生严重的自主神经系统受累表现。副交感神经系统衰竭表现为静息性心动过速、勃起功能障碍和泌尿功能障碍，交感神经系统异常表现为包括直立性低血压、晕厥、腹泻和无汗症。

6.弥漫浸润性淋巴细胞增多综合征

发生在感染HIV并出现持续高CD8淋巴细胞增多的患者中,相关的周围神经病变有多种临床表现模式,包括对称或不对称的痛性感觉运动神经病、远端感觉神经病、多发单神经病和脱髓鞘性多神经病。

【辅助检查】

临床上HIV感染者或AIDS患者出现周围神经病,需要进行血液、脑脊液、神经传导和神经病理检查。

1.血液检查

血常规可见T淋巴细胞明显减少之外,需要进行血糖、维生素水平检查,以排除导致周围神经病的糖尿病、维生素缺乏;进行巨细胞病毒和丙肝病毒检查,确定是否存在其他机会性感染导致的周围神经病。

2.神经电生理检查

包括神经传导和肌电图,有助于鉴别周围神经轴索、髓鞘或混合病变。远端对称性周围神经病主要是一种轴索性神经病变,肌电图可能显示活动性或慢性去神经模式。

3.脑脊液化验

并非所有的HIV-CIDP患者都存在脑脊液淋巴细胞增多。对于进行性多发性神经根病患者,脑脊液化验通常为非特异性的异常改变,如蛋白升高和轻度淋巴细胞增多。HIV-CIDP以及GBS和无HIV感染的炎症性脱髓鞘性多发性神经病患者的脑脊液类似,出现蛋白-细胞分离现象。

4.病理检查

腓肠神经活检可以发现轴索损害或脱髓鞘改变。周围神经发现巨噬细胞对有髓神经纤维的破坏现象提示存在炎性脱髓鞘,对不够临床和电生理学标准的HIV-CIDP或HIV-GBS患者的诊断具有重要诊断价值。皮肤活检在远端对称性周围神经病患者可以看到表皮神经纤维密度降低。

【诊断】

当HIV感染者或AIDS患者出现周围神经病的临床表现,或一个周围神经病患者筛查出HIV感染,需要考虑HIV-PN的诊断。通过神经电生理检查、脑脊液化验、病理检查进一步确定属于哪个亚型。可以划分为药物中毒、免疫异常、巨细胞病毒感染相关的神经病。其弥漫浸润性淋巴细胞增多综合征神经病包括多种临床表现,主要依靠病理检查进行确诊。

【鉴别诊断】

尽管临床上HIV-PN的各个类型需要和不同周围神经病进行鉴别(表17-2),但对于一种感染相关的疾病的鉴别诊断相对简单,进行HIV感染筛查是鉴别诊断的关键。

表17-2 人类免疫缺陷病毒感染诱发的周围神经病不同类型的鉴别诊断

HIV-PN亚型	需要鉴别的疾病
远端对称性多发性神经病	中毒性周围神经病 急性运动感觉性轴索性神经病
炎症脱髓鞘性多发性神经病	GBS CIDP 郎飞结及结旁病 异常球蛋白病神经病
进行性多神经根病 多发性单神经病	血管炎神经病 神经结节病 神经淋巴瘤病
自主神经病	免疫性自主神经节病 卟啉病自主神经病

【治疗】

抗病毒药物鸡尾酒-高效抗逆转录病毒疗法(antiviral drug cocktails-high active anti-retroviral therapy, HAART)已经用于几乎所有的HIV感染治疗。80%~90%的患者对HAART有反应。核苷类逆转录酶抑制剂(替诺福韦、恩曲他滨或拉米夫定)和非核苷类逆转录酶抑制剂(依法韦仑)是HAART的一线治疗药物,非必须,不停药。不同周围神经病亚型的药物选择存在差异。

(1)远端对称性多发性神经病,应当继续维持HAART治疗。对轻度疼痛患者从非阿片类镇痛药开始,如对乙酰氨基酚和非甾体抗炎药。辅助药物如抗抑郁药物或抗惊厥药物可能提供一定的帮助。随着疼痛程度的增加需要轻度阿片类药物(如可待因)联合使用辅助药物。对于严重疼痛患者可以考虑使用强阿片类药物或长期的阿片类药物激动剂(如美沙酮、长效吗啡或芬太尼)。大多数抗惊厥药物如拉莫三嗪、加巴喷丁、苯妥英和卡马西平能缓解一些患者的疼痛，5% 局部利多卡因凝胶可有效减少疼痛。

（2）炎性脱髓鞘性多发性神经病，可以参考普通炎性脱髓鞘性多发性神经病的治疗方法，但由于 HIV 的存在，免疫抑制药物的选择要慎重，在给予 HAART 治疗的同时可以选择免疫调节治疗，如血浆置换或 IVIg。

（3）进行性多发性神经根病，应迅速开始 HAART 治疗，以抑制病毒载量并提高 CD4 淋巴细胞计数。对于患有巨细胞病毒感染，或可能存在巨细胞病毒感染风险的患者，给予抗巨细胞病毒的药物治疗。对于非感染性病因或难治性根痛病例，可采用硬膜外类固醇注射、经皮椎管减压、物理治疗或止痛药物等治疗。

（4）多发性单神经病，维持 HAART 治疗，加用免疫调节治疗包括皮质类固醇、血浆置换或 IVIg 可能对多发性单神经病有帮助。晚期 AIDS 患者巨细胞病毒感染风险高，建议采用抗巨细胞病毒治疗。

（5）自主神经病，停用可能引起自主神经病变的药物，纠正容量损耗及给予支持性管理，包括使用齐腰高的弹力袜、增加咖啡因的摄入量、大量的液体和盐的摄入，以及少食多餐。使用口服氟可的松和抗心律失常药物等药物是潜在的治疗方法，治疗必须注意卧位高血压。

（6）弥漫性浸润性淋巴细胞增多综合征，治疗包括 HAART，通常能有效地改善临床症状和体征。当对 HAART 无反应时，也可能需要类固醇激素。

【病例摘要】

患者，男，40 岁，四肢无力 6 周。

患者 6 周前出现双下肢无力，4 周前出现双上肢无力。头 MRI、颈椎 MRI、腰椎 MRI 均未见明显异常。2 周前给予 IVIg 治疗 5 天，四肢无力有所好转。1 周前发现抗 HIV 抗体阳性，体格检查：双上肢近端肌力 4 级，远端 3 级。双下肢近端肌力 4 级，远端 3 + 级。四肢腱反射未引出。余神经系统查体未见明显异常。腰穿检查：脑脊液白细胞数 15/ul，蛋白 86.8 mg/dl。肌电图：四肢运动神经传导速度和感觉神经传导速度减慢，动作电位波幅下降；F 波出现率减低，潜伏期延长。其定位诊断为周围神经，累及运动神经及感觉神经；定性诊断为 HIV 相关急性炎性脱髓鞘性多发性神经病。给予启动 HAART 及肢体康复锻炼，患者四肢无力完全恢复。病例详细资料见二维码数字资源 17-1。

数字资源 17-1

（李务荣）

【参考文献】

［1］WHO Guidelines Approved by the Guidelines Review Committee.Consolidated Guidelines on the Use of Antiretroviral Drugs for Treating and Preventing HIV Infection：Recommendations for a Public Health Approach. Geneva：World Health Organization. 2016.

［2］CARLSON C L. Effectiveness of the World Health Organization cancer pain relief guidelines：an integrative review. Journal of pain research，2016，9：515-534.

［3］JULIAN T，REKATSINA M，SHAFIQUE F，et al. Human immunodeficiency virus-related peripheral neuropathy：A systematic review and meta-analysis. Eur J Neurol，2021，28（4）：1420-1431.

［4］WINIAS S，RADITHIA D，SAVITRI ERNAWATI D. Neuropathy complication of antiretroviral therapy in HIV/AIDS patients. Oral Dis，2020，26（Suppl 1）：149-152.

［5］AZIZ-DONNELLY A，HARRISON T B. Update of HIV-Associated Sensory Neuropathies. Curr Treat Options Neurol，2017，19（10）：36.

［6］EGAN K E，CALDWELL G M，ECKMANN M S. HIV Neuropathy-a Review of Mechanisms, Diagnosis, and Treatment of Pain. Curr Pain Headache Rep，2021，25（8）：55.

［7］KAKU M，SIMPSON D M. Neuromuscular complications of HIV infection. Handb Clin Neurol，2018，152：201-212.

［8］THAKUR K T，BOUBOUR A，SAYLOR D，et al. Global HIV neurology：a comprehensive review. AIDS，2019，33（2）：163-184.

［9］RODA R H，BARGIELA D，CHEN W，et al. Large Mitochondrial DNA Deletions in HIV Sensory Neuropathy. Neurology，2021，97（2）：e156-e165.

［10］BENEVIDES MLACSE，FILHO S B，DEBONA R，et al. Prevalence of Peripheral Neuropathy and associated factors in HIV-infected patients. J Neurol Sci，2017，375：316-320.

第二节 麻风神经病

麻风病是由麻风分枝杆菌感染引起的慢性传染病，主要累及人体的皮肤、黏膜、淋巴结、肝脾和周围神经等组织。累及周围神经为麻风神经病（leprosy neuropathy）。该病是欠发达国家的最常见的周围神经病之一。主要分布在非洲、东南亚和中东国家。我国经过几十年的防治，麻风病处于极低流行状态。麻风病的形成并不取决于杆菌本身，而是取决于宿主的免疫反应，基于临床、组织学和免疫学改变特点麻风分为三组：结核样型、交界性结核样型、交界性、交界性麻风瘤、麻风瘤和和未分类型。任何一型均可累及周围神经造成麻风性周围神经病。没有任何皮肤损伤，称为纯神经炎型麻风。还有一种情况称为"无症状神经病"，其特点是感觉和运动功能受损，无皮肤症状、神经压痛、疼痛、感觉异常或神经炎麻木症状。

大多数人对麻风具有特异的免疫力，只有大约5%的人暴露在麻风杆菌中会发展成感染状态。人体对麻风杆菌的易感性与各种社会经济因素、宿主免疫状态（遗传性和后天性）以及暴露的年龄有关。一般只有对麻风杆菌存在细胞免疫缺陷的人会被感染发病，而感染后的临床表现取决于机体对麻风杆菌的细胞免疫状态以及被侵犯的组织。在结核样型麻风病中，HLA-DR2和HLA-DR3表型占优势，主要是Th1型CD4＋T细胞介导的细胞免疫反应，随Th1型免疫反应而增强的迟发过敏反应为1型麻风反应；而瘤型麻风病是HLA-DQ1表型占优势，主要是Th2 CD8＋T细胞介导的免疫反应，随Th2免疫反应而活化的抗原抗体复合物反应为2型麻风反应。

麻风杆菌具有较强的嗜神经性，尤其是周围神经系统的施万细胞，发病机制是炎性反应。麻风杆菌从外部感染机体，最初聚集在神经外血管和淋巴管中，而后与施万细胞膜结合而侵入施万细胞，施万细胞的内环境有利于麻风杆菌的增殖和生存。被感染的施万细胞易受宿主免疫反应的影响，并被活化的T细胞杀死。周围神经内大量细菌和炎性细胞浸润，以及成纤维细胞增殖，导致浅神经梭形增粗。

结核样型和临界类偏结核样型麻风病显示上皮样肉芽肿，抗酸杆菌少见；瘤型和临界类偏瘤型麻风病显示泡沫巨噬细胞、浆细胞和淋巴细胞浸润，并有大量抗酸杆菌。周围神经出现神经束周水肿、神经纤维密度减少和脱髓鞘改变。随病情进展可见神经实质显著减少，终末期纤维化表现为缺乏神经成分，即看不到施万细胞和神经纤维的微束排列结构，并由充满胶原纤维束的成纤维细胞替代（图17-1）。毛细血管的周细胞被激活，把成纤维细胞分隔成微束。

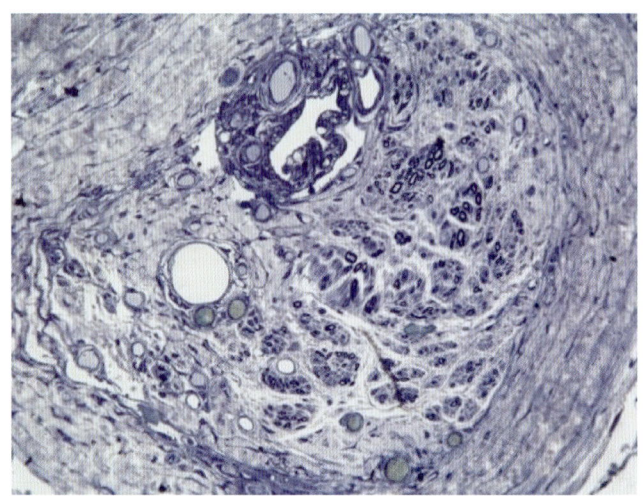

图17-1 麻风周围神经病，神经严重萎缩，神经束内许多微束结构

【临床表现】

1. 周围神经损害

麻风病的神经受累包括对神经干和皮神经末梢的损伤，具有多种表现方式（表17-3）。麻风病的神经损害进展缓慢且隐匿，疾病发展过程的早期小纤维神经病变占主导地位，最常见感觉性障碍，大纤维随后受累，在疾病晚期出现对称性混合性的周围神经病表现。由于麻风杆菌在凉爽的环境中繁殖更为高效，身体某些特殊区域的神经最先受影响，包括耳廓、手背、肘部、足底和腿前外侧部，也可以出现在背部、臀部、躯干、面部皮肤。这种模式不完全类似手套、袜套样分布，因为手掌、脚掌和手指之间的皮肤不受影响。可以发现94%的患者存在神经增粗，特别是耳大神经、尺神经和腓总神经增粗。由于反射弧涉及深部神经，腱反射可以保留到

表 17-3　麻风神经病临床表现特点

类型	临床表现
单神经炎	占麻风神经病的 79%，上肢神经比下肢神经更容易受到影响。其中孤立性尺神经增粗占单神经病的 60%，通常在疾病进展的不同阶段出现双侧受累，伴随肿大和疼痛。胫后神经受累导致脚底麻木，随后出现皮肤溃疡和足部畸形
多发单神经炎	占麻风神经病的 10.5%，尤其是结核样型麻风病，也是单纯麻风神经病的常见类型。常见受累神经包括尺神经、正中神经、耳后神经、腓浅神经、腓总神经、胫后神经和腓神经
多发神经炎	占麻风神经病的 7%，少数结节型麻风病可进展为远端对称性小纤维感觉性多神经病。无运动受累，腱反射被保留。或表现为进行性感觉共济失调，并有假性手指无动症和全身性无反射
自主神经病	出现区域性自主神经症状，多数表现为四肢局部的无汗、皮肤干燥破裂及溃疡，比躯体损伤更常见。常常伴随感觉神经损伤
颅神经病	18% 的患者存在脑神经受累。面神经麻痹最常见，其次是嗅神经、三叉神经和听神经。病程长的麻风病患者更易出现脑神经受累
神经病理性疼痛	小纤维损伤引起的神经病理性疼痛是麻风神经病的特征。45.8% 的患者有神经病理性疼痛的症状。复杂区域痛综合征是一种疼痛性致残状态，是一种与刺激事件不成比例的自主神经、感觉和运动症状

疾病的晚期。在麻风神经病变的慢性阶段，由于受影响神经支配的肌肉存在无力和萎缩，引起肢体的畸形和残疾，如尺神经受累引起的爪形手，腓神经损伤导致的足下垂。自主神经障碍表现为受损区域的皮肤干燥、萎缩、眉毛等毛发脱落、溃疡及骨质疏松等。皮肤营养性溃疡和双侧耳大神经增粗与麻风杆菌阳性显著相关。

2. 非神经系统表现

皮损特征性表现包括皮损区出汗障碍、眉毛等毛发脱落。皮损易发生于背部、臀部、躯干、面部和耳后等。麻风病的风湿病表现也很常见，可能与类风湿关节炎、脊椎关节病或血管炎相似。

麻风病患者可能产生过敏性宿主反应，被称为麻风病反应。1 型反应或逆转反应是一种Ⅳ型晚期细胞高敏反应，通常出现在治疗的前几个月。以前的病变逐渐肿胀、变红甚至溃疡，导致轻微创伤后疼痛。可能出现发烧、不适和厌食。面部肿胀以及腿部和上肢肿胀是其特征。2 型反应或结节性麻风杆菌反应是一种急性炎症性疾病，出现结节和疼痛、隆起的红色丘疹是其特征，可能伴有葡萄膜炎、虹膜睫状体炎、巩膜炎、关节炎、泪囊炎、淋巴腺炎和睾丸炎。发烧、虚脱、厌食以及其他症状经常出现。

【辅助检查】

对于一个身体迎风面出现的感觉障碍伴随无汗和汗毛脱失，能够考虑到感觉自主神经病的可能性，或进一步发展为感觉自主神经损害为主的多发单神经病，再通过神经传导检查和影像学检查加以证实，通过血清免疫学和病理检查明确诊断。

1. 实验室检测

血清学检测主要是针对血清中酚类糖脂-I（PGL-I）的 IgM 抗体，该抗体是一种麻风杆菌特异性细胞表面抗原，在几乎所有高菌量的麻风病患者中呈阳性，但大多数少菌患者不产生可检测的 PGL-I 抗体。通过 PCR 可从多种组织标本中检测麻风杆菌，用于麻风病患者的随访。

2. 神经电生理检查

对麻风病患者神经损伤的早期发现具有重要意义，主要为多个单神经的轴索性改变，有时可见脱髓鞘性改变。感觉神经传导检查，尤其是感觉神经动作电位波幅下降是最常见和最早受影响的参数。

3. 影像学检查

神经超声可评估神经增粗、神经水肿、微脓肿及神经束结构改变等细节。磁共振检查主要用来评估临床和亚临床的近端神经损伤。磁共振上表现弥漫性神经增粗、T2 高信号及结节性强化。在肘部进行的超声检查能够将麻风引起的尺神经麻痹与该部位的卡压区分开来。

4. 病理检查

麻风病的最终诊断和分类取决于病理检查。需要根据临床和电生理异常选择活检部位，组织学上的肉芽肿反应因宿主对麻风杆菌免疫力的不同，在皮肤病理上呈现一个谱系反应。在皮肤活检中看到皮肤神经中的炎细胞浸润有助于麻风病的诊断，周围神经的神经纤维严重丢失和神经束萎缩和胶原化在该病最明显。

【诊断】

麻风病的诊断有三个核心问题，分别是皮肤局部片状的无汗和汗毛丢失伴感觉丧失、周围神经增粗和皮肤抗酸杆菌涂片呈阳性。神经增粗也出现在其他周围神经病，因此神经活检对于麻风周围神经病的诊断至关重要。

【鉴别诊断】

麻风病的神经系统损害具多样性，麻风神经病最易混淆的周围神经病是糖尿病神经病和淀粉样神经病，其次是各种单神经卡压综合征以及脊髓空洞症。

其鉴别诊断需要结合不同的临床表现类型进行设计。全面的电生理、超声和组织学评估有助排除其他非麻风诊断。

（1）糖尿病神经病，最常见的糖尿病神经病是长度依赖性感觉和自主神经病，一些糖尿病神经病变病例可导致疼痛性神经病变的亚急性发作，伴随腱反射消失。神经传导也可以发现动作电位波幅出现下降。神经超声没有周围神经增粗表现。而麻风病患者的腱反射几乎保留，未发现长度依赖型神经病。

（2）淀粉样周围神经病，包括AL淀粉样变和家族性类淀粉变性周围神经病，患者主要表现为早期的感觉和感觉自主神经病，具有长度依赖性，伴随腱反射消失。神经传导也可以发现动作电位波幅出现下降。超声检查可以发现周围神经明显增粗。而麻风病患者的腱反射几乎保留，未发现长度依赖型神经病。病理检查可以进一步明确诊断。

（3）脊髓空洞症，麻风菌侵入皮肤后痛觉神经纤维易遭损害，而触觉神经纤维不受累或受累较轻，故临床上可表现为痛触觉分离，故需和脊髓空洞症鉴别。可根据麻风病伴有皮损改变且无脊髓节段性分布与脊髓空洞症鉴别。

（4）神经卡压综合征，单纯神经性麻风与其他常见的神经卡压综合征具有相同的临床特征，麻风患者的神经增大和感觉障碍明显高于压迫性神经病患者，超声检查可见神经增粗的范围超过与该部位的卡压区域。神经活检以诊断纯神经麻风。

【治疗】

麻风病重在预防。出生时接种卡介苗对预防麻风病有效，单剂量利福平可有效降低麻风病接触者的患病风险。麻风神经病明确诊断后要及时进行抗麻风治疗，常用药物包括利福平、氨苯砜和氯法齐明等，因单用任何一种药物均可能产生耐药，推荐采用三种药物联合化疗，防止麻风的耐药。对于周围神经损害的治疗包括：

（1）糖皮质激素，能控制急性炎症和缓解相关疼痛，许多患者需要联合糖皮质激素治疗，通常每日40 mg，缓慢减量，使用时间超过6个月。1型麻风反应的糖皮质激素治疗起始剂量每日40～60 mg，随着炎症消退可逐渐减少剂量，需持续治疗3～6个月。2型麻风反应，病情轻微时给予对症退热治疗，反应严重时需要长时间应用糖皮质激素；当患者反复出现或持续存在2型反应时可给予沙利度胺（每晚100～300 mg）治疗。

（2）神经痛治疗，对症治疗药物包括加巴喷丁、普瑞巴林、度洛西汀、氯硝西泮和阿米替林等。使用糖皮质激素可以在减少神经损伤的同时也可改善神经痛。

（3）康复治疗，麻风病患者的康复治疗贯穿整个疾病过程，包括神经功能损伤的评估，以及通过物理治疗和手术治疗等来改善神经损伤的措施。物理治疗包括对受影响的肌肉进行被动和主动的运动以及电刺激等。可通过各种辅助装置和特殊设计的夹板提高患者日常生活性能。

【病例摘要】

患者，女性，57岁。肢体麻木和皮疹2年

2年前腿部皮疹和左小腿麻木，表现为瘙痒以及感觉异常和从胫骨向足底表面放射的疼痛。1年5个月前出现左手第1~4指感觉减退。服用泼尼松30 mg，症状减轻，泼尼松随着疗程的逐渐减少用量。1年前出现下肢和双手手指继续感觉异常。10个月前，出现左足抬起费力。全身多处出现细小鳞片和结节状皮肤增厚。没有明显的神经增粗。左足背伸肌力4级。四肢多发片状感觉减退。四肢腱反射未引出。神经传导检查显示不对称的感觉运动性轴索多发性神经病，累及双腓总神经、尺神经和右正中神经的感觉神经。皮肤活检病理检查显示肉芽肿性皮炎，肉芽肿内抗酸染色可见抗酸杆菌。定位诊断：四肢感觉和运动神经，多发性，轴索性，感觉神经损害为主。定性诊断：神经麻风。病例详细资料见二维码数字资源17-2。

数字资源 17-2

(李务荣)

【参考文献】

[1] KHADILKAR S V, PATIL S B, SHETTY V P. Neuropathies of leprosy. J Neurol Sci, 2021, 420: 117288.
[2] LAU K H V. Neurological Complications of Leprosy. Semin Neurol, 2019, 39 (4): 462-471.
[3] OO Y M, PAEZ A, BROWN R. Leprosy: A rare case of infectious peripheral neuropathy in the United States. IDCases, 2020, 20: e00765.
[4] JARDIM M, VITAL R T, ILLARRAMENDI X, et al. The red flags of ulnar neuropathy in leprosy. PLoS One, 2021, 16 (11): e0259804.
[5] WAGENAAR I, POST E, BRANDSMA W, et al. Early detection of neuropathy in leprosy: a comparison of five tests for field settings. Infect Dis Poverty, 2017, 6 (1): 115.
[6] ANTUNES S L G, JARDIM M R, VITAL R T, et al. Fibrosis: a distinguishing feature in the pathology of neural leprosy. Mem Inst Oswaldo Cruz, 2019, 114: e190056.
[7] DRUMMOND P L M, SANTOS R M M D, CARVALHO G O, et al. Adverse events in patients with leprosy on treatment with thalidomide. Rev Soc Bras Med Trop, 2019, 52: e20180385.
[8] LUGÃO H B, FRADE M A, MARQUES W Jr, et al. Ultrasonography of Leprosy Neuropathy: A Longitudinal Prospective Study. PLoS neglected tropical diseases, 2016, 10 (11): e0005111.
[9] KHADILKAR S V, PATIL S B, SHETTY V P. Neuropathies of leprosy. Journal of the neurological sciences, 2021, 420: 117288.
[10] SHUKLA B, VERMA R, KUMAR V, et al. Pathological, ultrasonographic, and electrophysiological characterization of clinically diagnosed cases of pure neuritic leprosy. J Peripher Nerv Syst, 2020, 25 (2): 191-203.
[11] VIJAYAN B V, DOMINIC M R, NAIR V C P. Leprous Neuropathy: Observational Study Highlighting the Role of Electrophysiology in Early Diagnosis. J Neurosci Rural Pract, 2021, 12 (3): 530-534.

第三节 莱姆病周围神经病

莱姆病是由蜱叮咬传播的一种自然疫源性人兽共患疾病，多发生在牧区、森林地区，病原体为伯氏疏螺旋体（Borrelia burgdorferi，Bb），影响神经系统为莱姆病神经病（Lyme Neuroborreliosis）。莱姆病在全球发病非常普遍，最常见流行地是美国东北部和西欧。Bb 侵入机体后可引起多系统、器官损伤，主要累及皮肤、心脏、关节和神经系统，临床表现的严重程度与宿主的遗传易感性有一定关系，也与所感染的 Bb 的基因型相关。

莱姆病的神经表现涉及中枢神经系统和周围神经系统。在疾病早期阶段，脑膜炎和脑膜神经根炎由直接的 Bb 感染引起，可见 Bb 鞭毛蛋白抗原和人轴突蛋白之间交叉反应。周围神经病理检查发现血管周围补体膜攻击复合体沉积和炎细胞浸润，炎症和轴索损害出现在所有患者，炎细胞浸润集中出现在神经外膜、神经周围和神经内血管周围，束内可见少量随机分布的淋巴细胞。炎性细胞包括淋巴细胞、浆细胞和组织细胞，可形成非常突出的血管周围袖套样改变，偶尔浸润血管壁导致血栓形成，很少出现坏死性血管炎改变。轴索丢失非常显著，累及有髓和无髓神经纤维。偶尔看到节段性脱髓鞘。

【临床表现】

1. 早期莱姆病

（1）脊膜神经根炎，约 15% 的未治疗患者在 Bb 感染后的几天至几周内急性和亚急性发病，出现疼痛性淋巴细胞性脊膜神经根炎。疼痛通常是首发症状，而且非常严重，为一种尖锐的刺痛，从脊柱放射至躯干和四肢，通常在夜间加重，伴随发热、头痛。多达 2/3 的患者出现四肢轻瘫，通常表现为不对称的受累模式，一半以上的脊膜神经根炎患者伴随脑神经症状，单侧或双侧面神经受累最为常见。个别患者表现为在上呼吸道感染和腹部皮疹后，出现双侧下肢无力和手脚感觉异常，类似吉兰-巴雷综合征。其他神经系统表现包括神经丛炎和多发性单神经炎，类似于血管炎性神经病。

（2）中枢神经系统受累，淋巴细胞性脑膜炎是儿童和青少年的主要表现，出现间歇性发作严重头痛。脑炎和脊髓炎比较罕见。

2. 晚期莱姆病

晚期神经系统表现可能发生在感染后数月或数年，占所有神经莱姆病的2%。定义为持续6个月以上的疾病活动，包括多发性不对称神经病、慢性脑膜炎、进行性脑炎、脊髓炎或脑脊髓炎和脑血管炎。

（1）慢性多发性神经根神经病，Bb感染后数月至数年，表现为感觉症状和神经根痛，特别是远端感觉异常或四肢神经根性疼痛，很少出现躯干神经根痛，肌肉无力比较轻微。腱反射通常是正常的或轻微减低。通常不能自愈，抗生素治疗可部分改善。

（2）中枢神经损害，常见缺血性卒中，其次为短暂性脑缺血发作。37.8%的患者后循环单独受影响，24.4%的患者前循环受影响，37.8%的患者后循环和前循环同时受影响。主要出现在年轻患者，没有已知的中风危险因素，先前有头痛或神经功能缺损复发症状。少数患者出现球后视神经炎、神经视网膜炎和缺血性视神经病。皮质下痴呆发生速度比原发性痴呆患者更快，病程早期出现步态障碍。

3. 治疗后莱姆病综合征

大多数莱姆病患者对抗生素治疗反应良好，而客观的神经症状，如面瘫，在绝大多数患者中得到缓解，尽管在某些情况下是逐渐缓解的。一些患者在治疗后报告有主观症状。最常见的主诉是疲劳、关节痛、肌痛和认知障碍。这些症状在常规治疗后至少持续6个月。

【辅助检查】

莱姆病可以导致广泛的周围神经和中枢神经损害，伴随发热，其辅助检查首先安排周围神经传导测试以及脑部磁共振检查，为确定病因需要进行脑脊液检查和莱姆病的血清特异性抗体检查。

1. 血液检查

病原学检测方法包括应用BSKII培养基从皮肤标本、血清和脑脊液中培养分离出病原体。Bb的分离和培养往往呈现假阴性。部分患者的皮肤或血清标本Bb培养阳性。应用PCR检测Bb特异性的DNA基因片段优于Bb培养，也往往出现假阴性和假阳性。莱姆病血清免疫学检测包括间接免疫荧光抗体试验或间接酶联免疫吸附试验检测血清中特异性抗体可提供间接的血清学证据，也可以出现假阳性。急性期IgM抗体于感染后2～4周出现，第6～8周滴度达峰，4～6月恢复正常。恢复期IgG抗体滴度在患病后6～8周开始出现，4～6月达峰。因IgG抗体可持续存在，故不能区分活动性疾病和既往感染，在流行地区高达20%的健康人能检测到该抗体，Bb感染与多发性神经病之间关系不能通过检测血清Bb抗体来证明。

2. 脑脊液检查

通常表现为非特异性的细胞增多或蛋白升高。脑脊液CXCL13水平在确诊的患者显著升高。神经症状伴随淋巴细胞性脑脊液多细胞增多（10～1000/μl）是神经莱姆病的诊断标准。晚期莱姆病神经病患者的特征性发现是脑脊液细胞增多和总蛋白含量升高，以及Bb抗体产生。

3. 影像检查

头磁共振检查可显示弥漫性面神经强化。对于周围神经炎患者，磁共振检查可发现神经结构在流体敏感序列上信号增强。基于此类患者局部或区域性的症状特点，磁共振检查可用于除外神经卡压或肿块。磁共振成像显示基底动脉增强模式，提示脑内血管被累及。

4. 电生理检查

电生理检查通常提示轴索性神经病，但也可能存在脱髓鞘成分。骨骼肌为神经源性损害。个别患者临床表现类似吉兰-巴雷综合征，出现远端运动潜伏期延长，传导阻滞，F波反应消失。也有患者表现为多发性单神经病，感觉和运动均累及。

【诊断】

莱姆病周围神经病的诊断建立在莱姆病确诊的基础上，包括患者Bb感染的流行病学史、典型的皮肤表现和Bb血清学检测阳性等（表17-4）。

表 17-4 莱姆病神经病诊断标准

明确诊断	1. 符合可能的诊断标准 2. 脑脊液螺旋体特异性抗体［脑脊液中 IgG 和（或）IgM 抗体阳性］或 3. 在脑脊液中培养或聚合酶链反应检测出阳性螺旋体
可能诊断	1. 符合可疑的诊断标准 2. 脑脊液淋巴细胞增多、血-脑脊屏障破坏和鞘内免疫球蛋白合成
可疑诊断	1. 典型临床特征（脑神经炎、脑膜炎/脑膜神经根炎、局灶性神经炎） 2. 血清螺旋体特异性 IgG 和（或）IgM 抗体（疾病早期可能阴性） 3. CSF 检查结果不明确或未进行腰椎穿刺 4. 排除其他可能的原因

【鉴别诊断】

莱姆病周围神经病有不同的神经学表现，可以模仿各种神经系统疾病，期鉴别诊断包括的神经系统疾病非常广泛。当患者出现典型的三联征时（脑神经麻痹、神经根神经病和脑膜炎），急性莱姆病脑膜神经根神经病的诊断相对简单，而当慢性期神经根神经病或远端感觉神经病独立发生时，帮助区分莱姆病和其他形式的神经根神经病最有效的方法是 Bb 血清学和脑脊液分析。

（1）莱姆病急性神经根神经病，主要与伴随脑脊液细胞增多的急性轴索性周围神经病进行鉴别，包括神经结节病、神经淋巴瘤病和糖尿病性神经根神经病，这些周围神经病和莱姆病急性神经根神经病的区别在于缺乏 Bb 暴露史和血清 Bb 抗体，病理检查在神经结节病发现炎性肉芽肿，神经淋巴瘤病可以发现淋巴瘤细胞，在糖尿病性神经根神经病可以发现血管炎的病理改变。外周神经系统表现类似于血管炎性神经病或吉兰-巴雷综合征的患者。对免疫治疗没有足够的反应。这些患者接受了注射用头孢曲松和口服多西环素的试验，临床症状有部分或完全改善。

（2）莱姆病慢性神经根神经病，主要与伴随疼痛的远端感觉性轴索性非对称性周围神经病进行鉴别，包括非系统性血管炎神经病、慢性特发性轴索性神经病、类淀粉周围神经病、冷球蛋白血症神经病和神经束膜炎。这些周围神经病和莱姆病慢性神经根神经病的区别也在于缺乏 Bb 暴露史和血清 Bb 抗体，周围神经病理检查在非系统性血管炎神经病和冷球蛋白血症神经病可以发现血管炎改变，在慢性特发性轴索性神经病一般没有明显的炎细胞浸润，在类淀粉周围神经病可以发现类淀粉沉积，在神经束膜炎可以发现神经束膜明显增厚和炎细胞浸润。

【治疗】

大多数早期莱姆病神经病可以自愈，抗生素治疗可以加速病原体的根除（表 17-5），促进恢复，防止晚期莱姆病的发展，最常用于活动性莱姆病的抗生素治疗是 2 周（早期莱姆病）或 3 周（晚期莱姆病）疗程的抗生素治疗，通常静脉注射头孢曲松，每天 2 g。对于中枢神经系统受累者最多 28 天，推荐的方案包括静脉注射青霉素（每天 2000 万 U）、静脉注射头孢曲松（每天 2～4 g）、静脉注射头孢噻肟（每 8 h 2 g）和口服多西环素（每天 200 mg，持续 2 天，每天 100 mg，持续 8 天）。口服多西环素与静脉注射头孢曲松治疗早期和晚期莱姆病的疗效和安全性相同。孕妇或哺乳期妇女以及 8 岁以下儿童应避免使用多西环素。

表 17-5 莱姆病的药物治疗

药物	成年人	儿科（不超过成人剂量）
头孢曲松	每天 2 g 静脉注射	每天 50～75 mg/kg 静脉注射
头孢噻肟	每 8 h 静脉注射 2 克	每日 150～200 mg/kg，分 3 次静脉注射
青霉素 G	每 4 h 静脉注射 300 000～400 000 U	每日 200 000～400 000 U/kg，分 6 次静脉注射
多西环素	每日 2 次，每次 100～200 mg	每日 2 mg/kg，分 2 次给药
阿莫西林	每日 3 次，每次 500 mg	每日 50 mg/kg，分 3 次给药
头孢呋辛酯	每日 2 次，每次 500 mg	每日 30 mg/kg，分 2 次给药

对于无脑脊液异常的孤立性脑神经麻痹性患者可单独给予口服抗生素治疗，多西环素 100 mg 每日 2 次或阿莫西林 500 mg 每日 3 次或头孢呋辛酯 500 mg 每日 2 次，持续治疗 2～4 周。对于急性或慢性神经根神经病患者可给予静脉应用头孢曲松 2 g qd，持续治疗 2～4 周。应用头孢噻肟 2 g 每 8 h 1 次静脉注射，持续治疗 6 周。或青霉素 400～500 万 IU 每 6 h 1 次，持续治疗 2～6 周也认为有效。

晚期莱姆病患者对抗生素治疗的反应可能很慢，有时甚至不完全，如果症状持续或出现新症状，应重复脑脊液检查发现淋巴细胞增多持续存在，应考虑另一个疗程的抗生素治疗。

【病例摘要】

男性，37 岁。进行性双侧手脚麻木 1 周。

1 周前出现干咳、发热和腹部皮疹，伴随出现手脚有刺痛感，并伴有口腔周围麻木和面部无力，双眼闭合不全，不会笑，伴随下肢蹲起费力和上肢上举费力，2 天前出现呼吸费力。体格检查双侧面瘫，肘以下和膝盖以下轻触感减弱，上肢近端肌力 3 级，屈髋肌力 4 级。膝和踝腱反射减退。全血细胞计数在正常范围内。脑脊液检查，细胞计数为 0，糖正常，蛋白 62 mg/dl（15～45 mg/dl）。神经传导左侧正中神经和尺神经传导阻滞，左侧腓总神经的远端运动潜伏期延长，左侧腓神经、胫神经 F 波未引出。针肌电图提示下肢肌肉神经源性损害。IVIG 按照 0.4 g/kg/d 治疗 5 天，患者病情继续恶化，双侧四肢肌力为 1 级，四肢感觉丧失。呼吸参数持续下降，气管切开术。血清和脑脊液显示莱姆抗体阳性。静脉注射头孢曲松和多西环素四周后，四肢无力改善，呼吸功能恢复，出院 6 个月后肢体力量恢复正常，双足残留轻度麻木。病例详细资料见二维码数字资源 17-3。

数字资源 17-3

【参考文献】

[1] RAUER S, KASTENBAUER S, FINGERLE V, et al. Lyme Neuroborreliosis. Dtsch Arztebl Int, 2018, 115（45）: 751-756.

[2] GARCIA-MONCO J C, BENACH J L. Lyme Neuroborreliosis: Clinical Outcomes, Controversy, Pathogenesis, and Polymicrobial Infections. Ann Neurol, 2019, 85（1）: 21-31.

[3] CHAVDA V, PATEL S. Lyme Neuroborreliosis—The Mystifying Pitfall: "Neuropathology and Current Therapeutics". Recent Pat Antiinfect Drug Discov, 2019, 14（1）: 49-68.

[4] RAUER S, KASTENBAUER S, HOFMANN H, et al. Guidelines for diagnosis and treatment in neurology—Lyme neuroborreliosis. Ger Med Sci. 2020 Feb 27; 18: Doc03.

[5] CARDENAS-DE LA GARZA J A, DE LA CRUZ-VALADEZ E, OCAMPO-CANDIANI J, et al. Clinical spectrum of Lyme disease. Eur J Clin Microbiol Infect Dis, 2019, 38（2）: 201-208.

[6] WORMSER G P, STRLE F, SHAPIRO E D, et al. A critical appraisal of the mild axonal peripheral neuropathy of late neurologic Lyme disease. Diagnostic microbiology and infectious disease, 2017, 87（2）: 163-167.

[7] GARCIA-MONCO J C, BENACH J L. Lyme Neuroborreliosis: Clinical Outcomes, Controversy, Pathogenesis, and Polymicrobial Infections. Annals of neurology, 2019, 85（1）: 21-31.

[8] LINDLAND E S, SOLHEIM A M, ANDREASSEN S, et al. Imaging in Lyme neuroborreliosis. Insights into imaging, 2018, 9（5）: 833-844.

[9] KRISTOFERITSCH W, ABOULENEIN-DJAMSHIDIAN F, JECEL J, et al. Secondary dementia due to Lyme neuroborreliosis. Wien Klin Wochenschr, 2018, 130（15-16）: 468-478.

[10] GARKOWSKI A, ZAJKOWSKA J, ZAJKOWSKA A, et al. Cerebrovascular Manifestations of Lyme Neuroborreliosis-A Systematic Review of Published Cases. Front Neurol, 2017, 8: 146.

[11] DERSCH R, SINGH A E. Neurosyphilis and Lyme neuroborreliosis. Curr Opin Neurol, 2021, 34（3）: 403-409.

（李务荣　袁　云）

第四节 神经布鲁氏菌病

布鲁氏菌病（brucellosis），又称"波状热""地中海热"或"马耳他热"，是一种人畜共患的传染病，由布鲁氏菌属的不同种引起，包括马耳他布鲁氏菌（主要感染羊）、流产布鲁氏菌（主要感染牛）、猪布鲁氏菌（主要感染猪）、犬布鲁氏菌（主要感染狗），其中在人群中最常见同时致病性也最强的是羊种布鲁氏菌。布鲁氏菌是一种短小的革兰氏阴性球杆菌，不会产生芽孢，无鞭毛而不具运动性，几乎均无荚膜，兼性需氧地寄生于细胞内。根据最新估计，全球每年新增人类布鲁氏菌病病例160万～210万，存在于近170个国家和地区，其中中亚及西亚的部分国家发病率最高。2020年我国报告47 245例，发病率达3.37/10万。职业接触（直接接触受感染的动物）和食源性传播（食用或饮用受污染的动物产品）是最常见的传染方式。空气传播（吸入空气中的病原体）、人际传播（献血、组织移植、宫内传播等）、间接传播（接触受污染的环境或材料）等也可能导致感染。

虽然布鲁氏菌病在人类中很少致命，但却是一种致残性多系统疾病，可能累及关节、眼睛、皮肤、心脏、泌尿生殖系统和神经系统。骨关节系统受累最严重，神经系统次之。布鲁氏菌病与各种神经系统并发症有关，统称为神经布鲁氏菌病（neurobrucellosis），约占所有感染病例的4%，属于罕见病的范畴。布鲁氏菌可以在疾病的任何阶段攻击中枢和（或）周围神经系统，导致脑膜炎、脑炎、脑血管疾病、脑或脊髓脓肿、脊髓炎、周围神经病、精神症状和脱髓鞘疾病（表17-6）。布鲁氏菌主要通过两种方式导致中枢神经系统受累：通过侵入神经组织造成直接损害，或由内毒素或体内细菌存在引起的免疫炎症反应引起间接损害。后一过程直接体现为小胶质细胞的活化和星形胶质细胞的增生，同时伴随细胞毒性T淋巴细胞等免疫细胞和白细胞介素6、白细胞介素1β、肿瘤坏死因子α等炎症因子的激活。血脑屏障的破坏加速了疾病的进展。动物模型表明布鲁氏菌可能会通过分子拟态过程导致神经损伤。羊种布鲁氏菌在其表面表达神经节苷脂样分子，刺激抗神经节苷脂（GM1）抗体的产生，导致类似于吉兰-巴雷综合征中所见的神经损伤。

表17-6 各种神经布鲁氏菌病的发病率

神经系统表现	发病率（%）
行为心理改变	60
脑膜炎/脑膜脑炎	50
周围神经病	18～35.2
脑神经病	19
脊髓病	5～17
脑血管并发症	16
癫痫发作	3～11

【临床表现】

布鲁氏菌病患者存在全身感染症状，脾大出现在1/4的患者。神经布鲁氏菌病分为中枢神经病和周围神经病两大类。中枢神经病包括脑膜炎或脑膜脑炎、脊髓病、脑血管并发症、癫痫和心理障碍，周围神经病包括脑神经病和脊神经病。发病从突然到迟缓不等。与一般人群相比，在儿童多急性发病，后遗症发生率更高。

1.中枢神经病

神经布鲁氏菌病患者常出现精神和认知障碍，60%的患者在临床评估前的最后一个月内有行为变化，出现执行功能、视觉定向、注意、语言和记忆障碍，伴随焦虑、冷漠、抑郁和焦虑。但一般不会出现意识障碍和恶化，且无需抗抑郁和抗精神病治疗，认知和情绪障碍就会得到改善。

脑膜炎或脑膜脑炎最常见，发生在多达一半有神经系统症状的患者中。患者出现头痛、发烧、恶心和呕吐和精神状态改变，重者昏迷，可能伴随癫痫发作。1/3的病例可观察到脑膜刺激征。少数患者可发生视神经炎症和血管改变继发的乳头炎或假性脑肿瘤引起的乳头状水肿。

脑血管并发症包括缺血性卒中、脑和蛛网膜下腔出血、硬膜下血肿和脑静脉血栓形成和小脑性共济失调，发生率为16%，缺血性损害最常见。蛛网膜下腔内的肉芽肿性炎症可能会阻止蛛网膜绒毛对脑脊液的重新摄取，导致脑积水。

脊髓炎通常是由于直接或全身性脊髓感染或全身性感染所致。与其他感染类似，布鲁氏菌病可引发异常免疫反应并导致复发性横贯性脊髓炎。

抗利尿激素分泌失调综合征的发生率很高，儿童和青少年中为21.9%，成年人可达57%。研究发现其可能与高乳酸脱氢酶、低白蛋白和高球蛋白水平相关，高的转氨酶、C反应蛋白和平均血小板体积水平也存在影响。

个别患者出现脑或硬膜外脓肿，弥漫性中枢神经系统受累出现在1%的患者，主要表现为脊髓炎、大脑或小脑受累。也可以表现为中枢神经炎性脱髓鞘障碍，类似于多发性硬化症或急性播散性脑脊髓炎。头痛、神志不清和长束体征很常见。

2. 周围神经病

在整个布鲁氏菌病患者组中，存在周围神经病患者的平均发病年龄高于无周围神经病的患者。周围神经病包括脑神经病和脊神经病，表现为急性、亚急性或慢性起病形式。脊神经病出现在18%～35.2%的病例中，多发性神经根神经病出现在约7%的病例中。患者常表现为临床或亚临床轴索性周围神经病，出现腱反射缺失、远端感觉减退和四肢轻度至中度无力。急性发病患者类似于吉兰-巴雷综合征或脊髓灰质炎后综合征，也可表现为亚急性运动性多发性神经根病。19%的患者发生脑神经病变，其中第Ⅷ神经受影响最大，其次是第Ⅵ和第Ⅶ神经。

【辅助检查】

神经布鲁氏菌病无典型的临床表现或脑脊液特征。诊断的基础是出现任何其他疾病无法解释的神经症状；培养中分离出布鲁氏菌或血液或脑脊液的血清学试验阳性；脑脊液参数（细胞、蛋白质和葡萄糖）异常以及抗生素治疗后的临床反应。

1. 认知评定

认知评估量表（如MMSE和MoCA），以及情绪相关评定量表，如汉密尔顿抑郁量表和贝克抑郁和焦虑量表等均可用于神经布鲁氏菌病患者的神经心理评估。在适当的抗生素治疗数周后，容易观察到测试结果的改善。

2. 脑脊液检查

超过90%的神经布鲁氏菌病患者脑脊液异常。通常情况下表现为压力升高，淋巴细胞增多、蛋白含量增高以及糖和氯化物含量的轻中度减低，并可能在感染的不同阶段发生变化。某些患者可能存在脑脊液寡克隆条带。脑脊液培养的阳性率相对较低，在187名患者中仅为14%。对于诊断存疑的困难病例，可以考虑基于核酸扩增的分子诊断技术。脑脊液实时聚合酶链反应或二代测序技术凭借极高的灵敏度可以在细菌载量较低的情况下获得阳性结果，有助于发现局灶性受累的感染者。然而，因技术的标准化还未完成，在进行结果解释时需谨慎考虑所涉及的临床和流行病学环境。

3. 血清学检测

血清学检测对布鲁氏菌病的诊断至关重要。目前有多种方法，包括玫瑰红平板凝集试验（RBPT）、标准试管凝集试验（STAT）、微孔板凝集试验（MAT）、2-巯基乙醇试验、间接Coombs（抗人球蛋白）试验、补体结合试验（CFT）、酶联免疫吸附测定（ELISA）、免疫荧光分析（IFA）等。RBPT因其灵敏度高、成本低且简单而常用于初级筛查。更具体的验证测试则常用到STAT和ELISA。STAT的滴度超过1∶160在非流行区被认为是阳性，而在流行区滴度超过1∶320被认为是阳性。ELISA敏感性和特异性俱佳，可确定总的和特定的免疫球蛋白类型（IgG、IgA和IgM），适用于慢性病例和神经布鲁氏菌病的快速诊断。为了提高诊断准确率，可联合使用不同的血清学试验。

4. 神经电生理检查

主要检测正中神经、尺神经、胫神经、腓神经和腓肠神经的运动和感觉传导及F波。在布鲁氏菌病患者中，正中神经和尺神经的运动支和感觉支的传导速度均减慢。35%的患者有感觉运动性周围神经病，19%的患者在运动和感觉支的轻微传递异常中存在感觉轴索损害，电生理检查可发现神经传导速度减慢、远端潜伏期延长以及F波出现率降低或消失。类吉兰-巴雷综合征样表现的患者，脱髓鞘模式占42.1%，轴索加脱髓鞘模式占31.6%。布鲁氏菌病相关的慢性炎症性脱髓鞘神经病表现为远端潜伏期延长，神经传递速度减慢，复合肌肉动作电位波幅下降，上肢F波延迟，下肢无F波。合并肾功能衰竭的周围神经病患者则表现为对称性、远端、轴索型感觉运动性周围神经病。

5. 影像学检查

神经布鲁氏菌病的影像表现多种多样，常与其他神经系统疾病及结核、霉菌病、结节病等肉芽肿性疾病具有相似的放射学改变类型。在诊断为布鲁氏菌脑膜脑炎的患者中，影像异常率可达45%，分为炎症、血管、脑白质改变和脑积水/脑水肿4种变化。炎性病变是最常见的病变，包括软脑膜、脑神经、脊神经根、蛛网膜炎、脑和脊髓肉芽肿和脓肿的对比增强。血管损伤则体现为腔隙性脑梗死、小脑出血、静脉血栓形成、脑出血和蛛网膜下腔出血。脱髓鞘并不常见，呈现出弥漫性、局灶性和脑室周围的不同分布模式。

【诊断】

由于缺乏典型的临床特征，神经布鲁氏菌病误诊的风险很高。诊断应根据患者的症状和体征，在谨慎分析血清或脑脊液病原学检验结果和充分考虑治疗反应的情况下做出。诊断标准如下。

（1）提示神经功能障碍的各种临床症状，如持续的头痛、精神行为异常等。

（2）典型脑脊液改变，蛋白和淋巴细胞增多，葡萄糖降低。

（3）血、脑脊液等任一培养阳性或血、脑脊液等任一血清学检测阳性。

（4）头颅影像学改变或周围神经传导改变。

（5）抗生素治疗后观察到临床症状及脑脊液指标的改善。

（6）除外其他可能的神经系统疾病。

【鉴别诊断】

中枢神经系统感染的鉴别诊断，主要为其他原因导致的以颅底为主的感染，如结核和结节病，其次是中枢神经炎性脱髓鞘疾病，在布鲁氏菌病流行区还要与精神症状鉴别。布鲁氏菌病与结核有诸多相似之处，二者都有各种各样的神经系统表现，包括慢性脑膜炎、脑膜脑炎、脑神经受累、脊髓炎、神经根病、神经病变、截瘫、卒中和脓肿形成，仅凭常规脑脊液改变以及影像特征难以区分。进行微生物或血清学检查可以鉴别。

周围神经病的鉴别，主要是吉兰-巴雷综合征，其次是慢性炎症性脱髓鞘多发性神经根神经病。患者急性发病，出现对称性无力、反射减退，并且没有括约肌功能障碍和感觉水平。患者的症状达峰延迟，出现头痛、盗汗、器官肿大或脑脊液中细胞数目增多在吉兰-巴雷综合征不常见。神经传导检查和针肌电图显示急性混合性轴索和脱髓鞘多神经病，腓肠神经不累及。即使接受IVIg治疗，症状仍可以继续恶化。在加上抗生素治疗后，病情才可以改善，如果治疗不彻底，可以复发，酷似慢性炎症性脱髓鞘性多发性神经根神经病，通过血清检查可以确诊布鲁氏菌病。

【治疗】

目前，还没有关于神经布鲁氏菌病的治疗选择和疗程的具体指南。抗生素的选择应考虑其对血脑屏障的通透性。最常用的治疗方法是联合使用3种可透过血脑屏障的药物，例如第三代头孢菌素（如头孢曲松和头孢噻肟）、多西环素、利福平或甲氧苄啶/磺胺甲噁唑（TMP-SMX）。在头孢菌素过敏的病例中，喹诺酮类药物可以作为替代。治疗时间取决于患者的反应，不应短于3个月，直到临床症状消失，脑脊液恢复正常为止。考虑到布鲁氏菌病的高复发率，患者应该每3个月随访一次，至少2年。糖皮质激素可用于出现蛛网膜炎、脑神经受累、脊髓硬化、脱髓鞘病变、高颅内压和视神经炎/视乳头水肿等表现的严重患者，有利于减少长期并发症。对于儿童，8岁以上者，治疗方案与成人相同，但不建议使用喹诺酮类药物；8岁以下者，推荐方案为利福平[10～20 mg/（kg·d），每日1次]及TMP-SMX悬液（6周～5个月120 mg、6个月～5岁240 mg、6～8岁480 mg，每日2次）联用6周。对于妊娠，TMP-SMX和利福平已用于布鲁氏菌病病例，并取得了一些成功。由于TMP-SMX的致畸性和核黄疸作用，不应在妊娠13周之前或36周之后使用。母乳喂养应推迟至治疗结束。布鲁氏菌病的复发率通常很高，患者应该每3个月随访一次，至少2年。治疗应坚持到临床症状消失，脑脊液恢复正常为止。

周围神经病的治疗包括抗生素、血浆置换和静脉输注免疫球蛋白。脑神经麻痹在适当的抗生素治疗下可以完全治愈，而慢性中枢神经系统感染的患者通常会遗留永久性的神经功能缺陷。所以要尽快开始治疗，以防止不可逆损害。

【病例摘要】

患者，女性，53岁。发热，盗汗4个月，四肢麻木无力12天

患者4个月前发热，夜间明显，伴大汗，予"先锋霉素"等抗生素口服10余天，症状有所好转，但仍有间断盗汗。12天前患者再次出现头痛、发热、大汗，伴随四肢远端无力以及手足麻木，上肢的症状比下肢严重。没有发烧或盗汗，也没有胃肠道或呼吸道症状。体格检查，脑神经正常。双侧上肢远端和近端的肌力为双侧的3/5。双侧下肢近、远端肌肉的肌力分别为4/5和4/5，双下肢关节位置觉和振

动觉不能引出。四肢腱反射没有引出。血液肌酸磷酸激酶轻度升高。脑脊液测初压 300 mm H$_2$O，有核细胞明显增多，以单核为主，脑脊液蛋白升高，氯化物、葡萄糖减少。布鲁氏菌虎红试验：脑脊液阴性，血阳性。神经传导检查发现运动和感觉性轴索加脱髓鞘多神经病。头 MRI 及 MRA 显示正常。定位诊断：周围神经，运动和感觉，轴索和髓鞘，脑膜；定性诊断，神经布鲁氏菌病，脑膜炎加周围神经病。IVIg 加甘露醇 125 ml q8h，罗氏芬 2 g qd，米诺环素 100 mg bid，利福喷丁 600 mg qd 治疗。分别于抗菌治疗 12 天及 21 天后复查腰椎穿刺，可见细胞数明显减少，患者症状亦较前明显改善。病例详细资料见二维码数字资源 17-4。

数字资源 17-4

（陆云龙　袁　云）

【参考文献】

[1] MCLEAN D R, RUSSELL N, KHAN M Y. Neurobrucellosis: clinical and therapeutic features. Clin Infect Dis, 1992, 15(4): 582-90.

[2] KUTLU G, ERTEM G T, COSKUN O, et al. Brucella: a cause of peripheral neuropathy. Eur Neurol, 2009, 61(1): 33-8.

[3] IŞIKAY S, YILMAZ K, ÖLMEZ A. Neurobrucellosis developing unilateral oculomotor nerve paralysis. Am J Emerg Med, 2012, 30(9): 2085.e5-7.

[4] SANIVAR H, KOSE OZLECE H, HUSEYINOGLU N, et al. Frequency of subclinical peripheral neuropathy in cases of untreated brucellosis. J Infect Dev Ctries, 2017, 11(10): 753-758.

[5] ALANAZI A, AL NAJJAR S, MADKHALI J, et al. Acute Brucellosis with a Guillain-Barre Syndrome-Like Presentation: A Case Report and Literature Review. Infect Dis Rep, 2021, 13(1): 1-10.

[6] LI Q, LIU J, JIANG W, et al. A case of brucellosis-induced Guillain-Barre syndrome. BMC Infect Dis, 2022, 22(1): 72.

[7] ALIKHANI A, AHMADI N, FROUZANIAN M, et al. Motor polyradiculoneuropathy as an unusual presentation of neurobrucellosis: a case report and literature review. BMC Infect Dis, 2024, 24(1): 491.

[8] DHAR D, JAIPURIAR R S, MONDAL M S, et al. Pediatric neurobrucellosis: a systematic review with case report. J Trop Pediatr, 2022, 69(1): fmad004.

[9] SOARES C N, ANGELIM A I M, BRANDÃO C O, et al. Neurobrucellosis: the great mimicker. Rev Soc Bras Med Trop, 2022, 55: e05672021.

[10] YAGUPSKY P, MORATA P, COLMENERO J D. Laboratory Diagnosis of Human Brucellosis. Clin Microbiol Rev, 2019, 33(1): e00073-19.

[11] BALA K A, DOĞAN M, KABA S, Akbayram S, et al. The Syndrome of Inappropriate Secretion of Anti-Diuretic Hormone (SIADH) and Brucellosis. Med Sci Monit, 2016, 22: 3129-34.

[12] LAINE C G, JOHNSON V E, SCOTT H M, et al. Global Estimate of Human Brucellosis Incidence. Emerg Infect Dis, 2023, 29(9): 1789-1797.

[13]《中华传染病杂志》编辑委员会. 布鲁菌病诊疗专家共识. 中华传染病杂志, 2017, 35(12): 705-710.

[14] GUL H C, ERDEM H, BEK S. Overview of neurobrucellosis: a pooled analysis of 187 cases. Int J Infect Dis, 2009, 13(6): e339-43.

[15] ERDEM H, SENBAYRAK S, MERIÇ K, et al. Cranial imaging findings in neurobrucellosis: results of Istanbul-3 study. Infection, 2016, 44(5): 623-31.

[16] BOSILKOVSKI M, KERAMAT F, ARAPOVIĆ J. The current therapeutical strategies in human brucellosis. Infection, 2021, 49(5): 823-832.

本章总结

感染性周围神经病也属于炎性周围神经病的范畴，其诊断思路和血管炎周围神经病类似，也是大多数在成年人发病，具有急性或亚急性发病的非对称性周围神经病的特点，大多数类似具有神经病理性疼痛，神经传导可以发现多发单神经病的分布规律，其诊断的要点是能够发现导致发病的病原微生物，无论是病理的或血清免疫学的检查依据。

周围神经病的发病原因除遗传性、免疫性和感染性因素之外，还有其他发病原因导致周围神经轴索损害，具有和血管炎性神经病以及感染性神经病不同的临床和病理改变特点，详见下一章有关中毒性神经病的介绍。

第十八章 中毒性神经病

有毒物质对周围神经系统的损害导致周围神经病（表18-1），这种情况称为中毒性神经病，化学药物导致的周围神经病包括抗肿瘤药物，如铂类药物（卡铂、顺铂和奥沙利铂）、紫杉烷类药物（紫杉醇和多西紫杉醇）、埃博霉素类药物（伊克沙比隆）、长春花生物碱（长春新碱和长春花碱）、硼替佐米和沙利度胺，也包括抗病毒药物。患者在服用这些药物期间经常遭受进行性、持久性、不可逆和剂量相关性的神经损伤。中毒暴露的剂量和持续时间通常与周围神经病的发病率和严重程度有关。有些周围神经病似乎只有在大量接触毒素后才会发生，如丙烯酰胺中毒或正己烷中毒神经病，而其他的则是在数月或多年的接触后，如他克莫司或酒精中毒神经病。

虽然中毒性神经病的发病机制已经研究了几十年，但尚未完全了解。积累的证据表明，周围神经病的发生和发展与化疗药物诱导的神经细胞氧化应激、异常自发放电、离子通道激活伴随各种促炎细胞因子的上调以及神经免疫系统的激活。

表 18-1 化学药物中毒性神经病

机制	药物	临床表现
细胞核和线粒体基因损伤	顺铂	感觉神经病、神经元病、共济失调
	卡铂	感觉神经病
	奥沙利铂	寒冷引起的感觉障碍、肌肉痉挛、感觉神经病
微管不稳定	长春新碱	感觉运动神经病，偶尔脑神经、单神经病变
	埃里布林	脱髓鞘性感觉运动神经病
	曲妥珠单抗	感觉运动神经病
微管运输障碍	紫杉醇	感觉神经病变、视神经病
	卡巴利唑	感觉神经病
	伊克沙比隆	感觉神经病
蛋白酶体抑制剂	硼替佐米	小纤维神经病
抗血管生成	沙利度胺	感觉神经病
	来那度胺	
其他	奈拉滨	GBS样神经病
	苏拉明	脱髓鞘性神经病
	异环磷酰胺	感觉运动神经病
	培美曲塞	运动神经病

大多数中毒性神经病具有长度依赖性，主要影响大的神经纤维，身体中最长的外周神经是脚趾的感觉纤维，因此大多数中毒患者首先出现远端感觉异常，大多数中毒性神经病主要是感觉性神经病，而后才出现远端肢体无力。也有例外，比如正己烷中毒和有机磷中毒导致的周围神经病以运动受累早而且严重。脑神经几乎从未受累，但可以存在中枢神经系统功能紊乱的表现。周围神经病进展的速度取决于毒素暴露的时间和剂量，以及个体间代谢的差异。金、砷和硝基呋喃妥因特别容易引起急性-亚急性周围神经病。神经传导检测可以发现轴索性神经病的改变特点，其他辅助检查一般没有明显异常，包括脑脊液检查。

可引起周围神经损伤的外源性物质包括各种化学物质（包括药物）、重金属、和生物毒素。大多数中毒性周围神经病都是轴索性神经病，发现脱髓鞘为主要病理改变特点可以把中毒神经病限制在一定范围内，包括胺碘酮、氯喹、白喉，还有铅、金、氰化物，炎性细胞浸润通常并不意味着中毒性周围神经病，特别是那些具有破坏髓鞘结构的巨噬细胞浸润。本章将集中讨论少数具有异常病理特征或已被广泛研究的中毒性周围神经病。

第一节 核苷类似物相关的神经肌病

核苷类似物（nucleotide analogues）是治疗慢性乙肝、AIDS 等病毒感染性疾病的重要选择。其结构与天然的核苷/核苷酸相似，可以被病毒的核酸合成酶识别，掺入到病毒核酸分子，抑制其生物活性，从而发挥抗病毒作用。截至目前，已有 30 余种核苷酸类似物应用于临床治疗乙肝和 AIDS，常用的有拉米夫定、替比夫定和恩替卡韦、阿德福韦酯和富马酸替诺福韦酯。这些疾病目前仍无根治方法，为持久抑制病毒复制，控制病情进展，多数患者需要长期服药甚至终身服药。多数核苷（酸）类似物在注册临床试验时表现出良好的耐受性，但在上市后仍有陆续的报道出现了严重的不良反应，包括周围神经病、肌病、胰腺炎、肾功能不全等。

核苷类似物导致神经肌病的发生多与其线粒体 DNA 毒性相关。核苷类似物对线粒体 DNA 聚合酶的抑制是产生线粒体毒性的主要原因。核苷类似物对线粒体 DNA 聚合酶具有抑制活性，其抑制作用在不同药物之间差别巨大。在细胞模型实验中，核苷类似物的作用可以使细胞内线粒体 DNA 的数量减少，并伴随有线粒体结构的损害，从而导致线粒体毒性的表现引起肝外疾病。拉米夫定和替比夫定相关神经肌肉病患者肌组织内线粒体 DNA 数量明显减少，多发片段缺失的发生率增加，反映了氧化应激诱导的线粒体 DNA 损伤。

周围神经主要表现为有髓神经纤维数量轻度-中度减少，可见到轴索变性，轴索再生形成的成簇的小直径神经纤维。电镜下许多线粒体呈圆形，大小不等。线粒体的嵴减少，甚至消失呈无嵴的均质化的线粒体。部分线粒体出现空泡样变（图 18-1）。

骨骼肌主要病理改变是肌纤维出现神经源性损

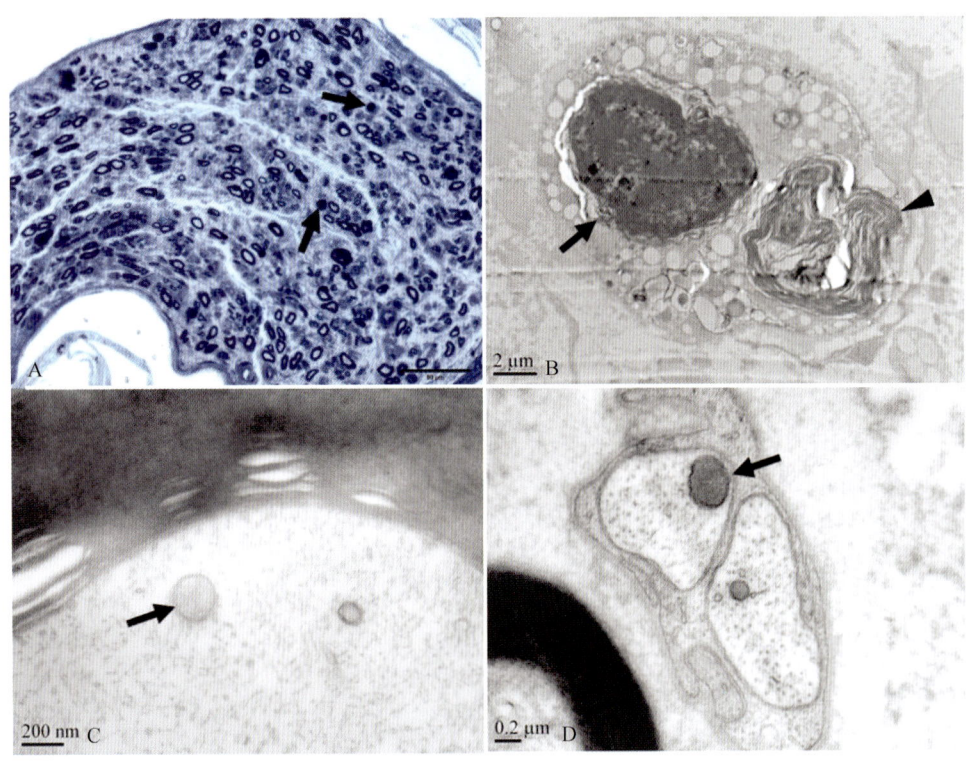

图 18-1 拉米夫定/替比夫定治疗后腓肠神经病理改变。A. 可见神经纤维数量轻度减少，并有轴索变性（箭头）；B. 神经纤维内轴索变性，可见轴索变性（箭头），Wallerian 变性（三角）；C. 神经轴索内线粒体嵴结构消失，呈均质化的线粒体（箭头）；D. 无髓神经纤维内线粒体嵴结构消失，呈均质化的线粒体（箭头）

害。可出现坏死肌纤维、破碎红纤维、破碎蓝纤维、COX 阴性肌纤维。间质可呈轻度增生。电镜下可以见到部分患者在肌纤维内的部分区域线粒体数量明显减少，在部分肌纤维内，可以见到线粒体数量的代偿性增生，在肌膜下可以见到巨大的线粒体，线粒体嵴边界模糊不清，数量减少，甚至消失。部分线粒体嵴呈同心圆状表现。可见到一些很长的管状线粒体。

【临床表现】

线粒体毒性的临床表现包括血液疾病、周围神经病、骨骼和心脏肌病、胰腺炎、肝衰竭和乳酸酸中毒。由于长度依赖性效应，长外周神经元更容易受到药物的线粒体毒性效应的影响。患者的周围神经、肌肉损害症状在服药后 6～24 个月出现，其主要临床表现如下。

1. 肌病

出现在 13% 的替比夫定治疗患者，早期出现四肢肌肉无力，伴有肌痛。无力主要累及颈部和四肢近端。肌痛可分布于躯干和四肢。少数出现横纹肌溶解。神经系统检查显示四肢近端肌无力和萎缩。

2. 感觉自主神经病

多数患者亚急性发病，主要表现为肢体远端麻木，从下肢远端向近端发展，先出现双足的麻木疼痛，十多天后上肢也可累及，出现双手的麻木和疼痛。伴随的自主神经病表现为皮肤干燥无汗，汗毛脱失，指甲和趾甲变白脱落。腱反射不能引出。没有明显的肢体无力和肌肉萎缩。

【辅助检查】

乙型肝炎患者进行核苷类似物治疗，出现神经肌肉病的表现，一般需要进行心肌酶谱检查、肌电图和周围神经传导检查，乙型肝炎可以伴随冷球蛋白血症，因此需要进行相关的血清免疫学和是骨骼肌和周围神经的病理检查，排除合并的冷球蛋白血症周围神经病的可能性。

1. 血清生化检测

血清激酶检测可见到不同程度的肌酸激酶升高，常伴有 AST，ALT，LDH 不同程度的升高。停药 3 个月左右可恢复正常。有氧运动试验中的血乳酸／丙酮酸比率升高。

2. 电生理检查

肌电图检查可以见到受累肌肉呈肌源性损害表现。神经传导检查多以感觉神经的轴索损害为主，也可以见到传导速度降低。

3. 组织活检

肌活检显示肌纤维直径变异加大，伴随出现肌纤维细胞色素 c 氧化酶活性降低以及破碎红肌纤维。周围神经活检提示急性弥漫性轴索性神经病。

【诊断】

当服用核苷类似物的患者出现上述肌肉或周围神经损害的表现时，应当考虑核苷类似物中毒性神经肌肉病的可能。通过生化、电生理检查证实存在骨骼肌和周围神经损害，可以诊断该病。

【鉴别诊断】

乙肝可以导致多种免疫性神经肌肉病，周围神经损害包括冷球蛋白血症周围神经病、吉兰-巴雷综合征、慢性炎性脱髓鞘神经根神经病等，肢体无力比较明显，而且具有非对称性，和核苷类似物中毒性的对称性轴索性感觉自主神经病临床表现不同，神经活检发现炎性脱髓鞘改变不同于中毒性神经病的活动性轴索损害。

【治疗】

替比夫定与聚乙二醇-干扰素联合治疗可显著增加患者周围神经病发病率，应避免替比夫定与干扰素制剂的联合治疗方案。部分患者核苷类似物治疗后出现血清肌酸激酶升高，没有肌无力和肌痛等伴随症状，绝大部分患者停止药物治疗后会逐渐恢复正常。

疼痛的患者可以用加巴喷丁和普瑞巴林，通过阻断突触前终末的电压门控钙通道和下调兴奋性神经递质治疗患者的神经痛。二甲双胍可激活一磷酸腺苷活化蛋白激酶途径，通过降低促炎细胞因子（TNFα 和 IL-6）并抑制巨噬细胞反应，从而通过抗炎作用有效降低神经病理性疼痛。

【病例摘要】

患者，男，26 岁。双足麻木 11 个月，四肢力弱 1 个月。

患者于 17 个月前确诊为乙肝，开始服用拉米夫定治疗，剂量为 600 mg/d。11 个月前（服用拉米夫定 6 个月）出现双足麻木，症状逐渐加重。4 个月前出现四肢力弱，近端为主。体格检查：双侧睫毛征（+）。颈屈肌力 4 -级；双上肢近端 4＋级，远端4+级，双下肢近端3级，远端5级。四肢腱反射减弱。双足痛觉减退。CK：1168U/L。ECG：未见明显异常。四肢的肌电图提示肌源性损害，尺神经、正中神经的感觉神经动作电位波幅显著下降，传导速度正常。腓总神经和胫神经的感觉神经动作到位波幅不能引出。运动神经的复合肌肉动作电位波幅下降，传导速度正常。定位诊断：肌病伴随感觉神经病。定性诊断：拉米夫定相性神经肌肉病。病例详细资料见二维码数字资源18-1。

数字资源18-1

（徐洪亮）

【参考文献】

［1］IBRAGIMOV E K，ABDURAKHMANOV D T，ROZINA T P，et al. Efficacy and safety of long-term therapy with nucleos（t）ide analogues in chronic hepatitis B. Ter Arkh，2019，91（2）：40-47.

［2］XU H，WANG Z，ZHENG L，et al. Lamivudine/telbivudine-associated neuromyopathy：neurogenic damage，mitochondrial dysfunction and mitochondrial DNA depletion. J Clin Pathol，2014，67（11）：999-1005.

［3］MARCELLIN P，WURSTHORN K，WEDEMEYER H，et al. Telbivudine plus pegylated interferon alfa-2a in a randomized study in chronic hepatitis B is associated with an unexpected high rate of peripheral neuropathy. J Hepatol，2015，62（1）：41-47.

［4］KAYAASLAN B，GUNER R. Adverse effects of oral antiviral therapy in chronic hepatitis B. World J Hepatol，2017，9（5）：227-241.

［5］WONG G L，WONG V W，CHAN H L. Combination therapy of interferon and nucleotide/nucleoside analogues for chronic hepatitis B. J Viral Hepat，2014，21（12）：825-834.

［6］MAZZARO C，DAL MASO L，VISENTINI M，et al. Recent news in the treatment of hepatitis B virus-related cryogobulinemic vasculitis. Minerva Med，2020，111（6）：566-572.

［7］MORENO-CUBERO E，DEL ARCO R T S，PEÑA-ASENSIO J，et al. Is it possible to stop nucleos（t）ide analogue treatment in chronic hepatitis B patients? World J Gastroenterol，2018，24（17）：1825-1838.

［8］YING Y，HU YK，JIN J L，et al. Case report：lactic acidosis and rhabdomyolysis during telbivudine and tenofovir treatment for chronic hepatitis B. BMC Gastroenterol，2018，18（1）：45.

［9］FUJII T，TAKASE K I，HONDA H，et al. Toxic myopathy with multiple deletions in mitochondrial DNA associated with long-term use of oral anti-viral drugs for hepatitis B：A case study. Neuropathology，2019，39（2）：162-167.

［10］RAMESH D，VIJAYAKUMAR B G，KANNAN T. Advances in Nucleoside and Nucleotide Analogues in Tackling Human Immunodeficiency Virus and Hepatitis Virus Infections. Chem Med Chem，2021，16（9）：1403-1419.

第二节　沙利度胺诱导性周围神经病

沙利度胺是一种合成的谷氨酸衍生物，最早在20世纪50年代被用于治疗妊娠呕吐后因其致畸作用而停止使用。最近30年发现沙利度胺有免疫调节、抗血管生成等作用，被广泛用于治疗多发性骨髓瘤、难治性皮肤红斑狼疮、白塞病和强直性脊柱炎等疾病，但部分患者出现嗜睡、皮疹、眩晕和周围神经病等副作用，沙利度胺诱导性周围神经病（thalidomide-induced peripheral neuropathy，TIPN）是指应用沙利度胺治疗一定时间和剂量之后发生的一种长度依赖性感觉大于运动性的轴突性周围神经病，停用药物、减少剂量可部分缓解症状。

TIPN主要影响周围神经的感觉性有髓神经纤维的轴突，α运动神经元轴突也受到一定程度的影响。发病机制之一是沙利度胺造成毛细血管损害，继发神经细胞缺血缺氧，也可能是沙利度胺通过下调TNF-α、抑制NF-κB等途径，加速神经细胞死亡。周围神经可见不同程度的有髓神经纤维丢失和有髓神经纤维轴索变性，部分患者可见到有髓神经纤维再生簇。无髓神经纤维变性可形成失神经的施万细胞单元。无髓神经纤维变性形成巨大轴索，伴有神经丝的异常聚集和微管结构增多（图18-2）。

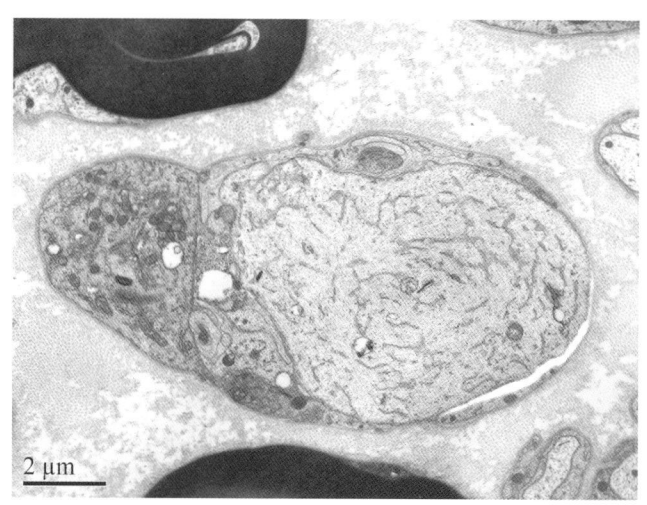

图18-2 肿胀的无髓神经纤维内出现神经丝的异常聚集和微管结构异常

【临床表现】

沙利度胺可用于治疗多种儿童和成人的免疫相关疾病，因而TIPN的起病年龄从儿童到成人不等，发生率为25%~75%。每增加一个用药周期，神经病变就会恶化，在第6个周期达到峰值，累计使用剂量超过20g时出现周围神经损害表现，剂量越高，感觉症状越严重。

患者一般急性或亚急性发病，40%的患者为单纯感觉神经病，先出现四肢远端为主的疼痛症状，而后出现肢体麻木，随病情发展出现上肢远端的麻木疼痛。部分患者可出现自主神经功能障碍，包括消化系统（便秘、厌食和呕吐等）和心血管系统（低血压和心动过缓等）功能损害。体格检查可出现手套、袜套样浅感觉消失，腱反射可正常，也可减低或消失。在26.6%的严重病例可见轻度运动受累和严重本体感觉障碍。26.6%的患者出现腕管综合征。

【辅助检查】

临床上考虑到TIPN的诊断后，需要进行神经电生理及神经病理检查，同时应排除原发病所致的周围神经损害。

1. 神经电生理

80%的患者出现神经传导异常，主要是感觉神经动作电位波幅下降，下肢的感觉神经动作电位波幅下降比上肢更显著。随着总累积剂量的增加，波幅下降更明显，部分患者可合并运动神经复合肌肉动作电位波幅的下降和运动传导速度的减慢。个别患者出现包括传导速度下降、传导阻滞和F波潜伏期延长等明显脱髓鞘表现。刺激腕部正中神经时感觉动作电位振幅降低提示存在腕管综合征。

2. 病理检查

主要目的是区分原发病伴随神经病还是中毒导致的神经病。可见周围神经有髓神经纤维均匀性轴索变性，小有髓神经纤维丢失最明显。皮肤病理可见表皮内神经纤维密度减少。

3. 影像学检查

磁共振检查可见个别患者出现脊髓后索异常T2信号，提示后根神经节损害。

【诊断】

当患者应用沙利度胺治疗时，在治疗时间超过半年后出现四肢远端的麻木和无力，应考虑到TIPN的可能性。神经电生理和神经病理检查提示轴索性周围神经病，在排除原发病伴随周围神经病的可能性后，可以确定诊断。

【鉴别诊断】

TIPN的临床鉴别诊断主要是原发病伴随的周围神经病还是药物中毒导致的神经病，这涉及进一步的治疗决策。

原发病伴随的神经病在不同原发病存在明显差异，白塞病伴随吉兰-巴雷综合征、感觉运动多发性周围神经病、多发性单神经病和自主神经病；多发性骨髓瘤可以伴随出现系统性类淀粉神经病、POEMS综合征、冷球蛋白血症神经病，这些疾病我们在第十五章的副蛋白血症神经病进行了介绍，患者表现为感觉运动神经病；难治性皮肤红斑狼疮和强直性脊柱炎很少出现周围神经病。这些疾病伴随的周围神经病一般不会在药物治疗的疾病缓解期出现，临床表现也不同于TIPN的感觉自主神经病。

【治疗】

某些因素可能会诱发TIPN的发生，如患者高龄、在使用沙利度胺之前使用其他存在神经毒性的药物或已存在原发疾病的周围神经损害症状等。在对原发疾病应用沙利度胺治疗时，应考虑这些诱发因素的影响，慎重选择药物。但周围神经病不严重时，评估原发性疾病对人体的影响，确定是否继续使用沙利度胺。

发生周围神经病后的治疗可以参考上一节介绍的中毒性神经病的防治措施，应及时停止沙利度胺的使用。

【病例摘要】

患者，男，39岁，肢体麻木半年。

患者4年前加用沙利度胺50 mg/d，同时给予泼尼松龙8 mg/d和硫唑嘌呤100 mg/d，治疗半年后出现双足麻木，1个月后出现双手麻木。无肢体力弱，无出汗异常、二便异常等运动和自主神经受累症状。既往史：26年前出现口腔溃疡，后出现生殖器溃疡，全身间断出现直径0.4～1 cm的肿块。10年前因腹痛诊断为回盲部肠型白塞病，给予泼尼松龙32 mg/d和硫唑嘌呤100 mg/d治疗一周后溃疡、腹痛等症状迅速缓解。在糖皮质激素减量期间，口腔溃疡时有复发。否认糖尿病等慢性疾病。家族中无类似发病者。体格检查：高级皮层功能异常。双手指尖、双足踝以远出现针刺痛觉减退。四肢肌力正常，腱反射正常，病理征阴性。尺神经、正中神经的感觉神经动作电位波幅显著下降，传导速度正常。腓总神经和胫神经的感觉神经动作电位波幅不能引出。运动神经的传导速度正常。定位诊断：周围神经，感觉神经纤维；定性诊断：沙利度胺诱导性周围神经病。病例详细资料见二维码数字资源18-2。

数字资源18-2

（王 晖）

【参考文献】

［1］HERNANDEZ MDE O, FULCO TDE O, PINHEIRO R O, et al. Thalidomide modulates Mycobacterium leprae-induced NF-κB pathway and lower cytokine response. Eur J Pharmacol, 2011, 670: 272-279.

［2］BRAMUZZO M, STOCCO G, MONTICO M, et al. Risk Factors and Outcomes of Thalidomide-induced Peripheral Neuropathy in a Pediatric Inflammatory Bowel Disease Cohort. Inflamm Bowel Dis, 2017, 23: 1810-1816.

［3］KERCKHOVE N, COLLIN A, CONDÉ S, et al. Long-Term Effects, Pathophysiological Mechanisms, and Risk Factors of Chemotherapy-Induced Peripheral Neuropathies: A Comprehensive Literature Review. Front Pharmacol, 2017, 8: 86.

［4］CHAUDHRY V, CORNBLATH D R, POLYDEFKIS M, et al. Characteristics of bortezomib- and thalidomide-induced peripheral neuropathy. J Peripher Nerv Syst, 2008, 13: 275-282.

［5］DRUMMOND P L M, SANTOS R, CARVALHO G O, et al. Adverse events in patients with leprosy on treatment with thalidomide. Rev Soc Bras Med Trop, 2019, 52: e20180385.

［6］MORAWSKA M, GRZASKO N, KOSTYRA M, et al. Therapy-related peripheral neuropathy in multiple myeloma patients. Hematological oncology, 2015, 33: 113-119.

［7］HARTE M C, SAUNSBURY T A, HODGSON T A. Thalidomide use in the management of oromucosal disease: A 10-year review of safety and efficacy in 12 patients. Oral Surg Oral Med Oral Pathol Oral Radiol, 2020, 130: 398-401.

［8］MILESHKIN L, STARK R, DAY B, et al. Development of neuropathy in patients with myeloma treated with thalidomide: patterns of occurrence and the role of electrophysiologic monitoring. J Clin Oncol, 2006, 24: 4507-4514.

［9］KOCER B, SUCAK G, KURUOGLU R, et al. Clinical and electrophysiological evaluation of patients with thalidomide-induced neuropathy. Acta Neurol Belg, 2009, 109: 120-126.

［10］LUO J, GAGNE J J, LANDON J, et al. Comparative effectiveness and safety of thalidomide and lenalidomide in patients with multiple myeloma in the United States of America: A population-based cohort study. Eur J Cancer, 2017, 70: 22-33.

第三节 免疫检查点抑制剂相关神经疾病

适应性免疫失调在许多恶性肿瘤的发生和发展中发挥重要作用。肿瘤细胞的"免疫检查点"程序性细胞死亡-1（programmed cell death-1, PD1）/程序性细胞死亡配体1（programmed cell death-ligand 1, PDL1）或细胞毒性T淋巴细胞相关抗原4（cytotoxic T lymphocyte-associated antigen 4, CTLA4）使其在健康组织中维持自身耐受，以逃避人体的免疫监视。采取免疫检查点抑制剂（immune checkpoint inhibitors,

ICIs）特异性针对这些分子的抗体可促进免疫监视，并导致强大的抗肿瘤免疫反应和宿主介导的恶性细胞破坏，后者就是免疫相关不良反应。

CTLA4是一种T淋巴细胞特异性受体，主要在淋巴器官参与T淋巴细胞活化的早期阶段，与CD80/86淋巴细胞结合后，同CD28竞争性结合抗原提呈细胞上的刺激配体，从而下调T淋巴细胞的激活；持续的抗原暴露和免疫激活可以导致CTLA4的上调，进而抑制免疫反应并有助于阻止持续的抗原活化。PD1则主因调控外周血中的T淋巴细胞活性，通过在抗原提呈细胞上与其配体相互作用，抑制T淋巴细胞的功能和增殖，促进向调节性T淋巴细胞分化，从而诱导细胞凋亡。与CTLA4一样，慢性抗原暴露和持续免疫激活可能导致T淋巴细胞表面PD1表达上调。肿瘤细胞和某些病毒感染也可能通过表达PD-1配体来利用这种相互作用以形成免疫逃逸。这些免疫检查点的阻断性抗体可以促进T淋巴细胞的激活和功能，并增加对肿瘤特异性抗原的免疫暴露，从而增强抗肿瘤的免疫反应。

免疫检查点在促进肿瘤自我耐受方面发挥着重要作用，ICIs的作用是去除肿瘤免疫耐受，在许多恶性肿瘤治疗中都显现出良好的疗效。但是，大多数接受ICIs治疗的患者会出现某种形式的免疫相关毒性反应，高达90%的患者在使用抗CTLA4药物以及70%的患者在使用抗PD1/PDL1药物治疗后出现了免疫相关不良反应，几乎涉及各个系统，以皮肤或胃肠道系统最明显，神经系统免疫相关不良反应出现在1%～12%的患者，累及中枢、周围神经及自主神经系统，而周围神经系统病变的比例是中枢神经系统的2倍。出现炎性肌肉病、重症肌无力、周围神经病、无菌性脑膜炎、自身免疫性脑炎、多发性硬化、垂体炎以及既往存在的自身免疫性神经系统疾病复发或加重。周围神经病表现为吉兰-巴雷综合征（Guillain-Barré syndrome，GBS）和慢性炎性脱髓鞘性多发性神经根神经病（chronic inflammatory demyelinating polyradiculoneuropathy，CIDP）、急性疼痛性神经病、脑神经病和自主神经病。

免疫介导的脑炎也可能发生在非特异性病毒感染后，除了脑组织中发现EBV+淋巴细胞和EBV特异性T细胞受体外，还存在活化的CD4+记忆细胞毒性T细胞克隆群，表明病毒感染或重新激活触发了神经系统免疫相关不良反应。周围神经的病理改变特点和GBS或CIDP类似，出现有髓和（或）无髓神经纤维丢失、再生簇及轴索变性，伴随有髓神经纤维的脱髓鞘改变（图18-3）。ICIs相关肌炎患者在骨骼肌病理上多表现为免疫坏死性肌病的特点，可见肌纤维坏死、再生（图18-4），可见少量炎细胞浸润，肌纤维膜和（或）胞浆MHC-I阳性表达，个别肌纤维出现补体沉积。

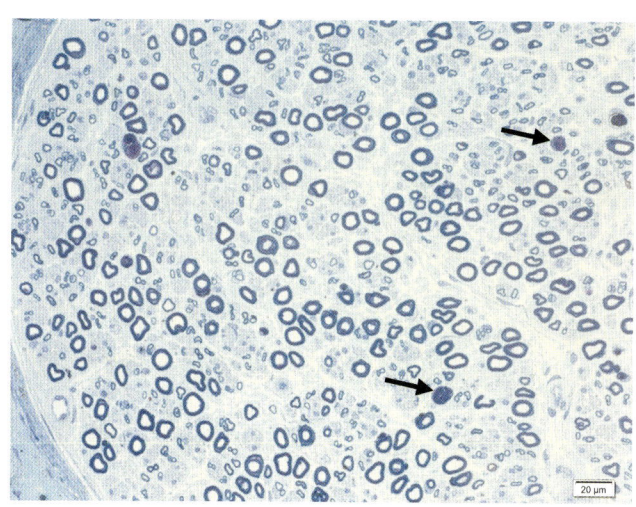

图18-3　ICIs相关周围神经病神经活检可以出现有髓神经纤维丢失以及轴索变性（箭头）

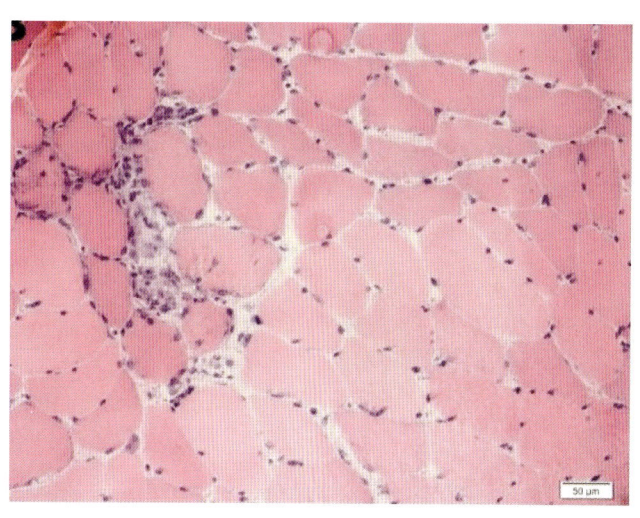

图18-4　ICIs相关肌炎骨骼肌病理特点：肌束膜和肌内膜炎细胞浸润（HE染色）

【临床表现】

一般神经系统免疫相关不良反应的发生时间在用药后6个月内，其中重症肌无力比其他神经系统不良反应发生更早，中位发病时间为用药后29天，而其他神经免疫相关不良反应的中位发病时间为61～80天。

1. 中枢神经系统

（1）脑炎，脑炎更常出现于PD1单抗治疗后，大多数患者表现为神志和（或）精神改变。其他症状包括头痛、发热、乏力或癫痫等。少数患者表现为边缘性脑炎或小脑炎。

（2）脑膜炎，脑膜炎主要发生于CTLA-4单抗治疗的患者。脑膜炎可同时合并垂体炎。因此疑似脑膜炎的患者应明确是否伴有肾上腺功能不全，患者出现头痛和非特异性神经症状。

（3）炎性脱髓鞘，包括急性脱髓鞘性脑炎和亚急性脱髓鞘。ICIs治疗后很少出现新发的中枢神经系统脱髓鞘改变。如果患者既往有中枢神经系统脱髓鞘，在使用ICIs后可能会出现复发。出现偏身的感觉异常或无力，也可以出现共济失调和视力下降。

2. 周围神经病

周围神经病变在ICIs治疗后不良反应中相对少见，发生率约为1%。其中最常见的周围神经病变为炎症性多发性神经根神经病，其中GBS患者可表现为四肢疼痛、感觉异常或肌力减退，与非ICIs相关的GBS类似，少数患者表现为Miller-Fisher综合征等GBS变异型。而CIDP发生率远低于GBS，在疾病的急性期和早期会出现类似于GBS的症状，但症状持续时间至少为8周，症状可能会继续进展或表现出复发/缓解过程，通常没有疼痛症状。急性疼痛性感觉神经病主要以肢体远端的疼痛和感觉障碍为主。部分患者出现脑神经病变，以面神经麻痹和三叉神经痛最常见。也有少数患者出现自主神经病变症状，表现为直立不耐受、无汗、胃肠功能障碍和（或）尿潴留。

3. 神经肌肉接头疾病

重症肌无力，表现为新发重症肌无力或既往重症肌无力症状加重。除了上睑下垂和复视等眼部症状外，患者多同时出现吞咽困难、构音困难和呼吸困难，症状进展迅速，更易发生肌无力危象，从症状发作到呼吸衰竭的中位时间仅为7天，40%~50%需要机械通气。而且并发肌炎和心肌炎的比例较高，出现在1/3的病例中。

4. 肌肉损害

炎性肌肉病，出现多发性肌炎和免疫介导的坏死性肌病，肌肉受累也可表现为眼肌、球部肌肉、中轴肌和呼吸肌受累的模式，表现为上睑下垂、复视、吞咽困难、呼吸困难、颈部无力和（或）髋部肌无力，四肢肌力受累相对较轻。因此部分肌病可能被误诊为重症肌无力。部分患者出现心肌炎，心律失常和（或）心肌梗死，并常迅速发展为严重心律失常和（或）心力衰竭，死亡率为20%~50%。

【辅助检查】

患者使用PD1药物后出现的神经系统疾病，依据临床表现的不同进行血液检查、脑脊液检查、脑电图、肌电图和神经传导检查，部分患者需要进行周围神经或肌肉的病理检查。

1. 常规实验室检查

ICIs相关肌肉损害的患者可以出现肌酸激酶升高，84%患者的肌酸激酶水平中位数为2638 IU/L（418~19 794 IU/L）。谷草转氨酶和谷丙转氨酶常伴随CK升高。出现心肌损害的患者可以出现肌钙蛋白升高。

2. 脑脊液检查

出现脑炎的患者应进行腰椎穿刺以评估是否存在感染、肿瘤转移。ICI相关脑炎的脑脊液出现淋巴细胞增多，一些患者出现中性粒细胞增多，蛋白升高，自身免疫性脑炎和副肿瘤相关抗体多为阴性。怀疑ICIs相关中枢神经系统脱髓鞘的患者需完善寡克隆区带、水通道蛋白4和髓鞘少突胶质细胞糖蛋白抗体等检测，一般为阴性。ICIs相关GBS或CIDP患者可以出现脑脊液蛋白-细胞分离。

3. 电生理检查

ICIs相关脑炎的患者脑电图可提示癫痫波发放。诱发电位可为视觉、听觉或感觉传导通路脱髓鞘提供支持性证据。神经肌肉病患者的神经传导检查可以提示患者存在周围神经脱髓鞘，也有急性轴索损害过程的报道。急性疼痛性感觉神经病主要是轴索受累。重症肌无力患者可以出现重复频率电刺激低频递减，但阳性率仅为60%。对出现肌无力症状的患者应常规筛查心电图以评估有无心肌受累并密切监测。

5. 神经影像学

怀疑ICIs相关脑炎或中枢神经系统脱髓鞘的患者需要完善头、脊髓的磁共振平扫及增强检查，以鉴别炎症性、脱髓鞘性、缺血性或转移性病变。ICIs相关脑炎头MRI可出现颞叶强化等非特异性炎性改变。

周围神经超声可以对臂丛以及神经干进行观察，在部分周围神经或神经根受累的患者可见神经横截面积增粗。在MRI的T2相可见神经根和神经丛增粗水肿，动眼神经和三叉神经也表现出肥大。增强MRI可有神经根强化。

【诊断】

恶性肿瘤在采取 ICIs 治疗过程中出现的神经免疫相关不良反应可能特别难以识别和（或）诊断，因为症状通常具有非特异性。任何一种新增加的神经系统症状，在排除肿瘤转移和副肿瘤综合征的情况下，依据新发生症状在发病上与 ICIs 的使用时间存在关联性，可以考虑 ICIs 相关的神经系统不良反应（表 18-2），在诊断过程中参考以下诊断流程，强调临床诊断的重要性，而不是依赖抗体检测。

表 18-2　ICIs 神经系统不良反应的诊断流程

步骤	问题	决策
第一步	神经系统症状出现或加重时间是否与 ICIs 相关？	不良反应通常在 ICIs 初始治疗 6 个月以内以及距离末次输注 12 个月内出现
第二步	原有疾病恶化或新出现症状？	在 ICIs 治疗前评价患者是否存在神经系统原发疾病
第三步	神经系统不良反应的定位	根据临床特点及辅助检查评估中枢或周围神经系统受累，或神经系统多部位的受累
第四步	是否并发非神经系统免疫相关不良反应？	需注意是否同时存在非神经系统受累（包括心肌、胃肠道等）

【鉴别诊断】

晚期恶性肿瘤患者常常伴随肿瘤转移，也难以识别患者是否存在全身无力和疲劳等非特异性症状，因此患者的鉴别诊断依据病情的不同而异。

在出现脑炎、脑膜炎和炎性脱髓鞘患者，主要和肿瘤转移进行鉴别。需要进行头部 MRI 检查和脑脊液检查，如果脑脊液发现癌细胞，或 MRI 发现多个靠近大脑皮层的小病灶伴随周围水肿改变，提示脑膜癌病或脑转移，是癌症没有得到有效控制的情况，需要继续进行 ICIs 治疗。

其次和副肿瘤综合征进行鉴别。中枢神经系统的副肿瘤表现为边缘系统脑炎和小脑炎，周围神经的损害以感觉性轴索性神经病为主，很少出现周围神经的炎性脱髓鞘改变，可以发现副肿瘤相关抗体，临床表现不同于 ICIs 相关的脑炎和脑膜炎表现，后者抗体检查多为阴性。神经肌肉病副肿瘤综合征表现为 lambert-Eaton 综合征或坏死性肌病，出现四肢的无力，肌电图检查可见神经重复电刺激出现递增现象，这些特点和 ICIs 相关的重症肌无力不同，ICIs 相关的免疫性坏死性肌肉病和抗体阴性的免疫性坏死性肌肉病具有类型骨骼肌病理改变特点，但临床表现中常常伴随眼外肌瘫痪，不同于特发性免疫性坏死性肌肉病。

【治疗】

不同临床表现的治疗方法存在明显差异（表 18-3）。ICIs 治疗可以在轻中度免疫相关不良反应情况下继续进行，并密切监测。大多数周围神经病患者在停用 ICIs 和（或）使用皮质类固醇治疗后症状显著改善，如果患者表现为轻度的神经系统症状，暂停治疗后症状改善到轻度，可以考虑再次使用 ICIs 治疗。重度免疫相关不良反应的患者需要永久停用 ICIs 治疗，但药物的长期药代动力学和药效学效应持续数

表 18-3　免疫检查点抑制剂相关神经肌肉病的治疗策略

疾病	治疗
脑炎	永久停用 ICIs 药物，中度严重患者给予糖皮质激素或其他免疫抑制剂治疗，重症患者需要糖皮质激素联合 IVIg，必要时加用二线治疗，包括利妥昔单抗和血浆置换
脑膜炎	通常在停药和开始使用糖皮质激素后表现出完全康复。糖皮质激素可以在症状改善后 4 周内逐渐减量。轻至中度脑膜炎症状完全缓解的患者可以考虑再次使用 ICIs
重症肌无力	停用 ICIs 药物，轻症患者加用糖皮质激素，重症患者联用血浆置换或 IVIg 治疗。多数患者需要长期糖皮质激素治疗。效果好的轻中度患者可以再次使用 ICIs，重度患者，停止使用 ICIs
周围神经病	停用 ICIs 药物，GBS 使用糖皮质激素联合 IVIG 或血浆置换治疗，CIDP 使用糖皮质激素，如果症状得到合理的良好控制，对患有持续性孤立性疼痛性感觉神经病的患者进行再次 ICIs 治疗

周到数月，停止治疗不足以减轻严重的炎症反应，需要用免疫抑制药物，在治疗过程中加强支持性治疗，严重患者给予补液和吸氧。许多患者需要长期住院治疗和康复，但在适当的管理下通常会出现一些改善，大多数患者可以完全或接近完全康复。

1. 糖皮质激素

与其他系统损害的免疫相关不良反应一样，糖皮质激素常被作为一线治疗。常用的治疗方案包括静脉注射甲泼尼龙（1 g/d），口服醋酸泼尼松（1～2 mg/kg）等。ICIs相关脑炎需要静脉给予高剂量糖皮质激素治疗。对于严重或进展性患者，建议甲泼尼龙每天1～2 mg/kg起始，同时联用IVIg；如果患者3天内无明显改善，建议将糖皮质激素加量。ICIs相关肌炎口服泼尼松或泼尼松龙（1 mg/kg）；ICIs相关心肌炎建议大剂量甲泼尼龙1 g/d冲击治疗，每周使用3～5天，共使用6～8周。

2. IVIg或血浆置换

对于糖皮质激素疗效欠佳的患者，可考虑给予IVIg或血浆置换。除胆碱酯酶抑制剂及糖皮质激素治疗外，应更积极的联用IVIg或血浆置换。

3. 利妥昔单抗

如果患者在2～3天内用糖皮质激素和IVIg未能迅速改善，治疗应迅速升级到利妥昔单抗，用于具有自身免疫性脑炎典型特征的患者，如脑脊液脑炎相关抗体阳性、癫痫发作或头磁共振出现颞叶内侧T2高信号，或足量糖皮质激素治疗1～2周后仍无改善的患者。

【病例摘要】

男性，65岁，双上睑下垂1个月，下肢无力和声音嘶哑10余天。

患者1个月余前因骨肉瘤输注信迪利单抗治疗，约1个月前出现右上睑下垂，晨起可好转约40%，右上睑下垂症状逐渐加重，最重时右眼无法睁开。10余天前出现声音嘶哑，左上睑也出现下垂，伴视物成双。8天前出现吞咽困难，偶有饮水呛咳。既往右股骨肉瘤切除术，术后遗留右足背屈无力伴小腿肌肉萎缩。体格检查：构音障碍，双眼各向运动受限，双眼左右视均有复视。屈、伸颈肌力5-级；CK 1772 IU/L，hsCTNI 105.3 ng/L，肌电图提示"骨骼肌神经源性损害，上下肢多发运动神经及感觉神经传导异常"，予溴吡斯的明及丙种球蛋白治疗，声音嘶哑、上睑下垂较前好转。定位诊断：多发性周围神经，神经-肌肉接头，肌肉；定性诊断：免疫检查点抑制剂相关神经肌肉损害。病例详细资料见二维码数字资源18-3。

数字资源 18-3

（赵亚雯）

【参考文献】

[1] KAO J C, BRICKSHAWANA A, LIEWLUCK T. Neuromuscular Complications of Programmed Cell Death-1 (PD-1) Inhibitors. Curr Neurol Neurosci Rep, 2018, 18 (10): 63.

[2] JOHNSON D B, MANOUCHEHRI A, HAUGH A M, et al. Neurologic toxicity associated with immune checkpoint inhibitors: a pharmacovigilance study. J Immunother Cancer, 2019, 7 (1): 134.

[3] LARKIN J, CHMIELOWSKI B, LAO C D, et al. Neurologic Serious Adverse Events Associated with Nivolumab Plus Ipilimumab or Nivolumab Alone in Advanced Melanoma, Including a Case Series of Encephalitis. Oncologis, t 2017, 22 (6): 709-718.

[4] TAN M H, IYENGAR R, MIZOKAMI-STOUT K, et al. Spectrum of immune checkpoint inhibitors-induced endocrinopathies in cancer patients: a scoping review of case reports. Clin Diabetes Endocrinol, 2019, 5: 1.

[5] ZAFAR Z, VOGLER C, HUDALI T, et al. Nivolumab-Associated Acute Demyelinating Encephalitis: A Case Report and Literature Review. Clin Med Res, 2019, 17 (1-2): 29-33.

[6] ELKRIEF A, DEROSA L, ZITVOGEL L, et al. The intimate relationship between gut microbiota and cancer immunotherapy. Gut Microbes, 2019, 10 (3): 424-428.

[7] PAN PC, HAGGIAGI A. Neurologic Immune-Related Adverse Events Associated with Immune Checkpoint Inhibition. Curr Oncol Rep 2019 11 27; 21 (12): 108.

[8] MCNEILL C J, FEHMI J, GLADWIN J, et al. A rare case of Miller Fisher variant of Guillain-Barre Syndrome (GBS) induced by a checkpoint inhibitor. BMJ Case Rep, 2019, 13; 12 (8).

[9] DUBEY D, DAVID W S, AMATO A A, et al. Varied phenotypes and management of immune checkpoint inhibitor-associated neuropathies. Neurology, 2019, 93 (11): e1093-e103.

[10] TOUAT M, MAISONOBE T, KNAUSS S, et al. Immune checkpoint inhibitor-related myositis and myocarditis in patients with cancer. Neurology, 2018, 91(10): e985-e94.

[11] JOHNSON D B, BALKO J M, COMPTON M L, et al. Fulminant Myocarditis with Combination Immune Checkpoint Blockade. The New England journal of medicine, 2016, 375(18): 1749-1755.

本章总结

中毒性周围神经病的临床特点可以是对称性和长度依赖性轴索性神经病，也可以是非对称性免疫性脱髓鞘性神经病，其明确的神经毒素接触史是诊断关键。而主要和原发病伴随的周围神经病进行鉴别，免疫性或副肿瘤综合征都具有免疫性神经病的病理改变特点，周围神经的病理检查是主要鉴别手段。

各种因素导致的周围神经病大多数情况下存在周围神经的病理改变，也有致病因素只引起功能障碍，特别是神经兴奋性的增加，而常规检查不能发现周围神经结构改变，详见下章有关周围神经高兴奋综合征的介绍。

第十九章 周围神经高兴奋综合征

肌肉高兴奋性可以出现在多种原因导致的神经肌肉病中，也见于正常健康人的良性肌束震颤。其中周围神经高兴奋综合征（peripheral nerve hyperexcitability）是一组以周围神经过度兴奋为主要特点的疾病，其特征是周围神经存在肌强直性放电，包括痉挛束颤综合征、神经性肌强直（neuromyotonia，NMT）、Morvan 综合征和僵人综合征，大多数为罕见的周围神经高兴奋性疾病，与电压门控钾离子通道（voltage gated potassium channel，VGKC）抗体或基因突变有关，部分患者和和接触蛋白相关蛋白 -2（contactin associated protein-like 2，CASPR2）抗体、富含亮氨酸的胶质瘤灭活蛋白 1（leucine-rich glioma-inactivated 1，LGI1）抗体、Netrin-1 受体抗体相关，周围神经兴奋性亢进占 CASPR2 抗体阳性患者的 37.7%。中枢神经系统症状在 Morvan 综合征和僵人综合征中更为常见，也与边缘脑炎重叠。神经性肌强直和 Morvan 综合征可能会致残，而痉挛-束颤综合征更常见，可能是一种较温和的外周神经过度兴奋，通常对膜稳定药物和免疫调节治疗有反应。

本章主要介绍神经性肌强直、痉挛束颤综合征和 Morvan 综合征和僵人综合征。其他疾病伴随的周围神经高兴奋性将在其他章节进行介绍。

第一节 痉挛束颤综合征

1948 年 Denny Brown 和 Foley 首次描述了痉挛束颤综合征（cramp fasciculation syndrome，CFS），该综合征也被称为良性运动神经元病。是周围神经高兴奋综合征之一，约占周围神经高兴奋综合征的 1/3，也是最轻微的类型。患者主要症状是肌束震颤和肌肉疼痛痉挛。痉挛是指肌肉或部分肌肉自发生或随机开始的可见、可触及和疼痛的收缩。这种情况与触发收缩的强度无关，可以通过被动拉伸肌肉来终止。肌痛主要影响四肢肌肉，特别是大腿和小腿，伴随痉挛。肌束震颤代表整个或部分运动单位的一组肌纤维的自发、随机的放电，表现为局部肌肉的快速收缩。

该病的周围神经高兴奋性由运动单元的自发放电引起，涉及 VGKC，抗 VGKC 的抗体导致周围神经的高兴奋性，该抗体仅出现在 1/3 的患者中，而且也参与其他神经高兴奋性疾病的病理生理过程，包括 Isaacs 综合征和 Morvan 综合征和边缘脑炎。钾通道相关蛋白 CASPR2（接触相关蛋白样 2）是该病的主要抗原靶点，针对 CASPR2 的自身抗体导致周围神经的电兴奋不稳定。除了 VGKC 之外，最近还发现了另一种可能的抗原是瞬时受体电位锚蛋白 1（transient receptor potential ankyrin 1，TRPA1），TRPA1 是一种广泛分布的质膜阳离子通道，TRPA1 基因突变导致 CFS 伴随其他兴奋性症状。

【临床表现】

所有患者均表现为肌肉疼痛痉挛、肌束震颤和自主神经症状，可以伴随四肢麻木和烧灼感，提示神经病理性疼痛。CFS 包括获得性和遗传性两大类，基本没有合并其他免疫病或肿瘤的报道。

1. 获得性 CFS

该病在成年期发病，以 20～40 岁居多，约 71.4% 的患者为男性，14% 的人焦虑。四肢肌痛、束颤和抽搐是最主要的症状。症状出现在四肢肌肉，主要影响大腿和小腿。少数患者伴随出现自主神经症状，包括多汗和消化道功能紊乱以及心率和血压的异常改变。

2. 遗传性 CFS

表现为肌肉痉挛、束颤和僵硬，以及疼痛、疲劳、焦虑、反射亢进和感觉异常。家族发病者存其他高兴奋性症状，包括哮喘、胃食管反流、偏头痛、不宁腿综合征、震颤、冷痛超敏和伴随间歇性心动过速。

【辅助检查】

对于出现周围神经高兴奋性的患者,其辅助检查首先是通过神经电生理的方法确定是否存在周围神经高兴奋性,而后确定是否为遗传性还是获得性,抗体检查阴性的患者需要进行基因检查。一般不需要进行周围神经的影像学检查和病理检查。

1. 电生理检查

通过表面肌电图检查在 77% 健康人中可以检测到束颤。肌肉在平静状态下有一个基线数值,然后进行重复刺激,分别使用 0.5 Hz、1.2 Hz 和 5 Hz 重复电刺激对肌肉进行刺激,81% 的患者在重复刺激中表现出兴奋性增加。频率更高的 10 Hz 重复刺激更明显,在血清抗体阳性患者中,重复 10 Hz 的胫神经刺激显示更长的后放电。肌电图一般没有明显异常。神经传导检查和 RR 间期变异试验正常,交感皮肤反应振幅增加。

2. 抗体检查

只有约 1/3 的患者具有抗 VGKC 受体抗体或接触蛋白相关蛋白样 2 (CASPR2) 抗体,血清阳性和血清阴性患者的临床表现相似,但血清阳性患者的中枢和自主神经兴奋性亢进症状更常见。除 VGKC 抗体外,还可进行进一步的免疫学检查,包括 TRPA1 抗体、N-甲基-D-天冬氨酸受体抗体和抗 Hu 抗体。

3. 基因检查

在抗体检查阴性的患者可以进行基因检查,确定是否存在 TRPA1 基因突变,该基因也是小纤维神经病的致病基因。基因检查也可以协助排除导致遗传性肌萎缩侧索硬化,如 SOD1 基因以及 FUS 基因。

【诊断】

偶尔出现的肌束震颤是一种正常的生理现象,而频繁出现才需要考虑是否存在周围神经高兴奋性问题,这些患者的神经传导不能发现周围神经的髓鞘和轴索损害特点,CFS 的诊断主要依靠临床表现和神经重复电刺激检查结果,是一种排除诊断。神经电生理检查排除其他疾病即可诊断该病。

【鉴别诊断】

前几章介绍的周围神经肿瘤浸润、周围神经感染以及中毒性周围神经病很少出现周围神经的高兴奋。在临床诊断中首先需要排除肌束震颤焦虑综合征,该综合征是一种医学信息泛滥导致的心理障碍,把良性肌束震颤误认为是一种器质性疾病。另一方面,如果神经传导检查中有明显的轴索损害的迹象(纤颤和正锐波)或肌电图出现神经源性损害,则必须把 CFS 作为伴随症状加以对待,排除伴随肌束震颤的各种疾病(表 19-1),特别是运动神经元病以及神经性肌强直。

表 19-1 出现肌束震颤的疾病

类型	疾病
脊髓前角细胞病	肌萎缩性侧索硬化 脊髓性肌萎缩 脊髓空洞症
神经高兴奋综合征	痉挛束颤综合征 神经肌强直 Morvan 综合征 僵人综合征
遗传性疾病	腓骨肌萎缩症 2 型 压迫易感神经病 肯尼迪病 脊髓小脑共济失调 GM2 神经节苷脂病 法布里病 Gerstmann-Sträussler 病 Rett 综合征 亨廷顿病 家族性淀粉样变性
副肿瘤综合征	抗 Hu 综合征
传染病	脊髓灰质炎 克-雅病 艾滋病 梅毒 破伤风
代谢紊乱	甲状腺功能亢进 维生素 D 缺乏
中毒	皮质类固醇 有机磷 锂

1. 肌束震颤焦虑综合征

也称为良性肌束震颤,对束颤的过度关注是一种伴随焦虑的心理问题。在健康人群中,肌束震颤可以出现在人体任何部位,眼轮匝肌的肌束震颤很常见。四肢的肌束震颤也常见,超声检查可以发现 43% 的健康成年人存在肌束震颤。表面肌电图可以发现 77% 的健康人存在肌束震颤。四肢束颤主要是医疗信息泛滥引起。咖啡因、尼古丁、压力、恐惧和剧烈的体力活动都会诱发。通常会持续数月和多年，每天发生的频率不高。临床上不伴有肌肉萎缩或其他神经系统异常。肌电图检查没有神经源性损害，也没有电压门控钾通道抗体。

2. 运动神经元病

前瞻性研究发现仅有 5% 的肌束震颤患者是肌萎缩侧索硬化的早期表现。因此一般不会把运动神经元病误诊为 CFS，而是把许多 CFS 误诊为运动神经元病，后者存在肌肉萎缩和无力，肌电图可以发现广泛神经源性损害。

3. 神经性肌强直

临床表现主要是肌束抽搐、肌肉痉挛、肌肉僵硬和假性肌强直，而不是单纯的肌束震颤和肌肉痉挛，二种疾病都存在抗 VGKC 受体抗体或 CASPR2 抗体，因此有可能是一种疾病的不同严重程度，肌电图检查发现神经性肌强直放电和肌颤搐电位，不同于 CFS。

【治疗】

可以使用卡马西平和加巴喷丁等膜稳定药物。也对巴氯芬和普瑞巴林治疗反应良好。卡马西平治疗早期也有一定效果。TRPA1 基因突变患者更有必要服用卡马西平。加巴喷丁 300～600 mg/d 也有良好效果。疼痛的患者可以给予交感神经链阻滞、氯胺酮输注和触发点注射。

硫酸奎宁 200 mg/d 也可用于治疗痉挛。除了心律失常、耳鸣、听力和视力障碍外，硫酸奎宁还可能导致致命的免疫过敏性血小板减少症和溶血性尿毒症综合征，也可能诱发血栓性血小板减少性紫癜。由于存在严重的潜在不良反应，使用硫酸奎宁治疗痉挛应当慎重。

【病例摘要】

男性，37 岁，肌肉痉挛和僵硬 7 年。

7 年前出现发作性全身肌肉抽搐，下肢为主，可以自发或运动后发生，睡觉时也可以发生，在运动后立即消失，伴随肌肉疼痛和疲劳现象以及严重焦虑。7 年前因上呼吸道感染发作性肌肉痉挛症状明显增多。既往有慢性咳嗽、偏头痛、肠易激综合征慢性瘙痒、不宁腿综合征、手指震颤和心悸。心电图显示短 QT 综合征，伴随间歇性、静息性心动过速高达 175 次 / 分。发作间期体格检查肌力、肌张力和肌容积正常，发作时可见明显可触摸的肌肉痉挛、肌束震颤或肌肉颤徐。双足趾痛觉和振动觉轻度减弱。四肢腱反射活跃。发作间期的下肢肌电和神经传导检查正常，发作时存在正尖波。大脑和颈椎的磁共振也没有显示出来。卡马西平治疗后不宁腿综合症、肌肉痉挛和疼痛明显改善。定位诊断：周围神经，感觉和运动；定性诊断：痉挛束颤综合征。病例详细资料见二维码数字资源 19-1。

数字资源 19-1

（袁　云）

【参考文献】

［1］CZESNIK D，HOWELLS J，NEGRO F，et al. Increased HCN channel driven inward rectification in benign cramp fasciculation syndrome. Brain，2015，138（Pt 11）：3168-3179.

［2］WALTER T R. Benign fasciculation syndrome. J Pain Palliat Care Pharmacother，2015，29（1）：54-55.

［3］KATIRJI B. Peripheral nerve hyperexcitability. Handb Clin Neurol，2019，161：281-290.

［4］FILIPPAKIS A，JARA J，VENTURA N，et al. A prospective study of benign fasciculation syndrome and anxiety. Muscle Nerve，2018，58（6）：852-854.

［5］LIEWLUCK T，KLEIN C J，JONES L K Jr. Cramp-fasciculation syndrome in patients with and without neural autoantibodies. Muscle Nerve，2014，49（3）：351-356.

［6］NIRENBERG M J，CHAOUNI R，BILLER T M，et al. A novel TRPA1 variant is associated with carbamazepine-responsive cramp-fasciculation syndrome. Clin Genet，2018，93（1）：164-168.

［7］GUPTA A，FIRST L，SWAIN C A. Successful Improvement of Pain Symptomatology in a Suspected Case of Cramp-Fasciculation Syndrome via Interventional Pain Treatment. J Pain Palliat Care Pharmacother，2018，32（1）：5-9.

［8］POYRAZ M，MATUR Z，AYSAL F，et al. Clinical, electrophysiological, and serological evaluation of patients with cramp-fasciculation syndrome. Noro Psikiyatr Ars，2017，54（2）：183-186.

［9］OCHSNER F，TATU L. Multifocal Motor Neuropathy with Persistent Conduction Block：The Seminal Case. Eur Neurol，2020，83（6）：639-642.

第二节 神经性肌强直

神经性肌强直（neuromyotonia，NMT），也称为 Isaacs 综合征，是一种周围神经过度兴奋所致的疾病，表现为周围神经来源的自发性、连续性的肌纤维活动。其临床特征为肌肉抽搐、肌肉痉挛、假性肌强直，部分患者可伴有出汗过多、感觉异常和轻度肌肉无力。1961 年 Isaacs 首次将其描述为"肌纤维持续兴奋综合征"，同时证明其起源发生在周围神经。1965 年 Mertens 和 Zschocke 首先提出"神经性肌强直"这一术语，并强调了其神经源性来源。根据病因 NMT 分为遗传性、获得性及特发性三大类（表19-2），获得性 NMT 又可分为自身免疫相关性、肿瘤相关性、放射损伤性及其他原因等。大多数患者为获得性，且以免疫相关性居多，少数为遗传性及原因未明的特发性。

表 19-2 神经性肌强直分类

遗传性	KCNA1 基因，NMT1 型及发作性共济失调 KCNQ2 基因，NMT 和良性家族性新生儿癫痫发作 组氨酸三联体核苷酸结合蛋白 1 基因，腓骨肌萎缩症伴随 NMT
获得性	自身免疫相关性 肿瘤相关性 放射损伤性 药物性：钾通道阻滞剂、青霉胺、奥沙利铂、响尾蛇毒素 感染性：葡萄球菌、人乳头状病毒感染 维生素 D 缺乏
特发性	无 NMT 的相关危险因素及基因异常

多数为自身免疫相关性，肿瘤相关性可能与肿瘤抗原触发自身免疫反应，并导致抗体与 VGKC 发生交叉反应相关。VGKC 对于细胞膜兴奋性的维持、动作电位的传播等起重要作用，45% 患者存在 VGKC 复合抗体。抗 VGKC 抗体可使细胞膜 VGKC 减少或封闭，当细胞膜复极和神经轴索电位活动时，正常 K^+ 内流受阻，导致病理性神经过度兴奋。CASPR2 抗体与 Kv1.1 和 Kv1.11.2 共同定位在有髓纤维轴索的近结旁区，导致 CASPR2/Kv1.1/Kv1.2 复合物下调，周围神经过度兴奋。

【临床表现】

该病在 6～80 岁发病，平均发病年龄 46 岁。主要临床表现为四肢肌肉出现肌肉抽搐、肌肉痉挛、肌肉僵硬、假性肌强直、肌肉肥大。

1. **肌肉抽搐**

是最常见症状，见于 90% 以上的患者，出现在四肢肌肉，其主要表现形式为受累肌肉出现肉眼可见的波动性起伏或蠕动及肌肉跳动。少数没有肉眼可见的肌肉抽搐，但可触及肌肉的活动。颤搐也可以出现在躯干肌、面肌和舌肌，约 25% 的病例出现面部肌肉抽搐，极少数患者出现在喉部肌肉，引起声音嘶哑和构音障碍。静息状态、睡眠中及麻醉时肌肉抽搐不消失。

2. **肌肉痉挛**

超过 70% 的患者受累肌肉出现痛性肌痉挛，这也是该病的一个显著特征，有时作为首发症状出现，在主动运动、电刺激或寒冷情况下出现或加重。极少数患者可出现眼外肌痉挛，表现为一个或多个眼外肌的阵发性不自主痉挛，出现发作性复视，可持续数秒至数分钟。

3. **肌肉僵硬**

可累及全身多处肌肉，严重时可影响行走和手的灵活性，从而造成患者的姿势异常。肌肉僵硬可呈局灶性分布，特别是在手部，伴随持续的无痛性手指弯曲；也可以累及呼吸肌，导致呼吸困难；下肢受累时，患者不能用足跟站立。反复活动可改善局部肌肉僵硬，但因肌肉舒张及放松困难，有时患者的腱反射减低或引不出。

4. **假性肌强直**

肌肉随意收缩运动后出现的肌强直样松弛缓慢，约 1/3 的患者表现出这种现象，也可以是首发症状，可发生在眼睛、下颌闭合以及握手时，紧握的拳头不能立即松开。一般没有叩击性肌强直。

5. **肌肉肥大**

是肌肉持续性的活动的结果。以小腿肌肉肥大最为多见，也可见于前臂和手部肌肉，通常为双侧性。肥大的程度与肌群过度活动的严重程度相关。

6. 其他表现

（1）肌肉无力在该病并不常见，可能是持续的肌纤维活动引起的疲劳所致。

（2）多汗症是该病的一种全身性特征，约出现在50%的患者，是持续的肌肉活动导致基础代谢率增加的表现。

（3）部分患者出现严重的肌肉挤压痛或痛性感觉异常。多数患者以下肢疼痛程度最明显，酷似不宁腿综合征，始于小腿，然后是大腿，并逐渐上移。所有持续性疼痛患者的疼痛性质相似，可伴有阵发性加重，有时影响睡眠。偶尔出现大腿、小腿和肩部皮肤爬行感觉，可因运动、紧张和寒冷而加剧。

7. 伴随疾病

包括免疫性疾病和肿瘤（表19-3）。在各种免疫性疾病中重症肌无力最为常见，2%的重症肌无力患者伴随NMT。个别患者伴随自身免疫性脑炎，应当划归在Morvan的范畴。肿瘤中最常见的肿瘤为胸腺瘤，其次为肺癌。

表 19-3　神经性肌强直伴随疾病

免疫性疾病	肿瘤
重症肌无力	胸腺瘤
银屑病	肺癌（包括小细胞肺癌及肺腺癌）
桥本甲状腺炎	
类风湿关节炎	霍奇金淋巴瘤
吉兰-巴雷综合征	浆细胞瘤
系统性红斑狼疮	膀胱癌
免疫球蛋白轻链淀粉样变性	卵巢癌
系统性硬化症	
自身免疫性脑炎	

【辅助检查】

对于考虑为NMT的周围神经高兴奋性患者，其辅助检查和CSF类似，首先是通过神经电生理的方法确定是否存在周围神经高兴奋性，而后确定是否为遗传性还是获得性，抗体检查阴性的患者需要进行基因检查。不同于CSF的检查是针对肿瘤的检查。

1. 神经电生理检查

可见神经性肌强直放电和肌颤搐电位，前者为自发的、连续的、不规则的双重、三重或多重单个运动单位放电，放电频率较高，其频率为30～300 Hz，表现为一种延长的突发、突止性运动单位放电，波幅逐渐衰减，被称为神经强直性放电，出现在睡眠中具有特征性。发作不规则，间隔时间不等。电刺激神经可能导致患者肌肉自发活动增加，称之为后放电。也可以经常见到纤颤电位和束颤电位。存在轴索性神经病的患者进行神经传导检查可以发现动作电位波幅显著降低。在有中枢神经系统受累症状的患者中，脑电图一般没有异常，局灶性或广泛性慢波放电通常见于钾通道相关边缘性脑炎患者，大多数患者会出现癫痫发作。

2. 血清学检查

部分NMT患者血清存在抗VGKC抗体，合并胸腺瘤的患者达80%。部分患者出现CASPR2抗体、LGI1抗体、Netrin-1受体抗体。其中CASPR2抗体占29%，LGI1抗体占21%，接触蛋白2抗体占13%，这些抗体可以是单独出现，也可以是组合出现。大约50%的免疫性NMT患者中可以检测到其他自身免疫性疾病相关抗体，包括抗乙酰胆碱受体、抗核抗体、抗线粒体抗体和抗谷氨酸脱羧酶抗体。由于NMT与肿瘤密切相关，需要常规对副肿瘤相关抗体进行筛查。多数患者血清肌酸激酶轻增高，多在200～1000 U/L。

3. 基因检查

NMT1型及发作性共济失调需要检查K离子通道亚单位hKv1.1基因。NMT伴随良性家族性新生儿癫痫需要检查电压门控钾通道M亚单位基因。腓肠肌萎缩症伴随神经肌强直需要检查组氨酸三联体核苷酸结合蛋白1的基因。

4. 病理检查

肌肉活检无特异性，可见神经源性肌萎缩，出现肌纤维角状萎缩、两型纤维群组化等，可有肌内膜或肌束膜非特异性炎症改变，肌纤维细胞膜异常表达主要组织相容性复合体-Ⅰ类抗原，血管周围可见炎症细胞浸润，其他常见表现包括肌纤维肥大、核内移增加、肌纤维内轻度线粒体异常，肌内衣纤维化。周围神经病理改变包括神经纤维脱髓鞘、轴突变性。电镜下可观察到突触间隙增大，突触小泡缺失，是继发于持续性运动终板去极化的结果。

6. 影像学检查

由于可以合并恶性肿瘤，需要对患者进行肺部CT检查，确定是否存在肺部和纵隔的恶性肿瘤。腹部超声检查，确定是否存在膀胱或女性卵巢的肿瘤。

【诊断】

当患者出现周围神经高兴奋性的临床表现时，肌电图检查也发现神经性肌强直放电和肌颤搐电位，应当考虑 NMT 的可能性，抗体或基因突变只在部分患者阳性，其临床应用价值有限。应当注意合并疾病的检查，采取相关措施筛查肿瘤、其他自身免疫疾病以及遗传性疾病。

【鉴别诊断】

单纯的 NMT 鉴别诊断主要是其他周围神经高兴奋性疾病，包括僵人综合征、Morvan 综合征、痉挛束颤综合征。对于合并其他疾病的 NMT 的鉴别诊断主要是原发疾病的鉴别，各种原发病都有自己的临床特征，肌强直只是伴随症状。要特别注意和肌源性肌强直综合征以及低磷抗 D 骨软化病的鉴别。

1. **痉挛束颤综合征**

上一节介绍的痉挛束颤综合征也在青少年和成年发病，出现四肢肌肉的疼痛、束颤和痉挛。和神经性肌强直类似，但没有明显的骨骼肌颤搐、僵硬和肌强直。也缺乏中枢神经系统兴奋症状。

2. **Morvan 综合征**

下一节介绍的 Morvan 综合征患者出现周围神经过度兴奋表现，中枢神经系统兴奋性症状比神经性肌强直更明显，可以伴随性格改变、睡眠障碍、焦虑和情绪变化，甚至幻觉、妄想等精神症状，自主神经损害症状也比较突出，出现过度出汗、流涎、流泪表现，比神经性肌强直更明显。

3. **僵人综合征**

是一种中枢神经系统免疫性疾病，其特征是中轴肌和肢体近端肌肉僵硬以及刺激引起的疼痛性肌肉痉挛，导致行走困难，易摔倒。患者入睡后肌强直消失，而 NMT 无此特点。普鲁卡因封闭对僵人综合征有效，而对 NMT 无效或作用甚小。僵人综合征对安定有效，对苯妥英钠和卡马西平无效，而 NMT 与之相反。

4. **肌源性肌强直综合征**

先天性肌强直、副肌强直、强直性肌营养不良等肌源性强直综合征患者也有明显的肌强直，但没有肌束震颤、肌肉抽搐和自主神经损害导致的多汗表现，在肌电图上表现为特征性的肌强直电位，NMT 则无这种表现。

5. **低磷抗 D 骨软化病**

以明显的肌肉疼痛痉挛和手足搐搦为特点，该症状也出现在甲状旁腺功能减退，少数 NMT 患者可出现低钙性手足搐搦，甚至 Chvostek 征和 Trousseau 征阳性，但肌电图出现神经性肌强直放电和肌颤搐电位，且补钙治疗无效，而低磷抗 D 骨软化病肌电图正常。

【治疗】

（1）对症治疗，通常对苯妥英钠、卡马西平、丙戊酸钠、拉莫三嗪和乙酰唑胺等抗惊厥药反应良好，其中许多药物主要是通过与电压门控钠通道相互作用来减少神经元的重复放电。疼痛患者可以使用布洛芬、加巴喷丁治疗。

（2）免疫调节治疗，免疫性 NMT 患者可考虑免疫抑制治疗。甲泼尼龙冲击治疗、环磷酰胺或咪唑硫嘌呤均有效。有患者对糖皮质激素联合免疫抑制剂的治疗效果好。严重的症状可以在血浆置换后得到改善，也可以使用针对 B 淋巴细胞的利妥昔单克隆抗体进行治疗。

（3）其他治疗，胸腺瘤、小细胞肺癌和淋巴瘤等肿瘤相关性的 NMT 患者，尚需针对于肿瘤进行手术、放疗或化疗。

【病例摘要】

患者，男，61 岁。右肩及双下肢疼痛 10 个月，双下肢肉跳 8 个月余。

10 个月前无明显诱因下出现右肩及双下肢疼痛，始于小腿，然后是大腿，并逐渐上移，呈持续性酸痛。8 个月前患者诉肉眼可见双下肢肌肉跳动，伴出汗过多，上述症状剧烈运动或寒冷时加重。无行走困难、无肌萎缩、肌无力、无感觉异常、无走路不稳、脚踩棉花感，无头晕头痛、视物模糊、恶心呕吐等。既往史：十二指肠溃疡伴出血、胸腺瘤病史。体格检查：T 36.2℃，P 65 次 / 分，R 17 次 / 分，BP 136/96 mmHg。一般内科查体无特殊。意识及高级皮层功能：未见明显异常。脑神经：未见明显异常。感觉系统：双侧肢体深浅感觉对称正常。运动系统：四肢肌力 5 级，四肢肌张力对称正常。全身肌容积广泛下降，四肢远近端肌肉可见束颤及颤搐。双侧指鼻试验稳准、跟膝胫试验正常。反射：双上肢腱反射对称减低，双侧膝反射对称活跃。双侧 Hoffmann 征（-），双侧 Babinski（-）。全身皮肤多汗，肢端皮肤菲薄、毛发减少。辅助检查：胸部增强 CT：胸腺瘤术后改变，局部见复发征象：前上纵隔软组织密度灶，考虑术后改变可能大；右肺支气管局部扩张；双肺下叶陈旧性病变。头颅 MRI：右侧额叶、双侧顶叶皮层下白质多发缺血灶。脑电图：背景波率慢，稍多β波。心电图：正常范围心电图。自身抗体谱：ANA（+），均质型：1:320，颗粒型1:320。肌电图：肌电图结论：右股四头肌、左拇短展肌轻收缩运动单位电位时限正常，波幅正常，静有束颤及肌肉颤搐电位发放。左肱二头肌轻收缩运动单位时限正常，波幅正常，静止有束颤电位发放。右胫前肌未见肌源性及神经源性损害。双正中神经，双腓浅神经感觉神经传导速度均正常。双正中神经，双腓总神经运动神经传导速度均正常。右胫神经H反射潜伏期正常。左尺神经，腋神经，面神经重复频率刺激无明显递增，递减现象。定位诊断：定位于下运动神经元。定性诊断：神经性肌强直。病例详细资料见二维码数字资源19-2。

数字资源 19-2

（栾兴华　袁　云）

【参考文献】

[1] MENG L, FU J, LV H, et al. Novel mutations in HINT1 gene cause autosomal recessive axonal neuropathy with neuromyotonia in two cases of sensorimotor neuropathy and one case of motor neuropathy. Neuromuscul Disord, 2018, 28（8）：646-651.

[2] STOCKMAN A C, DIELTIËNS M, JANSSENS H, et al. Ocular Neuromyotonia: Case Reports and Literature Review. Strabismus, 2018, 26（3）：133-141.

[3] GASTALDI M, DE ROSA A, MAESTRI M, et al. Acquired neuromyotonia in thymoma-associated myasthenia gravis: a clinical and serological study. Eur J Neurol, 2019, 26（7）：992-999.

[4] KATIRJI B. Peripheral nerve hyperexcitability. Handb Clin Neurol, 2019, 161：281-290.

[5] SURANA S, KUMAR R, PITT M, et al. Acquired neuromyotonia in children with CASPR2 and LGI1 antibodies. Dev Med Child Neurol, 2019, 61（11）：1344-1347.

[6] ABOKRYSHA N T, FAROUK HUSSEIN A A, MAGDY R. Childhood onset of acquired neuromyotonia: association with vitamin D deficiency. Int J Neurosci, 2020, 130（6）：631-634.

[7] PEETERS K, CHAMOVA T, TOURNEV I, et al. Axonal neuropathy with neuromyotonia: there is a HINT. Brain, 2017, 140（4）：868-877.

[8] DE CARVALHO M, KIERNAN M C, SWASH M. Fasciculation in amyotrophic lateral sclerosis: origin and pathophysiological relevance. J Neurol Neurosurg Psychiatry, 2017, 88（9）：773-779.

[9] HUTTO S K, HARRISON T B. Electrodiagnostic Assessment of Hyperexcitable Nerve Disorders. Neurol Clin, 2021, 39（4）：1083-1096.

第三节　Morvan 综合征

Morvan综合征（Morvan syndrome）或Morvan纤维性舞蹈病是一种罕见的神经系统症状群，该病于1890年由法国内科医生Morvan博士首次报道，称为"纤维性舞蹈病"，患者以男性为主，男女比例为19:1，出现外周神经高兴奋性、自主神经功能障碍和脑病。

在Morvan综合征患者中，45%的患者出现电压门控钾离子通道抗体（VGKC）。在该病VGKC抗体主要针对作为脑组织VGKC复合物组成部分的蛋白质，VGKC复合物中第一个确定的抗体靶点是CASPR2，Morvan综合征几乎只见于男性，与前列腺中存在编码CASPR2蛋白的mRNA有关。CASPR2抗体也常与胸腺瘤病例相关。胸腺肿瘤隐藏抗原靶点，在胸腺切除术或胸腺瘤化疗后以某种方式暴露并可能易受抗体攻击。LGI1也被认为是第二个重要靶点。少数患者具有针对VGKC复合物第三种已鉴定抗原成分的抗体，即contactin-2。这些抗体与Morvan综合征的发病机制密切相关，可以通过抑制运动神经复极所需的电压门控钾外向电流而导致神经元过度兴奋。脑组织免疫染色显示，这些抗体针对大脑的细微不同区域，这些区域参与Morvan综合征独特临床特征的定位。

单胺能间脑和脑干核与觉醒和自主稳态有关。这种体内平衡的紊乱可导致失眠、自主神经障碍和低钠血症。丘脑、下丘脑、蓝斑和中缝核的任何神经元功能障碍都可能导致失眠。Morvan综合征的自主神经障碍可能是在下丘脑和中缝核内产生。

【临床表现】

Morvan综合征患者的发病年龄为（37.1±17.5）岁，其中CASPR2抗体相关疾病中69%是男性，中位发病年龄为54岁。临床特点是中枢神经和外周神经系统过度兴奋，后者表现为自主神经、感觉神经和运动神经不同程度的兴奋增加。部分患者存在肿瘤。

1. 中枢神经系统症状

CASPR2抗体相关疾病的51.5%为自身免疫性脑炎，38.7%为边缘脑炎，主要表现为癫痫、认知障碍、时空定向障碍、困惑、健忘症、谵妄躁动。还可以出现严重失眠、生动复杂的幻觉、精神分裂症、双相情感障碍患者。其他症状包括痉挛性言语、吞咽困难。查体可以发现神经性肌强直、肌腱反射亢进和震颤。

2. 自主神经系统损害特征

常见症状包括过度出汗、流涎、流泪、发热、掌跖红斑、瘙痒、二便失禁、心律失常、高血压、体重减轻、皮肤以及抗利尿激素分泌失调综合征导致的低钠血症。CASPR2抗体相关自主神经功能障碍包括多汗症、心动过速、体重减轻、尿潴留和直立性低血压。

3. 外周神经损害的特征

是外周神经的高兴奋性，常见症状包括持续的肌纤维活动、神经病理性疼痛、无肌腱反射和袜套状感觉丧失。持续的肌纤维活动表现为神经肌强直。CASPR2自身抗体阳性患者合并吉兰-巴雷综合征、CIDP，出现急性或慢性发病的肢体无力和感觉障碍。

4. 合并疾病

甲状腺功能亢进和自身免疫性甲状腺功能减退、重症肌无力。CASPR2抗体阳性患者常合并胸腺瘤，非胸腺瘤恶性肿瘤的可能性较低，包括前列腺癌、肺腺癌和黑色素瘤。CASPR2自身抗体阳性患者合并多发性硬化症、NMOSD、脊髓炎，偶尔合并CJD、帕金森病、运动神经元病。

【辅助检查】

对于考虑为Movan综合征的周围神经高兴奋性患者，其辅助检查和CSF以及NMT类似，首先是通过神经电生理的方法确定是否存在周围神经高兴奋性，而后确定是否为遗传性还是获得性，抗体检查阴性的患者需要进行基因检查。还需要针对恶性肿瘤以及合并的疾病展开检查。

1. 神经电生理检查

肌电图显示神经肌强直和自发活动增加，表现为自发、重复或持续的肌肉束状放电，其形式为双峰、三峰、多峰或神经肌强直放电。周围神经传导可以发现感觉和运动神经传导减慢。脑电图异常出现在46.7%的CASPR2抗体阳性患者。多导睡眠图显示失眠、缺乏深度睡眠、高频β活动。

2. 自主神经功能检查

显示明确的自主神经功能障碍、直立性低血压、早期功能障碍和体位直立性心动过速综合征。

3. 抗体检查

VGKC复合物抗体的检测具有很强的诊断性。可以发现针对CASPR2的LGI1抗体，其中CASPR2抗体主要出现在胸腺瘤患者。伴随LGI1抗体的患者也常见肿瘤，患者常常伴随出现低钠血症和妄想以及肌阵挛。

4. 影像学检查

约53.1%的CASPR2抗体阳性患者的MRI出现内侧颞叶脑炎或T2高信号，或海马萎缩、内侧颞叶硬化或海马硬化。85.7%的患者FDG-PET出现颞叶低代谢障碍。大约50%的病例中发现胸腺瘤。个别患者出现脑和脊髓的脱髓鞘改变，提示伴随多发性硬化或视神经脊髓炎谱系病，出现大脑皮层的花边征提示存在克-雅病。

【诊断】

当患者出现上述多种临床特征时，应当高度怀疑是否存在Morvan综合征，对这类患者的检查，都可以进行抗体检查和肌电图检查，进一步明确诊断，在此基础上需要进行肿瘤检查。

【鉴别诊断】

Morvan综合征存在周围神经高兴奋性以及脑病损害，其鉴别诊断主要包括神经性肌强直、家族性致死性失眠症和边缘脑炎。

（1）神经肌强直，前一节介绍的神经性肌强直和Movan综合征的差异主要在中枢神经系统损害不明显，后者在Morvan综合征中非常明显。

（2）家族性致死性失眠症，和Morvan综合征的中枢损害症状类似，出现兴奋性失眠，表现为严重失眠、幻觉、精神混乱、复杂运动活动、梦幻状态、自主神经激活等临床特征，该病是一种朊蛋白疾病，与Morvan综合征不同，脑结构异常在影像学上非常清晰。

（3）边缘脑炎，具有与Morvan综合征非常相似的中枢神经系统特征。严重失眠、多汗症和肌强直是Morvan综合征的特征。而健忘症、癫痫和颞叶结构异常是边缘脑炎的特点，后者缺乏NMT和自主神经障碍。CASPR2抗体在Morvan综合征中占优势；LGI1抗体在边缘脑炎多见。区分Morvan综合征和经典边缘脑炎的其他特征是存在神经性下肢疼痛、体重减轻、胸腺瘤。

【治疗】

对症治疗主要给予胸腺切除术和抗癫痫药物，如卡马西平、丙戊酸钠、苯巴比妥、苯妥英钠，其次是胸腺切除术等。

该病主要采取口服免疫调节疗法、IVIg和血浆置换。血浆置换似乎是治疗Morvan综合征最有效的方法，几乎所有患者均表现出显著改善。免疫抑制是基于患者反应，通常是血浆置换前尝试的初始治疗方式。每个患者对血浆置换和免疫抑制的临床反应差别很大，可能与导致患者群体症状的各种血清因素不同有关，当免疫抑制和血浆置换联合使用时，治疗效果更为显著。对于与肌无力和自身免疫性甲状腺疾病等其他自身免疫疾病相关的Morvan综合征，免疫抑制更有效。

【病例摘要】

患者，女性，39岁。四肢无力个2月，精神障碍1个月余。2月前痔疮术后4天，四肢无力、伴憋喘，转内科治疗5天无效。1个月前情绪低落，伴全身阵发性疼痛，抗焦虑无效。2周前全身抽搐、意识丧失；头MRI（-）；CSF：LGI1抗体（+）、Caspr2抗体（+），血清：LGI1抗体（++）、Caspr2抗体（++），诊断"自免脑"，口服激素泼尼松片60 mg，好转出院。5天前不能回忆起自己发病过程，交流障碍、易哭闹，伴有失眠、全身瘙痒/疼痛、伴肢体不自主运动。

体格检查：唾液增多、出汗增多、双下肢发凉。缄默、时有躁动、记忆力、计算力、定向力减退，四肢肌力4级，四肢腱反射减弱。四肢肌张力低，肌颤搐。双侧Babinski征阴性。辅助检查：生化指标：K 2.7～3.1 mmol/L↓ Na 131～136 mmol/L↓。

甲功：甲状腺总蛋白207 nmol/L↑甲状腺过氧化物酶抗体15.3 IU/ml↑甲状腺球蛋白抗体16.9↑。肿瘤标志物（-）、免疫四项（-）。血气分析：pO$_2$ 50～70 mmHg↓甲状腺超声：回声粗糙不均匀，甲状腺左侧叶结节形成。肺部CT：右肺下叶胸膜下少许慢性炎性灶。肌电图：左股四头肌运动单位电位电压略高。SEP、NCV未见异常。MOCA：16分（视空间与执行功能扣3分；延迟记忆扣5分；注意扣3分）。MMSE：24分。焦虑量表：31分（轻度）。躁狂量表：11分（中重度）。脑电图：轻度异常。定位诊断：中枢神经系统、肌肉、接头、周围神经。定性诊断：Morvan综合征。糖皮质激素加丙种球蛋白和吗替麦考酚酯，出院4个月，恢复到发病前状态，偶有一过性心慌。血清抗体：抗LGI1-IgG（+）抗Caspr2-IgG（+）。继续服用吗替麦考酚酯，其他药全部停用。病例详细资料见二维码数字资源19-3。

数字资源19-3

（赵丽涛　姚生　袁云）

【参考文献】

[1] SINGH R, DAS P, KAUR U, et al. Morvan's syndrome-is a pathogen behind the curtain? Neurol Sci, 2018, 39（11）: 1965-1969.

[2] SVEINSSON O, AL NIMER F, PIEHL F. Morvan's syndrome treated successfully with rituximab and lacosamide. BMJ Case Rep, 2019, 12（2）: e226832.

[3] MASRORI P, VAESEN BENTEIN H, RASKIN J, et al. Caspr2 autoantibody-associated Morvan syndrome predating thymoma relapse by 30 months. Lung Cancer, 2021, 153: 117-119.

[4] DUBEY R, MALLHI R S, ASTHANA B, et al. Successful therapeutic plasma exchange in a patient with Morvan syndrome. Asian J Transfus Sci, 2019, 13（1）: 73-75.

[5] SAWLANI K, KATIRJI B. Peripheral Nerve Hyperexcitability Syndromes. Continuum（Minneap Minn）, 2017, 23（5, Peripheral Nerve and Motor Neuron Disorders）: 1437-1450.

[6] SWAYANG P S, NALINI A, PREETHISH-KUMAR V,

et al. CASPR2-Related Morvan Syndrome: Autonomic, Polysomnographic, and Neuropsychological Observations. Neurol Clin Pract, 2021, 11 (3): e267-e276.
[7] DUBEY R, MALLHI R S, ASTHANA B, et al. Successful therapeutic plasma exchange in a patient with Morvan syndrome. Asian J Transfus Sci, 2019, 13 (1): 73-75.
[8] TORRES-VEGA E, MANCHEÑO N, CEBRIÁN-SILLA A, et al. Netrin-1 receptor antibodies in thymoma-associated neuromyotonia with myasthenia gravis. Neurology, 2017, 88 (13): 1235-1242.

第四节 僵人综合征

僵人综合征（stiff person syndrome，SPS）是以肌肉痉挛为主要特点的运动神经高兴奋疾病。该病首先由 Moersch 和 Woltman 进行了描述，患者在没有帕金森病临床特点的情况下，躯干和腿部肌肉出现异常僵硬症状。后来发现该病与其他自身免疫性疾病共同发生，特别是 1 型糖尿病、免疫性视网膜病以及重症肌无力，提示是一种免疫性疾病。该病谷氨酸脱羧酶 65 千道尔顿异构体（glutamic acid decarboxylase 65，GAD65）抗体的发现，扩大了僵人综合征的临床表现谱系，从而促成了僵人综合征谱疾病（stiff person syndrome spectrum disorders，SPSD）概念的提出。除 SPS 外，还有一系列与 GAD65 相关的神经系统疾病，如顽固性癫痫、进行性脑脊髓炎伴随强直和肌阵挛（progressive encephalomyelitis with rigidity and myoclonus，PERM）等，和非神经系统疾病，如 1 型糖尿病、甲状腺功能障碍、白癜风以及恶性贫血等自身免疫性疾病，这些在 SPS 基础上出现的临床表现或疾病为 PSP 叠加综合征。

SPSD 的核心是抑制性 γ 氨基丁酸（gamma-aminobutyric acid，GABA）能通路的紊乱。谷氨酸脱羧酶直接参与 GABA 的合成，是产生 GABA 的限速酶。目前已经鉴定出多种针对抑制性 GABA 能通路的自身免疫抗体，其中针对抗原 GAD65 的抗体是 SPSD 最常见的生物标志物，其次是乳腺癌或肺癌引起的副肿瘤性 SPSD 的双体素抗体，还有抑制性甘氨酸能通路的甘氨酸受体 α 1 亚单位抗体。这三种自身抗体是 SPSD 最相关的生物标志物。抗二肽基肽酶样蛋白抗体也和该疾病谱系的发生有关，但相对罕见。

GAD65 的抗原位于细胞内，抗 GAD65 抗体似乎不会被神经元内化，因此理论上不应该能够与 GAD65 抗原结合，但 GAD65 的单抗对大鼠的运动和认知功能的影响又提示两者可以结合。在 GAD65 抗体相关的自身免疫性神经综合征中，85%～100% 的患者脑脊液中检测到 GAD65 抗体，提示在中枢神经系统中存在克隆性 B 细胞的激活。产生 GAD65 抗体的浆细胞可以通过细胞因子和 Toll 样受体配体的激活从记忆 B 细胞中招募形成，并持续存在于脑脊液中，在自体干细胞移植后也可以持续存在。

【临床表现】

经典的 SPS 表型最常见，占患者的 66%～70%，其次是 SPS 叠加综合征，占患者的 12%～30%。PERM 占 6%，其余表型和可疑 SPS 的比例均低于 5%。女性占 75.8%。平均发病年龄为（44.1±14.5）岁。

症状通常隐匿出现。首先表现为颈部、脊柱旁和腹部肌肉间歇性疼痛和紧张。肌肉僵硬从肢体近端肌肉缓慢不对称扩散到身体其他部位，日常生活能力严重受损，患者穿衣、走路和向前弯曲都有困难。该病的核心症状包括波动性肌肉僵硬和痉挛，其次是疼痛和精神症状。少数患者存在骨骼肌外的临床表现。

1. 肌肉僵硬

躯干肌肉僵硬是最早的症状，表现为腰部、腹部和大腿肌肉持续收缩，症状波动不定，通常导致明显的步态障碍和惊吓反应。随着病情的发展，形成一种固定的体位，表现为腰椎"前凸"，患者平卧，腰椎前凸仍会持续，但在睡眠中通常会减轻。僵硬从躯干到下肢近端肌肉缓慢发展，导致行走困难，有缓慢而宽大的步态。未经治疗的 SPS 的患者最终会因为肢体僵硬而卧床不起。面部肌肉受累的情况很少见，出现面具面。如果僵硬影响到胸肌，会限制胸部扩张和呼吸困难。在高达 25% 的病例中，手或脚可能受累。如果涉及到手臂，可能会有弯曲的姿势。

2. 肌肉痉挛

该症状常常叠加在肌肉僵硬的基础上，最初是间歇性出现，由惊吓（特别是突然的听觉或触觉刺激）、心理因素以及受影响或未受影响的肌肉的被动或主动运动引起。痉挛可能会非常痛苦，并使人丧失行走能力，通常持续数分钟，在移除触发刺激后逐渐消失。痉挛也可能发生在比赛中，类似破伤风，导致类似休克的临床表现，伴有出汗、心动过速和躁动。严重痉挛的跌倒很常见，有时甚至伴有长骨的骨折和关节脱位。害怕跌倒可能会促使患者使用辅助工具。

3. 肌肉疼痛

疼痛在 SPS 中也很常见。表现为持续性不断恶化的疼痛，局限于肌肉僵硬的区域。疼痛通常是慢性发展，随着肌肉痉挛而急剧恶化。头后扬反射是一种非特异性异常皮肤肌肉脑干反射，出现在许多患者，通过轻拍鼻脊、上唇、眉间或下巴而引起头部向后痉挛或躯干后扬。

4. 骨骼肌外表现

（1）认知和精神障碍：焦虑和抑郁最常见，疼痛综合征或功能性神经功能障碍占抗体阴性僵人综合征的 65%。通常没有疾病的恐惧或焦虑症，而是表现为特定情景的恐惧症、抑郁症和广泛性焦虑症，由于肌肉僵硬、痉挛和跌倒，通常对这些情况的发生有恐惧，患者的焦虑更多地是由原发神经障碍引起，而不是由原发疾病的恐惧症引起，比如过马路、在没有扶手的情况下行走或没有扶手下楼梯。与其他慢性疾病一样，抑郁症通常也存于 SPS 患者中。

大约 1/3 的患者有认知障碍，而且与精神症状伴随出现，表现为言语学习和记忆能力、言语流畅性和注意力障碍。

（2）非神经系统症状：超过 1/3 的患者出现呼吸道症状，主要表现为限制性呼吸功能下降；1/4 的患者存在胃肠道症状，大多数是女性（83.1%），出现胃肠道症状的中位数年龄为（50±13）岁。最常见症状是吞咽困难（45%）、便秘（40%）和恶心/呕吐（23%）。大多数人有典型的 SPS（47%），其次是 SPS 叠加综合征（29%）。在接受测试的患者中，超过一半的患者出现全消化道的弥漫性动力障碍。少数患者存在泌尿系统症状，主要表现为尿潴留。

5. SPS 谱系疾病

主要包括肢体僵硬综合征、进行性强直性脑脊髓炎和副肿瘤型 SPS，少见的 SPS 谱系病包括持续性局灶性肌肉僵人或僵腿综合征，伴有躯干共济失调的小脑亚型，步态共济失调，构音障碍和眼球运动异常，以及"抽动僵人综合征"。

（1）肢体僵硬综合征：肌肉僵硬发生在一条腿，随后发展到身体其他部位，但在出现症状的肢体最明显。一半的患者有括约肌障碍，约 1/3 出现脑干受累表现。电生理表现与经典的 SPS 相似。大多数患者是 GAD 自身抗体阴性，对 GABA 能药物治疗只有部分反应。

（2）PERM：是一种复杂的进行性疾病，出现在 SPS 的患者，主要表现为四肢和躯干急性发作性疼痛僵硬和肌肉痉挛，病程发展迅速，伴有脑干功能障碍，出现眼球震颤、眼阵挛、眼瘫、耳聋、构音障碍、吞咽困难，也伴随出现严重的自主神经障碍，主要表现为前面介绍的胃肠道的功能障碍。

（3）副肿瘤型 SPS：占 SPS 患者的 5%，发病年龄偏老，主要表现为颈部和手臂肌肉僵硬，与典型 SPS 的分布不同。副肿瘤性 SP 与乳腺、结肠、肺、胸腺和霍奇金淋巴瘤有关。这些患者在症状出现后 5 年内出现肿瘤。

【辅助检查】

1. 肌电图检查

抗体阳性 SPSD 患者更常见的是肌电图的异常，肌电图显示激动肌和拮抗肌的共同收缩和（或）持续的运动单位活动，躯干和四肢近端为主，其次是四肢远端肌肉。

2. 肿瘤检查

大多数 SPSD 患者有非副肿瘤性疾病的病因。少数患者伴随肿瘤，重点检查乳腺、胸腺、肺和淋巴系统，每个老年患者要进行肿瘤方面的检查，包括乳腺 B 超和钼靶检查、肺部 CT 和腹部 B 超检查。

3. 视网膜病变

视网膜有大量 GABA 能神经元，光学相干断层扫描可见患者的神经节细胞层、内网状层和内核层厚度均较健康对照组减少，高对比度和低对比度视力评分明显低于对照组，视网膜厚度与受累的身体区域的数量（较薄的视网膜层＝更多的身体区域）和血清 GAD65 抗体效价有关。

4. 抗体检查

SPSD 中的神经元抗体可以根据其抗原的位置和致病相关性分为三组。第一组，出现针对神经元表面抗原（如二肽基肽酶样蛋白、甘氨酸受体和 γ 氨基丁酸 A 受体）的抗体，这些抗体具有直接致病作用。要注意抗甘氨酸受体综合征中的胸腺瘤和抗二肽基肽酶样蛋白抗体阳性的 B 淋巴细胞瘤。第二组，出现经典的副肿瘤或"肿瘤"抗体，如 Ri 和

Zic4 抗体，针对细胞内定位的抗原，预后主要取决于潜在的恶性肿瘤。第三组，介于前两组之间，包括 GAD65 和两体素抗体。大多数队列中的血清抗 GAD65 抗体效价极高，几乎 2/3 的人脑脊液中存在抗 GAD65 抗体。低滴度 GAD65 抗体为非特异性发现。其次是甘氨酸受体 IgG，个别患者为两体素 IgG 阳性，副肿瘤的发生通常见于双体素抗体（乳腺癌和肺癌），罕见于 GAD65 抗体。

不同的疾病不能仅通过抗体测试来定义。应避免在没有初步诊断的情况下随意测定抗体，应审查意外发现的阳性抗体是否存在表型兼容性和生物学合理性。部分患者存在非神经系统自身抗体，其中 31% 的患者伴随出现抗核抗体、30% 的患者伴随甲状腺过氧化物酶抗体、20% 的患者伴随甲状腺球蛋白抗体、18% 的患者伴随抗壁细胞自身抗体。

5. 脑脊液检查

部分 SPS 患者的脑脊液出现炎性改变，特别是二肽基肽酶样蛋白抗体相关疾病，50% 以上 GAD65 抗体阳性患者脑脊液出现寡克隆条带。当检测抗体时，要同时分析血清和脑脊液，以避免假阳性或假阴性结果，并获得尽可能高的敏感性和特异性。检测相关抗体最可靠的方法是确定脑脊液抗体特异性免疫球蛋白合成率，这是中枢神经系统自身免疫异常的直接证据。PERM 的脑脊液表现为轻度淋巴细胞增多，伴有蛋白升高和寡克隆抗体条带。

6. 磁共振

PERM 的 MRI 可能显示整个脊髓和大脑的信号强度增加。

【诊断和鉴别诊断】

SPSD 的诊断主要依靠临床表现、肌电图检查结果以及血和脑脊液的抗体检查（表 19-4），出现高效价抗 GAD65 抗体有助于临床诊断，但存在抗体阴性患者。由于没有诊断的金标准测试或独特的临床标志物，获得明确诊断具有很大的挑战性，SPS 谱系疾病可以发生在任何年龄段，临床表现多样性进一步增加了诊断的难度。61% 的患者最初被误诊，延迟诊断从 1 年到 18 年不等，平均为 6.2 年。SPSD 在儿童时期很少发生，近 2/3 的儿童 SPSD 患者直到成年才被诊断出来。儿科医生需要了解 SPSD 的临床特征，以便尽早转诊到能够实施治疗的专家那里，防止残疾。

当考虑 SPSD 的各种表型和可能 SPSD 的情况时，有相当一部分 SPSD 患者出现骨骼肌外的症状或体征，一种是与 GAD 自身抗体相关的疾病，包括小脑性共济失调、癫痫、边缘脑炎、重症肌无力、肌阵挛、神经性肌强直，提示伴随病变在小脑、脑干、脊髓或皮质以及神经肌肉接头，这些临床表现的鉴别诊断中要考虑到 SPS 叠加综合征的可能性。大多

表 19-4 僵人综合征的诊断标准

类型	主要标准	次要标准
典型	躯干和下肢＞上肢触发性痉挛/僵硬。反射亢进。血清抗 GAD65、甘氨酸受体或两体素抗体	脑脊液寡克隆区带 肌电图显示激动肌和拮抗肌的同时收缩和（或）持续的运动单位活动。对肌肉松弛药有效
部分性	限于单肢体或躯干的触发性痉挛/僵硬，反射亢进。血清抗 GAD65、甘氨酸受体或两体素抗体	脑脊液寡克隆区带 肌电图显示激动肌和拮抗肌的共同收缩和（或）持续的运动单位活动。对肌肉松弛药有效
SPSD	躯干和下肢＞上肢触发性痉挛/僵硬，加脑干（眼球运动障碍、构音障碍、吞咽困难）和（或）小脑体征（眼球震颤、步态共济失调）。血清抗 GAD65、甘氨酸受体或两体素抗体	脑脊液寡克隆区带 肌电图显示激动肌和拮抗肌的共同收缩和（或）持续的运动单位活动。对肌肉松弛药有效
小脑共济失调	中枢性眩晕、行走不稳、身体不协调、手动灵活性差。扫描语言、眼球运动功能障碍（眩晕、持续凝视引起的眼球震颤、过度扫视）、步态共济失调。血清抗 GAD65、甘氨酸受体或两体素抗体	脑脊液寡克隆区带 小脑体积减少/萎缩
PERM	颈部、躯干、四肢、脑干和（或）小脑症状。触发性痉挛/僵硬。混合其他表型发现加上脑病和严重的躯干僵硬和（或）肌阵挛 血清抗 GAD65、甘氨酸受体或两体素抗体。脑电全身性减慢和（或）癫痫样放电	自主神经功能障碍 脑脊液细胞增多症和寡克隆区带 肌电图显示激动肌和拮抗肌的共同收缩和（或）持续的运动单位活动。脑 MRI 显示脑干增强病变

数患者会同时或随后出现全身其他系统疾病，如甲状腺疾病、糖尿病和恶性贫血。患者并存精神疾病，要注意这些症状和 PSP 之间的关联，以便定期监测疾病的发展。

鉴别诊断涉及到不同科室系统的疾病（表 19-5），患者最初往往被怀疑患有更常见的神经、内科或精神障碍。在诊断出 SPS 之前，会被转到不同科室，对于背部疼痛和脊柱僵硬，可能会被转给骨科医生或风湿科医生，或者因为恐惧症和焦虑症而被转介给精神病学家。患者的精神症状使诊断复杂化，患者常常被误诊为癔病，对安定的反应和吗啡的止痛作用往往会加强这一作用。

表 19-5　SPS 鉴别诊断疾病

类型	疾病
骨骼肌	通道病、炎症性、强直性肌营养不良、副肌强直
周围神经	束颤强直综合征、神经性肌强直、艾萨克综合征
脊髓	压迫性、缺血性、出血性、炎症性和遗传性。原发性侧索硬化症、遗传性痉挛截瘫
大脑	帕金森病或帕金森综合征（进行性核上性瘫痪、多系统萎缩） 脑白质营养不良 肌张力障碍（泛发性和局灶性）
心理	癔病
脊柱	强直性脊柱炎
药物	抗精神病药物恶性综合征、恶性高热和 5- 羟色胺综合征 中毒性：单胺氧化酶抑制剂、吩噻嗪、苯丙胺、5,6- 亚甲基二氧基 -N- 甲基 -2- 氨基吲哚、1- 甲基 -4- 苯基 -1,2,3,6- 四氢吡啶、一氧化碳

【治疗】

考虑到 SPSD 可能带来的疾病负担和残疾，要及早考虑免疫疗法，并定期评估治疗效果。SPSD 的治疗包括对症治疗、免疫治疗和必要时的肿瘤治疗，需要持续监测潜在的副作用和疾病活动情况。女性和最初累及脑干 / 小脑是预后较差的预测因素。

治疗该病的药物分为四线（表 19-5），分别对应不同的治疗难度。对症治疗一般由增强 GABA 的药物组成，抗体阳性患者苯二氮䓬类药物或免疫治疗至少有中度症状改善，抗体阴性患者效果不明显。SPS 诊断后，需要与精神病学家合作处理心理 / 精神症状，伴随的抑郁症可以给予三环类抗抑郁药和 5- 羟色胺-去甲肾上腺素再摄取抑制剂等药物可能会恶化

表 19-5　治疗药物选择

一线	二线	三线	四线
静脉免疫球蛋白	血浆交换	联合疗法	干细胞疗法
皮下免疫球蛋白	利妥昔单抗	环磷酰胺	
血浆置换	霉酚酸酯		
糖皮质激素	硫唑嘌呤		
	联合疗法		

SPSD 症状。如果对症治疗的效果不充分，可以开始免疫调节治疗，主要是糖皮质激素和静脉注射免疫球蛋白。

1. 类固醇疗法

通常是脉冲疗法，然后逐渐减少和口腔维持剂量，可以发挥短期治疗作用。由于类固醇的长期副作用，更应该被用作复发治疗，与 GAD65 相关的 SPSD 患者可能经常合糖尿病，要谨慎使用类固醇治疗。PERM 与经典的 SPS 相比，使用甲泼尼龙后，症状显著改善。

2. 血浆置换

用于急性加重患者。是糖皮质激素治疗自身免疫性神经疾病急性复发的替代方案。59% ～ 75% 的病例获得症状改善。超过 50% 的患者能够减少 GABA 能对症药物的使用。只有 10% 的患者经历了与血浆置换相关的不良事件。

3. 生物制剂

在 1/3 的患者中效果不佳，与潜在的病理生理改变密切相关。当存在细胞毒性 T 淋巴细胞的相关组织损伤时，治疗反应一般比较差。在给药的前 3 个月内没有反应的患者，即使继续静脉注射免疫球蛋白几个月也是无效，在不耐受 IVIg 的患者可以给予

皮下注射免疫球蛋白，新生儿 Fc 受体（FcRn）靶向治疗、B 细胞耗竭治疗、白细胞介素 6 受体拮抗剂、浆母细胞和浆细胞靶向治疗以及蛋白酶体抑制剂也可以选择。

（1）针对 FcRn 的靶向治疗可以加速免疫球蛋白代谢。FcRn 主要表达于内皮细胞和髓系细胞，促进免疫球蛋白代谢循环，延长免疫球蛋白分子的寿命。阻断 FcRn 可阻止内源性免疫球蛋白与受体结合，通过溶酶体降解导致免疫球蛋白耗竭，加速病理性自身抗体的代谢，导致整体免疫球蛋白下降，疾病活跃度显著降低。

（2）B 淋巴细胞和浆细胞耗竭治疗，糖皮质激素治疗 6 个月后僵硬程度、生活质量评分和敏感度没有显著变化或只改善一部分，或者 IVIg 疗效不佳，可以考虑利妥昔单抗的 CD20-B 淋巴细胞耗竭疗法。Bortezomib 是一种蛋白酶抑制剂，会耗竭浆母细胞。主要用于对 IVIg、霉酚酸酯和利妥昔单抗无效的患者，可以使患者的活动能力改善和减少对症治疗药物的用量。

（3）骨髓间充质干细胞移植，其主要治疗目标是通过耗竭免疫系统来恢复免疫耐受，在 GAD65 抗体相关 SPSD 的女性患者有良好和持久的效果。难治性 SPSD 患者也可以采取自体造血干细胞移植治疗，不到一半的人在接受治疗干预几年后出现病情缓解，大多数患者在移植后需要持续的免疫和对症治疗，会发生各种潜在的严重不良事件以及免疫协同现象。

4. **合并妊娠的治疗**

由于女性比男性更容易受到自发性精神障碍的影响，妊娠在治疗该病中需要特别注意。母亲在妊娠期间处于相对受保护的状态，妊娠期间苯二氮䓬类药物治疗显著改善症状。产后疾病活动的风险增加，需要重新开始对症治疗。个别新生儿的血清中出现一过性无症状的高滴度 GAD65 抗体。

虽然在怀孕期间原则上不禁止使用苯二氮䓬类药物进行对症治疗，但 GABA 增强剂存在新生儿依赖的风险。IVIg 可用于妊娠早期，类固醇或血浆置换也可在妊娠中晚期使用。B 细胞耗竭剂对于预防孕前和产后的炎症活动有效，不建议在妊娠早期使用。

【病例摘要】

患者，女性，71 岁。"双下肢麻木 5 个月余，腹部和双下肢间断强直 1 个月"。

5 个月前以出现双足持续性、对称性麻木。1 个月前腹部及双下肢出现发作性强直伴剧烈痉挛样疼痛，运动可诱发，休息时缓解，发作频率逐渐增加，有时 1～2min 发作 1 次，持续 15s，伴双下肢力弱、不能独立行走，遂予巴氯芬、硫酸镁、曲马多等药物对症治疗，效果不佳，1 天后患者出现发作性意识丧失，表现为双眼直视、牙关紧闭、四肢强直。予咪达唑仑及苯巴比妥治疗后四肢痉挛略减轻，但停药后强直较前更重。体格检查：嗜睡状态，有吟诗样语言，瞳孔大小、对光反射正常，双眼球外展欠充分，可见水平持续眼震。双上肢肌力正常，左下肢肌力 2 级，右下肢肌力 0 级，双下肢肌张力高。双上肢腱反射活跃，双下肢腱反射亢进，敲击右膝腱可诱发股四头肌持续收缩，双下肢 Babinski 征阳性。查血 ANCA 核周型抗体、抗 SSA 抗体阳性。脑脊液的 GAD65 抗体和 AQP4 抗体阳性，血 AQP4 抗体阳性。定位诊断：小脑、脑干上行激活系统、脊髓 γ 神经元及双侧皮质脊髓束受累。定性诊断：SPSD，因患者波动性双下肢肌肉强直，发作时出现肌肉痛性痉挛，CSF GAD65 抗体阳性。患者起病时诉感觉麻木，由双足逐渐上升至肋下，小便困难，脑脊液及血 AQP4 抗体阳性，考虑伴随视神经脊髓炎谱系疾病。病例详细资料见二维码数字资源 19-4。

数字资源 19-4

（赵亚雯　袁　云）

【参考文献】

[1] MOERSCH F P, WOLTMAN H W. Progressive fluctuating muscular rigidity and spasm（"stiff-man" syndrome）; report of a case and some observations in 13 other cases. Proc Staff Meet Mayo Clin, 1956, 31（15）: 421-427.

[2] BALSHI A, TAYLOR E, HUANG Y, et al. Prevalence of non-neurological autoantibodies and related comorbidities in stiff person spectrum disorders. Front Neurol, 2023, 14: 1289460.

[3] PAPADOPOULOS V E, PAPADIMAS G K, ANDROUDI S, et al. Stiff-Leg Syndrome Associated with Autoimmune Retinopathy and Its Treatment with IVIg-A Case Report and Review of the Literature. Brain Sci, 2023; 13（10）: 1361.

[4] CHIA N H, MCKEON A, DALAKAS M C, et al. Stiff person spectrum disorder diagnosis, misdiagnosis, and suggested diagnostic criteria. Ann Clin Transl Neurol, 2023, 10(7): 1083-1094.

[5] WANG Y, HU C, ALJARALLAH S, et al. Expanding clinical profiles and prognostic markers in stiff person syndrome spectrum disorders. J Neurol, 2024, 271(4): 1861-1872.

[6] KOSHOREK J, WANG Y, MALDONADO D P, et al. The many faces of gastrointestinal dysfunction in stiff person syndrome spectrum disorders. Front Neurol, 2023, 14: 1273256.

本章总结

周围神经兴奋性增高的现象出现在许多生理和病理状态下，其诊断思路和其他周围神经病存在巨大差异，患者的周围神经传导速度和动作电位波幅没有异常，肌电图可以发现神经性肌强直样放电和肌颤搐电位，没有神经源性或肌源性损害。诊断主要依靠临床表现和神经高兴奋性的电生理改变。而鉴别诊断主要在单纯周围神经高兴奋性综合征和伴随周围神经高兴奋性的其他疾病之间。不要轻易认为是心理问题，也不要把心理障碍误认为器质性疾病。

第二十章 周围神经原发性肿瘤

周围神经系统肿瘤的范围从良性的和完全切除可治愈的神经鞘瘤和神经膜瘤,到良性的但在局部水平具有潜在侵袭性的丛状神经纤维瘤,再到恶性周围神经鞘膜瘤。良性神经肿瘤远比恶性肿瘤更常见,其中神经鞘瘤和神经纤维瘤是最常见的周围神经良性肿瘤。而恶性神经鞘瘤是周围神经的原发性恶性肿瘤。在系统性恶性肿瘤中,周围神经的转移非常罕见,如本书第十五章介绍的周围神经淋巴瘤病和周围神经白血病。

神经纤维瘤病是一种神经皮肤综合征,神经纤维瘤1型占96%,2型占3%,神经鞘瘤<1%。神经纤维瘤病以中枢或周围神经系统肿瘤的发展为特征,包括大脑、脊髓、器官、皮肤和骨骼。有三种类型。神经鞘瘤是一种生长缓慢的肿瘤,起源于神经鞘的施万细胞,因此病变通常向神经纤维偏心浸润,并被神经外膜包裹,占所有良性软组织肿瘤的5%,组织病理学特征是密集的梭形细胞浸润区域和充满黏液的疏松囊变区域,其中夹杂少量正常组织,可见钙化、透明化和出血改变等,细胞和核异型性出现在肿瘤发生恶化进程中。神经纤维瘤最常见的表现形式为局部浸润,占所有神经纤维瘤的90%,与丛状亚型不同,通常被视为独立病变。组织学上界限清楚,内含大量神经纤维,由胞质少、淡染、核细长的梭形细胞组成,间质有少量黏液,可以见到肥大细胞。神经束瘤引起受累神经局部圆柱形或梭形增大,长度超过几厘米甚至大于30 cm。增生的施万细胞以同心层排列,在横向组织学切片上形成"洋葱球"样外观。恶性神经鞘瘤组织学显示出一种类似于纤维肉瘤的细胞成分以及黏液样、出血和坏死区域,大多数病变表现为高级别肉瘤。

神经鞘瘤几乎可以发生在身体的任何部位,最常见的发病年龄是20~50岁。头颈部、四肢周围神经(特别是尺神经和腓神经)、纵隔和腹膜后神经是最常见的受累部位,疼痛和神经系统症状并不常见。神经纤维瘤属于常染色体显性遗传病,分为Ⅰ型和Ⅱ型,Ⅰ型主要特征为皮肤牛奶咖啡斑和周围神经纤维瘤,局限性神经纤维瘤的发生率为所有良性软组织肿瘤的5%,常见于年轻人,多在20~30岁。大多数病变起源于小神经,发生在浅表的位置。其临床表现通常为无痛、生长缓慢,没有神经外膜包裹。Ⅱ型主要是20岁左右出现双侧听神经瘤,皮肤改变轻。丛状神经纤维瘤通常发生在儿童时期,并可先于皮肤神经纤维瘤出现。以双侧前庭神经鞘瘤、脑膜瘤、室管膜瘤、脊髓和外周神经鞘瘤、视神经胶质瘤和青少年白内障为特征。

恶性转化的终生风险高达8%~12%。扩张和扭曲神经的大片及其分支形成"蠕虫袋"的外观。当病变累及整个肢体时可诱发象皮病。神经束膜瘤通常发生在儿童和青年,坐骨神经、臂丛、尺神经和桡神经是最常受累的位置。表现为慢性进行性单神经病变,包括肢体无力、肌电图上的去神经征象和肌肉萎缩。恶性神经鞘瘤定义了一种起源于神经或神经纤维肉瘤的梭形细胞肉瘤。占所有软组织肉瘤的5%~10%。大多数患者在20~50岁时检查出,为疼痛、增粗的肿块。病变通常起源于较大的神经干,因此多位于下肢和上肢的近端部分和躯干,是一种与主干神经密切相关的大肿块,沿着近端和远端神经外膜和神经周围组织扩散。

在周围神经肿瘤的诊断中MRI检查发挥主要作用。神经鞘瘤和神经纤维瘤在MR影像学上有许多共同的特征,两种病变均表现为梭状病变,直径很少超过5 cm,哑铃状是典型的脊柱旁病变特点,可能会使神经孔增粗。大多数良性神经鞘瘤在T1加权上相对肌肉呈等或轻微高信号,在T2加权上相对脂肪呈明显高信号。丛状神经纤维瘤MR成像显示一团曲折的不规则增粗的神经,或多或少地侵犯邻近的肌肉和结缔组织。神经束膜瘤受累的神经节段通常增粗的束状结构,在T1加权上显示低至中等信号,在T2加权图像上显示异常高信号。恶性神经鞘瘤的影像学特征是体积大于5 cm,边缘浸润和信号异质性明显。受累神经肿块近端或远端出现结节性增粗提示神经周围肿瘤扩散。

周围神经纤维瘤需要定期进行评估,如果肿块突然增大导致神经功能障碍或术中病理证实出现肿瘤浸润，需要进行手术切除。由于肿瘤分子谱系不同，对恶性神经鞘瘤的靶向治疗有效性较差，基于转录组学/生物分子通路激活的药物治疗最终可能为恶性神经鞘瘤细分治疗组提供最佳手段。司美替尼目前已被批准用于治疗周围神经纤维瘤，外科手术是丛状神经纤维瘤最主要的治疗手段。良性周围神经鞘瘤中很少包含轴突，因此对于有疼痛或有症状的周围神经鞘瘤外科手术完全或几乎完全切除对神经的损伤最小。神经鞘瘤对放疗不敏感，伽玛刀放射只能部分减少肿瘤的大小和症状，大多数肿瘤最终复发。良性周围神经鞘瘤患者预期寿命通常不会受到影响。恶性周围神经鞘瘤最好的治疗为全切除，但局部和远处复发是常见的。

周围神经肿瘤的诊断是基于临床表现、病变的位置及其影像学改变。大多数人体不同部位的周围神经的肿瘤可以临床观察或触摸到局部的结节或肢体的增粗，通过 MRI 观察到肿瘤的外观和内部结构，提出一个初步的临床诊断，通过病理检查而明确诊断，基因检查在肿瘤诊断中只发挥辅助作用。本章主要介绍神经纤维瘤，周围神经淋巴瘤已经在第十五章的第二节给予介绍。

（初碧珺　袁云）

【参考文献】

[1] WOERTLER K. Tumors and Tumor-Like Lesions of Peripheral Nerves. Seminars in Musculoskeletal Radiology, 2010, 14 (5), 547-558.

[2] GIANNINI C, RIGHI A. Peripheral nerve tumors. Handb Clin Neurol, 2024, 201: 251-271.

[3] BROWN R. Management of Central and Peripheral Nervous System Tumors in Patients with Neurofibromatosis. Current Oncology Reports, 2023, 25 (12), 1409-1417.

[4] TAMURA R. Current Understanding of Neurofibromatosis Type 1, 2, and Schwannomatosis. Int J Mol Sci, 2021; 22 (11): 5850.

[5] LI R, ZHANG Y, LI G, et al. Treatment of childhood intraneural perineurioma: A case report and literature review. Heliyon. 2024; 10 (5): e26089.

[6] HANNAN C J, Hammerbeck-Ward C, Pathmanaban ON, et al. Multiple Meningiomas as a Criterion for the Diagnosis of Neurofibromatosis Type 2 and Other Tumor Predisposition Syndromes. Neurosurgery, 2022, 90 (6): 793-799.

[7] HASSAN A, PESTANA R C, PARKES A. Systemic Options for Malignant Peripheral Nerve Sheath Tumors. Curr Treat Options Oncol, 2021, 22 (4): 33.

[8] LEFEBVRE G, LE CORROLLER T. Ultrasound and MR imaging of peripheral nerve tumors: the state of the art. Skeletal Radiol, 2023, 52 (3): 405-419.

[9] BELAKHOUA S M, RODRIGUEZ F J. Diagnostic Pathology of Tumors of Peripheral Nerve. Neurosurgery, 2021, 88 (3): 443-456.

[10] CUMPSTON E C, RHODES S D, YATES C W. Advances in Targeted Therapy for Neurofibromatosis Type 2 (NF2) -Associated Vestibular Schwannomas. Curr Oncol Rep, 2023, 25 (5): 531-537.

第一节　神经纤维瘤病

神经纤维瘤病（neurofibromatosis，NF）是一类常染色体显性遗传性神经皮肤综合征，累及神经、肌肉、骨骼、内脏和皮肤等多系统，以中枢（脑和脊髓）或周围神经系统肿瘤的发展为特征。根据临床表现和遗传基础，神经纤维瘤病分为三种类型：神经纤维瘤病 1 型（neurofibromatosis type 1，NF1）、神经纤维瘤病 2 型（neurofibromatosis type 2，NF2），以及非 NF2 相关神经鞘瘤病。

1768 年 Alkiniside 首先报道了 NF 的皮肤病变，1822 年苏格兰外科医生 Wishart 对一名聋、盲男孩的病例报道，是第一次对该病的正式描述。1882 年德国病理学家 Von Recklinghausen 发现 NF 与皮肤的密切关系并命名其为神经纤维瘤病。1900 年 Thomoson 等第一次对该病进行系统的遗传学研究，1951 年 Borberg、1956 年 Crowe 分别报道了神经纤维瘤病大样本量临床研究，确立了该病常染色体显性遗传特性。此后陆续的临床和遗传学研究，认为多发神经纤维瘤是该病的重要特征。1987 年美国国立卫生研究院（NIH）根据临床表现和遗传基础的不同，建议将 NF 分为 NF1 和 NF2 两型。NF1 型基因定位于染色体 17q11.2，其蛋白质产物为神经纤维素（neurofibromin），是 RAS/MAPK 和 PI3K/mTOR 信号通路的负调节因子；NF2 型基因定位于染色体 22q12.2，其蛋白质产物为 merlin 蛋白，是一种与 Ezrin-Radioxin-moesin 相关的肿瘤抑制蛋白，调节PI3K/AKT、Raf/MEK/ERK和mTOR信号通路的活性。NF1和NF2均属于抑癌基因发生致病突变后，其基因产物在数量和结构上出现改变，从而使其抑癌功能减弱或丧失，导致肿瘤的发生。2022年进一步更新命名，将由22号染色体上非NF2基因的其他基因（SMARCB1或LZTR1）发生致病性变异或染色体22q杂合性缺失（loss of heterozygosity，LOH）相关的神经鞘瘤病定义为非NF2相关神经鞘瘤病。

神经纤维瘤由大量施万细胞和纤维母细胞构成，细胞核呈卵圆到梭形或波浪状，可出现散在不典型核或细胞密度增加，核分裂象罕见。形成的间质胶原量差别很大，有时胶原纤维增生呈束状，很像"胡萝卜碎片"。神经纤维瘤细胞沿着神经纤维生长并将其包绕。发生在中等或大神经的肿瘤，肿瘤可限于增厚的神经外膜内，而起源于小神经的肿瘤常弥漫浸润到周围皮肤和软组织内。大的弥漫性神经纤维瘤常含特征性的Wagner-Meissner样小体，也可含有黑色素细胞。神经纤维瘤的血管不发生透明变性（图20-1）。

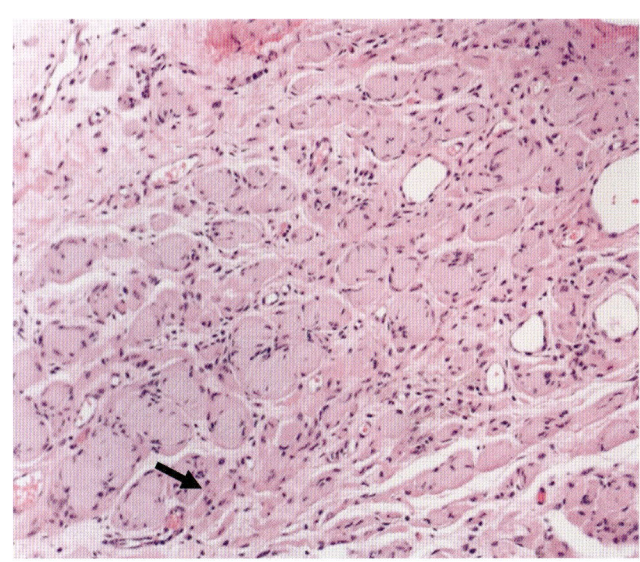

图20-1 弥漫性神经纤维瘤中的Wagner-Meissner样小体。Wagner-Meissner核心为椭圆形或圆形的低细胞粉红色胶原蛋白构成，中间有微小裂隙，边缘被一圈纺锤形施万细胞包围，隐约形成栅栏

【临床表现】

神经纤维瘤病常见和具有特征性的症状之一是多发性神经纤维瘤，呈孤立结节状或串珠状生长，大小不等，数量可达数十个甚至数千个以上，病变累及范围广泛，但以躯干及下肢多见，肿瘤较大时因重力作用而下垂呈"囊袋"状。如神经纤维瘤位于椎管内，可有神经根性疼痛、肢体瘫痪、感觉异常、脊髓或马尾压迫症状等。颅神经中以三叉、面、听和迷走神经最常累及，出现面部麻木、咀嚼无力、周围性面瘫、耳鸣、听力减退和平衡障碍等症状。每种类型的NF临床症状有所不同，分别介绍如下。

1. NF1型

NF1型是最常见的遗传性肿瘤易感综合征，占神经纤维瘤病约90%，发病率为1/3000～1/2600，约50%患者为家族遗传性，其余为散发型突变。各年龄段均可发病，约1/3患者于13岁前发病。该病临床表现出现的典型顺序是咖啡牛奶斑、腋窝和（或）腹股沟雀斑、Lisch结节（虹膜错构瘤）和神经纤维瘤（图20-2）。

咖啡牛奶斑（café-au-lait macules，CALMs）：咖啡牛奶斑是平坦的、均匀色素斑，出现于出生后1年内，通常在儿童期早期数量增加，随后数量随时间推移而稳定。虽然多达15%的一般人群存在1～3个咖啡牛奶斑，但如果数量为6个或以上，则高度提示NF1，年龄较小（≤29个月）且有至少6个咖啡牛奶斑的患者存在NF1的风险较高。

腋窝和（或）腹股沟雀斑（Crowe征）：雀斑比咖啡牛奶斑小，出现时间更晚，常常于皮褶处成群出现。雀斑多发生在皮肤磨擦部位，特别是腋窝和腹股沟区域。雀斑多在3～5岁时出现，首发于腹股沟区。

Lisch结节（虹膜错构瘤）：Lisch结节是虹膜凸起的小的、多发的棕褐色错构瘤，NF1患者在出生时即可出现，几乎所有的20岁以上的NF1患者均可见此结节，是NF1的一种特异性表现。

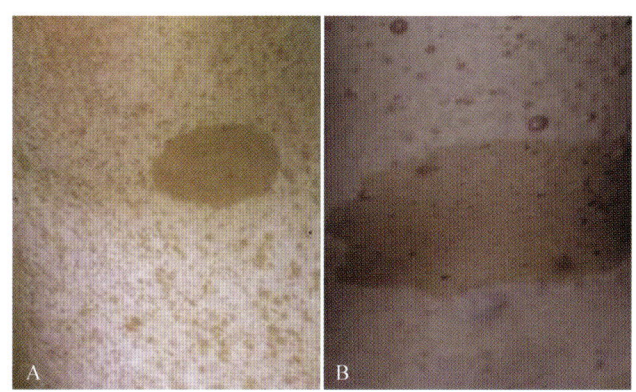

图20-2 A. CALMs和腋窝区域雀斑；B. CALMs伴皮肤神经纤维瘤

神经纤维瘤：NF1患者可出现不同类型的神经纤维瘤。根据临床表现常分为三种类型：局限性神经纤维瘤病、丛状神经纤维瘤和弥漫性神经纤维瘤病。如神经纤维瘤生长于胸腔、纵隔、腹腔或者是盆腔的神经，可能会导致内脏出现相关症状，其中消化道存在有神经纤维瘤，可能会引起患者出现胃肠出血或者梗阻的情况，还可能会引起内分泌异常。

其他肿瘤：NF1患者患其他良性和恶性发展的风险终生存在，如胶质瘤和神经鞘瘤。症状性视路胶质瘤和其他胶质瘤是颅内肿瘤的主要类型。其他肿瘤和神经系统并发症通常在患者出生1年后开始出现。恶性周围神经鞘膜肿瘤是最常见的非中枢神经系统恶性肿瘤。此外，NF1患者诊断出癌症的年龄比一般人群小，肿瘤恶变可出现在儿童期，但更常发生于青春期和成年期。

骨骼异常：NF1患者可出现包括假关节、骨发育不良、身材矮小、脊柱侧凸、非骨化性纤维瘤、蝶骨发育不良和骨质疏松等多种骨异常。

神经心理障碍：NF1儿童患者中，神经系统障碍包括认知缺陷、学习障碍和孤独症谱系，还可见大运动和精细运动发育迟缓，部分患者有头痛和癫痫发作。

NF1患者的先天性心脏病、儿童时期高血压、肠易激综合征的发病率增加。

2.NF2型

此型的发病率远较NF1为少，为1/33 000～1/40 000，约占神经纤维瘤病的3%。患者主要的临床特征是双侧前庭神经鞘瘤、一种或多种眼部和皮肤异常表现，也与非前庭神经鞘瘤、脑膜瘤和室管膜瘤相关。NF2患者的皮肤斑块和眼部病变在儿童期即可出现，但因无症状而常被忽略，多数患者因听力下降就诊，平均年龄在20～25岁。

双侧前庭神经鞘瘤：是NF2的特征表现，平均发病年龄为18～24岁。几乎所有患者在30岁之前发展成双侧前庭神经鞘瘤，出现耳鸣、听力损失和平衡功能障碍等症状，听力下降通常进行性加重，最终发展至耳聋。

眼部异常：大多数NF2患者存在眼部异常，包括视网膜错构瘤、增厚的视神经、白内障、第Ⅲ脑神经麻痹，可以是首发症状。其中视神经鞘膜脑膜瘤是NF2的特征性肿瘤。其中白内障（70%～80%）最多见，其次是视网膜改变（20%～44%），视神经鞘膜脑膜瘤和其他视神经相关肿瘤（10%～27%）相对少见。大多数NF2患者的眼部异常表现较早，是提示NF2早期诊断的标准之一。

皮肤异常：约70%的NF2患者有皮肤斑块样病变或皮下结节等皮肤异常，偶尔也可见到与NF1患者中类似的皮内肿瘤。这些肿瘤常为神经鞘瘤，而非神经纤维瘤。发生在儿童时期的单神经病变经常表现为持续性面瘫或手/脚下垂。

其他神经系统肿瘤：患者还可以发展为其他脑神经和周围神经的神经鞘瘤、脑膜瘤、室管膜瘤，极少数患者出现低级别星形细胞瘤。约半数的NF2患者有脑脊膜瘤，出现脊柱肿瘤常导致严重疼痛、肌肉无力或感觉异常。

NF2一般可分为重型（Wishart型）和轻型（Gardner型）两型，不同NF2患者的临床表现可存在较大差异。Wishart型患者常在20岁之前发病，其合并颅内、椎管内多发肿瘤，病情进展较快。Gardner型患者的发病年龄常较大，除听神经瘤外，可不并发其他肿瘤，其病情进展较慢。

非NF2相关神经鞘瘤病

此型更为罕见，在一个英格兰西北部人群中，估计患病率为1/126 000。该型患者症状出现的平均年龄为25～30岁，中位诊断年龄为40岁。非NF2相关神经鞘瘤病的特征性症状是多发性神经鞘瘤，以成年期出现一个或多个有症状的神经鞘瘤为主要临床表现。最常见于四肢，也可见于胸、腹和盆腔。患者通常主诉为慢性疼痛或发现无痛性包块，其他主诉症状因肿瘤位置而异，包括局部麻木、肌无力和肌萎缩。部分患者可能无症状，仅偶然因影像学检查或因家族史诊断。除了神经鞘瘤，该型患者发生其他肿瘤（如脑膜瘤、MPNST或横纹肌样瘤等）的风险也可能增加。

【辅助检查】

临床上考虑到该病后，需要全面了解临床病史和家族史，做详尽的全身体格检查。除此之外，还应通过影像学检查确定病变性质及范围，初步筛查是否合并其他肿瘤。同时，患者需进行眼科和皮肤科专科检查，在必要时行基因检测协助诊断。

1.影像学检查

影像学是诊断NF的重要手段，对于疑似NF的患者，应完善脑和全脊髓的增强MRI检查。NF患者的病灶在MRI上表现为T1WI等或低信号、T2WI及FLAIR等或稍高信号、T2WI脂肪抑制序列高信号，增强后呈明显强化或不均匀强化，部分肿块内可见囊变。位于颈胸腰骶段的病灶可见神经根旁结节状信号，与同侧及神经根相连，部分突入椎管内，相邻椎间孔增粗，部分沿神经根走行呈"葡萄串状"。双侧听神经瘤是 NF2 型患者最常见的影像学表现，头 MRI 上表现为两侧桥小脑角区以内听道为中心的占位病变，在 T1WI 为低、等信号，T2WI 为不均匀高信号，增强时不均匀强化。对于 NF1 患儿，头 MRI 上可发现局灶性 T1WI 等、T2WI 高信号区域，无水肿及占位效应，增强后无强化，常见于基底节、小脑、脑干和丘脑，在儿童时期信号强度特异性增高、数目增多，青春期后逐渐下降，成人期少见，可能与髓鞘成熟受阻引起继发性海绵状改变有关。2%～6% 的 NF1 患者存在脑血管系统异常，例如烟雾病、颅内动脉瘤，建议完善 MRA 或 DSA 评估脑血管情况。同时，对于颅内巨大病灶，血管相关检查可了解血供情况，必要时可同时行栓塞治疗以减少术中出血。NF 患者发生良性和恶性肿瘤的概率均增加，除神经系统影像学外，可根据临床症状，借助不同的影像学筛查肿瘤（图 20-3）。

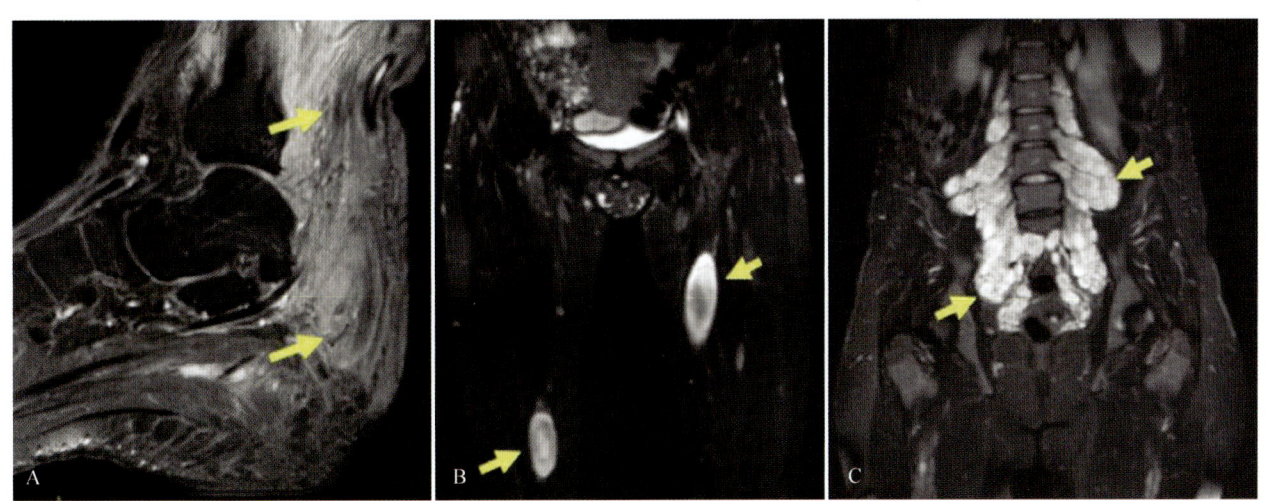

图 20-3 不同类型神经纤维瘤的 MRI 改变。A. 左脚踝神经纤维瘤，呈弥漫浸润生长，累及皮肤、皮下组织、肌肉和筋膜（T1-C 序列，箭头）；B. 双侧大腿神经纤维瘤，呈孤立结节样（STIRI 序列，箭头）；C. 源自腰骶椎间孔（箭头）并沿腰骶神经生长的多发神经纤维瘤（STIR 序列，箭头）

2. 眼科检查

所有患者都应做裂隙灯检查和检眼镜检查。通过裂隙灯可见虹膜粟粒状、棕黄色圆形小结节，即 Lisch 结节或虹膜错构瘤。眼底镜可能发现颅内压增高导致的视乳头水肿或视神经萎缩。

3. 皮肤科检查

应进行全面的皮肤检查，明确是否有咖啡牛奶斑等特征性皮肤表现，评估皮肤肿瘤负荷，必要时行皮肤活检协助诊断。

4. 神经心理及认知功能评估

NF1 型患儿可能存在认知和精神障碍，建议对患者整体认知功能进行详细的评估，特别是记忆力、执行功能、视空间、注意力、语言流畅性等认知领域。

5. 基因检测

对于符合临床标准的患者，诊断 NF 不必进行基因检测。基因检测可用于证实有疑问病例的诊断，特别是对于不符合诊断标准且没有遗传学数据的年轻患者，同时可以帮助指导家族成员筛查。

【诊断】

1. NF1 型的诊断

可通过特征性临床症状和家族史诊断，通常不需要进行基因检测来做出诊断。NIH 于 1987 年共识会议上制定了初版 NF1 临床标准，2021 年国际神经纤维瘤病诊断标准共识组（I-NF-DC）对初版 NF1 诊断标准提出了修正建议，主要加入了基因学诊断（表 20-1）。

2. NF2 型的诊断

NF2 型的诊断主要依据临床表现、影像学和基因检测结果，是在患有双侧前庭神经鞘瘤的先证者中进行诊断。诊断标准见表 20-2，需要符合临床和分子诊断的组合标准。NF2 和施万细胞瘤病的最新标准是临床特征结合基因检测，使用分子数据来区分这两种疾病。

表 20-1　神经纤维病病 1 型的诊断标准

① 6 个或以上 CALMs：在青春期前直径＞5 mm 或在青春期后直径＞15 mm
② 2 个或以上任何类型的神经纤维瘤或 1 个丛状神经纤维瘤
③ 腋窝或腹股沟区雀斑
④ 视路胶质瘤
⑤ 裂隙灯检查到 2 个或以上 Lisch 结节（虹膜错构瘤），或光学相干层析成像 / 近红外影像检查到 2 个或以上的脉络膜异常
⑥ 特征性骨病变，如蝶骨发育不良、胫骨前外侧弯曲，或长骨假关节生成
⑦ 在正常组织中具有等位基因变体分数达 50% 的致病杂合子 NF1 变异体

注：患者存在 7 项中的 2 项或 2 项以上者可诊断为神经纤维瘤病 I 型。对于无父母患病史者，满足 2 条或以上临床特征可被诊断为 NF1；有父母患病史者，满足 1 条或以上临床特征可被诊断为 NF1。

表 20-2　神经纤维病病 2 型的诊断标准

诊断条件 A	双侧听神经瘤
诊断条件 B	不同部位的 2 个 NF2 相关肿瘤，检测到 NF2 基因突变 NF2 相关肿瘤包括神经鞘瘤、脑脊膜瘤、室管膜瘤，同一患者 2 个不同部位的肿瘤检测出 NF2 基因同一位点突变
诊断条件 C	满足以下 2 个主要标准或 1 个主要标准 + 2 个次要标准 主要标准：单侧听神经瘤；NF2 患者的一级亲属；≥ 2 个脑脊膜瘤；在血液或正常组织中检测到 NF2 基因突变 次要标准 a：同类病变可累积计数（如 2 个神经鞘瘤，则视为满足 2 个次要标准）：室管膜瘤、神经鞘瘤（主要标准为单侧听神经瘤，应包含 1 个皮肤神经鞘瘤） 次要标准 b：同类病变不累积计数：青少年白内障、视网膜错构瘤、单个脑脊膜瘤（不是多发性脑脊膜瘤）

注：满足 A、B、C 任意一项确诊条件即可诊断。

3. 非 NF2 相关神经鞘瘤病

对于怀疑神经纤维瘤病，但不符合 NF1 型或 NF2 型诊断标准的患者，如经病理证实肿瘤为神经鞘瘤，且在未受影响的组织中出现 SMARCBI 或 LZTRI 致病性变异，或在不同的神经鞘瘤或杂交神经鞘瘤中发现相同染色体 22q 标记物 LOH，可诊断该型。

【鉴别诊断】

1. NF1 型鉴别诊断

（1）Legius 综合征：Legius 综合征的临床特征包括 NF1 的部分表现（CALMs、腋窝雀斑和大头畸形），但没有神经纤维瘤和中枢神经痛肿瘤。Legius 综合征是一种类似 NF1 的常染色体显性遗传病，由 SPRED1 基因功能丧失性种系变异所致。

（2）McCune-Abright 综合征：是一种罕见的先天性疾病，以骨纤维发育异常为主，可见骨皮质变薄、容易发生病理性骨折、碱性磷酸酶增高；伴皮肤大片的咖啡样色素沉着，以及内分泌疾病，如甲亢、甲旁亢、性早熟、Cushing 综合征等。一般不累及神经系统，智力正常。

（3）结构性错配修复缺陷综合征（constitutional mismatch repair deficiency，CMMR-D）：CMMR-D 综合征是一种罕见的常染色体隐性遗传病，病因为 4 个错配修复基因中有 1 个基因的 2 个拷贝同时遗传了有害突变。CMMR-D 与 NF1 共同的主要临床表现是 CALMs，也有腋窝雀斑和 Lisch 结节的个案报道。两种疾病的主要临床差异是并发的恶性肿瘤类型不同。CMMRD 中，血液系统恶性肿瘤通常发生于婴儿期至儿童期早期，脑肿瘤（主要是胶质母细胞瘤）发生于儿童期中期，结直肠癌发生于青春期至年轻成人期。RMS 和 OPG 等其他多种肿瘤在 CMMRD 中不太常见。

（4）Noonan 综合征：Noonan 综合征的主要特征为身材矮小、蹼颈、特殊面容（眶距过宽、眼睛向下倾斜和低位耳）和肺动脉狭窄。患者可能有 CALMs，有时超过 6 个且直径大于 5mm，这符合儿童 NF1 的诊断标准。此外，Noonan 综合征的特殊面容有时也见于 NF1 患者中。可通过基因检测鉴别诊断。

2. NF2 型鉴别诊断

（1）其他前庭和中枢神经系统疾病引起的眩晕：患者可表现为视物旋转，伴恶心、呕吐、出汗等自主神经症状。NF2 肿瘤包裹、压迫前庭神经，患者可能主诉头晕和行走不稳感，由于肿瘤生长缓慢，患者多可逐渐代偿，因此患者较少出现真性眩晕。NF2 往往伴有双侧听力进行性下降

（2）发生于桥脑小脑角区的其他肿瘤：常见的为脑膜瘤、胆脂瘤及三叉神经鞘瘤等，脑膜瘤有典

型的脑膜尾征，胆脂瘤和三叉神经鞘瘤可产生三叉神经痛、面部麻木等症状。

【治疗】

对儿童发病者提倡以生命阶段为重点的并发症筛查方法，从婴儿期开始，一直持续到成人阶段，及早发现各种伴随疾病，可以迅速开展治疗。患有前庭肿瘤的人需要意识到潜伏的平衡和水下定向障碍，这可能会导致溺水。手术切除肿瘤是目前治疗神经纤维瘤病有效的首选的治疗方法，需要根据肿瘤的具体部位选择不同的手术方式，常用的方法有外科疗法、激光治疗、放射疗法、化学疗法等。对于并发症的处理主要是多学科联合对症治疗。

1. 外科治疗

（1）手术治疗：手术切除肿瘤是目前治疗神经纤维瘤病有效的首选的治疗方法。如肿物较小而局限，并有光滑的纤维组织包膜包裹，易于完全切除。对于造成毁容和（或）疼痛的皮肤神经鞘瘤，根据需要进行手术切除。但由于病变常系多发、散在分布，波及身体许多部位，并常侵犯深部组织，或由于体积巨大，肿瘤无明显清晰界限、没有包膜，通常难于一一切除或完整切除，无法达到根治效果。若肿物体积巨大，位于躯干、四肢、眼睑等部位，无法完全切除者，证实无恶变后可实行部分切除，以达到减轻重量或改善功能与外形。对于皮肤丛状神经纤维瘤即使手术Ⅰ期切除也存在着周围组织结构遭破坏和出血的危险，且术后遗留广泛瘢痕，用脂肪抽吸法是首选的外科治疗方法。神经纤维瘤恶变或所致巨肢，骨骼受累畸形严重妨碍功能时，可考虑截肢。涉及坐骨神经的恶性软组织肿瘤通常建议截肢，但保留下肢的肿瘤彻底切除，或坐骨神经彻底切除，或髋关节离断术都是可行的有效方法。患者预后与肿瘤大小、恶性程度，最重要的是与手术后的无瘤细胞边缘有密切关系。

（2）激光治疗：对于较小的皮肤神经纤维瘤结节，可用 CO_2 激光切除。激光凝固封闭细小血管，术中、术后无出血，手术时间短，可在门诊进行，无须住院，且操作简单，切口精细，不损伤周围组织，患者痛苦小。但直径过大的结节容易导致增生性瘢痕的形成，结节直径最好小于 2 cm。

（3）放射疗法：神经纤维肉瘤体积巨大，或侵犯广泛无法手术切除者可考虑放射疗法，更多的是作为手术切除或切除部分肿瘤后的辅助手段。但放射治疗并不是对身体所有部位的肿瘤均适用。对于视传导束上的 NF1 肿瘤放射治疗可能会引起严重并发症，要避免对 NF2 相关肿瘤的放射治疗，特别是儿童患者，NF2 型听神经瘤放射治疗后有可能导致肿瘤迅速增大。近年来研究认为对于听神经鞘瘤的治疗，直线加速器的分别立体定向放疗较立体定向放射外科治疗效果为好，更能保留听力。

2. 药物治疗

血管内皮生长因子抗体贝伐单抗用于快速生长的前庭神经鞘瘤，在一些室管膜瘤患者中也显示出一些临床益处。目前临床尝试使用的药物有：抗组胺剂-盐湖索酸盐、维甲酸或干扰素、酞胺哌啶以及口服的 Farnesyl 蛋白转移酶抑制因子和 5 甲基 1 苯基 2 吡啶酮。这些药物都是针对神经纤维瘤发生发展过程中的某一环节而制，目前均处于小规模、极小剂量的 1~2 期临床试验阶段，尽管有些药物已显示了一定的疗效，如疼痛的减轻、肿瘤的缩小等，但仍有待大规模、正规的实验设计的检验。

3. 对症支持

NF 是累及多系统的全身性疾病，需要多个学科来防治可能发生的多种并发症。听力下降的治疗要转给听力专家，进行唇读和手语指导，使用助听器和（或）进行人工耳蜗或脑干植入物。白内障的手术治疗。对于单发或多发神经病引起的手足下垂，应考虑通过康复医学、物理治疗和（或）职业治疗进行治疗。对于有癫痫症状的患者，需根据发作类型选择抗癫痫药物；有严重疼痛的患者，根据疼痛程度和性质，可选择非甾体类抗炎药、普瑞巴林或双氯芬酸钠等药物缓解疼痛；有严重骨骼异常的患者需就诊骨科，必要时行矫形手术。

【病例摘要】

患者，男，61 岁，11 年前发现左眼球突出、咀嚼费力。9 年前双侧听力下降，逐渐加重，左侧著。9 年前左下肢发现无痛性包块，体积逐渐增大。1 年前出现走路不稳、双足踩棉感。MRI 示左侧眼眶内神经纤维瘤、左视神经神经鞘瘤、双侧听神经瘤、三叉神经神经鞘瘤、右侧舌下神经鞘瘤、颈胸腰骶椎管内多发神经根走行区占位、纵隔神经纤维瘤、左小腿神经纤维瘤、皮下多发结节状占位。既往下壁心肌梗死。家族中无类似发病者。查体：双下肢深感觉减退和双下肢锥体束征阳性。其定位诊断为颅神经、脊神经、纵隔神经、皮下神经多发病灶；定性诊断为神经纤维瘤病Ⅱ型。病例详细资料见二维码数字资源20-1。

数字资源20-1

（伊骏飞）

【参考文献】

[1] LEWIS R A, GERSON L P, AXELSON K A, et al. von Recklinghausen Neurofibromatosis. Ophthalmology, 1984, 91（8）: 929-935.

[2] BARKER D, WRIGHT E, NGUYEN K, et al.Gene for von Recklinghausen neurofibromatosis is in the pericentromeric region of chromosome 17.Science, 1987, 236（4805）: 1100-1102.

[3] LANDRY J P, SCHERTZ K L, CHIANG Y J, et al. Comparison of Cancer Prevalence in Patients With Neurofibromatosis Type 1 at an Academic Cancer Center vs in the General Population From 1985 to 2020. JAMA Network Open, 2021, 4（3）: e210945.

[4] HSIEH H Y, FUNG H C, WANG C J, et al. Epileptic seizures in neurofibromatosis type 1 are related to intracranial tumors but not to neurofibromatosis bright objects. Seizure, 2011, 20: 606-611.

[5] LEE T J, CHOPRA M, KIM R H, et al. Incidence and prevalence of neurofibromatosis type 1 and 2: a systematic review and meta-analysis. Orphanet J Rare Dis, 2023, 18（1）: 292.

[6] EVANS D G, BOWERS N L, TOBI S, et al. Schwannomatosis: a genetic and epidemiological study. J Neurol Neurosurg Psychiatry, 2018, 89（11）: 1215-1219.

[7] SRIVASTAVA P, GUPTA S, BAMBA C, et al. Neurofibromatosis type 1: Clinical characteristics and mutation spectrum in a North Indian cohort. Heliyon, 2023, 10（1）: e23685.

[8] GAUDIOSO C, LISTERNICK R, FISHER M J, et al. Neurofibromatosis 2 in children presenting during the first decade of life. Neurology, 2019, 93（10）: e964-e967.

[9] FORDE C, KING A T, RUTHERFORD S A, et al. Disease course of neurofibromatosis type 2: a 30-year follow-up study of 353 patients seen at a single institution. Neuro Oncol, 2021, 23（7）: 1113-1124.

[10] LEGIUS E, MESSIAEN L, WOLKENSTEIN P, et al. Revised diagnostic criteria for neurofibromatosis type 1 and Legius syndrome: an international consensus recommendation. Genet Med, 2021, 23（8）: 1506-1513.

[11] SMITH M J, BOWERS N L, BULMAN M, et al. Revisiting neurofibromatosis type 2 diagnostic criteria to exclude LZTR1-related schwannomatosis. Neurology, 2017, 88（1）: 87-92.

[12] MORRIS K A, GOLDING J F, AXON P R, et al. Bevacizumab in neurofibromatosis type 2（NF2）related vestibular schwannomas: a nationally coordinated approach to delivery and prospective evaluation. Neurooncol Pract, 2016, 3: 281-289.

[13] PLOTKIN S R, MESSIAEN L, LEGIUS E, et al. Updated diagnostic criteria and nomenclature for neurofibromatosis type 2 and schwannomatosis: An international consensus recommendation. Genet Med, 2022, 24（9）: 1967-1977.

第二节　神经膜瘤

神经膜瘤（perineurioma）是由肿瘤性神经膜细胞组成的良性肿瘤，少数有神经周围分化的恶性周围神经鞘瘤也称为恶性神经内神经膜瘤。良性神经膜瘤分为神经内型、神经外（软组织）型、硬化型和网状型。神经内神经神经膜瘤的组织病理学特征是单个神经轴突被呈洋葱球状排列的纺锤形细胞轮状包围。最常出现在青春期，出现无痛、进行性无力或感觉丧失。神经内恶性神经膜瘤并不常见。上皮膜抗原、GLUT-1和Claudin-1阳性是恶性神经膜周围瘤的特征。神经内神经膜瘤可能是一种诊断不足的局灶性神经病，但由于周围神经成像、周围神经外科、电生理学和周围神经病理学专家的多学科方法，近年来发现了更多的病例，也丰富了该病的病理分类。

神经内神经膜瘤多被认为是局限性肥厚性神经病，提示为累及神经的反应性过程，并与多种反应性神经病重叠。免疫组织化学、超微结构和分子遗传学研究表明，神经内神经膜瘤是神经周围细胞的肿瘤性增殖。从大体上看，神经内神经膜瘤表现为节段性神经增大。组织学检查显示多个同心的细胞质层在中央轴突（"假洋葱球"），周围形成大小不等的轮状结构（图20-4）。尽管细胞密度增加，但有丝分裂活性很低或不存在。免疫组织化学特征包括上皮膜抗原膜染色、GLUT-1和Claudin-1阳性，而S100为阴性，这是肿瘤细胞与潜在的常驻施万细胞的区别。假洋葱球中残留的非肿瘤性施万细胞和中央轴突分别可用S100和神经丝蛋白免疫反应识别。在分子遗传学水平上，大多数神经周围神经瘤具有TRAF7改变，少数具有NF2/22染色体改变。软组织神经周围神经瘤具有与神经内神经膜瘤相同的免疫表型，形成与主要神经无关的边界清楚的肿块。已报道的分子遗传改变包括涉及NF1或NF2基因座的相互排斥的缺失。少数脑膜瘤与硬脑膜或脑室内有关。恶性神经膜瘤存在染色体13q缺失及3号、6号和9号染色体小片段缺失。

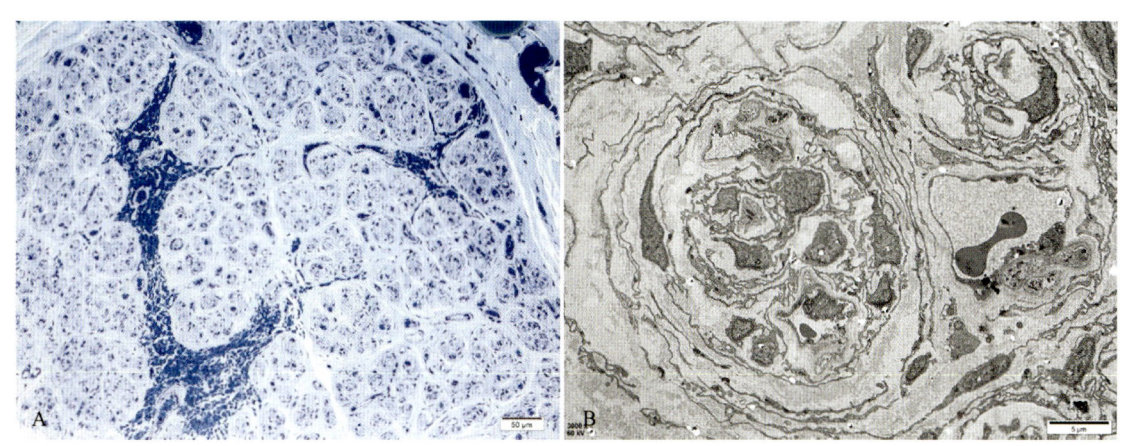

图20-4 神经内神经膜瘤 A.半薄切片显示许多假洋葱球样结构；B.电镜下假洋葱球中央没有有髓神经纤维，只有几个肿瘤细胞

【临床表现】

主要周围神经及其分支。发病年龄中位数分别为18岁，女性占54.4%。除硬化型外，通常发生在中年女性的四肢或躯干内，最常见的部位是坐骨神经或其分支（41.9%）、正中神经（13.5%）、尺神经（12.2%）和臂丛（12.2%）。罕见部位也包括头颈部、内脏及中央体腔部位等深部软组织，还有神经内、黏膜内及真皮等部位，很少见于脑室系统。

神经膜瘤多数同其他良性外周神经肿瘤，呈无痛性肿块，累及主要神经或其分支，导致运动和感觉障碍等症状，伴随出现肢体无力和萎缩。罕见的神经内神经膜瘤通常表现为一种生长缓慢的、无痛性的单神经病变，其特征是导致进行性运动功能丧失，伴随感觉缺陷。也可以发现痛性肿块。除四肢典型部位外，口腔也有少许报道，累及未知末梢神经或面神经分支，表现为舌或颊黏膜中无痛、生长缓慢的结节。硬化性神经膜瘤常见于年轻男性，几乎都发生在掌指部位。影像研究经常发现，受影响的神经节段性大的梭形。通常小于10cm，也可以整个神经受到影响。

【辅助检查】

1. 神经传导

在主要神经受累区域的电生理检查可以发现神经传导阻滞。而其他神经传导没有异常，提示单神经病。

2. 影像学检查

在MRI上，典型地表现为梭形神经束增粗，T1加权等信号，T2加权中等至强高信号，中至强均匀对比增强。在高分辨率神经超声检查中表现为神经增大超过几厘米，周围神经组织呈高回声。增粗的神经的束状结构清晰可见。到目前为止，高分辨率神经超声越来越多地用于周围神经病，是一种成熟的周围神经疾病诊断工具，使用高分辨率神经超声可以很容易地检测到肿瘤的生长。结合神经学检查和电生理检查结果，高分辨率神经超声在诊断中具有重要作用，尤其是在随访检查中具有重要意义。

3. 病理检查

在MRI或高分辨率神经超声检查确定病变部位的情况下进行有针对性的束支神经活检可以协助诊断。在临床表现和放射成像高度怀疑神经内PN的情况下，在电生理监测下进行靶向活检以获得明确的诊断。

【诊断】

该病的诊断首先是依据患者出现单神经疾病的临床表现，在此基础上进行影像学检查发现单个神经一段或全长增粗，而后进行病理检查，传统上诊断的金标准是靶向组织活检显示上皮膜抗原染色阳性的"假洋葱球"形成。基因检查可以进一步辅助诊断。

【鉴别诊断】

神经内神经膜瘤的鉴别诊断主要是其他周围神经局限性增粗的疾病，包括神经鞘瘤、神经纤维瘤以及非肿瘤性单神经局部增粗疾病，后者包括周围神经结节病、多灶性运动神经病、郎飞结病、慢性炎症性脱髓鞘性神经根多神经病，这些疾病主要通过临床病史、体格检查和影像检查加以鉴别。通过常规组织学和免疫组织化学，非肿瘤性单神经局部增粗疾病在胶原背景下显示相似的 S100 阳性、上皮膜抗原阴性的洋葱球样改变。与其他施万细胞来源的 S100 蛋白阳性、上皮膜抗原阴性的神经鞘瘤相比，神经内神经膜瘤的假洋葱球呈上皮膜抗原阳性而 S100 蛋白阴性。神经丝蛋白和 S100 蛋白将分别突出显示位于同心旋涡中心的残余轴突和施万细胞。由于神经膜细胞的上皮膜抗原染色强度较弱，CD57（Leu-7）、claudin-1、Ⅳ型胶原、GLUT-1、层粘连蛋白和 PGP 9.5 等替代抗体在神经膜瘤与神经纤维瘤和神经鞘瘤的鉴别诊断中的作用最近已被评估。这些免疫反应在不同肿瘤存在明显差异（表 20-3），神经纤维瘤和神经鞘瘤内上皮膜抗原、Claudin-1 和 GLUT-1 免疫反应局限于细长的梭形细胞，提示神经鞘周围残留 Claudin-1 阳性的血管周围树突状细胞。CD57（Leu-7）在神经纤维瘤和神经鞘瘤中呈阳性表达，在神经膜瘤中不表达。

表 20-3　不同肿瘤的免疫染色差异

	神经膜瘤（%）	神经鞘瘤（%）	神经纤维瘤（%）
上皮膜抗原	99	19	15
S100	3	98	96
CD57	0	75	71
Claudin-1	42	60	67
Ⅳ型胶原	96	100	100
GLUT-1	90	90	100
PGP9.5	100	0	100

【治疗】

大多数病例是非手术治疗，手术治疗最常见的治疗方法是病变切除、神经移植修复、神经移位。神经切除应该局限于较短的病变，对于病变长达 15 cm 的患者，成功地进行了减压和神经松解术，对于长神经受累的患者，它是否是改善神经功能缺失的更合适的手术方式，还需要进一步研究。对于单个主要神经终末分支的短暂受累，完全手术切除可以防止近端进展和最终神经功能的丧失。

在术中神经动作电位显示无功能或功能不良的情况下，手术治疗应包括切除病变并间置神经移植修复。进行术中组织学检查以确定洋葱球神经病。接受神经移植的患者大多显示出运动功能的改善，应进行常规神经移植。

如果没有动作电位或如果整个病变的波幅较低，应该仔细切除病变，直到正常出现束状，并在病变的近端和远端稍远一点插入神经移植物。进行更广泛的神经切除是为了避免间置神经移植物最终也可能被肿瘤浸润。对于有更多远端局灶性病变而没有肌肉萎缩的患者，可以考虑广泛的神经切除和神经移植，神经移植后的功能恢复对年轻患者最为有利。

目前的临床实践中，MRI 损伤部位的靶向束支神经活检必须作为一种更有针对性的神经活检来进行，以最大限度地减少手术缺陷和术后疤痕。其他外科干预措施，如肌腱移位或远端神经移植，可作为第二阶段手术，患者在明确诊断后，静止性疾病明显。对患者进行临床随访和影像检查以验证临床稳定性，如果不进行重大侵入性手术，神经病变很难触及。

【病例摘要】

患者，女，12 岁，左下肢无力萎缩 4 年

4 年前患者出现下肢无力，左足内翻明显，左下肢变细，左腿不能单腿站立，无肢体麻木、疼痛，无踩棉花感等。个人发育史正常。家族中无类似发病者。体格检查：左下肢肌容积减少，左侧足背较足底感觉略迟钝，左踝背伸稍受限，左侧屈趾肌力 5-级，蹞长伸肌、趾伸肌肌力 3 级，左侧跟腱反射减弱。肌电图示左腓肠神经的感觉神经动作电位未引出，左胫神经、左腓总神经的运动神经复合肌肉动作电位波幅较对侧明显减低，潜伏期明显延长，

运动神经传导速度明显减慢，提示左坐骨神经损害。多普勒彩超示左侧臀部至大腿坐骨神经较对侧增粗，回声减低；左侧胫神经结构尚清；左侧腓总神经弥漫性增粗，回声减低；肌层段腓浅神经增粗。盆腔 MR 平扫显示左侧坐骨神经增粗伴异常信号。周围神经病基因 Panel 未见异常。定位诊断：左侧坐骨神经及其分支；定性诊断：单神经肥大神经病，腓肠神经活检示神经束明显肥大变圆，微小神经束内充满大小不一的假洋葱球样结构，符合神经内神经束膜瘤的病理改变特点。诊断为神经束膜瘤。病例详细资料见二维码数字资源 20-2。

数字资源 20-2

（王怡康　袁　云）

【参考文献】

［1］UERSCHELS A K, KROGIAS C, JUNKER A, et al. Modern treatment of perineuriomas: a case-series and systematic review. BMC Neurol, 2020, 20（1）: 55.

［2］SCHADEL C M, ANDERSON C W, CHI A C, et al. Perineurioma of the Tongue: A Case Report and Review of the Literature. J Oral Maxillofac Surg, 2019, 77（2）: 329.e1-329.e7.

［3］LI R, ZHANG Y, LI G, et al. Treatment of childhood intraneural perineurioma: A case report and literature review. Heliyon, 2024, 10（5）: e26089.

［4］WHITE B, BELZBERG A, AHLAWAT S, et al. Intraneural perineurioma in neurofibromatosis type 2 with molecular analysis. Clin Neuropathol, 2020, 39（4）: 167-171.

［5］HUANG Y, LI H, XIONG Z, et al. Intraneural malignant perineurioma: a case report and review of literature. Int J Clin Exp Pathol, 2014, 7（7）: 4503-4507.

［6］AHLAWAT S, CHHABRA A, BLAKELY J. Magnetic resonance neurography of peripheral nerve tumors and tumorlike conditions. Neuroimaging Clin N Am, 2014, 24（1）: 171-92.